常见呼吸系统疾病诊疗

CHANGJIAN HUXI XITONG JIBING ZHENLIAO

雷泽林 白 雪◎主编

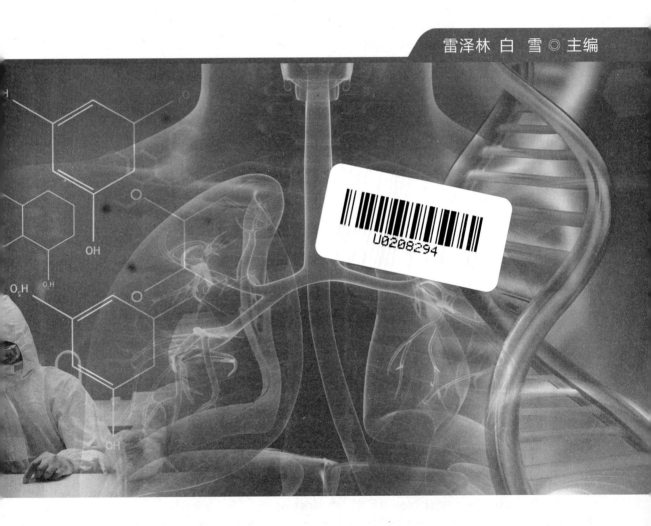

甘肃科学技术出版社

（甘肃·兰州）

图书在版编目（CIP）数据

常见呼吸系统疾病诊疗 / 雷泽林，白雪主编 . -- 兰
州：甘肃科学技术出版社，2018.8（2023.12重印）
 ISBN 978-7-5424-2636-9

Ⅰ.①常… Ⅱ.①雷… ②白… Ⅲ.①呼吸系统疾病
- 诊疗 Ⅳ.①R56

中国版本图书馆CIP数据核字（2018）第204965号

常见呼吸系统疾病诊疗

雷泽林　白　雪　主编

责任编辑　陈学祥
助理编辑　于佳丽
封面设计　麦朵设计

出　版　甘肃科学技术出版社
社　址　兰州市城关区曹家巷1号　730030
电　话　0931-2131572（编辑部）　0931-8773237（发行部）

发　行　甘肃科学技术出版社　　　印　刷　三河市铭诚印务有限公司
开　本　787毫米×1092毫米　1/16　印　张　28　插　页　1　字　数　684千
版　次　2015年9月第1版
印　次　2023年12月第2次印刷
印　数　1001~2050
书　号　ISBN 978-7-5424-2636-9　定　价　168.00元

编 委 会

主　编：雷泽林　白　雪
副主编：郭奇虹　张　帆
编　委：(按姓氏笔画排名)

王雅琴 (兰州大学第一医院东岗院区)

白　雪 (兰州大学第一医院)

许　婷 (兰州大学第一医院东岗院区)

张　帆 (甘肃省第三人民医院)

张彦军 (兰州大学第一医院东岗院区)

郭奇虹 (兰州大学第一医院)

黄志宏 (兰州大学第一医院东岗院区)

雷泽林 (兰州大学第一医院)

路　勇 (兰州大学第一医院东岗院区)

谭恩丽 (兰州大学第一医院)

魏　萍 (兰州大学第一医院东岗院区)

前　言

呼吸系统疾病的发病率约占内科各类疾病发病率的 25%，具有较高的发病率和致死率，1998 年我国城市人口死亡顺序中，呼吸系统疾病（不包括肺癌）位居第 4 位，而在农村却居于首位。

近年来，由于生存环境的恶化，空气污染的日益严重，传统的吸烟习惯和社会人群结构的不断老龄化等方面影响着众多人口，导致近三四十年来呼吸系疾病的流行病学和临床经历发生了重要的转变，非结核性肺病已经居于主导地位。慢性阻塞性肺病、间质性肺病、职业性肺病等常常导致慢性肺功能损害甚至致残，同时，肺癌也已经成为我国大城市居民第一位的高发肿瘤。传统的感染性和传染性呼吸系统疾病则继续肆虐，未见好转，我国每年大约有 15 万人死于结核病，2002 年至 2003 年冬春突如其来的 SARS 夺去了近千人的生命，2003 年底至 2004 年初亚洲国家禽流感的流行殃及人类，病死率之高甚过 SARS。种种严酷的现实昭示人们，呼吸系统疾病的防治和研究工作比以往任何时候都显得更加重要和迫切。

本书以呼吸系统常见病为核心，结合对呼吸系统常见病的诊断和治疗，对呼吸系统影像学以及治疗呼吸系统疾病的常用药进行介绍，本书编写者为具有呼吸专业理论知识和多年临床经验的临床医生和影像诊断学医生，同时作者与呼吸药品方面的专家进行充分、适当地交流，根据临床实际经验和常见问题概况所做。本书主要适用于从事呼吸内科临床医生和实习学生参考。

　　本书简单介绍了呼吸系统常见病的病理和治疗方案，如肺炎、支气管炎、肺脓肿、哮喘等，对常见病基础原理和分类层层下移，分类介绍，辨别相同和不同之处，根据呼吸影像和患者临床表现，判断患者具体情况进行针对性用药，立足于呼吸系统专科病症，对症下药。同时，由于作者皆为呼吸科相关医生，从呼吸疾病考虑过多，对其他类型疾病的结合和相互作用考虑欠缺，对个别多发症患者还要结合其他参考资料。

　　由于作者水平有限，接触狭隘，文中难免存在不足之处，敬请广大读者批评指正。

编者

2018 年 2 月

目 录
CONTENTS

第一篇 呼吸系统常见病

第二篇　呼吸系统疾病影像诊断

第一篇

呼吸系统常见病

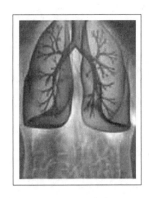

第一章　总　　论

呼吸系统疾病约占内科病的 25%,1998 年我国城市人口死亡顺序中呼吸系统疾病(不包括肺癌)居第 4 位,在农村则居首位。由于生存环境的恶化,吸烟等不良生活习惯的滋长,社会人群结构的老化,近三四十年来呼吸系统疾病的流行病学和临床经历着重要的转变,非结核性肺病代之而起,已经居于主导地位。慢性阻塞性肺病、间质性肺病、囊性肺病等常常导致慢性肺功能损害甚至致残,肺癌已经成为我国大城市居民第一位的高发肿瘤。另一方面感染性和传染性呼吸系统疾病继续肆虐,我国每年有 15 万人死于结核病,2002 年至 2003 年冬春突如其来的 SARS 夺去了近千人的生命,2003 年底至2004 年初亚洲国家禽流感的流行和殃及人类,病死率之高甚过 SARS。严酷的现实昭示人们,呼吸系统疾病的防治和研究工作比以往任何时候都显得更加重要和迫切。

第一节　呼吸系统的解剖

呼吸系统由呼吸中枢、传导神经、呼吸肌和支气管-肺组成。支气管-肺传统地被称为呼吸器官,位于骨骼和肌肉(呼吸肌)构成的胸廓中,后者提供支架和保护作用,并直接参与呼吸运动。下面简要介绍呼吸器官的解剖。

一、上呼吸道

鼻腔具有弯曲的鼻甲,并有鼻毛、富于血管和纤毛上皮的黏膜,为过滤、湿化和加温吸入空气提供了结构基础。吸入空气可以在鼻腔的黏膜层调节到 37℃ 左右,并达到 95%的相对湿度,以符合生理要求。鼻分泌物中尚含有溶菌酶,破坏多种细菌胞膜的黏肽层,起灭菌作用。鼻咽、咽和喉部的淋巴组织包括增殖体和扁桃体,起着保卫作用。吞咽反射有助于避免口腔分泌物或食物误吸到呼吸道。

二、气管-支气管

气管从喉起达隆凸,长 11~13cm。仰卧呼气时,气管在隆突约第 5 胸椎上端分为左右总支气管,左总支气管的分支角度比右侧为大。两总支气管间的角度为 50°~100°。右总支气管在 1~2.5cm 处分出右上叶支气管，然后中间支气管下行再分出中叶和下叶支气管。左总支气管长约 5cm，分为上、下叶支气管。叶支气管再分为段支气管。支气管分支常有变异。

三、气管–支气管壁的黏膜、黏膜下层和外膜

黏膜为假复层纤毛柱状上皮和无纤毛、分泌黏液的杯状细胞所组成。每个柱状上皮细胞约有 200 根长 6~7μm 的纤毛；每根纤毛又具有一对中心、9 对周边微纤毛。纤毛具有清除异物的重要功能。黏膜由一层微纤交织的基底膜与固有膜相隔。固有膜为疏松结缔组织，含有弹力纤维、血管、淋巴组织和浆液腺、黏液腺。腺体开口于黏膜层，分泌浆液和黏液。基底细胞有卵圆形细胞核，可分化为纤毛上皮细胞或无纤毛上皮细胞。在电镜下尚有无纤毛支气管分泌细胞（也称 Clara 细胞），单独或 2~3 成群分布于细支气管壁，呈圆形或椭圆形，其顶端突出于管腔；胞质富含线粒体、滑面内质网和脂蛋白，以及多种氧化酶颗粒，故具强代谢活力。细支气管上皮细胞破坏后由此细胞分化替代。外膜由"C"形软骨和结缔组织构成，软骨的缺口被平滑肌、腺体和结缔组织所封闭。咳嗽时，气管后壁向前陷入，使气道内径缩小，气流速度增加，有利于分泌物清除。支气管逐渐向外周分支，经 6~15 代分支后，成为终末细支气管。大支气管的结构基本上与气管相同。中等支气管的软骨成分不规则。支气管越向下分，管径越小，但其总横断面积则越大。软骨成分逐渐减少，平滑肌相应增加，且呈螺旋形排列。支气管上皮的柱状细胞也是越向外周越少，到达细支气管仅有单层纤毛上皮细胞和偶见的杯状细胞，其壁无软骨或黏液腺。软骨气道的最小内径在肺扩张到肺总量时，为 0.1~0.3cm。终末细支气管向呼吸性细支气管转化，柱状上皮细胞变成无纤毛立方形上皮细胞。终末细支气管的内径约为 0.06cm。呼吸性细支气管的内径约为 0.05cm，壁上尚有不连续的平滑肌，黏膜仅具单层立方形上皮细胞，无杯状细胞。在立方形上皮细胞间尚有具颗粒的分泌细胞，其分泌据认为系肺泡表面活性物质底层的黏多糖和蛋白质的来源。肺泡管无气道上皮。

四、肺段及其结构

肺段分布完全根据支气管分支。肺段与肺段间通常仅在外周有纤维间隔划分，可以限制炎症扩散。肺部炎症或肺不张常呈叶段分布。右上叶前段和后段常形成腋亚段，为吸入性肺炎、肺脓肿的好发部位。肺泡与肺泡间有 Kohn 孔，肺段与段间有侧支通道，在细支气管阻塞时不致引起整个小叶不张，但炎症可经这些通道向周围肺泡蔓延。

末梢细支气管远端为肺的终末单位，约 10 000 个，上接终末细支气管，内含三级呼吸细支气管，管壁肺泡数逐级增多。每一呼吸细支气管接 2~11 个肺泡管，再接肺泡囊和肺泡。每一肺泡的直径约为 0.25mm。肺泡总数达 3 亿~7.5 亿个，正常人的肺泡表面积约为 100m²。

肺泡壁在光镜下肺泡与毛细血管相互接触，似成一体；电镜下可见肺泡壁由肺泡上皮细胞（主要为 I 型细胞）、毛细血管内皮细胞和两者基底膜融合而成的无定形颗粒层（气血屏障）所组成。肺泡毛细血管膜的厚度为 0.2~10μm（平均 1.5μm），有利于气体弥散。

肺泡上皮的细胞成分包括Ⅰ型细胞、Ⅱ型细胞和巨噬细胞。Ⅰ型肺泡细胞为扁平细胞,具有极薄的细胞质和中心细胞核,覆盖在肺泡的大部分表面,故也称膜性肺泡细胞。绝大多数的细胞器如线粒体、内质网集中在细胞核周,其薄层细胞质含有吞饮空泡。Ⅱ型肺泡细胞仅占少数,凸入肺泡腔,为圆形细胞,表面有微纤毛,富有高尔基成分、内质网和线粒体;它具有同心层板状的包涵体,故又名颗粒性肺泡细胞。Ⅱ型细胞产生单分子磷脂的表面活性物质,维持肺泡表面张力,不使其萎陷。Ⅱ型细胞又是肺泡细胞的储备细胞,当肺泡上皮遭受损害,它们就增生,并在肺泡表面化生成Ⅰ型上皮。巨噬细胞起源于髓单核细胞,从血循环进入肺间质,数日后即成为适应高氧环境的肺泡巨噬细胞,大小为 20~40μm,核偏位,细胞外有皱褶和卷须样足突,胞质内含溶菌酶和吞噬溶酶体等。

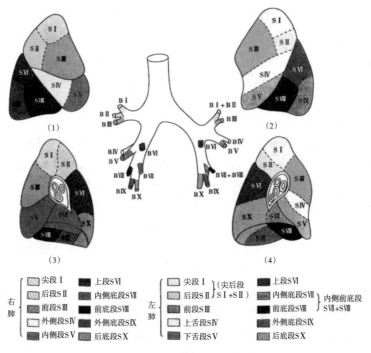

图1-1　肺段支气管和支气管肺段

按解剖生理学概念,实体器官的功能性结构称为肺实质,支持性结构便是间质。在肺脏这种区分变得困难,因为作为功能单位的肺泡只是含气空腔,肺泡壁既是功能(气体交换)组织,也是支持组织,所以也常将肺泡壁包括在肺间质中,然而这是不准确的。从解剖上说,肺间质当指肺泡细胞基底膜与肺泡毛细血管周围空隙(间质腔)及其中的细胞与结缔组织等。根据肺泡上皮与肺泡毛细血管细胞的关系,肺间质可以分为薄层和厚层。前者又称肺泡间质,是肺泡隔内肺泡上皮与肺泡毛细血管内皮细胞基底膜之间的结缔组织腔隙,腔内充满蛋白多糖,少量纤丝束、弹力纤维、周细胞(pericyte)和纤维母细胞。后者亦即肺泡外间质,是环绕于动静脉血管和细支气管周围的结构,含中等量的成纤维细胞,伴随胶原纤维束和少量弹力纤维。与肺泡间质不同,肺泡外间质具有较大伸展性,是肺水肿时液体主要聚积部位,在免疫炎症反应时可以出现大量的各种细胞和非细胞成分。

五、肺的血液供应

肺有双重血液供应。肺动脉沿支气管一再分支到达肺泡成为末梢细动脉,在肺泡间隔成为毛细血管网,便于气体交换。肺静脉从肺毛细血管开始并不与肺小动脉并行,在肺小叶的外侧向内到达肺小叶间隔,形成总肺静脉,回到左心房。

1. 肺循环

右心室输出的全部血液进入肺动脉。较大的肺动脉属弹性动脉,达末梢细支气管的肺动脉则属肌性动脉,它们都有来自交感神经的运动神经分布。

肺的微循环为广泛的毛细血管网,每一毛细血管网与几个肺泡相连,然后集成肺静脉系统。肺毛细血管无直接的神经分布,也无平滑肌。肺静脉含有平滑肌,并有交感神经分布。

肺血管床的特点是表面积大,易扩张,血流阻力很低,右心室所有搏出量都可通过肺血管床,其血流压力仅及周身血压的1/7。肺毛细血管的平均长度能适应红细胞接触肺泡气达 0.5~1s,足以使氧的摄取和二氧化碳的解离达到平衡,但剧烈活动血流显著增快会引起氧合不足。

运动神经的作用仅为调节大血管的血容量。肺血管的平滑肌对循环中的肾上腺素和组胺不甚敏感,但对 5-羟色胺(血清素)和纤维蛋白多肽等都很敏感。肺微循环尚具有滤过和清除血行中的栓塞性物质,以及对血液中某些化学物质的灭活作用。肺微循环的平滑肌对血氧分压很敏感,缺氧能引起小的肌性肺动脉收缩。肺微循环的内皮细胞约占肺泡壁非血管性组织的30%,与其他肺脏细胞相比,它们对毒性物质如高浓度氧和内毒素更为敏感。因为肺动脉与气道邻近,支气管炎症也会侵犯肺动脉,影响肺段的血液供应。

2. 营养肺和支气管的支气管动脉

一般有左右两支,来自胸主动脉,有的来自肋间、锁骨下或乳内动脉。入肺后与支气管伴行,至呼吸性细支气管为止,形成毛细血管网,营养各级支气管。支气管静脉与支气管动脉伴行,收纳各级支气管壁的静脉血,最后经上腔静脉回右心房。少量支气管静脉血直汇入肺静脉,成为正常人的"生理性分流"。支气管动脉在支气管扩张等疾病时增生、扩张,可以破裂引起大量咯血。

六、肺淋巴引流

肺脏有丰富的淋巴管分布。虽然肺泡和肺泡隔中无淋巴管,但淋巴管见于肺泡管、支气管、血管、肺小叶间隔和胸膜的结缔组织中,称为肺泡旁淋巴管。所以大多数肺泡有直接的淋巴引流,对于肺泡壁颗粒的清除、感染的播散和肿瘤的转移,具有重要作用。肺淋巴管可分深浅两淋巴丛,浅表(胸膜)淋巴丛位于脏层胸膜的结缔组织,深部淋巴管(丛)则围绕支气管和血管周围。淋巴管具有瓣膜,使淋巴液向肺门淋巴结和纵隔淋巴结(气管-支气管和气管旁淋巴结)引流。最后大部分通过右淋巴管,左侧经胸导管到达锁骨下和颈内静脉交叉点进入全身静脉系统。气管旁淋巴结的淋巴引流可达锁骨上淋巴结。

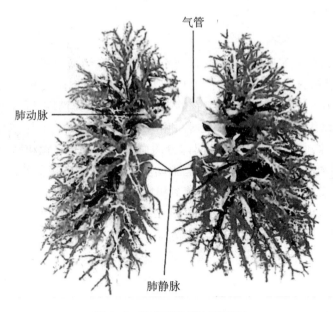

气管

肺动脉

肺静脉

图 1-2 肺管道铸型(后面观)

七、肺的神经分布

肺的神经主要来自迷走神经和胸 2、3、4 交感神经节的纤维,分布到支气管、细支气管的平滑肌和血管的肌纤维。迷走神经属胆碱能神经,兴奋时使支气管平滑肌收缩,内径缩小,腺体分泌增加,血管扩张。交感神经属肾上腺素能神经,兴奋时通过 β 肾上腺素能受体使支气管平滑肌松弛,管腔扩大,血管收缩。迷走神经的传入纤维从肺的牵张感受体向中枢传导神经冲动,控制呼吸运动。近年来组织化学研究发现,肺动脉、支气管平滑肌、大肺静脉受肾上腺素能和胆碱能神经支配。在大的肺动脉,肾上腺素能神经占优势。支气管动脉则仅有肾上腺能神经支配。

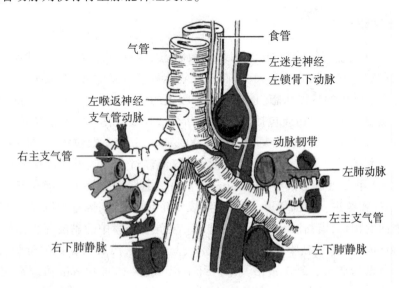

气管

食管

左迷走神经

左锁骨下动脉

左喉返神经

支气管动脉

动脉韧带

右主支气管

左肺动脉

左主支气管

右下肺静脉

左下肺静脉

图 1-3 气管-支气管与肺神经

八、胸膜

胸膜为中胚层源的浆膜,含有单层间皮细胞,覆盖在结缔组织上。脏层胸膜覆盖肺表面,在肺门与壁层胸膜相连;后者覆盖在胸壁内面,肺门下两层胸膜延伸到膈肌成为肺韧带。胸膜腔在正常情况下,仅为潜在的空腔,含有微量体液,在呼吸运动时起润滑作用。在胸膜的结缔组织内具有丰富的血管和淋巴管网,可以透过液体和气体。脏层胸膜的血供来自肺动脉,其纵隔、膈肌和叶间部分的血液则来自支气管动脉。壁层胸膜的血液供应来自肋间动脉,纵隔部分来自心包膈动脉,膈肌部分也接受肋间动脉、上膈动脉和膈肌动脉的血液。脏层胸膜的淋巴引流到纵隔淋巴结;壁层胸膜的前胸部分到乳内淋巴结,后肋部分到肋间淋巴结,膈部到纵隔淋巴结。壁层胸膜有感觉神经分布,胸膜病变时可引起胸痛,脏层胸膜则无感觉神经分布。

(雷泽林　许　婷)

第二节　呼吸系统防御机制

呼吸系统是机体直接与外环境持续进行物质交换、表面积最大的器官系统。成人每天约吸入空气2000L,以满足机体代谢对气体交换的需要,呼吸系统因此而最易遭遇环境空气中有害因子如微生物、尘埃、毒性气体等侵袭。肺又是体内血流量最丰富的器官和重要免疫器官之一,其他器官乃至全身性疾病也最易损伤或累及呼吸系统。然而,健康人呼吸系统具备十分完备的防御机制,众多防御功能在呼吸系统整合,保护其免受侵害或使损害降低至最低限度。

一、物理防御

空气中含有大量气溶胶颗粒,其固体离散状态的颗粒称为尘,凝聚状态的称为烟,液体小滴则称雾。它们较分子为大,因而不像气体分子容易弥散,但又小到在一定时间内足以保持在空气中的悬浮状态。能够吸入呼吸道的颗粒大小在 $0.01\sim10\mu m$ 之间。气溶胶颗粒是环境空气中有害物质包括微生物的存在形式或载体。呼吸道清除气溶胶颗粒首先是依赖物理性作用。$10\mu m$ 大小颗粒的90%和 $5\mu m$ 大小颗粒的75%随吸入气流被黏附于鼻中隔和鼻甲大面积黏膜上。其余多随气流经过上呼吸道形成涡流促使颗粒碰撞而沉积。进入下呼吸道为数不多的 $>5\mu m$ 颗粒在气管隆突和第1~2级支气管分叉处碰撞沉积。$<5\mu m$ 颗粒进入周围气道,由于气流减慢并形成层流,因重力沉降作用而沉积于气道黏膜表面的颗粒,借黏液纤毛系统而排出。支气管黏膜中的黏液腺和杯状细胞分泌黏液 10~100ml/d,覆盖于黏膜表面成黏液毯。毯分两层,浅层为黏稠的凝胶,能黏住颗粒;深层为稀薄溶胶液,纤毛浸浴其中。纤毛以 1000~1500 次/min 协调地摆动和 10~20mm/min 的速度向上摆动,将含有颗粒的黏液送达气管和咽部,然后咳出,约90%颗粒

可于1h内被清除。纤毛先天性缺陷如不动纤毛综合征患者即因纤毛黏液清除能力损害，反复发生呼吸道感染和并发支气管扩张。颗粒<0.1μm者受气体分子碰撞产生布朗运动，弥散至肺泡，已非物理作用所能清除，主要依靠肺泡巨噬细胞吞噬。颗粒或气体吸入受呼吸形式的影响。吸入气流快，增加颗粒的惰性撞击和在气道的沉积，而它在肺泡则于慢而深的吸气时沉积最多。吸烟、有毒物质如二氧化硫、二氧化氮和痰液黏稠，均可使纤毛的活动受抑制。

呼吸道清除功能极为有效，一个煤矿工人毕生吸入煤尘估计有6kg之多，但尸检测定只有60~80g遗留在肺脏内。有害气体对呼吸道的侵入，主要根据其水溶性而定。水溶性高的二氧化硫或醋酮即在上呼吸道黏膜溶解而被清除，或起有害作用；不易溶解的二氧化氮则可以达到终末细支气管和肺泡，引起组织损害。

二、吞噬细胞防御

突破物理防御而进入下呼吸道和肺泡的有害颗粒将为吞噬细胞吞噬和灭活。在呼吸系统正常存在的吞噬细胞主要为多核粒细胞和肺泡巨噬细胞，它们既具非特异性防御功能，又在非特异性防御与特异性免疫防御之间架设桥梁。

1. 多核粒细胞

正常情况下气道和肺泡仅有少数多核粒细胞，来源于肺血管床内附壁粒细胞的非定向移行，或者由于气道内极低浓度趋化物质吸引而来。当呼吸系统遭受刺激时大量粒细胞迅速内流，在局部聚集，进而吞噬和灭活入侵物。这一过程的发生首先在于趋化物质的存在，包括细菌胞壁物质（如FMLP）和微生物激活补体旁路释放C5a，如果巨噬细胞被激活或免疫反应启动则有更多趋化因子产生和参与。粒细胞自血管腔经肺间质移至肺泡腔或气道尚涉及黏附分子等一系列复杂机制。粒细胞吞噬受免疫球蛋白的调理而加强，其杀菌作用藉氧依赖性和非氧依赖性两种机制完成，前者又分髓过氧化酶介导和非髓过氧化酶介导。

2. 肺泡巨噬细胞

源于骨髓，而直接补充主要来自循环血单核细胞，少数来自肺间质巨噬细胞。肺泡巨噬细胞尚可以在肺内局部复制和更新，在吸烟或其他炎症刺激下其复制能力有时可以提高4~15倍。在肺泡内巨噬细胞或黏附于肺泡壁，或浸浴于表面活性物质及其他肺泡液中。游走性肺泡巨噬细胞可以移行至传导性气道，少数可以附着于支气管上皮，而大多数负载吞噬颗粒的肺泡巨噬细胞在气道内将随黏液纤毛运输系统逐出体外。吞噬的肺泡巨噬细胞亦可穿透上皮屏障，进入区域性淋巴结，而最终被清除。健康人肺泡巨噬细胞占支气管肺泡灌洗液（BALF）细胞总数的85%以上。应用白蛋白梯度或Percoll密度梯度法可以分离出至少3种不同密度的肺泡巨噬细胞。随着密度增加，细胞形态上表现为核浆比例增高，细胞变小，非特异性脂酶染色增浓，过氧化酶着色细胞比例上升，在功能上细胞运动能力提高，受刺激后超氧阴离子和IL-1等释放增加。这种不均一性可能代表了分化成熟阶段的不同。肺泡巨噬细胞是下呼吸道的最重要防线，被激活后其吞噬和杀菌活力显著增强。巨噬细胞的吞噬过程与多核粒细胞相似，其溶酶体颗粒大小和形态更不均一，含各种溶菌酶和水解酶，但与粒细胞不同，缺少髓过氧化酶、乳铁蛋白、中性粒细胞蛋白酶、杀菌通过性诱导蛋白和组织蛋白酶 G。肺泡巨噬细胞对某些专性或兼性需氧性细胞内病原体如分枝杆菌吞噬后的杀菌作用需要特异性细胞免疫的参与。肺泡巨噬细胞不仅是非特异性防御细胞，而且具有递呈抗原以及作为效应细胞的重要功能，分泌 60 多种炎症免疫活性物质。

3. 嗜酸性粒细胞

具备吞噬抗原-抗体复合物的能力。在寄生虫感染时其聚集可能与吞噬及过敏有关。主要碱性蛋白、嗜酸细胞阳离子蛋白和过氧化酶等产物尤其具有损伤作用。

三、免疫防御

1. 呼吸系统免疫反应的结构基础

在呼吸道各级水平，从鼻咽部和传导性气道黏膜下直至肺间质和肺泡均分布着淋巴细胞和单核吞噬细胞，它们在不同水平集积形成淋巴组织。①淋巴结：位于近肺门较大支气管处，充满抗原递呈细胞和抗原反应性 T 和 B 细胞。②淋巴样小结。③淋巴样集合体。传导性气道黏膜固有层的淋巴细胞在某些部位可以选择性发育成淋巴滤泡，在大支气管分叉处则形成含 1~2 个孤立性淋巴小结的淋巴样集合体，称支气管相关淋巴样组织(bronchus associated lymphoid tissue，BALT)，其表面覆盖单层淋巴上皮细胞，细胞质内存在供选择性转运抗原分子的质膜空泡，而且由于缺少纤毛，清除作用削弱，有利于气流中颗粒与上皮的接触，便于抗原捕获。④肺间质和肺泡腔内淋巴细胞或细胞小丛。呼吸道淋巴组织分布的一般规律是愈向周围部分，淋巴结构的器官化程度愈低。

2. 呼吸道的抗原摄取

在气道沉积于黏膜表面的抗原物质人多被清除，只有穿透防御屏障到达反应性淋巴组织的抗原才能激起免疫反应。病毒感染、炎症和肿瘤等破坏黏膜屏障的完整性，能促进抗原入侵。黏膜表面抗原的命运还取决于它对降解酶的抗力。抗原为抗原递呈细胞摄取后经引流淋巴管到达区域性淋巴结，或经血流分布全身，最终免疫反应的定位取决于何种途径和结果占优势。在肺实质颗粒性抗原被肺泡吞噬细胞吞噬后到达肺门淋巴结；可溶性抗原则直接吸收至血流和扩散到全身淋巴组织。最后，抗原可被储存于间质腔中吞噬细胞或树突状细胞所拦隔于局部。

3. 呼吸道免疫反应的表达

(1)气道：黏膜表面分泌性抗体是传导性气道最主要免疫特征。由于研究取材困难，目前所知甚少。在气道分泌物中各型 Ig 均能测得，而以 IgA 为主，其浓度超过血清。从上气道至周围气道 IgA 逐渐减少，而 IgG 趋于增高。IgA，IgM 和 IgE 主要由黏膜下反应性 B 淋巴细胞产生，IgG 大多自循环血弥散而来。IgA 的功能主要为中和病毒，调理素和补体激活剂的作用甚少，IgG 和 IgM 是呼吸道最主要防御成分，前者是最有效的调理素抗体。

(2)肺实质：由肺泡进入肺间质的抗原被输送至胸内区域性淋巴结或体淋巴组织，抗原递呈细胞激活淋巴结内 B 和 T 淋巴细胞。倘若肺内抗原持续存在或重新摄入，藉介质或自发机制，激活的淋巴细胞经传出淋巴管或血循环而吸引至肺内抗原沉积部位，开始为 CD_4^+，其后为 B 细胞和 CD_8^+细胞，肺免疫反应随之发生。存留在肺内抗原也可以刺激淋巴细胞局部增殖。在原先致敏的机体，一旦抗原进入，记忆细胞可以立即诱导肺免疫反应。肺泡和肺间质抗体由肺内激活的 B 细胞产生,亦有部分来自血液。激活的CD_4^+和CD_8^+淋巴细胞则介导细胞免疫,分别表达迟发型超敏反应和细胞毒反应。

特异性体液免疫的防御作用包括:增强吞噬作用,提高杀菌活性,中和毒素,抑制微生物生长与黏附,激活补体瀑布和募集急性炎症细胞。细胞免疫的作用有:溶解病毒感染细胞和肿瘤细胞,激活肺泡巨噬细胞以增强细胞内杀菌和细胞溶解作用,募集慢性炎症细胞和诱导肉芽肿形成。适度免疫反应是机体防御入侵有害物质包括微生物的有效机制,但超常免疫反应则引起肺免疫损伤。肺泡环境内丰富的巨噬细胞和 T 淋巴细胞通过自分泌或旁分泌的细胞因子以及肺泡表面活性物质能够抑制免疫的激活与增殖机制,从而为免疫平衡调节提供基础。

四、炎症免疫机制失衡

有控和适度的免疫炎症反应对宿主有利,而失控和过激反应则导致肺损伤。

以中性粒细胞反应为代表的炎症反应释放多种代谢产物、酶类和介质,可引起组织损伤,为使炎症有利于清除致病因子,又不招致组织损伤或遗留显著瘢痕,期望炎症过程限制在一定水平,避免过剧,这就必须:①中性粒细胞移行迅速,它和内皮细胞/上皮细胞之间的接触时间最短,以便有可能使中性粒细胞在这个过程中处于非分泌状态。②细胞移行所必需的基质降解是局部的和高度受控的。③中性粒细胞在吞噬和消化细菌过程中颗粒酶和氧反应中间产物的释放最少。④中性粒细胞移行迅速中止,血管外的中性粒细胞大多以原形的凋亡细胞迅速清除。⑤对上皮和内皮细胞的局部损伤最轻,并迅速修复。⑥除非为保证有效修复的少量需要外不出现纤维化。在这样一个危险的平衡系统中上述为保持有益作用的任何一点不足,便会使平衡向着组织损伤方面倾斜,引起过剧的组织损伤,导致炎症-组织损伤-炎症持续的恶性循环,肺常常是最先受累的器官。严重的肺损伤救治困难,最终导致多器官功能衰竭,病死率甚高。即使有益的和自限性的炎症其内皮和上皮细胞均有不同程度的损伤。

中性粒细胞引起组织损伤的机制尚不完全清楚。中性粒细胞介导内皮损伤的体外实验以及急性肺损伤的实验模型都表明,损伤的发生需要引爆剂和激活剂的综合作用,同时需要中性粒细胞与靶细胞之间紧密的相互作用。表面黏附分子可以介导这一过程,而在肺血管床减少中性粒细胞变形的多种因素也可能促进毛细血管中细胞与细胞的接触。密切和延长活性分泌中性粒细胞与内皮细胞之间的接触将促进和加重损伤。在紧密接触的细胞内微环境中可以形成专门区域,在该区域组织毒性物质浓度很高,而相对应的抑制剂或清除剂特别是高分子量者被逐出。因此,细胞与细胞接触的有限区域损伤能力显著加强,而损伤性中性粒细胞蛋白酶可以在其与内皮细胞接触的中性粒细胞表面形成很高的局部浓度。现在还很难确定哪一种损伤性炎症细胞产物在介导组织损伤中居于中心或主导地位。普遍认为弹性蛋白酶对中性粒细胞介导的组织损伤起着非常突出的作用,除弹力蛋白外,尚能消化多种蛋白,它本身还是一种高活性的阳离子物质,在活体已证明经酶活性或其他机制可引起细胞毒性作用和损伤。

如何使炎症控制在适当水平和避免组织损伤是人们关注的焦点。在实验性细菌性肺炎、新生儿急性肺损伤和急性关节炎观察到中性粒细胞凋亡。另一些研究进一步提示粒细胞凋亡提供一种限制损伤的清除机制,可以促进炎症消散而避免炎症的持续存在。在凋亡中可见中性粒细胞若干功能,包括趋化、超氧阴离子、颗粒酶分泌作用的显著降低。凋亡的中性粒细胞主要被巨噬细胞、可能尚有成纤维细胞(半职囊性吞噬细胞)所吞噬和清除。巨噬细胞识别和吞噬凋亡中性粒细胞是特异性的,涉及巨噬细胞表面分子 CD_{36} 和 $\alpha_2\beta_3$ 整合素。凋亡的中性粒细胞仍保持完整,其颗粒酶和其他胞内产物不会漏出,巨噬细胞吞噬凋亡粒细胞的过程中也不释放炎症介质。多种炎症介质如 LPS,C5a 和 GM-CSF 等抑制中性粒细胞凋亡。凋亡的细胞内机制不清楚,可能涉及第二信号系统包括 Ca^{2+}、多种肿瘤基因如 C-myc,C-ras,bc1-2 和 P_{53}。总之,中性粒细胞凋亡的调控仍不清楚。在分子水平深入研究凋亡过程及其调控将有助于将肺部炎症反应控制在适度水平,从而避免组织损伤。

(雷泽林　魏　萍)

第三节　肺 的 功 能

　　内外环境间的气体交换即外呼吸是肺的最基本和最重要功能,是在循环系统配合下实现的复杂生理过程。任何疾病或病变损及呼吸生理的任何环节均可导致呼吸障碍。

　　肺不仅是呼吸器官,而且是一个重要的内分泌、代谢器官,尽管目前对其生理作用和临床意义缺乏更深入了解,但很可能对今后肺的生理,肺部疾病的病理生理及临床诊断、治疗产生重要影响。

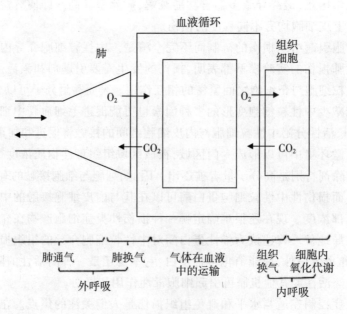

图 1-4　呼吸过程示意图

一、肺的代谢功能

1. 三大物质代谢

肺对糖代谢的作用虽不若肝脏,但同样能利用葡萄糖,供给能量,提供氨基酸、脂肪合成的底物,特别是通过戊糖途径提供辅酶Ⅱ,后者可还原谷胱甘肽,防止氧化物的有害作用。肺能够合成蛋白质,组成肺的结构蛋白、胶原纤维、免疫球蛋白和各种蛋白酶。肺的脂质代谢研究较多的是肺表面活性物质。

2. 肺的结缔组织代谢

肺间质结缔组织的支架作用为保持肺的构型和正常呼吸动力机制所必需,是细胞活动、物质交换的重要场所,亦是防止有害物质侵袭和促进修复的第二道防线。胶原纤维占肺结缔组织的60%~70%。Ⅰ、Ⅲ型胶原由成纤维细胞和平滑肌细胞合成,存在于间质基质内。Ⅱ型胶原存在于气道软骨。Ⅳ型胶原是组成基底膜的成分,主要由内皮细胞合成,为胶原酶分解。Ⅴ型胶原亦主要存在于基底膜,大部分来源于平滑肌细胞。特发性肺纤维化时胶原纤维总量并无改变,但Ⅰ型胶原相对增多,Ⅰ、Ⅲ型胶原比率显著升高。弹力纤维占间质结缔组织的20%~30%,主要由弹力纤维酶分解。近来注意到肺外基质蛋白、肺基底膜成分在肺修复中的重要作用,作为细胞外基质调节因子的TGF-B,如果调控失衡将干扰和破坏修复程序即出现不正常修复,导致纤维化。

3. 血管活性物质代谢

血管活性物质是在生理或异常情况下产生的、作用于血管平滑肌的一类物质,对支气管等其他平滑肌亦有舒缩作用,并具有广泛代谢功能。按其成分,大体分为胺类(儿茶酚胺、5-HT、组胺等)、肽类(血管紧张素、激肽、细胞因子等)、脂质(前列腺素、花生四烯酸代谢物、血小板活化因子等)、蛋白质(激肽释放酶等)。肺是此类物质的重要代谢场所,参与细胞主要是肥大细胞和血管内皮细胞,其作用可分为:①肺内合成并释放至肺循环,如前列腺素、组胺、5-HT 等。②在肺循环被活化,如血管紧张素-I 在肺内经血管紧张素转化酶(ACE)活化为血管紧张素 H。③在肺内灭活,如 5-HT、缓激肽、前列腺素 E_1,E_2,E_3 等。④通过肺循环而活性不变,如肾上腺素等。肺血管活性物质代谢变化在哮喘和急性肺损伤等的发病机制上有重要意义。

二、肺的神经内分泌作用

呼吸道散在分布一种起源于外胚层的神经上皮体,类似肠道上皮嗜银细胞,具有多种内分泌功能,是肺部肿瘤产生异位性内分泌的主要来源细胞。

三、肺表面活性物质与肺液体平衡

肺泡上皮表面覆盖着一薄层液体,由脂肪和蛋白质组成,称为肺表面活性物质,估算其总量接近 5ml(或 600mg)。脂肪占分离到的表面活性物质总量的 85%~90%,而这其中近 90%由磷脂混合物组成,10%为其他脂肪如胆固醇。磷脂是具有亲脂和疏水双重特性的两性分子。表面活性物质的各种磷脂本身并无独特之处,但其组成不同于其他器官的磷脂,反映在磷脂酰胆碱(卵磷脂)和磷脂酰甘油的相对浓度甚高,前者占表面活性物质中总磷脂含量的 80%。在正常情况下其脂肪酸的 70%处于饱和状态,最常见的饱和脂肪酸属于棕榈酸,而二棕榈酸磷脂酰胆碱(dipalmitoyl-phosphatidyl-choline,DPPC)是降低肺泡表面张力的最主要成分。蛋白质总含量占表面活性物质总量的 10%,而其中 20%为表面活性物质所特有,80%与血清蛋白相同。有 4 种表面活性物质特异性蛋白,即 SP-A,SP-B,SP-C 和 SP-D,而以 SP-A 含量最丰富。肺泡表面活性物合成和分泌主要由肺泡 II 型细胞承担,近年研究表明,Clara 细胞甚至气管上皮细胞亦有少量合成和分泌。肺表面活性物质最重要功能是降低肺泡气-液界面的表面张力。据测定水-气界面的表面张力约为 72mN/m。表面活性物质降低表面张力不同于去垢剂的静态作用,而是动态的,按 Laplace 定律(压力=2×表面张力/直径),随呼吸时肺泡直径的变化而不断调整,以保持肺泡内压力相对恒定。降低肺泡表面张力主要是饱和磷脂酰胆碱的作用,而 SP-A,SP-B 和 SP-C 也能增强这一作用。新的研究显示肺表面活性物质的另一功能是参与局部的免疫防御,包括下列作用:①非特异性防御:作为肺泡上皮细胞衬液的组成部分,形成抵御微生物入侵和黏附的非特异性屏障。表面活性物质尚有抗氧化作用,减少毒性氧代谢产物以保护肺泡上皮细胞。②表面活性物质成分的直接防御作用:SP-A 的涎酸残基能与流感病毒 A 结合而起中和作用,在 HIV 感染者 SP-A 能促进结核分枝杆菌附着于肺泡巨噬细胞,对卡氏肺孢子虫表面 120kD 糖蛋白有高度亲和力,削弱肺泡巨噬细胞对虫体的识别和吞噬,这些似乎对宿主局部防御不利。但是在敲除 SP-A 和 SP-D 基因的小鼠模型出现细菌和病毒自肺部清除的减少,提示其在宿主防御机制中的有益作用。③对淋巴细胞和肺泡巨噬细胞的作用:表面活性物质抑制淋巴细胞对各种刺激的反应,主要表现在淋巴细胞激活的早期阶段,涉及活化的各个步骤包括增殖、分化、Ig 合成和 NK 细胞活性,而对已激活的淋巴细胞没有影响。这种抑制可能对防御功能不利,但也可能保护肺脏免受不适当免疫反应导致的损伤。与对淋巴细胞的作用相反,多数研究显示表面活性物质增强肺泡巨噬细胞活性,SP-A 是主要承担者,可能与肺泡巨噬细胞特异结合和摄取 SP-A 有关。

关于肺液体平衡的研究近年来受到重视。肺泡腔除需要表面活性物质维持表面张力以稳定和有效调节其大小外,还需限制溶液和水的移动,及时清除肺泡腔中聚集的液体,这就需要平衡和调节血管内、肺间质和肺泡液二者之间的关系。在生理和病理状态下它们之间的关系符合 Starling 公式(见肺水肿节),但实际过程较公式要复杂得多。肺泡液体清除的主要机制是伴随于 Na^+ 从气腔转运至肺间质,而后经淋巴管引流而清除。在液体转运上皮和内皮广泛表达的水通道蛋白家族中某些可能对肺渗透水通透性起着重要调节作用,但对肺的一些重要生理功能,如肺泡液体清除和肺损伤时水肿液的聚集不起作用或作用很小。

(雷泽林 张彦军)

第四节　呼吸系统疾病主要诊断方法

一、病史采集和体格检查

应注意环境(包括宠物饲养)、职业接触史,个人不良嗜好如吸烟、吸毒、酗酒、性乱包括性伴侣状况、境外旅居旅游经历,药物应用史,过敏史,家族史。现病史中应对症状和体征详细询问和检查,并作定性和定量的了解和记载。

二、常见症状

1. 咳嗽

急性支气管炎咳嗽较剧,呈阵发性。慢性支气管炎患者咳嗽多在秋冬发作,春暖缓解。空洞性肺结核、肺脓肿和支气管扩张等多在晨起体位变动痰液排出时咳嗽加剧。支气管癌初期为干咳,待肿瘤增大阻塞支气管,常出现高音调、阻塞性咳嗽。小儿百日咳在阵咳后常有吼音出现。

2. 咳痰

痰量及其性状对诊断肺部感染和推测可能的病原体极有帮助。痰液原来较多,突然减少,且伴发热,可能是支气管引流不畅所致。

3. 咯血

引起咯血的疾病达数十种之多,虽然多数为呼吸系疾病,但也可涉及心血管系统、血液病和其他全身性疾病。咯血量少者为痰中带血,中可达 100~200ml,大量多在 300ml以上。支气管黏膜和肺脏充血时咯血量少。支气管扩张症、支气管黏膜溃疡、支气管动脉病变和肺结核空洞壁动脉瘤破裂等,可引起大量出血。咯血量多寡与肺部病变的严重程度并不完全平行。咯血量多,可引起气道阻塞和窒息,构成生命威胁。肺癌以痰中带血或少量咯血为多见。

4. 呼吸困难

按其发作快慢分为急性、慢性和反复发作性。大量气胸和胸腔积液时呼吸困难常迅速出现。慢性支气管炎、肺气肿大多历经数年甚至 20 年以上才出现呼吸困难。哮喘表现为反复发作性呼吸困难,且伴哮鸣音。呼吸困难又分为吸气性、呼气性和混合性三种。喉头水肿、喉和气道炎症、肿瘤或异物,引起上气道狭窄,出现吸气性呼吸困难,并伴喘鸣。慢性支气管炎、支气管哮喘和肺气肿,细支气管阻力增加,呈呼气性呼吸困难。阻塞性肺疾患的呼吸形式深缓,限制性肺疾患如弥漫性间质性肺纤维化呼吸浅速。

5. 胸痛

胸壁包括软组织及肋骨的疼痛属浅部疼痛,见于胸廓创伤、肋骨骨折、肋软骨炎(Tietze disease)、带状疱疹、干性胸膜炎等。急性支气管炎、心绞痛、纵隔炎、食管疾病等引起者均属深部疼痛。胸痛的临床意义有时不易确定,但有时提示疾病严重,如肺癌转移至肋骨,呈持续性刀割样疼痛。

三、体检要点

由于病变性质、定位和范围不同,呼吸系统疾病的体征出现与否以及异常程度可以有很大差异。体格检查望、触、叩、听不可偏废,不要只重听诊而忽略其他。还应重视肺部疾病的肺外征象如杵状指、肺性骨关节病、异位性 ACTH 增高综合征以及肺部病变可能作为全身疾病肺部表现所具有的系统性改变。

四、影像学检查

1. 胸部 X 线检查

有透视、常规摄影(后前位、侧位和各种特殊位置)、高千伏摄影、体层摄影、造影(支气管、血管、淋巴管)以及介入放射学技术应用等。阅读胸片应就病变定位、范围或数量、形态特征如形状、密度、边缘以及伴随改变详细察看,推测影像改变的病理基础,从而做出疾病诊断或提出诊断印象。常规胸片虽受影像重叠和分辨率不高等限制,不能发现某些细微病变或隐蔽病变,但依然能满足临床大多数呼吸系统疾病的诊断要求,而且是选择其他检查技术的基础。病灶和支气管体层摄影是呼吸系统疾病特别是肺癌诊断的有用技术。支气管造影已大多为高分辨CT所代替。血管造影结合介入放射学技术不仅用于诊断如隐源性大咯血,而且可用于治疗(灌注药物、栓塞、腔内成形等)。

2. 胸部 CT 检查

对发现肺内细微病变,纵隔、胸膜以及隐蔽区域病变优于常规 X 线,对隐匿性肺癌和肺癌分期CT检查尤具价值。高分辨CT有助于肺间质病变的早期发现和诊断。CT 为横断面显像,阅读时必须熟悉胸部不同层面的正常解剖结构。CT 对密度分辨率高,特别是纵隔内病变容积效应小,对诊断很有帮助。CT 对于支气管病变的显示不及体层摄影。在胸部疾病的诊断中 CT 不能取代常规 X 线检查,亦非必备检查,只是常规 X 线检查的补充,应合理选择指征。

3. 胸部磁共振成像(MRI)

MRI 具有良好的组织特性,如脂肪、肺组织及其病变、血液、肌肉、纤维等均显示不同信号强度,并能多方位成像,对纵隔、心脏、胸壁病变的诊断有其独特优点。在呼吸系疾病诊断中 MRI 的应用主要限于血管、锁骨上窝区、纵隔、胸膜及胸壁病变。

4. 胸部超声检查

用于胸腔积液包括分隔性积液和胸膜增厚、胸膜肿瘤、纵隔肿瘤(含囊肿)、贴近胸壁的肺表面病灶有定位和一定程度的定性诊断价值,也用于肺动脉高压的研究。

5. 胸部核素检查

除血管显像和淋巴管显像外,用于肺本身的核素检查技术有肺灌注显像、通气显像以及肺部病变阳性显像和断层显像。核素检查对肺栓塞和血管病变有很高诊断价值,对弥漫性肺部病变、慢性阻塞性肺病、肺部肿瘤的诊断或病情估价亦有很高参考价值。近年又发展了用于肺上皮通透性测定、呼吸道黏膜纤毛清除功能测定等技术,为呼吸系统功能和病理生理研究提供了手段。

6. 肺功能检查

近年来对下列呼吸功能检测有深入研究,并取得进展。如小气道功能测验、气道反应性、呼吸动力学特别是呼吸肌功能测定、弥散功能、动脉血气分析、运动负荷试验,以及呼吸中枢反应性测定等。由于电子计算机微处理技术的应用,使一些呼吸功能测定仪器变为小型化,便于携带或床旁测定,从而为阻塞性和限制性疾病,以及呼吸衰竭和呼吸窘迫综合征的诊断、病情监测、疗效考核发挥了重要作用。

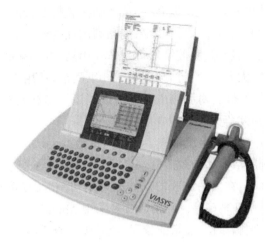

图 1-5　肺功能仪

7. 微生物学检查

口痰标本受口咽部定植菌污染,在多数细菌和真菌性肺部感染的病原学诊断首先需要解决标本污染,如经细胞学筛选挑选合格标本(涂片镜检鳞状上皮细胞<10 个/低倍视野或白细胞>25 个/低倍视野)接种,或经洗涤、定量培养等技术处理,以减少污染或避免结果解释上的困扰。经气管吸引(transtracheal aspiration,TTA)、经纤支镜应用防污染样本毛刷(protected specimens brush,PSB)、支气管肺泡灌洗直接采集下呼吸道标本,特别是后二者,近年来在有指征患者被积极提倡。应当指出,血和胸腔积液是容易获得的无污染标本,应注意采集。此外,需要强调在抗生素使用前先留取标本,并要求尽快送达实验室和及时处理。当临床怀疑特殊病原体感染时除培养外尚需采取相应特殊检测技术,不要遗漏。

8. 细胞学检查

痰和胸腔积液癌细胞检查是肺癌和恶性胸腔积液患者临床常规检查,阳性率与标本质量有关,应告知病人留取深部咳痰或带血丝的标本,及时制备涂片。在慢性气道疾病患者痰细胞学检查对临床状态的估价极有帮助,如慢性支气管炎继发细菌性感染时不仅见到细菌,而且炎症细胞总数、中性粒细胞及其比率增加,组织细胞和支气管上皮细胞比率通常降低;如果见有细菌,但上述细胞数量和比率无改变,则属细菌定植;病毒感染时除中性粒细胞增加外,支气管上皮细胞数量和比率亦增高。稳定状态哮喘患者痰中各类细胞通常无改变,而过敏原暴露致急性发作时嗜酸性粒细胞及支气管上皮细胞数量和比率均见增加。

9. 内镜、活组织检查和支气管肺泡灌洗

(1)内镜。①纤维光束支气管镜(纤支镜):已基本取代硬质支气管镜。后者因管径大、便于吸引,有人主张在大咯血窒息和摘取异物等操作时仍予保留,但近年来应用纤支镜处理这类患者也取得极大成功。纤支镜检查早已不再限于肺癌的诊断,在肺部感染、肺不张、弥漫性肺疾病、呼吸急诊等均已广泛应用。20 世纪 80 年代中期以来尚有超细(外径 1.8mm 和 2.2mm)纤支镜可伸至第 7~10 级支气管,对发现和观察小气道病变颇有帮助。纤支镜的治疗性应用目前也愈益增加。②胸腔镜:对原因不明的胸膜疾病(特别是胸腔积液）、膈肌、纵隔、心包和肺浅表病变诊断很有帮助。亦可辅以胸膜粘连术和粘连带灼断术治疗恶性胸腔积液和顽固性气胸。器械方面除硬质和纤维光束胸腔镜外，纤支镜、纵隔镜、腹腔镜均可用作代用品；近年来尚有治疗手术用胸腔镜，可行肺叶切除等手术，大大减少了剖胸创伤。③纵隔镜：适用于纵隔肿块特别是诊断不明的纵隔淋巴结肿大的诊断，对肺癌患者应用纵隔镜了解有无淋巴结肿大以协助肺癌分期曾被提倡，现已为 CT 等无创性检查所取代。

（2）活组织检查。①经内镜活检：最常用，也是内镜检查的必备操作项目。②经皮穿刺肺活检和胸膜活检：经皮肺活检须在 X 线、CT 或 B 超引导下进行。大多提倡细针穿刺吸引；在紧贴胸膜的病灶亦可用切割针，以取得较多组织作组织病理学检查，能提高诊断率和精确性。胸膜活检多采用 Abrams 针在胸腔抽液时进行，阳性率与操作经验有关。③剖胸活检：在指征较强、经其他检查手段未能确诊的患者值得提倡。小切口剖胸活检创伤甚少，取得组织块较大，诊断率高。

（3）支气管肺泡灌洗（broncbo alveolar lavage，BAL）。对不少肺部疾病特别是弥漫性肺疾病的病因、发病机制的研究以及临床诊治提供了手段，被喻为"液相活检"。目前操作方法也渐趋标准化。非吸烟健康人支气管肺泡灌洗液（BALF）细胞总数为 $15 \times 10^6/L$，肺泡巨噬细胞≥85%，淋巴细胞 7%~12%，中性粒细胞 1%~2%；淋巴细胞亚群分布大致是 CD_3 占 70%，CD_4 50%，CD_8 30%，NK-T 7%，CD_{38}（浆细胞）3%~10%，未分类淋巴细胞5%。按BALF 细胞学分析，弥漫性肺疾病可分为两类：①淋巴细胞增高为主：结节病、外源性过敏性肺泡炎、尘肺、胶原性肺病、肺泡蛋白沉着症等。②以中性粒细胞增高为主：特发性肺纤维化、组织细胞增生症 X、石棉肺和急性呼吸窘迫综合征等。BALF 可溶性成分如 Ig、各类介质、蛋白酶等检测用于研究、临床病变活动性评价和指导治疗等正成为目前研究热点。治疗性 BAL 在肺泡蛋白沉着症疗效肯定，某些其他疾病亦被试用，尚待确切评价。

10. 其他

胸腔积液和血清生化、免疫学检测以及分子生物学技术在呼吸系统疾病的应用，目前大多尚属研究阶段。

（雷泽林　张　帆）

第五节　呼吸系统疾病特有治疗方法

一、氧疗

指征包括：①急性低氧血症性缺氧：各类呼吸系统疾病和吸入氧气浓度不足所致急性低氧血症通过氧疗可防止组织缺氧性损害。若无 CO_2 潴留，吸氧浓度或流量以达到维持满意的氧合水平为准；若伴有 CO_2 潴留，则应采用控制氧疗（venturi 面罩）或低流量鼻

导管吸氧以使 PaO_2 达到 50mmHg 或略高,而避免 $PaCO_2$ 升高,保持 pH 不低于 7.25。如果提高吸氧浓度,PaO_2 不能达到 50mmHg 或所期望水平,或者虽然 PaO_2 升高,但伴随 CO_2 潴留,pH 降低至不能接受的水平,则需要改用其他措施(机械通气或使用呼吸兴奋剂)。②慢性低氧血症性缺氧:COPD、中枢性睡眠呼吸暂停等慢性低氧血症需要长期氧疗(LTOT)或间隙氧疗。在肺囊性纤维化和限制性肺疾病如肺纤维化、尘肺等 LTOT 的应用指征尚有争议,缺少对照研究。但姑息性氧疗仍值得使用。③循环性缺氧:心功能不全、循环功能不全时氧疗有帮助。急性心肌梗死患者高流量吸氧(6L/min)可改善心电图异常,但对预后和减少心律失常发生率似乎没有帮助。④氧运输障碍性缺氧:严重贫血、急性失血、CO 中毒和其他原因的血红蛋白携氧障碍应用高浓度氧疗或高压氧舱治疗是有意义的临时治疗措施。⑤氧利用障碍性缺氧:理论上高浓度氧疗可能提高 PaO_2,改善组织细胞对氧的摄取和激活失活的细胞呼吸酶,但实际效果很难确定。⑥其他:纯氧或高浓度(>60%)吸入可使气胸吸收速度增加 3 倍,亦有助于纵隔气肿的吸收。氧疗也常常是围手术期治疗综合措施之一,术后即期轻度低氧血症很常见,应予监测和合理氧疗;最近有大系列(1500 例)研究报道,术中和术后 2h 吸入 80%氧气与吸入 30%氧气比较,伤口感染率从 11%降至 5%,有待进一步积累经验。此外高压氧治疗可改善实体肿瘤放疗的敏感性。供氧设备有压缩氧、液态氧和氧浓集器(制氧机)。家庭 LTOT 以氧浓集器最为方便,但小瓶压缩氧和液态氧便于携带,方便病人吸氧户外活动,进一步改善生活质量。

二、吸入治疗

分为湿化(humidification)和雾化(气溶胶 aerosoles)吸入两种,前者是通过湿化装置(鼓泡式湿化器、加热湿化器、湿热交换器即人工鼻等)将雾气或蒸汽送至气道,形成冷凝水,以稀释呼吸道分泌物,促进其排出,并间接保护气道黏膜纤毛功能;后者则是借助气溶胶发生装置将药物递送至气道,以发挥其局部药理作用。严格意义上的吸入治疗系指后者。常用药物为支气管扩张剂、抗炎剂(表面作用糖皮质激素)、黏液溶解剂和抗微生物药物。应当强调,抗微生物药物吸入治疗目前得到肯定的是吸入喷他脒治疗和预防卡氏肺孢子虫肺炎以及扎那米韦吸入治疗流感,可以试用的是吸入多黏菌素、庆大霉素和妥布毒素治疗支气管-肺铜绿假单胞菌感染;两性霉素 B 脂质体吸入治疗曲霉菌肺病感染有待进一步评价;而吸入利巴韦林治疗呼吸道融合病毒细支气管炎尚存在很大争议。抗微生物药物吸入治疗作为一种局部治疗,容易导致耐药,通常不宜普遍使用。吸入装置有喷雾器、压力定量吸入器(PMDIS)和干粉吸入器(DPIS)等,为改善吸入效能,PMDIS 常加用储雾器(spacer)。

三、肺康复治疗

运用理疗、呼吸训练和全身锻炼、戒烟、LTOT、合理用药、营养、心理支持和教育等综合措施,改善慢性呼吸系统疾病失能或致残患者(主要是 COPD)的症状、提高活动耐力和生命质量,并减少急性加重或尽可能达到延长生存时间之目的。这是一种费时、耗资、长期和艰巨的治疗技术和艺术,预期效果取决于技术和持之以恒的毅力等,此外选择病例指征非常重要。从耗资/效益比的角度来考虑,选择指征也是必须考虑的基本因素。年龄虽然不是重要限制。但高龄(≥75岁)或者合并其他不利因素的患者需要慎重和仔细评估,一般不宜入选。据研究,呼吸致残程度按医学研究委员会分级,3/4级(MRC3/4,能够户外活动)患者接受康复治疗能获得明显改善,而 MRC5(严重致残者,生活限制在室内、穿脱衣即感气急)很少获益。依从性差者自然不能入选,有报道在126例适合康复治疗 COPD 患者的调查 29%的人拒绝参加康复治疗。肺康复治疗虽然没有绝对禁忌证,Goldstein 等认为下列情况应列为禁忌:①存在并发症。②继续吸烟。③离医院远。④存在语言隔阂、认知障碍或不利社会状况以及严重致残者。目前对除 COPD 以外的慢性肺部疾病如哮喘、神经肌肉疾病、肺性纤维化、胸腹手术和肺移植术前和术后康复治疗亦有应用,但尚缺少大系列研究、有待进一步评价。

四、肺移植

自1981年世界上第1例心肺联合移植、1986年第1例单肺移植、1988年第1例双肺移植成功以来,肺移植已成为治疗终末期肺病的有用方法。至2001年全球肺移植已有1.2万多例,1年生存率约70%,2年生存率约64%。双肺移植中位生存期4~9年,因为第1年病死率最高,除去第1年后的中位生存期为7~9年。国内也有多家医院开展此项工作。但肺移植毕竟代价太高,供肺来源困难,术后并发症甚高,许多难题尚待研究,因此指征选择十分重要。国际心肺移植协会(ISHLT)早在1998年就已颁布肺移植病例选择指南。成人肺移植适应证为:现有治疗失效,预计生存期不超过2年;年龄限制在心肺移植不超过55岁,肺移植不超过60岁,单肺移植不超过65岁。禁忌证为:合并其他重要器官系统疾病、急性肺外感染、仍在吸烟、康复可能性很少、系统性骨质疏松、明显的心理问题、毒瘾和治疗依从性差者。考虑肺移植的具体疾病指征规定是:①COPD;FEV_1<25%预计值(不可逆)和(或)$PaCO_2$≥55mmHg,和(或)肺动脉高压、进行性加重如肺心病。②肺囊性纤维化和支气管扩张症:FEV_1≤30%预计值或虽然 FEV_1>30%但伴快速进行性病情恶化:住院次数增加,FEV_1迅速下降,大咯血或经过积极治疗恶液质仍在加重;呼吸空气时静息 $PaCO_2$>50mmHg,PaO_2<55mmHg;年轻女性肺囊性纤维化进展迅速且预后甚差,可根据具体情况进行评估,而不一定完全按照肺功能指标。③特发性肺纤维化:虽经激素或其他免疫抑制剂治疗,但症状仍继续进展,肺功能不足以维持,每隔3个月进行一次评估。④系统性疾病伴肺纤维化:肺功能符合肺移植一般标准且系统性疾病已经静止。⑤肺动脉高压:经合理的药物(前列腺素)和外科治疗,症状仍然进展,心脏指数<1L(min·m²),右房压>15mmHg,平均肺动脉压>55mmHg。继发于先天性心脏病的肺动脉高压(艾森曼格综合征)上述血流动力学指标的意义不能确定。关于合并其他器官功能衰竭时肺与其他器官的联合移植目前经验十分有限,不足以评价。

(雷泽林 黄志宏)

第二章 急性上呼吸道感染

急性上呼吸道感染(acute upper respiratory tract infection)简称上感,为外鼻孔至环状软骨下缘包括鼻腔、咽或喉部急性炎症的概称。主要病原体是病毒,少数是细菌。发病不分年龄、性别、职业和地区,免疫功能低下者易感。通常病情较轻、病程短、可自愈,预后良好。但由于发病率高,不仅影响工作和生活,有时还可伴有严重并发症,并具有一定的传染性,应积极防治。

【流行病学】

上感是人类最常见的传染病之一,多发于冬春季节,多为散发,且可在气候突变时小规模流行。主要通过患者喷嚏和含有病毒的飞沫经空气传播,或经污染的手和用具接触传播。可引起上感的病原体大多为自然界中广泛存在的多种类型病毒,同时健康人群亦可携带,且人体对其感染后产生的免疫力较弱、短暂,病毒间也无交叉免疫,故可反复发病。

【病因和发病机制】

急性上感 70%~80% 由病毒引起,包括鼻病毒、冠状病毒、腺病毒、流感和副流感病毒以及呼吸道合胞病毒、埃可病毒和柯萨奇病毒等。另有 20%~30% 的上感为细菌引起,可单纯发生或继发于病毒感染之后发生,以口腔定植菌溶血性链球菌为多见,其次为流感嗜血杆菌、肺炎链球菌和葡萄球菌等,偶见革兰阴性杆菌。但接触病原体后是否发病,还取决于传播途径和人群易感性。淋雨、受凉、气候突变、过度劳累等可降低呼吸道局部防御功能,致使原存的病毒或细菌迅速繁殖,或者直接接触含有病原体的患者喷嚏、空气以及污染的手和用具诱发本病。老幼体弱,免疫功能低下或有慢性呼吸道疾病如鼻窦炎、扁桃体炎者更易发病。

【病理】

组织学上可无明显病理改变,亦可出现上皮细胞的破坏。可有炎症因子参与发病,使上呼吸道黏膜血管充血和分泌物增多,伴单核细胞浸润,浆液性及黏液性炎性渗出。继发细菌感染者可有中性粒细胞浸润及脓性分泌物。

【临床表现】

临床表现有以下类型:

(一)普通感冒(common cold)

为病毒感染引起,俗称"伤风",又称急性鼻炎或上呼吸道卡他。起病较急,主要表现为鼻部症状,如喷嚏、鼻塞、流清水样鼻涕,也可表现为咳嗽、咽干、咽痒或烧灼感甚至鼻后滴漏感。咽干、咳嗽和鼻后滴漏与病毒诱发的炎症介质导致的上呼吸道传入神经高敏状态有关。2~3d 后鼻涕变稠,可伴咽痛、头痛、流泪、味觉迟钝、呼吸不畅、声嘶等,有时由于咽鼓管炎致听力减退。严重者有发热、轻度畏寒和头痛等。体检可见鼻腔黏膜充血、水肿、有分泌物,咽部可为轻度充血。一般经 5~7d 痊愈,伴并发症者可致病程迁延。

(二)急性病毒性咽炎和喉炎

由鼻病毒、腺病毒、流感病毒、副流感病毒以及肠病毒、呼吸道合胞病毒等引起。临床表现为咽痒和灼热感,咽痛不明显。咳嗽少见。急性喉炎多为流感病毒、副流感病毒及腺病毒等引起,临床表现为明显声嘶、讲话困难,可有发热、咽痛或咳嗽,咳嗽时咽喉疼痛加重。体检可见喉部充血、水肿,局部淋巴结轻度肿大和触痛,有时可闻及喉部的喘息声。

(三)急性疱疹性咽峡炎

多由柯萨奇病毒 A 引起,表现为明显咽痛、发热,病程约为一周。查体可见咽部充血,软腭、腭垂、咽及扁桃体表面有灰白色疱疹及浅表溃疡,周围伴红晕。多发于夏季,多见于儿童,偶见于成人。

(四)急性咽结膜炎

主要由腺病毒、柯萨奇病毒等引起。表现为发热、咽痛、畏光、流泪、咽及结膜明显充血。病程 4~6d,多发于夏季,由游泳传播,儿童多见。

(五)急性咽扁桃体炎

病原体多为溶血性链球菌,其次为流感嗜血杆菌、肺炎链球菌、葡萄球菌等。起病急,咽痛明显、伴发热、畏寒,体温可达 39℃以上。查体可发现咽部明显充血,扁桃体肿大、充血,表面有黄色脓性分泌物。有时伴有颌下淋巴结肿大、压痛,而肺部查体无异常体征。

【实验室检查】

(一)血液检查

因多为病毒性感染,白细胞计数常正常或偏低,伴淋巴细胞比例升高。细菌感染者可有白细胞计数与中性粒细胞增多和核左移现象。

(二)病原学检查

因病毒类型繁多,且明确类型对治疗无明显帮助,一般无需明确病原学检查。需要时可用免疫荧光法、酶联免疫吸附法、血清学诊断或病毒分离鉴定等方法确定病毒的类型。细菌培养可判断细菌类型并做药物敏感试验以指导临床用药。

【并发症】

少数患者可并发急性鼻窦炎、中耳炎、气管-支气管炎。以咽炎为表现的上呼吸道感染,部分患者可继发溶血性链球菌引起的风湿热、肾小球肾炎等,少数患者可并发病毒性心肌炎,应予警惕。

【诊断与鉴别诊断】

根据鼻咽部的症状和体征,结合周围血象和阴性胸部 X 线检查可做出临床诊断。一般无需病因诊断,特殊情况下可进行细菌培养和病毒分离,或病毒血清学检查等确定病原体。但须与初期表现为感冒样症状的其他疾病鉴别。

(一)过敏性鼻炎

起病急骤,常表现为鼻黏膜充血和分泌物增多,伴有突发的连续喷嚏、鼻痒、鼻塞、大量清涕,无发热,咳嗽较少。多由过敏因素如螨虫、灰尘、动物毛皮、低温等刺激引起。如脱离过敏原,数分钟至 1~2h 内症状即消失。检查可见鼻黏膜苍白、水肿,鼻分泌物涂片可见嗜酸性粒细胞增多,皮肤针刺过敏试验可明确过敏原。

（二）流行性感冒

为流感病毒引起,可为散发,时有小规模流行,病毒发生变异时可大规模暴发。起病急,鼻咽部症状较轻,但全身症状较重,伴高热、全身酸痛和眼结膜炎症状。取患者鼻洗液中黏膜上皮细胞涂片,免疫荧光标记的流感病毒免疫血清染色,置荧光显微镜下检查,有助于诊断。近来已有快速血清 PCR 方法检查病毒,可供鉴别。

（三）急性气管–支气管炎

表现为咳嗽咳痰,鼻部症状较轻,血白细胞可升高,X 线胸片常可见肺纹理增强。

（四）急性传染病前驱症状

很多病毒感染性疾病前期表现类似,如麻疹、脊髓灰质炎、脑炎、肝炎、心肌炎等病。患病初期可有鼻塞、头痛等类似症状,应予重视。如果在上呼吸道症状一周内,呼吸道症状减轻但出现新的症状,需进行必要的实验室检查,以免误诊。

【治疗】

由于目前尚无特效抗病毒药物,以对症处理为主,同时戒烟、注意休息、多饮水、保持室内空气流通和防治继发细菌感染。

（一）对症治疗

对有急性咳嗽、鼻后滴漏和咽干的患者应给予伪麻黄碱治疗以减轻鼻部充血,亦可局部滴鼻应用。必要时适当加用解热镇痛类药物。

（二）抗菌药物治疗

目前已明确普通感冒无需使用抗菌药物。除非有白细胞升高、咽部脓苔、咯黄痰和流鼻涕等细菌感染证据,可根据当地流行病学史和经验用药,可选口服青霉素、第一代头孢菌素、大环内酯类或喹诺酮类。极少需要根据病原菌选用敏感的抗菌药物。

（三）抗病毒药物治疗

由于目前有滥用造成流感病毒耐药现象,所以如无发热,免疫功能正常,发病超过 2d 一般无需应用。对于免疫缺陷患者,可早期常规使用。利巴韦林和奥司他韦(oseltamivir)有较广的抗病毒谱,对流感病毒、副流感病毒和呼吸道合胞病毒等有较强的抑制作用,可缩短病程。

（四）中药治疗

具有清热解毒和抗病毒作用的中药亦可选用,有助于改善症状,缩短病程。

【预防】

重在预防,隔离传染源有助于避免传染。加强锻炼、增强体质、生活饮食规律、改善营养。避免受凉和过度劳累,有助于降低易感性,是预防上呼吸道感染最好的方法。年老体弱易感者应注意防护,上呼吸道感染流行时应戴口罩,避免在人多的公共场合出人。

（雷泽林 张 帆）

第三章 流行性感冒

流行性感冒(influenza，简称流感)是由流行性流感病毒引起的急性呼吸道传染病。起病急，高热、头痛、乏力、眼结膜炎和全身肌肉酸痛等中毒症状明显，而呼吸道卡他症状轻微。主要通过接触及空气飞沫传播。发病有季节性，北方常在冬季，而南方多在冬夏两季，由于变异率高，人群普遍易感。发病率高，在全世界包括中国已引起多次暴发流行，严重危害人类生命安全。

【病原体】

流感病毒属正黏病毒科，为 RNA 病毒。病毒表面有一层脂质包膜，膜上有糖蛋白突起，由血凝素和神经氨酸酶构成。根据核蛋白抗原性不同，可将流感病毒分为甲、乙、丙三型，再根据血凝素和神经氨酸酶抗原性的差异甲型流感病毒又可分为不同亚型。抗原变异是流感病毒独特的和最显著的特征。甲型流感病毒极易发生变异，主要是血凝素 H 和神经氨酸酶 N 的变异。甲型流感病毒 H 有 13 种，N 有 9 种。根据抗原变异的大小，人体的原免疫力对变异了的新病毒可完全无效或部分无效，从而引起流感流行。乙型流感病毒也易发生变异，丙型流感病毒一般不发生变异。

甲型流感病毒常引起大流行，病情较重；乙型和丙型引起流行和散发，病情相对较轻。由于流感病毒抗原性变化较快，人类无法获得持久的免疫力。流感大流行时无明显季节性，散发流行以冬春季较多。患者以小儿与青年较多见。

【发病机制和病理】

流感病毒主要通过空气中的病毒颗粒人-人传播。流感病毒侵入呼吸道的纤毛柱状上皮细胞内进行复制，借神经氨酸酶的作用从细胞释放，再侵入其他柱状上皮细胞引起变性、坏死与脱落。并发肺炎时肺充血、水肿，肺泡内含有纤维蛋白和渗出液，呈现支气管肺炎改变。

【临床表现】

分为单纯型、胃肠型、肺炎型和中毒型。潜伏期 1~3d。有明显的流行和暴发。急性起病，出现畏寒、高热、头痛、头晕、全身酸痛、乏力等中毒症状。鼻咽部症状较轻。可有食欲减退，胃肠型者伴有腹痛、腹胀和腹泻等消化道症状。肺炎型者表现为肺炎，甚至呼吸衰竭，中毒型者表现为全身毒血症表现，严重者可致循环衰竭。

【实验室检查】

外周血象：白细胞总数不高或减低，淋巴细胞相对增加。病毒分离：鼻咽分泌物或口腔含漱液分离出流感病毒。血清学检查:疾病初期和恢复期双份血清抗流感病毒抗体滴度有 4 倍或以上升高,有助于回顾性诊断。患者呼吸道上皮细胞查流感病毒抗原阳性。标本经敏感细胞过夜增殖 1 代后查流感病毒抗原阳性。快速血清病毒 PCR 检查有助于其早期诊断。

【治疗】

流行性感冒的治疗要点包括:

1. 隔离:对疑似和确诊患者应进行隔离。

2. 对症治疗:可应用解热药、缓解鼻黏膜充血药、止咳祛痰药等。

3. 抗病毒治疗:应在发病 48h 内使用。神经氨酸酶抑制类药物能抑制流感病毒的复制,降低致病性、减轻流感症状、缩短病程、减少并发症,此类药毒性低,不易引起耐药性且耐受性好,是目前流感治疗药物中前景最好的一种。奥司他韦(oseltamivir),成人剂量每次 75mg,每日 2 次,连服 5d,研究表明对流感病毒和禽流感病毒 H5N1 和 H9N2 有抑制作用。扎那米韦(zanimivir),每次 5mg,每日 2 次,连用 5d。本品可用于成年患者和12 岁以上的青少年患者,局部应用后药物在上呼吸道积聚,可抑制病毒复制与释放,无全身不良反应。另外,离子通道 M_2 阻滞剂金刚烷胺(amantadirie)和金刚乙胺(rimantadine)可抑制禽流感病毒株的复制,早期应用可阻止病情发展、减轻病情、改善预后。金刚烷胺成人剂量每日 100~200mg,分 2 次口服,疗程 5d。但其副作用较多,包括中枢神经系统和胃肠道副作用,肾功能受损者酌减剂量,有癫痫病史者忌用。长期用药易产生耐药性,药敏试验结果表明,大多数分离到的禽流感病毒(H5N1)对金刚烷胺、金刚乙胺有较强的耐药性。

4. 支持治疗和预防并发症:注意休息、多饮水、增加营养,给易于消化的饮食。维持水电解质平衡。密切观察、监测并预防并发症。呼吸衰竭时给予呼吸支持治疗。在有继发细菌感染时及时使用抗生素。

【预后】

与病毒毒力、自身免疫状况有关。年老体弱者易患肺炎性流感而病死率较高。单纯型流感预后较好。

(雷泽林 张 帆)

第四章　急性气管－支气管炎

急性气管-支气管炎(acute tracheobronchitis)是由生物、物理、化学刺激或过敏等因素引起的急性气管-支气管黏膜炎症。多为散发,无流行倾向,年老体弱者易感。临床症状主要为咳嗽和咳痰。常发生于寒冷季节或气候突变时。也可由急性上呼吸道感染迁延不愈所致。

【病因和发病机制】

(一)微生物

病原体与上呼吸道感染类似。常见病毒为腺病毒、流感病毒(甲、乙)、冠状病毒、鼻病毒、单纯疱疹病毒、呼吸道合胞病毒和副流感病毒。常见细菌为流感嗜血杆菌、肺炎链球菌、卡他莫拉菌等,近年来衣原体和支原体感染明显增加,在病毒感染的基础上继发细菌感染亦较多见。

(二)物理、化学因素

冷空气、粉尘、刺激性气体或烟雾(如二氧化硫、二氧化氮、氨气、氯气等)的吸入,均可刺激气管-支气管黏膜引起急性损伤和炎症反应。

(三)过敏反应

常见的吸入致敏原包括花粉、有机粉尘、真菌孢子、动物毛皮排泄物;或对细菌蛋白质的过敏,钩虫,蛔虫的幼虫在肺内的移行均可引起气管-支气管急性炎症反应。

【病理】

气管、支气管黏膜充血水肿,淋巴细胞和中性粒细胞浸润;同时可伴纤毛上皮细胞损伤,脱落;黏液腺体肥大增生。合并细菌感染时,分泌物呈脓性。

【临床表现】

(一)症状

起病较急,通常全身症状较轻,可有发热。初为干咳或少量黏液痰,随后痰量增多,咳嗽加剧,偶伴血痰。咳嗽、咳痰可延续 2~3 周,如迁延不愈,可演变成慢性支气管炎。伴支气管痉挛时,可出现程度不等的胸闷气促。

(二)体征

查体可无明显阳性表现。也可以在两肺听到散在干、湿啰音,部位不固定,咳嗽后可减少或消失。

【实验室和其他辅助检查】

周围血白细胞计数可正常。由细菌感染引起者,可伴白细胞总数和中性粒细胞百分比升高,血沉加快。痰培养可发现致病菌。X线胸片检查大多为肺纹理增强。少数无异常发现。

【诊断与鉴别诊断】

根据病史、咳嗽和咳痰等呼吸道症状,两肺散在干、湿性啰音等体征,结合血象和 X 线胸片,可做出临床诊断。病毒和细菌检查有助于病因诊断,需与下列疾病相鉴别:

(一)流行性感冒

起病急骤,发热较高,全身中毒症状(如全身酸痛、头痛、乏力等)明显,呼吸道局部症状较轻。流行病史、分泌物病毒分离和血清学检查,有助于鉴别。

(二)急性上呼吸道感染

鼻咽部症状明显,咳嗽轻微,一般无痰。肺部无异常体征。胸部 X 线正常。

(三)其他

其他肺部疾病如支气管肺炎、肺结核、肺癌、肺脓肿、麻疹、百日咳等多种疾病可表现为类似的咳嗽咳痰表现,应详细检查,以资鉴别。

【治疗】

(一)对症治疗

咳嗽无痰或少痰,可用右美沙芬、喷托维林(咳必清)镇咳。咳嗽有痰而不易咳出,可选用盐酸氨溴索、溴己新(必嗽平)、桃金娘油提取物化痰,也可雾化帮助祛痰。较为常用的为兼顾止咳和化痰的棕色合剂,也可选用中成药止咳祛痰。发生支气管痉挛时,可用平喘药如茶碱类、β_2受体激动剂等。发热可用解热镇痛药对症处理。

(二)抗菌药物治疗

有细菌感染证据时应及时使用。可以首选新大环内酯类、青霉素类,亦可选用头孢菌素类或喹诺酮类等药物。多数患者口服抗菌药物即可,症状较重者可经肌内注射或静脉滴注给药,少数患者需要根据病原体培养结果指导用药。

(三)一般治疗

多休息,多饮水,避免劳累。

【预后】

多数患者预后良好,少数体质弱者可迁延不愈,应引起足够重视。

【预防】

增强体质,避免劳累,防止感冒。改善生活卫生环境,防止空气污染。清除鼻、咽、喉等部位的病灶。

(雷泽林 张 帆)

第五章 肺 炎

肺炎指肺实质的炎症。由于肺实质和肺间质在解剖和功能上的区分不如其他器官清楚,故肺炎也常包括肺间质的炎症。肺炎病因以感染最常见,其他尚有理化因子、免疫损伤等。现在主张凡未表明特定病因者,肺炎即指感染性的。感染性病原引起的肺炎常与肺部感染一词混用。严格地说肺部感染仅是一种病因分类上的表述,尚包括气道等部位的感染,不能用作疾病的诊断。

抗生素时代肺炎分类从以 X 线形态学为基础的解剖分类转为按病原体分类,这是肺炎历史上的重要转变。近年来尽管抗菌治疗不断发展,肺炎病原学诊断仍然存在诸多困难和诊断延迟,经验性治疗成为现实的和相当有效的方法。而流行病学研究表明,不同途径或感染获得方式以及不同宿主的肺炎在病原学上具有不同分布规律,临床亦各具特点。为适应这种变化,本节除依旧按病原体分类进行叙述外,专门列出社区获得性肺炎、医院获得性肺炎、免疫损害宿主肺炎和老年人肺炎 4 个专题首先进行讨论。

第一节 社区获得性肺炎

社区获得性肺炎(community acquired pneumonia,CAP)又称医院外肺炎,是指在社区环境中机体受微生物感染而发生的肺炎,包括在社区感染,尚在潜伏期,因其他原因住院后而发病的肺炎;同理,需要排除在医院内感染而于出院后发病的肺炎。社区获得性肺炎定义是相对于医院内获得性肺炎而言的。由于近一二十年来社会老年人口迅速增加,老年护理院(nursing home)大批建立,其中居住者的肺炎往往介于 CAP 和医院获得性肺炎(hospital-acquired pneumonia,HAP)之间,可以单列一型,称为护理院获得性肺炎(nursing home acquired pneumonia,NHAP)。目前我国护理院尚不普遍,NHAP 暂不单列,参照 CAP 和老年人肺炎的处理。

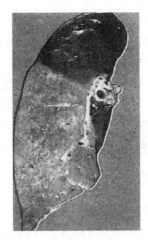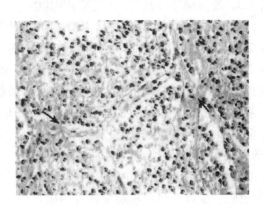

图1-6 社区获得性肺炎

【病原学】

细菌、真菌、衣原体、支原体、病毒、寄生虫等病原微生物均可引起CAP,其中以细菌性肺炎最为常见。由于地理位置的差异、研究人群的构成比不同、采用的微生物诊断技术及方法各异等原因,各家报道CAP病原体分布或构成比不尽一致。近年来CAP病原谱变迁的总体情况和趋势是:①肺炎链球菌尽管其比例在下降,但仍是CAP最主要的病原体。②非典型病原体所占比例在增加。1995年以来包括世界不同地区,3篇病例数≥150例的CAP病原学研究报告。非典型病原体达40%,其中肺炎支原体、肺炎衣原体和军团菌分别为1%~36%,3%~22%和1%~16%。国内初步研究前二者亦在20%~30%之间。与过去认识不同的是这些非典型病原体有1/3~1/2与作为CAP主要病原体的肺炎链球菌合并存在,并加重肺炎链球菌肺炎的临床病情,尤其多见于肺炎衣原体。③流感嗜血杆菌和卡他莫拉菌也是CAP的重要病原体,特别是合并COPD基础疾病者。④酒精中毒、免疫抑制和结构性肺病(囊性肺纤维化、支气管扩张症)等患者G⁻杆菌增加,在结构性肺病患者铜绿假单胞菌是相当常见的病原体。⑤有报道MRSA也正成为CAP重要病原体。⑥新病原体不断出现,如引起汉塔病毒肺综合征的SNV及其相关病毒和引起SARS的新冠状病毒。⑦耐药肺炎链球菌(PRSP)增加,肺炎链球菌对青霉素耐药在我国近年来也快速增加,肺炎链球菌对大环内酯类耐药也在增加,对第Ⅲ代喹诺酮亦出现耐药。但肺炎链球菌耐药属相对的,适当增加药物剂量仍可望有效。但对高耐(MIC≥4μg/ml)菌株则有可能影响预后,治疗需要抗菌活性更强的药物如第Ⅳ代喹诺酮类、万古霉素。流感嗜血杆菌对氨苄西林耐药(产TME-1酶),对β-内酰胺类联合酶抑制剂的复合制剂、Ⅲ代头孢菌素和喹诺酮类均敏感。卡他莫拉菌90%以上产β内酰胺酶,对青霉素普遍耐药,但对联合酶抑制剂的复合制剂和Ⅱ、Ⅲ代头孢菌素和喹诺酮类敏感,尚不构成临床治疗困难。

【流行病学】

虽然强杀菌、超广谱抗微生物药物不断问世,CAP仍然是威胁人类健康的重要疾病,尤其是随着社会入口老龄化、免疫受损宿主增加、病原体的变迁和抗生素的耐药性上升,CAP面临着许多问题和挑战。其患病率约占人群的12‰。在美国,入口死亡顺位中肺炎居第六位,每年因肺炎的直接医疗费用和间接劳动力损失约 200 亿美元。英国每年用于治疗 CAP 的费用预计高达 44 亿英镑;其中约 32%患者需要住院治疗,这部分患者的医疗支出占总数的 90%。美国总体人群 CAP 预计发病率为 258/10 万,而在 65 岁以上人群中 962/10 万需要住院治疗。我国尚缺乏可靠的 CAP 流行病学资料。有资料预计一年我国有 250 万 CAP 患者,超过 12 万人死于 CAP。如果与美国按人口总数比较,估计国内的上述预计数字显然被低估。年龄、社会地位、居住环境、基础疾病和免疫状态、季节等诸多因素可影响 CAP 的发病,尤其与 CAP 病原体的差异密切相关,因而在 CAP 的临床诊治中掌握第一手的流行病学资料十分重要。

【临床表现】

CAP 通常急性起病。发热、咳嗽、咳痰、胸痛为最常见临床症状。重症 CAP 可有呼吸困难、缺氧、休克、少尿甚至肾功能衰竭等相应表现。CAP 可出现肺外的症状,如头痛、乏力、腹胀、恶心、呕吐、纳差等,发生率 10%~30%不等。老年、免疫抑制患者发热等临床症状发生率较青壮年和无基础疾病者低。

患者常有急性病容。肺部炎症出现实变时触诊语颤增强,叩诊呈浊音或实音,听诊可有管状呼吸音或湿啰音。CAP 患者外周血白细胞总数和中性粒细胞的比例通常升高。但在老年人、重症患者、免疫抑制等患者可不出现血白细胞总数升高,甚至下降。急性期 C 反应蛋白、血沉可升高。

X 线影像学表现呈多样性,与肺炎的病期有关。在肺炎早期急性阶段病变呈渗出性改变,X 线影像学表现为边缘模糊的片状或斑片状浸润影。在慢性期,影像学检查可发现增殖性改变,或与浸润、渗出性病灶合并存在。病变可分布于肺叶或肺段,或仅累及肺间质。

【诊断】

(一)CAP 的临床诊断依据

①新出现或进展性肺部浸润性病变。②发热≥38℃。③新出现的咳嗽、咳痰,或原有呼吸道疾病症状加重,并出现脓性痰;伴或不伴胸痛。④肺实变体征和(或)湿性啰音。⑤白细胞>10×10⁹/L 或<4×10⁹/L,伴或不伴核左移。以上①+②~⑤项中任何一款,并除外肺结核、肺部肿瘤、非感染性肺间质病、肺水肿、肺不张、肺栓塞、肺嗜酸性粒细胞浸润症、肺血管炎等,CAP 的临床诊断确立重症肺炎的诊断主要标准:①需要机械过气;胸片 8h 内肺部浸润扩大 ≥50%;③感染性休克或需要应用血管活性药物>4h;④急性肾衰竭,尿量<80ml/4h 或非慢性肾功能不全患者血清肌酐>2μg/dl。次要标准:①呼吸频率≥30 次/min;②PaO₂/FiO₂<250;③双侧或多叶炎症;④收缩压<90mmHg;⑤舒张压<60mmHg。凡符合 1 条主要标准或 2 条次要标准可诊断重症肺炎。

(二)病原学诊断

1. 痰标本采集、送检和实验室处理检查

痰液是最方便和无创伤性病原学诊断的标本,但易招致口咽部细菌的污染。因此痰标本质量的好坏、送检及时与否、实验室质控如何,将直接影响细菌的分离率和结果的解释。①采集:需在抗生素治疗前采集标本。嘱病人先行漱口,并指导或辅助病人深咳嗽,留取脓性痰送检。无痰病人检查分枝杆菌或卡氏肺孢子虫可用高渗盐水雾化导痰。

②送检:一般要求在 2h 内送检。延迟送检或待处理标本应于 4℃保存(不包括疑及肺炎链球菌感染),且在 24h 内处理。③实验室处理:挑取脓性部分涂片作瑞氏染色,镜检筛选合格标本(鳞状上皮细胞<10 个/低倍视野、多核白细胞>25 个/低倍视野,或两者比例<1:2.5)。用血琼脂平板和巧克力平板两种培养基接种合格标本,必要时加用选择性培养基或其他培养基。可用 4 区划分法接种作半定量培养。涂片油镜见到典型形态肺炎链球菌或流感嗜血杆菌有诊断价值。

2. 检测结果诊断意义的判断

(1)确诊:①血或胸液培养到病原体;②经纤维支气管镜或人工气道吸引标本培养到病原菌浓度)10^5CFU/ml(半定量++),支气管肺泡灌洗液(BALF)标本≥10^4CFU/ml(+~++)、防污染毛刷样本(PSB).或防污染 BAL 标本≥10^3CFU/ml(+);③呼吸道标本培养到肺炎支原体或血清抗体滴度呈 4 倍增高;④血清肺炎衣原体抗体滴度呈 4 倍或 4 倍以上增高;⑤血清嗜肺军团菌直接荧光抗体阳性且抗体滴度 4 倍升高。

(2)有意义:①合格痰标本培养优势菌中度以上生长(≥+++);②合格痰标本少量生长,但与涂片镜检结果一致(肺炎链球菌、流感嗜血杆菌、卡他莫拉菌);③入院最初 3d 多次培养到相同细菌;④血清肺炎衣原体抗体滴度增高≥1:32;⑤血清嗜肺军团菌试管凝集试验抗体滴度一次升高 1:320 或间接荧光试验≥1:256 或 4 倍增高达 1:128。

3. 病原学诊断技术的运用和选择

门诊患者病原学检查不列为常规,但对怀疑有通常抗菌治疗方案不能覆盖的病原体感染(如结核杆菌)或初始经验性抗菌治疗无反应者。要进一步作病原学检查。住院患者应做血培养(2 次)和呼吸道分泌物培养。经验性抗菌治疗无效者、免疫低下者、怀疑特殊感染而咳痰标本无法获得或缺少特异性者、需要鉴别诊断者可选择性通过纤支镜下呼吸道防污染采样或 BAL 采样作细菌或其他病原体检测。非典型病原体血清学检测视病情和条件而定,重症 CAP 推荐作军团菌有关检测。

【治疗】

(一)治疗原则

1. 及时经验性抗菌治疗

临床诊断 CAP 患者在完成基本检查以及病情评估后应尽快(<4h)给予经验性抗菌治疗。药物选择的依据应是:CAP 病原谱的流行学分布和当地细菌耐药监测资料、临床病情评价、抗菌药物理论与实践知识(抗菌谱、抗菌活性、药动学/药效学、剂量和用法、不良反应、药物经济学)和治疗指南等。还应强调抗菌治疗包括经验性治疗尚应考虑我国各地社会经济发展水平等多种因素。在获得可靠的病原学诊断后应及时将经验性治疗转为靶向(目标)治疗。

2. 重视病情评估和病原学检查

由于经验性治疗缺乏高度专一性和特异性,在疗程中需要经常评价整体病情的治疗反应。初始经验性治疗 48~72h 或稍长一些时间后病情无改善或反见恶化,其原因包括:①治疗不足,治疗方案未覆盖重要病原体(如金黄色葡萄球菌、假单胞菌)或细菌耐药(耐药肺炎链球菌或在治疗过程中敏感菌变为耐药菌);②少见病原体(结核杆菌、真菌、卡氏肺孢子虫、肺吸虫等);③出现并发症(感染性或非感染性);④非感染性疾病。如果经过评估认为治疗不足可能性较大时,可以更改抗菌治疗方案再作经验性治疗,一般说倘若经过一次更换方案仍然无效则应进一步拓展思路寻找原因和更深入的诊断检查,如 CT、侵袭性采样、血清学检查、肺活检等。

3. 初始经验性治疗

要求覆盖 CAP 最常见病原体按病情分组覆盖面不尽相同。近年来非典型病原体及其与肺炎链球菌复合感染增加。经验性推荐 β-内酰胺类联合大环内酯类或呼吸喹诺酮(左氧氟沙星、莫西沙星、加替沙星)单用。增殖期杀菌剂和快速抑菌剂联合并未证明会产生过去所认为的拮抗作用。

4. 减少不必要住院和延长住院治疗

在轻中度和无附加危险因素的 CAP 提倡门诊治疗,某些需要住院者应在临床病情改善后将静脉抗生素治疗转为口服治疗,并早期出院。凡病情适合于住普通病房治疗者均提倡给予转换治疗(switch therapy),其指征:①咳嗽气急改善;②体温正常;③白细胞下降;④胃肠道能耐受口服治疗。选择转换药物可采用与静脉用药同一品种(降级治疗)或抗菌谱相同(近)的其他品种(序贯治疗)。

5. 抗菌治疗疗程

视病原体决定肺炎链球菌和其他细菌肺炎一般疗程 7~10d,肺炎支原体和肺炎衣原体肺炎 10~14d;免疫健全宿主军团菌病 10~14d,免疫抑制宿主则应适当延长疗程。疗程尚需参考基础疾病,细菌耐药及临床病情严重程度等综合考虑,既要防止疗程不足,更要防止疗程过长。

(二)治疗方案

1. 门诊患者经验性治疗

(1)无心肺基础疾病和附加危险因素患者:常见病原体为肺炎链球菌、肺炎支原体、肺炎衣原体(单独或作为复合感染)、流感嗜血杆菌、呼吸道病毒及其他如军团菌、结核杆菌、地方性真菌。推荐抗菌治疗新大环内酯类(阿奇霉素、克拉霉素等)、多西环素。在我国抗生素应用水平较低、预计肺炎链球菌很少耐药的地区仍可选用青霉素或Ⅰ代头孢菌素,但不能覆盖非典型病原体。大环内酯类体外耐药性测定(MIC)显示耐药特别是M-表型耐药(mef 基因,MIC≤16μg/ml)与临床治疗失败并无相关,此类药物细胞内和肺泡衬液中浓度高,其对临床疗效的影响较血清水平更重要。

(2)伴心肺基础疾病和(或)附加危险因素:这里附加危险因素指:①肺炎链球菌耐药(DRSP)危险性,包括:年龄>65 岁、近 3 月内接受 β 内酰胺类抗生素治疗、免疫低下、多种内科并发症和密切接触托幼机构生活儿童者;②感染肠道 G⁻ 杆菌危险性,包括:护理院内生活、基础心肺疾病、多种内科并发症、近期接受过抗生素治疗。此类患者常见病原体为肺炎链球菌(包括 DRSP)、肺炎支原体、肺炎衣原体、复合感染(细菌+非典型病原体)、流感嗜血杆菌、肠道 G⁻ 杆菌、呼吸道病毒、卡他莫拉菌、军团菌、厌氧菌、结核杆菌等。推荐抗菌治疗:β 内酰胺类〔口服Ⅲ代头孢菌素、高剂量阿莫西林(3.0g/d)、阿莫西林/克拉维酸、氨苄西林/舒巴坦,或头孢曲松/头孢噻肟与Ⅲ代口服头孢菌素转换治疗〕+大环内酯类/多西环素,或呼吸喹诺酮类(左氧氟沙星、莫西沙星、加替沙星)单用。

2. 住院(普通病房)病人经验治疗

(1)伴心肺疾病和(或)附加修正因素：常见病原体为肺炎链球菌(包括 DRSP)、流感嗜血杆菌、肺炎支原体、肺炎衣原体、复合感染(细菌+非典型病原体)、厌氧菌、病毒、军团菌、结核杆菌、卡氏肺孢子虫等。推荐抗菌治疗：静脉应用 β-内酰胺类(头孢噻肟、头孢曲松)或 β-内酰胺类-酶抑制剂复方制剂联合口服或静脉大环内酯类/多西环素，或呼吸喹诺酮类先予静脉给药然后转换为口服给药。

(2)无心肺疾病和附加修正因素：常见病原体为肺炎链球菌、流感嗜血杆菌、肺炎支原体、肺炎衣原体、复合感染、病毒、军团菌等。推荐抗菌治疗：静脉应用大环内酯类或 β-内酰胺类，或呼吸喹诺酮类。

3. 入住 ICU 重症肺炎的经验性治疗

(1)无铜绿假单胞菌危险：主要病原体为肺炎链球菌(包括 DRSP)、军团菌、流感嗜血杆菌、肠道 G^- 杆菌、金黄色葡萄球菌、肺炎衣原体、呼吸道病毒等。推荐治疗方案：静脉应用 β-内酰胺类(头孢噻肟、头孢曲松)+静脉大环内酯类，或喹诺酮类。

(2)伴铜绿假单胞菌危险：其危险因素为结构性肺病(支气管扩张症)、糖皮质激素治疗(泼尼松>10mg/d)、近 1 月内广谱抗生素治疗>7d,营养不良等。推荐治疗：静脉抗假单胞菌 β-内酰胺类(头孢吡肟、哌拉西林/他唑巴坦、头孢他啶、头孢哌酮/舒巴坦、亚胺培南、美罗培南)+静脉抗假单胞菌喹诺酮类(环丙沙星、左氧氟沙星)，或静脉抗假单胞菌 β-内酰胺类+静脉氨基糖甙类+大环内酯类/非抗假单胞菌喹诺酮类。

CAP 抗菌治疗选择存在一个重要争议是第 IV 代喹诺酮类药物抗肺炎链球菌活性明显提高的加替沙星、莫西沙星、吉米沙星等呼吸喹诺酮类(也包括左氧氟沙星)是否可以作第一线选择。1999 年美国 CDC 肺炎链球菌耐药工作组(DRSPMG)主张呼吸喹诺酮类仅能用于：①大环内酯类和 β-内酰胺类治疗无效或过敏患者；②高水平 PRSP (MIC≥4μg/ml)感染患者。主要是担心其耐药和交叉耐药。但近年来随着研究深入，这一主张已趋于松动。2003 年美国感染病学会(IDSA)发表新修订的 CAP 指南推荐门诊患者近 3 个月内用过抗生素者可首选呼吸喹诺酮类。另一个争议是大环内酯类的地位问题。如前所述如果肺炎链球菌没有耐药危险因素或者大环内酯类仅是 mef 基因介导耐药(泵出机制)，而非 erm 基因介导耐药(靶位改变)，大环内酯类仍可应用，因为它覆盖呼吸道胞外菌和非典型病原体，在无基础疾病的轻症 CAP 可以单用。在中重症或有基础疾病患者大环内酯类和 β-内酰胺类联合治疗是公认"经典"方案，目的是用大环内酯类覆盖非典型病原体。

(三)支持治疗

重症 CAP 需要积极的支持治疗,如纠正低蛋白血症、维持水电解质和酸碱平衡,循环及心肺功能支持包括机械通气等。

Meta 分析显示不需要住院的 CAP 的病死率小于 1%, 需要住院的 CAP 总体病死率为 13.7%,老年患者约 17.6%,并发败血症为 19.6%,而需要入住 ICU 的 CAP 者病死率可达 36.5%。

【预防】

在流感暴发流行时应用盐酸金刚烷胺可明显减轻症状,缩短病程,能否减少肺炎并发症有待证明。多价肺炎链球菌疫苗可使 85% 以上的健康老年人减少肺炎链球菌肺炎的发生。但是对于有一定基础疾病者保护率较低。流感嗜血杆菌疫苗亦有较好保护效果。

（谭恩丽　张　帆）

第二节　医院获得性肺炎

医院获得性肺炎(hospital acquired pneumonia, HAP)，简称医院内肺炎(nosocomial pneumonia, NP)，是指患者入院时不存在、也不处感染潜伏期，而于入院 48h 后在医院内发生的肺炎，包括在医院内获得感染而于出院后 48h 内发生的肺炎。呼吸机相关肺炎(ventilator-associated pneumonia, VAP)是指建立人工气道(气管插管/切开)同时接受机械通气 24h 后，或停用机械通气和拔除人工气道 48h 内发生的肺炎，是 NP 一种常见而严重的类型。

【病原学】

细菌是 NP 最常见的病原，约占 90%，1/3 为混合感染。常见病原体构成有沙革兰阴性杆菌(铜绿假单胞菌、肠杆菌科)、金葡菌、厌氧菌、流感嗜血杆菌、肺炎链球菌、军团菌、病毒(CMV，流感，RSV，SARS CoV)和真菌等。不同起病时间、基础状况、病情严重程度、甚至不同地区、医院和部门，NP 的病原谱存在明显差异。轻、中症和早发性(入院后5d 或机械通气 4d 内发生)NP，以流感嗜血杆菌(5%~15%)、肺炎链球菌(5%~20%)、甲氧西林敏感金葡菌和肠杆菌科细菌为常见；重症、晚发性和免疫功能损害宿主的 NP，则以耐药率高的革兰阴性杆菌(20%~60%)如铜绿假单胞菌、不动杆菌、阴沟和产气肠杆菌以及革兰阳性球菌(20%~40%)如甲氧西林耐药金葡菌(MRSA)多见。由于第 1 代头孢菌素的广泛应用，产广谱 β-内酰胺酶(ESBL)菌株，特别是肺炎克雷白杆菌和大肠杆菌已在国内许多地区和医院流行，并成为早发与晚发性 NP 的重要病原。

雷菌可污染呼吸器械导致 NP 暴发流行。军团菌肺炎多为散发病例，国内其发病统计资料较少。厌氧菌所致的 NP 报道少见，多见于容易出现误吸的基础疾病如脑卒中，个别报告高达 35%。

住院期间发生的肺结核通常很难断定为医院感染，但现在认为由于诊疗措施引起潜伏或隐性感染被激发也属于医院感染。国外已有很多起医院内结核病暴发流行的报道。因此至少可以说，住院期间应用免疫抑制剂引起结核病激发或重新活动应判断为医院感染。虽然痰培养真菌分类率很高，但 NP 证实由真菌引起者很少。临床上以念珠菌最为常见，约占 80% 以上，其次为曲菌和毛霉菌感染，多见于免疫功能缺损宿主。呼吸道合胞病毒(RSV)和流感病毒 A 可引起 NP 暴发流行，多见于婴幼儿病房；成人散发病例中以巨细胞病毒(CMV)为重要，常伴免疫抑制。SARS 冠状病毒(SARS CoV)作为具有高度传染性的医院感染重要病原体，已引起医学和社会各界的广泛重视。2003 年出现的传染性非典型肺炎(SARS)疫情,相当部分与医院感染有关,主要发生在与 SARS 患者密切接触且缺乏严格防护的医务人员、陪护人员以及同居室的其他患者。卡氏肺孢子虫感染少见,几乎均发生于 AIDS 和器官移植等免疫抑制宿主。

对 1998~2003 年复旦大学附属中山医院监测的 2819 例医院内下呼吸道感染统计显示,前 3 位常见病原体为金葡菌(22.3%)、鲍曼不动杆菌(19.9%)、铜绿假单胞菌(16.1%),其余依次为克雷伯菌(9.9%)、阴沟肠杆菌(6.5%)、嗜麦芽窄食单胞菌(4.8%)、大肠埃希菌(4.7%)、沙雷菌(4.6%),肺炎链球菌和流感嗜血杆菌仅各占 0.5%,与国内不少大型综合性医院的统计结果相似,很可能与我国病原学检查常集中在重症或 ICU 病人,且反复使用抗生素效果不佳时才考虑采样有关,耐药菌检出率可能高于实际状况。

【流行病学】

根据全国医院感染监测资料,NP 是我国最常见的医院感染类型。在欧美等发达国家也居第 2~3 位。全球范围内 NP 的发病率为 0.5%~5.0%。文献报告的 NP 发病率中,教学医院是非教学医院的 2 倍;ICU 是普通病房的数倍至数十倍;胸腹部手术是其他手术的 38 倍;机械通气是非机械通气的 7~21 倍。在美国骨髓移植病人 NP 发病率 20%,实质脏器移植后最初 3 个月有 4%发生细菌性肺炎,其中心肺移植 22%、肝移植 17%、心脏移植 5%、肾移植 1%~2%。NP 病死率为 20%~50%,明显高于社区获得性肺炎的 5%~6.3%。感染致死病例中 NP 占 60%。机械通气病人中,VAP 累积发病率为 18% ~ 60%。按机械通气日 (ventilator~days,VDs) 计, 内外科 ICU 成年 VAP 发病率为 15~20 例次/1000VDs;ARDS 患者 VAP 发病率高达 42 例次/1000VDs;VAP 病死率25%~76%,归因病死率24%~54%。

Meta 分析显示我国 NP 总体发病率为 2.33%。不同人群 NP 发病率差异也很大,老年、ICU 和机械通气病人 NP 发病率分别为普通住院病人的 5 倍、13 倍和 43 倍。51 篇研究报告共监测的 4468 例 NP 中死亡 1076 例,病死率为 24.08%。上海市监测资料显示,因 NP 造成住院日延长 31d,每例平均增加直接医疗费用高达 18 386.1 元。

【发病机制】

误吸(aspiration)口咽部定植菌是 NP 最主要的发病机制。50%~70%健康人睡眠时可有口咽部分泌物吸入下呼吸道。吞咽和咳嗽反射减弱或消失,如老年、意识障碍、食道疾患、气管插管、鼻胃管、胃排空延迟及张力降低者更易发生误吸。正常成人口咽部革兰阴性杆菌(GNB)分离率少于 5%,住院后致病菌定植明显增加。我们曾调查 116 例老年患者,入院时咽拭子 GNB 分离率24.2%,住院期间增加到 50.8%;金葡菌则从 2.4%增至 10.4%,酵母菌从 1.7%增至 8.4%。口咽部 GNB 定植增加的相关因素还有抗生素应用、胃液反流、大手术、基础疾病和内环境紊乱如慢性支气管肺疾病、糖尿病、酒精中毒、白细胞减少或增高、低血压、缺氧、酸中毒、氮质血症等。

研究表明胃腔内细菌可能是口咽部定植致病菌的重要来源。正常情况下, 胃液 pH 为 1.0,胃腔内极少细菌。胃液酸度下降、老年、酗酒、各种胃肠道疾病、营养不良和接受鼻饲者、应用止酸剂或 H_2 受体阻滞剂可使胃内细菌定植大量增加。胃液 pH>4.0 时细菌检出率为 59%,pH<4.0 时仅 14%。我们调查外科术后病人中也发现胃液 pH 从 2 至 8,胃

内细菌定植率由 13.3% 升至 100.0%。胃菌引起 NP 的机制可能为直接误吸胃液,也可能细菌先逆向定植于口咽部,再经吸入而引发肺炎。

带菌气溶胶吸入(inhalation)是 NP 的另一发病机制。曾有报告雾化器污染导致 NP 暴发流行。对呼吸机雾化器、氧气湿化瓶水污染引发 NP 的危险也不能低估。曾调查国内氧气湿化瓶,微生物污染率为 45%,部分细菌浓度高达 10^6 CFU/ml。在儿科病房的医院内病毒性肺炎是通过咳嗽、打喷嚏甚至谈话、呼吸散布气溶胶传播。流行病学资料显示,SARS 的传播途径主要为近距离飞沫传播,部分可经接触污染分泌物经黏膜感染。受军团菌污染的淋浴水和空调冷凝水可产生气溶胶引起 NP。一般认为,经空气或气溶胶感染 NP 的主要病原体为多种呼吸道病毒、结核杆菌、军团菌、曲霉菌等,而普通细菌经此发病机制引起 NP 者较少见。

经人工气道或鼻腔/口腔吸痰过程中细菌的直接种植不应忽视,特别是医院感染管理不严、控制措施实施不佳的 ICU。血道播散引起的 NP 较少,多见于机体免疫功能低下、严重腹腔感染、大面积皮肤烧伤等易于发生菌血症的患者。

【临床表现】

多为急性起病,但不少可被基础疾病掩盖,或因免疫功能差、机体反应削弱致使起病隐匿。咳嗽、脓痰常见,部分患者因咳嗽反射抑制而表现轻微甚至无咳嗽,或者仅表现为精神萎靡或呼吸频率增加;不少患者无痰或呈现少量白黏痰;在机械通气病人仅表现为需要加大吸氧浓度或出现气道阻力上升。发热最常见,有时会被基础疾病掩盖,应注意鉴别。少数患者体温正常。重症 NP 可并发急性肺损伤和 ARDS、左心衰竭、肺栓塞等。查体可有肺湿性啰音甚至实变体征,视病变范围和类型而定。

胸部 X 线可呈现新的或进展性肺泡浸润甚至实变,范围大小不等,严重者可出现组织坏死和多个小脓腔形成。在 VAP 可以因为机械通气肺泡过度充气使浸润和实变阴影变得不清,也可以因为合并肺损伤、肺水肿或肺不张等发生鉴别困难。粒细胞缺乏、严重脱水患者并发 NP 时 X 线检查可以阴性,卡氏肺孢子虫肺炎有 10%~20% 患者 X 线检查完全正常。

【诊断】

(一)NP 的临床诊断

X 线显示新出现或进展性肺部浸润性病变合并以下之一者:①发热>38℃;②近期出现咳嗽、咳痰,或原有呼吸道症状加重,并出现脓痰,伴或不伴胸痛;③肺部实变体征和(或)湿性啰音;WBC>$10×10^9$/L 伴或不伴核左移。在排除其他基础疾病如肺不张、心力衰竭和肺水肿、药物性肺损伤、肺栓塞和 ARDS 后,可做出临床诊断。早期诊断有赖于对 NP 的高度警惕性,高危人群如昏迷、免疫功能低下、胸腹部手术、人工气道机械通气者,出现原因不明发热或热型改变;咳嗽咳痰或症状加重、痰量增加或脓性痰;氧疗病人所需吸氧浓度增加,或机械通气者所需每分通气量增加,均应怀疑 NP 可能,及时进行 X 线检查。

值得指出的是,现行有关 NP 诊断标准中,普遍存在特异性较低的缺陷,尤其是 VAP。肺部实变体征和(或)湿啰音对于 VAP 很少有诊断意义。脓性气道分泌物虽有很高的敏感性,但特异性差。据尸检研究发现,气道有脓性分泌物而 X 线阴性,可以是一种肺炎前期征象。另外,有研究显示机械通气病人出现发热、脓性气道分泌物、白细胞增高和X线异常,诊断特异性不足 50%。即使经人工气道直接吸引下呼吸道分泌物作细菌培养,特异性也不理想。研究表明采用综合临床表现、X线影像、氧合指数和微生物检查的"临床肺部感染评分(CPIS)"法,诊断 VAP 可提高其敏感性和特异性。CPIS≥6 分时,VAP 的可能性较大。不过,CPIS 对 VAP 的诊断价值也有持否定意见者。

(二)病情严重程度评价

出现以下任何一项者,应认为是重症 NP。①需入住 ICU;②呼吸衰竭需要机械通气或 FiO_2>35%才能维持 SaO_2>90%;③X线上病变迅速进展,累及多肺叶或空洞形成;④严重脓毒血症伴低血压和(或)器官功能紊乱的证据(休克:收缩压<90mmHg 或舒张压<60mmHg,需要血管加压药>4h;肾功能损害:尿量<20ml/h 或<80ml/4h,除外其他可解释原因),急性肾衰竭需要透析。在机械通气并发 VAP 的患者,除重症外均归入中轻症。晚发 NP 和 VAP 大多为多重耐药菌感染,在处理上不论其是否达到重症标准,一般亦按重症处理。

(三)病原学诊断

虽然一些基础疾病和危险因素有助于对感染病原体的判定,如昏迷、头部创伤、近期流感病毒感染、糖尿病、肾衰竭者容易并发金葡菌肺炎;铜绿假单胞菌的易感因素为长期住 ICU、长期应用糖皮质激素、广谱抗生素、支气管扩张症、粒细胞缺乏、晚期 AIDS;军团菌则为应用糖皮质激素、地方性或流行性因素;腹部手术和吸入史者,则要考虑厌氧菌感染,但由于 NP 病原谱复杂、多变,而且多重耐药菌频发,应特别强调开展病原学诊断。

呼吸道分泌物细菌培养要重视半定量培养,NP 特别是 VAP 的痰标本病原学检查存在的问题主要是假阳性。培养结果意义的判断需参考细菌浓度,同时建议常规做血培养。此外,普通咳痰标本分离到的表皮葡萄球菌、除诺卡菌外的其他 G⁻ 杆菌、除流感嗜血杆菌外的嗜血杆菌属细菌、微球菌、肠球菌、念珠菌属和厌氧菌临床意义不明确,一般不予考虑。对于部分重症肺炎在经验性治疗失败后,应尽早衡量利弊开展微创伤性病原学采样技术如 PSB 采样和防污染 BAL。在免疫损害宿主应重视特殊病原体(真菌、卡氏肺孢子虫、分枝杆菌、CMV)的检查,临床采样可考虑经支气管肺活检甚至开胸活检。开胸肺活检采集标本作病原学检查是诊断肺炎最准确的方法,临床较少使用,仅限于病情持续恶化,经多种检测无法证明感染或需尽快做出某种特异性诊断时。

【治疗】

包括抗感染治疗、呼吸治疗如吸氧和机械通气、免疫治疗、支持治疗以及痰液引流等,以抗感染治疗最重要。早发、轻中症 NP 以肠杆菌科细菌、流感嗜血杆菌、肺炎链球菌、甲氧西林敏感金葡菌等常见,抗菌药物可选择第 Ⅱ、Ⅲ 代头孢菌素(不必包括具有抗假单胞菌活性者)、β-内酰胺类/β-内酰胺酶抑制剂,青霉素过敏者选用氟喹诺酮类如左氧氟沙星、加替沙星和莫西沙星。

重症、免疫功能抑制、COPD 或 ICU 患者铜绿假单胞菌、MRSA、不动杆菌、肠杆菌属细菌多见,抗菌药物应选择左氧氟沙星或环丙沙星或氨基糖苷类联合下列药物之一:①抗假单胞菌 β-内酰胺类如头孢他啶或头孢吡肟,哌拉西林和头孢哌酮也可以,但我国部分地区分离的绿脓杆菌对它们的耐药率已较高。②广谱 β-内酰胺类/β-内酰胺酶抑制剂如头孢哌酮/舒巴坦、哌拉西林/他唑巴坦。替卡西林/克拉维酸对嗜麦芽窄食单胞菌活性较强,但铜绿假单胞菌对其耐药率较高。③亚胺培南或美罗培南。存在金葡菌感染危险因素时,应加用万古霉素或替考拉宁。器官移植服用环孢霉素期间出现 NP 而细菌和真菌检查阴性时,应怀疑卡氏肺孢子虫感染可能,经验性治疗可加 SMZ-TMP。实体器官移植和造血干细胞移植患者早期(<1 月)NP 抗菌治疗与一般患者相同。如果患者没有预防性使用抗真菌和抗病毒药物,则应结合临床病情和相关检测发现,联合抗真菌或抗病毒药物治疗。

在重症 NP 或 VAP 最初经验性抗生素治疗覆盖面不足会增加病死率,是影响其预后最重要的,或独立的危险因素。病原学诊断的重要价值在于证实诊断和为其后更改治疗特别是改用窄谱抗菌治疗提供可靠依据。对重症 NP 的最初经验性治疗应覆盖绿脓杆菌、不动杆菌和 MRSA 等高耐药菌。VAP 气管吸引物涂片发现成堆的革兰阳性球菌,最初治疗应联合万古霉素。

抗感染疗程提倡个体化,时间长短取决于感染的病原体、严重程度、基础疾病及临床治疗反应等。根据近年临床研究结果,不少学者对抗菌治疗的建议疗程有明显缩短倾向,对许多细菌包括流感嗜血杆菌、肠杆菌科细菌、不动杆菌、铜绿假单胞菌、金黄色葡萄球菌等引起的 NP 使用有效的抗菌治疗总疗程可短至 7~10d,少数可至 14d。出现脓肿、伴有免疫功能损害者可适当延长疗程。

【预防】

1. 只要无反指征,应采取半卧位(头部抬高 30°~45°),以有效减少吸入和 NP 的发病。尽量避免使用可抑制呼吸中枢的镇静药、止咳药。对昏迷病人要定期吸引口腔分泌物。

2. 对呼吸治疗器械要严格消毒、灭菌。直接或间接接触下呼吸道黏膜的物品,如面罩、气管插管和气管套管、呼吸机的管道回路、Y 接口、纤维支气管镜及其配件、直接喉镜、咬口、肺功能测试管道、湿化器、雾化器与储液罐、人工口和鼻、吸引管等,须经灭菌或高水平消毒。高水平消毒可采用 76℃加热 30min,或选用有关的化学消毒剂如 2%戊二醛溶液浸泡 20min。化学消毒后的物品应经适当的水淋洗、干燥、包装,处理过程中要避免物品再次污染。

3. 尽量使用无创通气预防 VAP。使用气囊上方带侧腔的气管插管有利于积存于声门下气囊上方分泌物的引流,减少 VAP 发生。对同一病人使用的呼吸机,其呼吸回路管道,包括接管、呼气活瓣以及湿化器,目前主张更换时间不要过于频繁即短于 48h 的间隔,除非有肉眼可见的分泌物污染;不同病人之间使用时,则要经过高水平消毒。在呼吸回路的吸气管道与湿化罐之间放置滤菌器对预防 NP 的作用不确切。湿化器水要用无菌水。呼吸机的内部机械部分,不须常规灭菌或消毒。不同病人间作下呼吸道吸引时,要更换整个长条吸引管和吸引瓶。去除吸引管上的分泌物,要用无菌水。连接呼吸机管道上的冷凝水要及时倾去,操作时要当心避免冷凝水流向病人侧。使用热-湿交换器(人工鼻)可减少或避免冷凝水形成。尽早撤去呼吸机,拔除气管插管前应确认气囊上方的分泌物已被清除。

4. 手部清洁和洗手是预防 NP 简便而有效的措施。严格执行洗手规则,可减少 ICU 内 NP 至少 20%~30%。不论是否戴手套,接触黏膜、呼吸道分泌物及其污染的物品之后,或接触带气管插管或气管切开的病人前后,或接触病人正在使用的呼吸治疗设施前后,或接触同一病人污染的身体部位后,均应洗手。近年来,国外在 ICU 和普通病区推广含有皮肤保护成分的消毒剂搓擦手部皮肤进行快速消毒以部分替代常规洗手(当手部无明显可见污垢时),又称干式洗手,此法使临床对洗手规则的接受度明显增加。

5. 对粒细胞减少症、器官移植等高危人群,除应用粒细胞巨噬细胞集落刺激因子(GM-CSF)外,应采用保护性隔离技术如安置于层流室,医务人员进入病室时戴口罩、帽子和穿无菌隔离衣。

6. 预防应激性溃疡时,要使用不会导致胃液 pH 升高的药物,如采用硫糖铝而避免使用 H_2 受体阻滞剂和抗酸剂。已有研究报告鼻饲液酸化可降低胃腔细菌定植,在进一步证实其有效性以前,目前不推荐常规应用。

7. 选择性胃肠道脱污染和口咽部脱污染,虽然能减少 NP 发病,但有诱发耐药菌株的危险,研究显示此法并不能明显降低重症病人的死亡率,因此不提倡普遍使用。为减少耐药菌产生,要避免呼吸道局部使用抗生素。

8. 细菌疫苗在肺炎链球菌肺炎的预防上取得较明显效果,对易感人群如老年、慢性心肺疾病、糖尿病、免疫抑制者,可采用肺炎链球菌酯多糖疫苗预防感染,但对于其他细菌感染尚无有效的特异性疫苗供应。

(谭恩丽 张 帆)

第三节 免疫损害宿主肺炎

近十余年来随着肿瘤发病率升高与治疗进步、自身免疫性和其他免疫相关性疾病诊断和治疗水平提高、器官移植突破和发展,特别是 HIV/AIDS 流行,免疫损害宿主(immunocompromised host,ICH)不断增加和积累,成为一个全球性的巨大挑战。感染是影响 ICH 病程和预后的最重要因素,肺是感染的主要靶器官。ICH 肺部感染的诊断和治疗尚存在众多难题,需要深入研究。但另一方面能推广和充分运用已有研究成果和技术,则仍有可能使临床上多数病人明确诊断和得到有效治疗,改善预后。

【病原体】

虽然 ICH 对各类病原微生物感染的易感性均增高,但不同类型免疫损害的感染在病原体分布上存在显著差异。当然 ICH 肺部感染病原体的流行病学分布还受到其他多种因素制约,例如同样是以细胞免疫抑制为主,不同原因或基础疾病及免疫受损的不同病期其病原体分布会有很大差异。实体器官移植后的细菌性肺炎,早期(术后第 1 个月)多系强毒力致病菌,以 G⁻ 杆菌、肺炎链球菌、金黄色葡萄球菌居前 3 位,合计占 80% 以上。术后 3~4 周内的肺炎很少是机会性致病菌。6 个月以后倘无附加危险因素(如排异反应需要强化免疫抑制治疗),致命性肺炎和其他严重感染比较少见,病原体则近似通常人群的社区感染。实体器官移植受者巨细胞病毒(CMV)感染多见于术后1~4月,而CMV肺炎发病高峰在第4个月;卡氏肺孢子虫肺炎(PCP)大多发生在术后2~6月,未见有短于6周者;真菌感染多在术后2~3周,肝脏移植受者可以早在第1周。与实体器官移植不同,骨髓移植后早期(<1月)感染主要为败血症,肺部感染相对少见。G^+和G^-杆菌细菌和白念珠菌是主要病原体,近年来凝固酶阴性葡萄球菌有增加趋势。中期(1~3月)虽然细菌和真菌感染仍有发生,但以CMV肺炎最常见,其次是PCP。后期(>3月)则以CMV以外的疱疹病毒最常见,但很少侵犯内脏;肺部感染仍以细菌性为主,特别是肺炎链球菌、金黄色葡萄球菌,据认为与移植后期的体液免疫缺陷有关。恶性肿瘤如白血病和淋巴瘤其感染以全身性居多,肺部感染亦属常见,但在白血病患者则次于会阴部感染。未经化疗的白血病和淋巴瘤其感染病原体与免疫损害类型有一定相关性,如粒细胞白血病容易发生化脓菌感染,而淋巴瘤易罹患结核和真菌感染。但在接受化疗的患者这种相关性大多不复存在。化疗前已有粒细胞减少者的感染1/3以上为敏感菌的局部感染;若曾接受多种抗生素治疗,则可能为耐药的铜绿假单胞菌、肺炎克雷白杆菌以及真菌等,如果基础疾病十分严重,即使未用过抗生素,亦以耐药菌为多。接受化疗者在最初诱导阶段以敏感菌多见,如葡萄球菌、大肠杆菌;由于反复应用抗生素,其后感染则多为耐药G^-杆菌和真菌。激素对淋巴细胞白血病和淋巴瘤的良好疗效将减少感染危险,但强化阶段长时间应用激素可以发生PCP、真菌和其他机会性感染。未达到缓解或疾病复发,在白细胞计数偏低条件下继续化疗易导致耐药G^-杆菌和真菌败血症及肺炎。总体上说,血液系统肿瘤患者不论全身抑或局部感染均以细菌为主,但在肺部感染中真菌等特殊病原体比例升高。在自身免疫性疾病如系统性红斑狼疮,无活动性者若发生感染以G^+细菌多见,而累及2个以上器官的活动性患者多为G^-杆菌感染;当激素和环磷酰胺治疗进一步加重免疫抑制时,则机会性病原体如曲霉菌、诺卡菌、新生隐球菌、卡氏肺孢子虫、CMV等感染增加。需要强调指出,在我国结核菌感染率高,任何原因的免疫抑制患者结核病激发和复燃相当常见,应当警惕。

【临床表现】

肺炎作为一种微生物学现象,在ICH与免疫机制健全者并无本质不同。但宿主免疫炎症反应的抑制可以显著改变肺部感染的临床和X线表现,而激素和其他免疫抑制药物亦可以干扰或掩盖感染的症状及临床经过。概括起来,ICH肺炎有下列特点:①起病大多隐匿,不易察觉。临床一经发现,病情常急剧进展,呈暴发性经过,迅速发展至极期,甚至呼吸衰竭。②高热很常见,有时患者仍继续接受激素治疗,亦不足以平伏。G^-杆菌肺炎虽有高热,但很少寒战。而免疫健全者G^-杆菌肺炎寒战被认为是一种颇为特征性的症状。③咳嗽咳痰相对少见,据在接受强化化疗肿瘤患者并发G^-杆菌肺炎的观察,咳嗽症状发生率仅41%,多属干咳,咳痰不足1/5。胸痛亦不常见。④病变大多为双侧性。体征和X线上实变征象少见,仅约50%。特别在粒细胞缺乏者肺部炎症反应轻微,肺不张可以是感染的一种早期或唯一征象。随着粒细胞恢复,炎症反应加剧,X线上病变反见增加。⑤即使同属细胞免疫损害,在AIDS与非AIDS免疫损害患者的PCP表现可以有很大差异,与后者比较前者起病隐潜而治疗反应慢,虫体数量多,导痰诊断比较容易发现,临床治疗效果不与虫体消灭相关联,复发率高。应用 SMZ co 治疗过敏反应发生率高,而喷他脒治疗毒副作用相对较少。⑥真菌性感染的炎症反应通常较细菌性感染为弱,在 ICH 犹然。如侵袭性肺曲菌病肺部症状很轻,常以脑或其他脏器迁徙性病变为首发表现。ICH 并发肺结核与非 ICH 亦有显著不同,如播散多、肺灶分布的叶段差异不明显、伴有纵隔/肺门淋巴结肿大和胸膜炎较多、合并其他感染概率高。

【诊断】

(一)免疫机制受损的认定

儿童反复呼吸道感染常提示原发性免疫防御机制缺损。偶尔发病较晚,至青年期才出现症状,容易漏诊,然而反复发作是其特点。继发性免疫损害多有明确基础疾病和(或)免疫抑制药物治疗史,不难确定。目前多数临床医师对HIV 和 AIDS 诊治缺少实践经验,可能不易识别,故凡中青年患者感染包括肺部感染如果表现"奇特"都应检测 HIV。

(二)肺部病变的早期发现和病因鉴别

早期发现和确诊直接影响预后,如肾移植受者的发热和肺浸润在 5d 内发现和确诊者存活率为 79%,而延误超过 5d 者仅 35%。应加强临床观察,不放松任何细微的症状和体征。PaO_2 对移植受者肺部疾病的早期发现和诊断有一定帮助,约 80% 的细菌性肺炎和 70% 肺栓塞患者 $PaO_2<8.6kPa(65mmHg)$,而病毒、卡氏肺孢子虫、真菌或诺卡菌肺炎仅有 8% 的患者 PaO_2 低于此限。X 线检查对诊断虽非特异性,但仍是有帮助的。局限性病变常见于细菌、真菌、军团杆菌、分枝杆菌、肺出血、肺栓塞,有时也见于早期 PCP;结节或空洞性病变常为隐球菌、诺卡菌、曲霉菌、肺脓肿(包括迁徙性)、分枝杆菌和肿瘤;弥漫性间质/腺泡浸润性病变多由于 PCP、病毒、弓浆虫、曲霉菌(少见)、分枝杆菌、肺水肿包括 ARDS、放射线/药物损伤、癌性淋巴管炎等引起。核素肺扫描对 PCP 筛选和诊断有一定意义。CT 对隐蔽部位如心脏移植后肺底部病变的发现和诊断很有价值。ICH 发热伴肺浸润的病因颇多,准确的病因(原)诊断常常需要病原学或组织学证据。

(三)病原学诊断

1. 标本采集

除尽量收集各种可能有意义的肺外标本,如体液、分泌物以及肿大淋巴结、体表肿物活检标本外,呼吸道标本仍是最基本和最重要的。痰液需经筛选、洗涤或定量培养等处理,以减少污染或减少结果解释上的困难。为避免污染以及在无痰患者则需从下呼吸道直接采样。我们应用经纤支镜防污染样本毛刷(PSB)采样和经支气管肺活检(TBLB)诊断免疫损害宿主肺部感染,其诊断率为 72.2%,是临床上有价值的、实用而安全的检查技术。BAL 采样目前亦被提倡。

2. 微生物学检查

应当强调:①标本必须新鲜,应及时送检和处理;②检测项目尽可能齐全,涂片和培养(除培养不能生长的病原体)都应进行。因为 PSB 和活检标本少(小),仅供细菌和条件性真菌的培养。抗酸杆菌和原虫等检测只需吸引物或咳出物。故标本应合理分配检查项目。此外对严重免疫抑制如器官移植、粒细胞缺乏患者应常规进行口咽部、肛周及会阴部皮肤等处微生物学监测。

3. 免疫学诊断和基因诊断技术

抗体检测可能因宿主免疫抑制影响其价值。抗原和基因检测在理论上可提供早期诊断并有很高的特异性与敏感性,但迄今前者仅限于极少数特殊病原体,后者距实用化尚有很大距离。非免疫学方法测定病原体特殊成分以供诊断,目前应用亦很有限。

4. 组织学检查

组织学上坏死性肺炎见于化脓菌、真菌及 CMV 等感染。前者多无病原特异性,但若见到"假单胞菌血管炎"则对铜绿假单胞菌感染有诊断意义。通常细菌和真菌阴性、而炎症病灶中有较多巨噬细胞,则应考虑军团菌肺炎可能。借助银染或 PAS 染色对真菌诊断有决定性意义。CMV 肺炎在常规组织学上不易发现包涵体,需要应用组织化学及原位杂交方法揭示其抗原或 DNA。并发于 ICH 的肺结核其组织学改变可以很不典型或呈现"无反应性结核",应常规加作抗酸染色。PCP 在 HE 染色时见肺泡内大量嗜伊红泡沫样渗出物,借助哥氏银染可见浓染成黑色的虫体包囊壁,易于识别。在印片和涂片标本中检查卡氏肺孢子虫需采用 Giemsa 或 Wright-Giemsa 特殊染色,可以发现染成红或暗红的囊内小体。

【治疗】

(一)抗微生物治疗

ICH 肺炎按病情可以分为两类。第一类为急性感染,需要紧急经验抗生素治疗,如患者发热伴寒战、体温不升、低血压、酸中毒等应立即给予相应临床和实验室检查与评估。在留取各种微生物检验标本后尽快静脉应用抗生素治疗。第二类为亚急性感染,病情允许有时间进行详细的病原学诊断检查包括活组织检查,然后选择相应的敏感抗微生物药物治疗。药物治疗分为 3 种形式:第一种为治疗用药,治疗确定的感染。第二种为预防用药,在所有患者应用没有或极少不良反应的抗微生物药物以预防常见和重要的微生物。如在移植患者常规应用 SMZ-TMP 预防卡氏肺孢子虫感染是最为成功的实例。第三种为预测治疗。在实验室监测和临床观察基础上对某些具有严重感染高危指征、而预计抗微生物药物干预可以取得最大益处的患者亚群进行针对性预防治疗。因为在粒细胞缺乏和器官移植早期感染患者 G⁻ 杆菌感染最常见,经验性抗生素治疗应覆盖包括铜绿假单胞菌在内的联合治疗方案。鉴于目前产超广谱 β 内酰胺酶(ESBLs)和产 Ⅰ 型酶耐药菌株增加,在危重患者可选择性地应用哌拉西林/三唑巴坦、头孢哌酮/舒巴坦、Ⅳ 代头孢菌素或碳青霉烯类联合氨基糖甙类作为第一线用药。在体液免疫缺陷患者或 X 线上呈现局限性炎症且临床显示急性感染征象者应该选择针对肺炎链球菌的抗菌治疗,合格痰标本涂片革兰染色镜检和培养有重要指导价值。总之,应当根据免疫损害类型、临床和 X 线表现、病情严重和紧迫程度、本地区(医院)耐药率分布、治疗史、病情前景和耗费-效益估计等,全面综合评价,慎做定夺。经验性治疗2~3d 或稍长一些时间根据治疗反应结合病原学检查结果再作评估,若有效则继续原方案治疗,无效且病原学检查未获得有意义结果,则应考虑侵袭性诊断技术的应用。关于特殊病原体的治疗这里不再赘述,只是强调一点:利福平是经典抗结核药物,在抗结核化疗中不要贸然以其衍生物取代;在未有明确病原诊断和应用指征之前,决不要将利福平作为抗生素应用于经验性治疗。抗微生物药物与免疫抑制剂之间的药物相互作用应予特别重视。环孢素经过细胞色素P_{450}肝酶代谢失活。利福平,可能尚有异烟肼上调P_{450}系统活性,导致环孢素破坏增加,有增加排异反应的危险;相反,红霉素以及可能包括新大环内酯类、酮康唑、伊曲康唑和影响相对较轻的氟康唑下调P_{450}系统活性,使环孢素血清水平升高而导致不良反应或过度免疫抑制。除这种药代动力学上的药物相互作用外,尚需警惕特异质反应性肾毒性。在环孢素治疗者许多抗微生物药物如两性霉素B、氨基糖甙类、万古霉素、SMZ-TMP、喷他脒和伊曲康唑等在很少剂量或开始应用时即出现严重肾功能损害,甚至无尿。患者凡出现不能解释的肾功能损害时都要考虑到环孢素与抗微生物药物之间的特异质反应。免疫抑制并发肺部感染抗微生物治疗受到微生物负荷、免疫抑制程度与所用药物、感染累及器官和组织以及机体全身状态等许多因素的影响,而且许多感染的自然病程与免疫健全宿主可能存在很大差异,故抗微生物治疗药物的剂量需要经常调整,疗程需要"足够长",但具体多长很难划一,需要根据治疗反应、病原体等情况具体分析。

(二)免疫重建

尽可能停用或减量使用免疫抑制药物;集落刺激因子(G-CSF 或 GM-CSF)可增加白细胞数目和吞噬功能,在白细胞减少患者有肯定应用指征,而在非白细胞减少者其应用价值尚难评价。先天性 Ig 减少和重症患者补充 IgG 或与抗生素联用具有肯定价值。关于改善细胞免疫功能的药物其临床意义不能肯定。

(三)支持疗法

营养、心肺功能和心理支持都十分重要。在有指征者应予气管插管机械通气支持,并有助于从下呼吸道采样进行病原学诊断。

(谭恩丽　张　帆)

第四节　老年人肺炎

肺炎为老年人常见疾病之一,临床表现可不典型,往往容易漏诊或误诊,待发现时病情常较严重,大多数需住院治疗。肺炎的严重程度随年龄增长而加重,病死率高,老年人重症链球菌感染肺炎病死率高于年轻人 3~5 倍。据中华医学会报告,2002~2003 年我国 SARS 流行期间老人患者病死率 11%~14%,死亡人数约占全部死亡人数的 44%。随着老年人群逐年增多,更应重视老年人肺炎的早期诊断和及时治疗,以改善其预后。

【发病机制和危险因素】

老年人免疫系统功能随年龄增长而衰退,免疫衰退是老年人肺炎发病和病死率增高的重要原因之一。老年人免疫功能衰退,T 淋巴细胞在全身免疫应答中的作用减弱,类似的免疫改变亦可以发生于老年人的肺脏内,而致肺内不能产生足够的特异性抗体;肺泡内衰老的 T 淋巴细胞虽能识别侵入的细菌,但对这些抗原刺激所产生的淋巴细胞活力及增殖能力却大为削弱。在老年人中,虽然巨噬细胞的功能正常,但开始衰老的 T 淋巴细胞补充不足,细胞因子分泌减少,以致影响吸引中性粒细胞在炎症部位的聚集,所以肺炎的局部反应常较轻。同时由于体液免疫水平的降低,对致病菌的防御功能大为减弱,细菌可在肺内立足和生长繁殖。

正常人口咽部有大量正常菌群包括需氧菌和厌氧菌定植。在多种因素影响下一般能阻止病菌的寄居,如 G⁻ 杆菌仅为暂时出现,分离率低于 2%。但随年龄增长 G⁻ 杆菌的分离率也随之增高,65 岁以上老人可达 20%,金黄色葡萄球菌的发现率亦见增加,患有基础疾病的老人带菌率更高。上呼吸道寄植菌的吸入是引起肺部感染的主要途径。

老年人各组织退行性改变,呼吸功能减退,吞咽与声门动作常不协调而增加吸入危险,加之气管和支气管黏液纤毛功能降低,咳嗽反射差、肺组织弹性减退等而致排痰功能降低,均易促使细菌进入下呼吸道。各种慢性疾病如心肺疾病、脑血管疾病、帕金森综合征等神经系统疾病、糖尿病以及各种病因引起的食管功能障碍、留置胃管及人工气道损害正常呼吸道的防御功能、不恰当的使用镇静剂等均为诱发肺炎的常见因素。

关于老年人肺炎的发病研究显示下列独立危险因素按 RR 值由高至低依次是:酒精中毒(RR 9.0,95% CI 5.1~16.2)、哮喘、免疫抑制、肺部基础疾病、心脏病、居住于养老机构、增龄(≥70 岁与 60~69 岁比较,RR 1.5,95% CI 1.3~1.7)。居住养老机构老年人的研究则显示肺炎的危险因素是:增龄(每增加 10 岁危险度增加 1.7 倍)、男性(较女性危险度增加 1.9 倍)、吞咽困难和不能口服药物。

【病原体】

老年人肺炎的病原体中,细菌仍占主要地位,但肺炎链球菌较一般人群感染为低,占社区感染的 40%~60%,其次为流感嗜血杆菌。有基础疾病或院内获得性肺炎者,金黄色葡萄球菌、克雷白杆菌属、肠杆菌属和其他 G⁻ 杆菌,特别是包括绿脓杆菌的假单胞菌属增加。不劲杆菌属、卡他莫拉菌属等过去认为不致病的细菌亦可引起肺炎。老人容易误吸产生吸入性肺部感染。唾液中含厌氧菌量约为 10⁸/ml,厌氧菌主要为口腔菌群的内源性感染菌,是吸入性肺炎的重要致病菌,常见者有梭杆菌属、拟杆菌属、消化球菌、消化链球菌等,通常为多种厌氧菌或与需氧菌混合感染。嗜肺军团菌多发生于患有基础疾病及吸烟的老人中。其他尚有病毒(10%)、衣原体(12%),而支原体(10%)。20 世纪 90 年代后期美国俄亥俄州对住院 CAP 的监测表明肺炎支原体在老年患者显著增加,肺炎衣原体感染亦随年龄增长而增加,仅在 79 岁以后开始下降。

【临床表现】

老年人肺炎的临床表现常不典型,加之基础疾病症状的掩盖,易于疏漏。肺炎常见症状如畏寒、寒战、高热、咳嗽、胸痛可不明显,而常出现心动过速、呼吸急促,且可为早期症状。肺部炎症病变范围广泛时有低氧血症表现如嗜睡、意识模糊、表情迟钝等。老年人肺炎伴发菌血症者约占 20%,其中 40% 可出现脓毒症。约 20% 患者血白细胞不增高,肺局部可闻及湿啰音,通常无实变体征。

胸部 X 线检查对肺炎的诊断极为重要,肺内出现新的浸润灶即可做出诊断。但各种不同病原体感染的肺部表现却缺乏特征性。患者伴有脱水,特别在白细胞偏低时,可减缓肺部浸润灶的出现。还应注意肺部基础疾病的干扰,伴发肺气肿、肺大泡时,于 X 线上常出现不完全性实变阴影。伴发充血性心力衰竭、急性呼吸窘迫综合征、肺不张、肺栓塞、肺梗死时,常易导致肺炎漏诊。老年人肺炎病灶多较广泛,特别是肺炎链球菌感染肺炎亦常侵犯多叶。吸入性肺炎病变多位于上叶后段或下叶背段,以右肺为多见,病变容易化脓,产生坏死、液化和空洞形成,且常并发脓胸。老年人肺炎经治疗吸收多缓慢,虽症状消失,而病变有延迟至 8~16 周始完全吸收者。除支气管扩张或 COPD 可反复发生肺炎外,在老年人肺癌的发病率高,肺部炎症,特别是段性肺炎,或肺炎经治疗吸收不完全,或反复在同一局部产生炎症时,应特别注意排除肺癌所致阻塞性肺炎。老年人肺结核时有发现,特别是伴发糖尿病时肺结核的发生率高。在肺炎经治疗吸收不理想者,亦应作痰检及其他进一步检查以除外肺结核。

【病原学诊断】

老年人肺炎的感染病原体复杂,很难从临床表现以及流行病学推测可能的病原体。若能获得精确的病原学诊断和抗生素药敏资料,则对指导临床治疗非常有帮助。痰液标本采集方便,被广泛应用于临床,但由于老年人口咽革兰阴性杆菌带菌率较一般人群为高,以致分离所得细菌不一定代表下呼吸道感染的致病菌。因此痰标本培养前处理如选择"合格"的痰标本、痰液的洗涤以及定量培养就显得十分重要。创伤性技术应权衡利弊考虑选用。主要用于患者伴有基础疾病或院内获得性严重肺炎、重症肺炎经经验性抗菌治疗效果不佳,以及肺部厌氧菌感染中。

【治疗】

早期正确的抗生素治疗能降低老年人的死亡率。未获病原体及药敏结果前,可根据院内、外细菌感染的规律,经验性选用具有强力杀菌作用的抗生素控制感染,主张联合用药。目前关于社区获得性肺炎诊治指南推荐的经验性抗菌治疗方案对老年人同样适用。这里强调几点:①区别情况,适当加强对 G⁻ 杆菌、厌氧菌、有时也包括 MRSA 的覆盖;②参考所在医院甚至所在病区(尤其是 ICU)病原体的分布特点和耐药性;③重视抗菌药物的不良反应和老年人药动学特点。老年人各组织器官呈退行性改变,对药物耐受性差,容易产生毒性反应,特别是肾脏功能随年龄增加而减退。正常老年人肾小球滤过率已有所减少。一般 70 岁以上老人用药量可酌情减少。氨基糖甙类抗生素自肾的清除随年龄的增长而明显减少,药物在体内聚集增多,血药浓度增高,容易产生耳、肾毒性,临床上因应用此类药物不当而产生肾衰竭,甚至导致死亡的病例时有报道,故在应用氨基糖甙类药物时必须小心、审慎,必要时可以氨曲南取代或做血浓度监测以便随时调整药量。应用万古霉素为避免产生耳、肾毒性,亦宜做血药浓度监测。碳青霉烯类药物中帕尼培南和美罗培南致抽搐等中枢神经系统不良反应少,需要应用时应予以考虑。④疗程虽无严格研究证据支持,但一般临床经验主张适当延长至 X 线上肺炎吸收或基本吸收。

老年人重症肺炎其病变较为广泛,常导致通气/血流比值降低,产生静动脉血混合而引起低氧血症,应在动脉血气或脉氧仪监护下进行氧疗以纠正缺氧。支持疗法亦特别重要,如补充血容量,及时纠正水与电解质平衡失调。老年患者多为负氮平衡,需要给予充分的高热量、高蛋白、高维生素饮食,酌情给予静脉滴注白蛋白、血浆、氨基酸或高营养液等。

【预防】

老年人患流感后容易诱发细菌性肺炎。因而预防流感的发生很重要。流感疫苗接种能减少流感发生率,或减轻病情及缩短病程,对易感人群可每年于深秋或冬季接种流感疫苗一次。对易感人群可采用肺炎球菌荚膜多糖疫苗,既安全又有效,可降低肺炎球菌肺炎的患病率。其诱导的抗体可持续长达 5 年。该疫苗可与流感疫苗同时接种。

(谭恩丽　张　帆)

第五节　细菌性肺炎

细菌性肺炎(bacterial pneumonia)占成人各类感染性肺炎的 80%。20 世纪初,肺炎是人类主要致死原因。抗生素问世后细菌性肺炎的预后显著改善。然而过去 30~40 年中,由于细菌耐药率升高,大量广谱或超广谱抗生素投入临床并未使肺炎的死亡率持续下降。有报告住院死亡病人约 15%与肺炎有关。社区获得性肺炎的病死率为 5%~10%,而医院内肺炎的病死率则高达 20%~50%。

肺炎临床表现的多样化、病原谱多元化以及耐药菌株不断增加是当前细菌性肺炎的重要特点。肺炎链球菌在社区获得性肺炎病原体中仍占主导地位,但临床表现也趋于不典型。所谓"难治性"肺炎屡见不鲜,尤其在婴幼儿、老年人和免疫抑制患者中病死率极高。提高肺炎的病原学诊断水平,合理应用抗生素,避免或延缓耐药菌的产生以及改善支持治疗,是细菌性肺炎临床处理方面迫切需要强调和解决的问题。

【病原】

肺炎的病原体因宿主年龄、伴随疾病与免疫功能状态、获得方式(社区获得性肺炎或医院内肺炎)而有较大差异。社区获得性肺炎的常见病原体为肺炎链球菌、流感嗜血杆菌、肺炎衣原体、肺炎支原体、军团菌和病毒等,而医院内肺炎中则以铜绿假单胞菌、鲍曼不动杆菌、肺炎克雷白杆菌、阴沟与产气肠杆菌、耐甲氧西林金葡菌(MRSA)、白念珠菌等常见。吸入性肺炎中厌氧菌感染甚为多见。

【发病机制】

健全的免疫防御机制使气管、支气管和肺泡组织保持无菌状态。免疫功能受损(如受寒、饥饿、疲劳、醉酒、昏迷、毒气吸入、低氧血症、肺水肿、尿毒症、营养不良、病毒感染以及应用糖皮质激素、人工气道、鼻胃管等)或进入下呼吸道的病原菌毒力较强或数量较多时,则易发生肺炎。细菌入侵方式主要为口咽部定植菌误吸(aspiration)和带菌气溶胶吸入(inhalation),前者是肺炎最重要的发病机制,特别在医院内肺炎和革兰阴性杆菌肺炎。细菌直接种植、邻近部位感染扩散或其他部位经血道播散者少见。

【病理】

肺炎链球菌肺炎典型的病理变化分为 4 期:早期主要为水肿液和浆液析出;中期为红细胞渗出;后期有大量白细胞和吞噬细胞集积,肺组织实变;最后为肺炎吸收消散。抗菌药物应用后,发展至整个大叶性炎症已不多见,典型的肺实变则更少,而代之以肺段性炎症。病理特点是在整个病变过程中没有肺泡壁和其他肺结构的破坏或坏死,肺炎消散后肺组织可完全恢复正常而不遗留纤维化或肺气肿。其他细菌性肺炎虽也有上述类似病理过程,但大多数伴有不同程度的肺泡壁破坏。金葡菌肺炎中,细菌产生的凝固酶可在菌体外形成保护膜以抗吞噬细胞的杀灭作用。而各种酶的释放可导致肺组织的坏死和脓肿形成。病变侵及或穿破胸膜则可形成脓胸或脓气胸。病变消散时可形成肺气囊。革兰阴性杆菌肺炎多为双侧小叶性肺炎,常有多发坏死性空洞或脓肿,部分病人可发生脓胸。消散常不完全,可引起纤维增生、残余性化脓灶或支气管扩张。

【临床表现】

常有受寒、劳累等诱因或伴慢性阻塞性肺病、心力衰竭等基础疾病,1/3患者病前有上呼吸道感染史。多数起病较急。部分革兰阴性杆菌肺炎、老年人肺炎、医院内肺炎起病隐匿。发热常见,多为持续高热,抗生素治疗后热型可不典型。咳嗽、咳痰甚多,早期为干咳,渐有咳痰,痰量多少不一。痰液多呈脓性,金葡菌肺炎较典型的痰为黄色脓性;肺炎链球菌肺炎为铁锈色痰;肺炎克雷白杆菌肺炎为砖红色黏冻样;铜绿假单胞菌肺炎呈淡绿色;厌氧菌感染常伴臭味。抗菌治疗后发展至上述典型的痰液表现已不多见。咯血少见。部分有胸痛,累及胸膜时则呈针刺样痛。下叶肺炎刺激膈胸膜,疼痛可放射至肩部或腹部,后者易误诊为急腹症。全身症状有头痛、肌肉酸痛、乏力,少数出现恶心、呕吐、腹胀、腹泻等胃肠道症状。重症患者可有嗜睡、意识障碍、惊烦等神经系统症状。体检病人呈急性病容,呼吸浅速,部分有鼻翼扇动。常有不同程度的发绀和心动过速。

少数可出现休克(在24h内血压骤降至10.6/6.7kPa以下甚至测不出,伴烦躁、面色苍白、四肢厥冷、少尿、心动过速和心音减弱等),多见于老年。肺炎链球菌肺炎可伴口唇单纯疱疹。早期胸部体征可无异常发现或仅有少量湿啰音。随疾病发展,渐出现典型体征。单侧肺炎可有患侧呼吸运动减弱、叩诊音浊、呼吸音降低和湿性啰音。实变体征常提示为细菌性感染。老年人肺炎、革兰阴性杆菌肺炎和慢性支气管炎继发肺炎,多同时累及双肺,查体有背部两下肺湿性啰音。

血白细胞总数和中性粒细胞多有升高。老年体弱者白细胞计数可不增高,但中性粒百分比仍高。肺部炎症显著但白细胞计数不增高常提示病情严重。动脉血氧分压常显示下降。

【诊断与鉴别诊断】

根据典型的症状、体征和X线检查常可建立肺炎的临床诊断。少数非感染性病症可有肺炎类似表现,如急性呼吸窘迫综合征(ARDS)、充血性心力衰竭、肺栓塞、化学气体吸入、过敏性肺泡炎、药物性肺炎、放射性肺炎、结缔组织疾病累及肺部、白血病或其他恶性肿瘤肺内浸润或转移等,应注意鉴别,必要时可采用诊断性治疗方法以明确诊断。

病原体变迁和多重耐药菌株的频繁出现使肺炎病原学诊断更为重要。但由于途经口咽部的咳痰受正常菌群污染,未经筛选的单次普通痰培养不可靠。痰涂片上镜检有助早期初步的病原诊断,并可借此剔除口咽部菌群污染严重的"不合格"痰标本而选取"合格"(每低倍视野鳞状上皮细胞<10个、白细胞>25个,或鳞状上皮细胞:白细胞<1:2.5)标本作检查。涂片上见呈短链状或双个排列的革兰阳性球菌(肺炎链球菌可能)或多形短小革兰阴性杆菌(流感嗜血杆菌可能)极具诊断意义。痰液洗涤和定量培养也是提高痰培养正确性的有效方法,痰中浓度超过10^7CFU/ml的致病菌或条件致病菌多为肺炎的病原菌,而低于10^4CFU/ml者多为污染菌。

对重症、疑难病例或免疫抑制宿主肺炎,为取得精确的病原诊断,可采用自下呼吸道直接采样的方法,如防污染样本毛刷(PSB)采样、防污染支气管肺泡灌洗(PBAL)和经胸壁穿刺肺吸引(LA)等。血和胸水污染机会少,在病原诊断方法中不应忽视。免疫学和分子生物学方法可用于部分肺炎的病原学诊断,对于传统培养方法繁复且不能在短期内检测出的病原体如军团菌、诺卡菌、支原体、肺炎衣原体等,尤为适用。尿可溶性抗原检测早期诊断军团菌感染国外已广泛应用于临床,近年来也有试用于肺炎链球菌感染的诊断,不足之处是不能做药敏试验。

胸部 X 线检查最常见表现为支气管肺炎型改变,通常无助于肺炎病原的确定,但某些特征对诊断可有所提示,如肺叶实变、空洞形成或较大量胸腔积液多见于细菌性肺炎。葡萄球菌肺炎可引起明显的肺组织坏死、肺气囊、肺脓肿或脓胸。革兰阴性杆菌肺炎常呈下叶支气管肺炎型,易形成多发性小脓腔。

【治疗】

抗菌治疗是决定细菌性肺炎预后的关键。正确选择和及早使用抗菌药物可降低病死率。受细菌培养时间、技术设备、先前用药的限制,目前对多数门诊轻中度肺炎的抗菌治疗,以及对住院治疗的中重度社区肺炎和所有医院内肺炎的起始治疗,主要采用凭"经验"选用抗菌药物的方法。如能正确运用临床微生物、抗菌药物与流行病学知识,多数经验性治疗可取得较好效果。同时,应根据药动学/药效学原理,设计合理的给药剂量、间隔和途径。

在对老年、重症、医院感染或伴随其他肺部疾病、免疫功能抑制、人工气道机械通气、先前应用大量抗生素或经验性治疗失败的病例,引起感染的病原谱复杂、耐药率较高,在经验性治疗的同时,应积极开展病原学检查和药敏试验。

抗感染治疗后 48~72h 应对病情和诊断进行评价。有效治疗反应首先表现为体温下降,呼吸道症状亦可以有改善,咳嗽、痰量减少和痰色由脓性转为非脓性,气急好转,肺部啰音减少或消失,提示选择方案正确,维持原方案治疗,不一定考虑痰病原学检查结果如何。白细胞恢复和 X 线病灶吸收一般出现较迟。如果症状改善显著,胃肠外给药者可用同类,或抗菌谱相近,或病原体明确并经药敏试验证明敏感的口服制剂,执行治疗转换(switch therapy)。

初始治疗 72h 后症状无改善或一度改善复又恶化,视为治疗无效,可能原因和处理:①药物未能覆盖致病菌或细菌耐药。根据痰培养和药敏试验结果,调整抗菌药物。无病原学资料可依,则应重新审视肺炎的可能病原,进行新一轮的经验性治疗。②特殊病原体感染如结核分枝杆菌、真菌、卡氏肺孢子虫、病毒。应重新对有关资料进行分析并进行相应检查包括对通常细菌的进一步检测,必要时采用侵袭性检查技术。③出现并发症如脓胸、迁徙性病灶,或存在影响疗效的宿主因素如免疫损害。④非感染性疾病误诊肺炎。

轻、中度肺炎总疗程可于症状控制如体温转为正常后 3~7d 结束;病情较重者为10~14d;金葡菌肺炎、免疫抑制患者肺炎,疗程宜适当延长;吸入性肺炎或肺脓肿,总疗程须数周至数月。

其他治疗应根据病情选用,如吸氧、止咳化痰、输液与抗休克等。合并肺脓肿或脓胸时需局部引流,甚至外科治疗。

【预后】

老年、伴严重基础疾病、免疫功能抑制宿主肺炎预后较差。抗菌药物广泛应用后,肺炎链球菌肺炎病死率已从过去的30%下降至6%左右,但革兰阴性杆菌、金葡菌特别是MRSA引起的肺炎,病死率仍较高。增强体质、避免上呼吸道感染、在高危患者选择性应用疫苗(目前主要为肺炎链球菌疫苗)对预防肺炎有一定意义。

(雷泽林　张　帆)

第六节　病毒性肺炎

【病原体和传播途径】

呼吸道病毒感染中,以上呼吸道为主,有普通感冒、流行性感冒、咽炎、喉-气管-支气管炎、细支气管炎、婴儿疱疹性咽峡炎(herpangina)以及流行性胸痛(pleurodynia)等。过去引起肺炎的病毒不多见,其中以流行性感冒病毒为常见,其他为副流感病毒、巨细胞病毒、腺病毒、鼻病毒、冠状病毒和某些肠道病毒如柯萨奇、埃可病毒等,以及单纯疱疹、水痘-带状疱疹病毒、风疹、麻疹等病毒。婴幼儿还常由呼吸道合胞病毒感染产生肺炎。近十几年来不断发现产生肺炎的新的病毒,1993年在美国西南部新发现以肺间质浸润、非心源性肺水肿和ARDS为主要临床表现的汉塔病毒(hanta virus),现已报道多例。又如2002年底开始于我国广东,2003年春季在国内和世界一些国家发生并流行的SARS病原体为一种新的冠状病毒,WHO现命名为SARS冠状病毒。病毒性肺炎多发生于冬春季节,可散发流行或于密集人群中暴发流行。社区获得性肺炎中,病毒性感染占5%~15%,在非细菌性感染中,病毒感染占25%~50%,患者多为儿童,成人相对少见。近年来由于免疫抑制药物广泛应用于肿瘤、器官移植,以及艾滋病的发病人数逐年增多,单纯疱疹病毒、水痘-带状疱疹病毒尤其是巨细胞病毒引起的严重肺炎有所增加。

病毒性肺炎为吸入性感染。人与人之间通过飞沫传染。主要由上呼吸道病毒感染向下蔓延所致,常伴有鼻炎、气管-支气管炎。家畜如马、猪等有时带有某种流行性感冒病毒,偶见经接触传染至人;粪-口传染见于肠道病毒;呼吸道合胞病毒通过尘埃传染;器官移植受者可因多次输血,甚至供者的器官引进病毒特别是巨细胞病毒而引起感染。

【病理】

吸入性感染从上呼吸道开始,气道上皮有广泛的破坏,纤毛功能损害,黏膜坏死发生溃疡,黏液增加,细支气管堵塞。气道的防御功能降低,病毒感染的上皮细胞,细菌容易吸附寄植,故常招致细菌感染。免疫状态低下者,尚可合并真菌、原虫特别是卡氏肺孢子虫感染。单纯性病毒性肺炎引起间质性炎症,肺泡间隔有大单核细胞浸润。肺泡水肿,被覆含血浆蛋白和纤维蛋白的透明膜,使肺泡弥散距离增厚。肺炎可为局灶性或广泛弥漫性,甚至实变。肺泡细胞和巨噬细胞内可见病毒包涵体。细支气管内有渗出物,病变吸收后可留有肺纤维化,甚至结节性钙化。

【临床表现】

各种病毒感染起始症状各异。起病缓慢,症状较轻,有头痛、乏力、发热、咳嗽,并咳少量黏痰或血痰。少数可急性起病,肺炎进展迅速,体征往往缺如。X线检查肺部炎症呈间质性改变,亦见斑点状或磨玻璃样均匀的阴影,病变侵犯多叶或双肺弥漫性病变,偶出现少量胸腔积液。白细胞总量可正常、减少或略增加,病程一般为1~2周。在免疫缺损的患者,病毒性肺炎常比较严重,有持续性高热、心悸、气急、发绀、极度衰竭,可伴休克、心力衰竭和氮质血症。由于肺泡间质和肺泡内水肿,严重者会发生呼吸窘迫综合征。体检可闻及湿啰音。X线检查常显示双肺网状结节性浸润,无特征性,偶见局部实变阴影。病灶多见于双下2/3肺野。

【诊断】

本病诊断依靠各病毒感染的临床特征和胸部X线表现,并排除细菌性和其他病原体引起的肺炎。在流行期间暴露史更有助于诊断。确诊有赖于病原学检查,包括病毒的分离、血清学检查以及病毒和病毒抗原的检测。呼吸道分泌物中细胞核内的包涵体可提示病毒感染,但不一定来自肺部。往往需收集下呼吸道分泌物或肺活检标本进行培养分离病毒。血清学检查常用的方法是检测特异性IgG抗体,有补体结合试验、血凝抑制试验、中和试验及间接免疫荧光试验等。但这些方法主要为回顾性诊断,不做早期诊断,一般用于流行病学调查。病程早期检测特异性IgM单份血清滴度升高可迅速做出早期诊断,敏感性、特异性均较高。酶联免疫吸附试验为目前最常用的检测方法。病毒和病毒抗原的检测,应在病程早期采集下呼吸道分泌物包括支气管肺泡灌洗液或经纤支镜取肺组织活检标本,发现细胞内包涵体,或电镜下用免疫荧光法检测呼吸道分泌物内的脱落细胞或肺组织内的病毒抗原,如采用酶或荧光标记的单克隆抗体做巨细胞病毒抗原的检测,PCR检测巨细胞病毒DNA的敏感性和特异性均较高。核酸杂交技术,用核酸探针检测标本中巨细胞病毒DNA具快速优点,但因有放射污染及操作复杂等问题,以致临床应用推广较为困难。

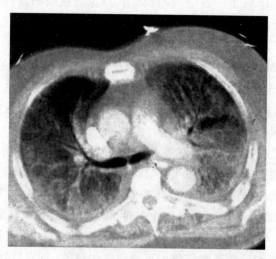

图1-7 病毒性肺炎

【防治】

病毒感染后抗体出现较迟,对控制感染作用不大。干扰素对易感细胞的病毒感染具有保护作用,有阻止病情发展和防止其播散的作用。目前国内已对婴幼儿广泛接种减毒麻疹活疫苗,现麻疹已极为少见,麻疹肺炎更为罕见。人体免疫球蛋白被动免疫对易感病人,特别是针对水痘与麻疹有一定的保护作用。特异性免疫接种对流行性感冒、腺病毒、麻疹等虽有保护作用,但不能完全防止发病。

目前对多数病毒尚缺少特异性治疗。利巴韦林具广谱抗病毒作用,对呼吸道病毒有抑制作用。该药可口服或静脉给药,但可产生骨髓抑制毒副作用,吸入疗法能改善临床症状,现市上已有混悬型气雾剂供应,每瓶内含利巴韦林75mg。每批约含药0.5mg。阿昔洛韦治疗水痘-带状疱疹肺炎,用量一般为10~12mg/kg,ivgtt q8h×7d,疗效虽未完全肯定,但入院36h内开始用药,可能是最佳治疗。更昔洛韦对巨细胞病毒性肺炎按不同宿主推荐治疗为:①艾滋病患者:更昔洛韦5mg/kg,ivgtt bid×(2~3)w;②骨髓移植:更昔洛韦7.5~10mg/(kg·d),ivgtt×20d〔或加维持治疗5mg/kg,3~5次/w×(8~20)次〕联合静脉用丙种球蛋白500mg/kg,qod×10次,或400mg/(kg·d)d1,d4,d8和200mg/kg d14;③实体器官移植:更昔洛韦7.5~10mg/(kg·d)×(10~20)d。阿糖腺苷能抑制病毒DNA合成。常用于免疫抑制患者伴发巨细胞病毒性肺炎的治疗。金刚烷胺、金刚乙胺对流感病毒有效,但对流感病毒性肺炎的疗效尚未有定论。

(谭恩丽　张　帆)

第七节　非典型肺炎

非典型肺炎(atypical pleumonia)一词在现代医学文献中频繁出现,其早期含义多指一组具有类似临床表现及放射学特征的肺炎。但是,随着肺炎病原学、病理学及影像学诊断知识的丰富和积累,非典型肺炎在不同时期有着不同的内涵。而且就是在同一时期的各研究者也各有不同的见解。1938年Reimann报道一组7例病人的肺炎,渐进性起病,有前驱症状如头痛、畏寒、咽痛,随后有干咳、盗汗、胸部X片呈支气管肺炎改变,与典型的大叶实变的肺炎链球菌肺炎临床表现及检查有明显不同,首次提出"非典型肺炎"的概念。此后,鹦鹉热衣原体、立克次体和Eaton因子引起的感染也被发现有类似的临床症状。这些发现促成了"原发性非典型肺炎"的正式命名。20世纪60年代中期,Eaton因子正式确定和命名为肺炎支原体,非典型肺炎几乎成为肺炎支原体肺炎的同义词。

近年来随着肺炎新病原体的发现,以及对各种病原体肺炎的进一步认识,现在非典型肺炎一词的使用又趋增多。但各家对非典型肺炎病谱涵盖范围仍不尽一致,如Barlett JG认为它仅指军团菌属、肺炎支原体和肺炎衣原体引起的肺炎。在《Fishman肺脏病学》中非典型肺炎包括的病种主要是肺炎支原体肺炎、肺炎衣原体肺炎、鹦鹉热衣原体肺炎、立克次体肺炎;也有人认为包括肺炎支原体肺炎、肺炎衣原体肺炎、鹦鹉热衣原体肺炎、立克次体肺炎及军团菌肺炎。中华医学会呼吸病分会制定的《社区获得性肺炎诊断和治疗指南(草案)》关于非典型肺炎术语界定中规定为支原体、衣原体、军团菌引起的肺炎,并认为它在概念上有欠准确和规范,仍应强调其具体的病原学诊断。所谓传染性非典型肺炎或急性严重呼吸综合征均是病原体未明之前的命名,不符合规范,有待正式命名。

一、肺炎支原体肺炎

肺炎支原体肺炎是肺炎支原体(Mycoplasma pneumoniae,MP)引起的呼吸道和肺部的急性炎症病变,过去因病因不明曾称为"原发性非典型肺炎",也称为 Eaton 因子肺炎、冷凝集素肺炎。

【病原和传播途径】

MP 是介于细菌与病毒之间,兼性厌氧,能独立生活的最小的类细菌(Rickettsia-Lick Bacteria,RLB)微生物,大小为 $10\mu m \times 200\mu m$,无细胞壁,可在无细胞的培养基上生长与分裂繁殖,含有 RNA 和 DNA,经代谢产生能量,对抗生素敏感。支原体为动物多种疾病的致病体,目前已发现支原体 150 种,证明对人有致病性者 5 种。其中只有 MP 对人引起呼吸道感染或产生肺炎。在 20% 马血清和酵母的琼脂培养基上生长良好,初次培养于显微镜下可见典型的圆屋顶形桑葚形菌落,多次传代后转呈煎蛋形状。MP 无典型细胞壁,代之以由蛋白质和脂类组成的三层细胞膜。膜表面蛋白 P1(黏附因子)介导病原体在红细胞和呼吸道上皮细胞上的黏附,是其繁殖和致病的基础。MP 由口、鼻分泌物经空气传播,引起散发和小流行的呼吸道感染,主要见于儿童和青少年,现发现在成年人中亦非少见。秋冬季较多。呼吸道感染有咽炎和支气管炎,少数累及肺。支原体肺炎约占非细菌性肺炎的 1/2,或各种病原体肺炎的 10%。

【发病机制】

MP 在发病前 2~3d 直至病愈数周皆可在呼吸道分泌物中发现。它通过接触感染,其细胞膜上有神经氨酸受体,可吸附于宿主的呼吸道上皮细胞表面,抑制纤毛活动和破坏上皮细胞,同时产生过氧化氢进一步引起局部组织损伤。其致病性尚存在复杂的免疫机制,由于 MP 肺炎死亡者的肺内很少有肺炎支原体或抗原的证据,其致病性可能与患者对病原体或其代谢产物的过敏反应有关。据研究 MP 病原与人体角蛋白、肌凝蛋白和其他组织蛋白存在同源性是临床感染后出现肺外表现,如自身免疫性溶血、皮疹、心肌炎和中枢神经系统症状的主要原因。感染后引起体液免疫,大多数成年人血清中都已存在抗体,虽较少发病,但仍可重复感染产生肺炎,说明抗体存在并无完全保护作用。

【病理】

主要病变为急性气管-支气管炎、细支气管炎、支气管肺炎和间质性肺炎。支气管黏膜充血、水肿,有中性粒细胞浸润,细胞坏死、脱落。肺泡内可含少量渗出液,并可发生灶性肺不张、肺实变和肺气肿。肺泡壁和间隔有中性粒细胞和大单核细胞浸润,胸膜可有纤维蛋白渗出和少量渗液。

【临床表现】

潜伏期 2~3 周,一般起病缓慢,约 1/3 病例无症状。以气管-支气管炎、肺炎、耳鼓膜炎等形式出现,而以肺炎最重。发病初期有乏力、头痛、咽痛、发冷、发热、肌肉酸痛、食欲减退、恶心、呕吐等,头痛显著。热度高低不一,可高达 39℃,2~3d 后出现明显的呼吸道症状如阵发性刺激性咳嗽,干咳或少量黏痰或黏液脓性痰,有时痰中带血。发热可持续 2~3 周。热度恢复正常后尚可遗有咳嗽,伴胸骨下疼痛。约 15% 有鼓膜炎。颈淋巴结可肿大。

病情一般轻微,有时也可以相当严重,可有肺脓肿、气胸、肺气肿、支气管扩张、闭塞性细支气管炎甚至 ARDS、DIC 等并发症。MP 肺炎较细菌性肺炎肺外症状相对多见。皮肤损害见于 25% 的患者,表现为斑丘疹、结节性红斑、多形红斑、水疱疹和中毒性表皮坏死溶解症。少数病例可伴发中枢神经症状,例如脑膜炎、脑膜脑炎、多发性神经根炎甚至精神失常等。出血性耳鼓膜炎、胃肠炎、关节炎、血小板减少性紫癜、溶血性贫血、心包炎、心肌炎、肝炎也时有发现。

胸部体检可无明显异常,约在半数病人闻及干性或湿性啰音,出现并发症或肺外侵犯时则有相应体征。

X 线上肺部病变表现多样化,早期间质性肺炎,后发展为斑点片状或均匀的模糊阴影,近肺门较深,下叶较多。约半数为单叶或单肺段分布,有时可侵犯至多叶,有实变。儿童可见肺门淋巴结肿大。少数病例有少量胸腔积液。肺炎常在 2~3 周内消散,偶有延长至 4~6 周者。

【诊断】

流行期间据临床和 X 线表现可做出临床诊断。散发性病例临床表现亦可提示诊断。虽然 MP 临床表现并无太多特征,但传统观点认为下列表现仍有重要参考意义,包括:①青少年好发,症状相对较轻,干咳为主,胸部体征甚少,而 X 线病变相对较重,且多变化,呈磨玻璃状;②肺外症状相对多见;③外周血白细胞不高。

确诊需要病原学检查证据。痰、鼻和喉拭子培养可获肺炎支原体,但需时约 3 周,同时可用抗血清抑制其生长,也可借红细胞的溶血来证实阳性培养。冷凝集试验是最早用来诊断肺炎支原体感染的方法,是一个非特异性方法,肺炎支原体中感染的阳性率在 30%~50%(效价 1:64),其他呼吸道感染如腺病毒、流感病毒感染,及其他疾病包括心血管疾病、骨髓瘤、热带病也可出现阳性结果。冷凝集阳性仅提示肺炎支原体的诊断。特异性较高的抗体可通过补体结合试验(CF)、间接血凝试验(IHA)、酶免疫试验(EIA)等测定,但 CF 和 IHA 检测的支原体抗原为糖脂成分,与生殖道支原体和嗜肺军团菌有交叉反应,CF 试验主要检测的是 IgM 抗体,恢复期效价 4 倍增加有诊断意义,但仅能做回顾性诊断。单份血清标本的快速诊断,主要用 EIA 测定急性期 IgM 抗体,特异性较高,但由于肺炎支原体 IgM 抗体在起始症状后 7d 才出现,高峰在 4~6 周,持续 2~12 个月,其临床意义受到限制,一般认为 IgM 抗体(ELISA 法)滴度 1:16 是可能的诊断。咽拭子、支气管肺泡灌洗液等标本可应用新的诊断技术, 如单克隆抗体免疫印迹法做肺炎支原体抗原测定, 直接或间接抗原捕获 ELISA 可直接测定标本中的抗原。通过核酸杂交技术和 PCR 技术检测标本中肺炎支原体特异性核酸,其特异性和敏感性均高,可作早期诊断之用。由于设备和操作技术要求高,目前尚未能在临床中开展应用。

【治疗】

红霉素 600mg q8h×10~14d。因为红霉素耐受性差,目前更多推荐:①阿奇霉素首剂 500mg×1d,继之 250mg/d×(2~5)d,停用 1w 后重复 1 个疗程。口服抑或静脉给药或采用转换治疗视病情而定;②克拉霉素 1.0g/d×2w;③左氧氟沙星、加替沙星、莫西沙星按常规剂量和用法,疗程 2w;④多西环素 200mg ivgtt bid x 3d,继之 100mg 静脉或口服给药,疗程 14d。

二、衣原体肺炎

肺炎衣原体(chlamydia pneumoniae,CP)主要引起呼吸道和肺部感染。早在 1965 年于中国台湾从小学生眼结膜中发现衣原体 TW-183 株,1983 年于美国西雅图又分离到抗原性相同的衣原体 AR-39 株,以后于成人呼吸道疾病中亦被发现,当时定名为鹦鹉热衣原体 TWAR-TW 株,后经深入研究该衣原体为一新种,并命名为肺炎衣原体。

【病原体和流行病学】

CP 与鹦鹉热和砂眼衣原体有相同的属特异性抗原,而其他特异性抗原血清学特征却不同。通过 DNA 杂交实验和限制性核酸内切酶分析,确认其为不同于砂眼和鹦鹉热衣原体的第三种衣原体。

CP 常在儿童和成人中产生上呼吸道和下呼吸道感染,且为衣原体中最容易引起肺炎的一种病原体。现仅知人是该衣原体宿主,尚未发现动物作为 CP 的宿主。感染方式可能为人与人之间通过呼吸道传播。5 岁以下儿童极少受感染,8 岁以上儿童及青年易被感染,尤其是人群聚集处如家庭、学校、军营中易流行。经血清流行病学调查,成人中至少有 40%受到该衣原体感染,大部分为亚临床型。流行期间易感人群中约 70%可被感染。据国内外研究资料提示,CP 感染可能与 COPD 的急性加重、支气管哮喘的发作以及冠心病、动脉粥样硬化的发病有关。

【临床表现】

轻症可无明显症状,青少年常有声音嘶哑、干咳,有时有发热、咽痛等咽炎、鼻窦炎和支气管炎等症状,且可持续数周之久。发生肺炎通常为轻型,与 MP 感染的临床表现极为相似。部分病人可出现喘鸣或诱发哮喘。成年人肺炎可较严重,特别是老年人往往需要住院治疗。MP 合并肺炎链球菌肺炎使病情加重,影响预后。

肺部 X 线检查常显示肺亚段少量片状浸润灶,并可发展至双肺病变。广泛实变仅见于病情严重者中,少数出现胸腔积液,多发生于病情早期。多数患者白细胞增高。

肺外病变有心内膜炎、心肌炎、结节性红斑、肝炎、脑膜炎和脑炎等。动脉粥样硬化不是 CP 直接相关的肺外病变,而是 CP 经呼吸道感染导致 CP 在动脉壁持续感染和炎症反应所致。

【诊断】

临床表现与其他非典型肺炎不易区分,必须依靠实验室诊断。目前尚无既敏感又简易便于推广的确诊方法。咽拭子或痰液通过 Hella 细胞或其他细胞培养能分离到 CP。但临床标本做细胞培养不易分离到该衣原体,且所需时间较长。急性期和恢复期血清补体结合试验可作为回顾性诊断,但不能与其他衣原体相区别。微量免疫荧光试验(MIF)双份血清效价 4 倍升高,IgM 1:32 或更高,或单次 IgG 滴度 1:512 或更高,且排除类风湿因子所致假阳性后均有助于诊断。PCR 技术已用于 CP 的检测,若能进行质量控制,可防止出现假阳性结果。

【治疗】

与 CP 肺炎相同。

三、鹦鹉热肺炎

鹦鹉热(Psittacosis)由一种革兰阴性、不活动病原体——鹦鹉热病原体(Chlamydia psittaci)所引起。该病原体具有其他衣原体的特性,为专性细胞内寄生物。寄生于鹦鹉和其他禽类,如鸡、鸭、火鸡、鸽、孔雀等百余种家禽和野生鸟类的组织、血和粪中。与上述禽类接触或吸入鸟粪尘埃可得病。肺炎是其常见表现。在急性发病期亦偶可通过呼吸道引起人与人之间的传播。人受感染后,持续带病原体可达 10 年之久。本病绝大多数为散发。

【病理】

吸入该病原体后,进入血行到达肝、脾等的网状内皮系统,在单核-巨噬细胞中繁殖,再经血行播散至肺或其他器官。肺内病变常开始于肺门,血管周围有炎症反应并向周围扩散,引起小叶性和间质性肺炎,以肺叶或肺段的下垂部位为明显,细支气管及支气管上皮引起脱屑和坏死,肺泡中有炎性细胞和水肿液渗出,不久即多被单核细胞所代替,病变产生实变及少量出血,肺间质有淋巴细胞浸润,严重者可有肺组织坏死。可出现肺门淋巴结肿大,有时产生胸膜炎反应,肝脏可出现局部坏死,脾可肿大,心、肾、神经系统以及消化道等均可受累产生病变。

【临床表现】

潜伏期 1~2 周,长者可达 4 周。发病多潜隐。症状可似流感,产生严重肺炎始有畏寒发热,体温逐渐升高,可达 40℃ 以上。伴相对缓脉。患者感乏力、肌痛、关节痛,可有鼻出血或斑疹。1 周左右出现咳嗽,咳少量黏液或痰中带血。尚可出现恶心、呕吐、腹痛等消化道症状以及嗜睡、谵妄、木僵、抽搐等精神症状,以儿童为多见,重者可有实变体征。偶出现肝脾肿大。X 线显示两肺浸润灶,从肺门向外放射,病灶可融合呈叶性分布,下叶较多。常有弥漫性支气管肺炎或间质性肺炎表现,有时可见粟粒样或明显实变阴影或少量胸腔积液。白细胞计数正常或轻度增高。

【诊断】

临床表现无特征性,根据有职业史、接触史可协助诊断。血和支气管分泌物做细胞培养,分离物可用特异性单克隆抗体进行鉴定。PCR 技术亦用作衣原体的检测。血清补体结合试验阳性虽不能区别衣原体的种类,但若结合接触史仍不失为目前简便的诊断方法。微量免疫荧光试验亦为常用的血清学诊断方法。

【防治】

避免和已感染的鹦鹉、鸟类或家禽接触。抗菌药物治疗同 CP 和 MP 肺炎。

四、军团菌肺炎

军团菌肺炎(Legionella pneumonia)是指军团杆菌引起的细菌性肺炎。临床起病急骤,以肺炎为主要表现,常伴多系统损害。早期有发热、乏力、头痛和肌痛,常有腹泻;继而出现咳嗽、胸痛,部分病人出现谵妄,严重时可出现多器官功能衰竭。病死率较高。胸部 X 线检查早期显示斑点状渗出,进而发展成实变,部分严重病例可融合成片,伴有胸膜渗出。大环内酯类及氟喹诺酮类抗菌药物临床治疗有效。我国于 1982 年在南京发现首例以来,已有多起散发及小规模暴发流行病例报道。

【病原体】

军团菌在分类上属于军团菌科(family legionellaceae),由单一的军团菌属(genus legionella)组成。依 DNA 同源性、抗原性、代谢的不同分为不同的种,而根据细菌不同的表面标志又可分为不同的血清型和亚型。最近研究表明,已发现的军团菌属已有40余种60余个血清型。所有的种均可从环境中分离,但从人类感染灶中分离出的仅 20 种,常见的仅少数几种。与人类疾病关系最密切的为嗜肺军团菌种(legionella pneumophila,LP),已发现其有 15 个血清型。有报道,在严重社区获得性肺炎中 LP 为第二位病因。除 LP外,与人类疾病关系密切的尚有米克戴德军团菌(L micdadei,Lm)、波兹曼军团菌(L bozeman Ⅱ)、杜莫夫军团菌(L dumoffi,Ld)、长滩军团菌(L longbeache Ⅱ,Ll)等。

军团菌为需氧 G^- 杆菌,宽 $0.3\sim0.9\mu m$,长 $2\sim20\mu m$,不形成芽孢,无荚膜,可运动,有 $1\sim2$ 根极鞭毛和侧鞭毛。电子显微镜下军团菌有着 G^- 杆菌的超微结构,内外两层膜,外膜由磷脂、脂多糖及一些特异性蛋白质所组成。其中某些磷脂成分可引起溶血等反应,脂多糖则可引起特异性血清学反应,具有内毒素样活性。

军团菌的细胞成分中含有大量侧链脂肪酸,超过脂肪酸总量的 77%,利用气-液相色谱分析军团菌脂肪酸图谱及辅酶 Q 含量,可将军团菌与其他细菌进行区别并分类。

军团菌和许多其他细菌一样,已检测到质粒。流行病学调查表明,某些含质粒的嗜肺军团菌菌株比同一环境中分离的无质粒株毒力要小。亦有资料表明,大肠杆菌的抗药性质粒可能会传递给军团菌。水环境中军团菌和其他 G^- 杆菌共存,可能发生遗传物质的交换,导致军团菌对抗生素的敏感性和其他特性发生改变。

军团菌在人工培养基上生长较困难,需要半胱氨酸和某些微量元素如铁离子等。目前公认最佳军团菌培养基为 BCYE 琼脂(buffer charcoal yeast extract agar),其中含有缓冲剂 ACES,酵母浸膏、可溶性焦磷酸铁、活性炭、半胱氨酸等。加入 α-酮戊二酸或硒有助于生长,效果更好。军团菌生长缓慢,一般在 35℃ 48h 后才在浓密接种处见到生长菌落,其最适 pH 为 6.8~7.0。需氧培养,初次分离宜置于 2.5%~5% CO_2 环境中。军团菌依靠氨基酸而不是碳水化合物作为能量和碳的来源。其不分解糖,不分解尿素,不还原硝酸盐,过氧化物酶阳性。多数菌种可产生弱的 β-内酰胺酶,并可液化明胶。

【流行病学】

军团菌广泛存在于自然界中。可从河水、湖水、天然温泉水以及泥土中分离到。某些藻类如蓝藻等可提供嗜肺军团菌的营养及生长条件,而某些阿米巴如棘头阿米巴(acanthamceba species)则可摄入军团菌,使之能在其体内繁殖,并保护军团菌不受消毒剂和不利条件的影响。军团菌对热有较强的抵抗力,水温对军团菌的分布有重要影响。军团菌能在0℃~63℃的温度下存活,40℃~45℃水比冷水更适合军团菌生长。即使无军团菌病例发生的地方,医院、宾馆、家庭环境中的热水管道或热水器中10%~50%亦有军团菌定植。不难发现很多军团菌暴发流行的传染源都与热水有关。

军团菌感染主要是由于吸入含军团菌的雾滴或尘土。军团菌污染人工管道供水系统,如中央空调冷却塔、冷热水管道系统、淋浴器,甚至工业用冷却水、医用湿化器如呼吸机湿化装置等是感染的常见原因。由于不经常使用或处理不当,造成军团菌在管道水流淤积处定植。供水系统的材料、水中共存细菌、藻类以及水中有机物可使军团菌获得足够的养料,大量繁殖,通过喷雾装置如淋浴器、冷却塔等形成含军团菌的气溶胶,其中直径小于5μm的微粒吸入后可进入肺泡沉积。当一次大量吸入或当机体防御机能减弱时就会引起人的感染。另外,军团菌亦可污染自来水、饮用水,从而引起军团菌肺炎,但目前尚无确切证据表明军团菌经消化道、伤口传播,亦无人与人直接传播证据。

军团菌感染可终年流行,但夏秋季节更多见。在旅游者中易散发和暴发军团病,可能与人疲劳、抵抗力减退以及旅馆环境有关。国外一些资料显示旅游者占已发现病例的10%~89%,故凡与旅游者及旅馆或其他建筑物有关联的肺炎流行应怀疑军团菌感染的可能。

各种年龄均可发生军团菌感染,但老年人多见。罹患慢性基础疾病患者及免疫力低下者如糖尿病、慢性阻塞性肺部疾病、慢性肾衰竭、肾移植、系统性红斑狼疮、长期应用糖皮质激素、化学治疗、放射治疗、血液透析等尤易发生军团菌感染。通常,医院内军团菌感染患病率较高,病死率可高达50%。

国外资料表明军团菌是社区获得性肺炎的三种常见细菌之一,发生率为1%~16%,平均5%。在暴露的高危人群中,军团菌感染暴发时的侵袭率高达8%~30%。流行性肺炎1%~3%由军团菌引起,高达1/4的不典型流行性肺炎由本菌引起。需住院肺炎中军团菌肺炎占2%~15%。10%医院获得性肺炎的病原体为嗜肺军团菌,而当医院内肺炎流行时,其比例更可高达30%。限于诊断技术发展水平,目前国内流行情况不明,根据大多数研究的人群血清抗体水平调查结果,正常人群军团菌抗体阳性率为5%~30%,需住院肺炎中有0~25%军团菌抗体阳性,北京等地曾有小规模暴发流行报道。各地发现的军团菌种或型不同,亦有地区差异可能。目前,国内已定型者有LP1,LP3~6,LP9、Lm等。

【发病机制和病理】

军团菌为机会致病菌,是人类单核细胞和巨噬细胞的兼性细胞内寄生菌。感染的后果与感染性气溶胶中含菌数量多少、菌株毒力大小以及机体抵抗力有重要关系。到达肺泡的军团菌被巨噬细胞吞噬后,可抑制巨噬细胞吞噬体与溶酶体的融合,从而在其胞内繁殖生长,最终破坏细胞而释放,引起新一轮的吞噬及释放,导致肺泡上皮和内皮的急性损害,并伴有水肿液和纤维素的渗出。军团菌产生的有害物质可造成组织损伤:外膜蛋白MIP可促进吞噬细胞对细菌的摄入并破坏细胞杀菌功能;军团菌的外毒素有消化卵黄囊和灭活α-抗糜蛋白酶等作用;脂多糖(LPS)作为内毒素有利于军团菌黏附宿主细胞,保护细菌免受细胞内酶破坏,促进单核吞噬细胞对细菌的摄入,干扰吞噬体磷脂双层结构从而阻止吞噬体与溶酶体的融合;磷酸酶可抑制激活的中性粒细胞产生超氧阴离子并影响细胞内第二信使的形成；蛋白激酶能催化真核细胞磷脂酰肌醇和微管蛋白的磷酸化作用，进而影响吞噬细胞的杀菌功能；军团菌蛋白酶能灭活 IL-2 和裂解人 T 细胞表面 CD$_4$，从而干扰 T 细胞活化及其免疫功能。此外，吞噬细胞在吞噬细菌时的胞吐作用及细胞的裂解可使其间的一些酶类和氧化代谢产物进入细胞外引起组织的广泛损伤。肺部感染后细菌合成的毒素、酶可逆行经支气管、淋巴管及血液播散到其他部位，肺外多系统损伤主要由毒血症引起，军团菌直接侵犯肺外器官组织的情况少见。

多形核粒细胞对军团菌作用很小，但也不支持军团菌生长，故中性粒细胞减少对军团菌感染影响不大。而 T 淋巴细胞激活后的吞噬细胞则对军团菌有抑杀作用，TNF、IFN、IL-2 可增强效应细胞活性，有助于清除军团菌。随着细胞免疫的形成，感染得到控制。

特异性抗体及补体对吞噬细胞吞噬军团菌起促进作用。但体液免疫对作为细胞内病原体的军团菌无直接杀伤作用。

军团菌肺炎主要影响肺部，特点为严重的肺炎和支气管炎，亦可导致全身各系统的损害。光镜下，肺部病理变化主要是多中心急性纤维素性化脓性肺泡炎及急性渗出性肺泡损害。肺泡腔内纤维蛋白、炎症细胞渗出，肺泡间质炎症细胞浸润、水肿，严重者有肺实质的破坏。免疫力低下者病变严重，可发生广泛的肺泡损害，伴透明膜形成。

【临床表现】

军团菌感染包括从血清学阳转的无症状感染至具有军团病特征的急性进行性肺炎等一系列疾病。临床上最常见有两种类型，即军团菌肺炎及庞提阿克热(Pontiac fever)。

军团菌肺炎为非典型性肺炎。潜伏期 2~10d，免疫抑制者较短，而抗生素治疗者偏长。军团菌肺炎可影响全身各个器官。典型病例前驱期可有疲劳、全身不适、淡漠、肌痛、头痛等。90%以上者有骤起的发热，常达 39.5℃~40℃，半数以上病人持续高热≥40℃。3/4 病人同时伴有寒战，3/5 以上患者有心动过缓。高热合并相对缓脉有提示诊断意义。军团菌肺炎病人早期常有无痛性腹泻，水样便，无脓血及污秽气味。1/4 患者有恶心、呕吐。

军团菌肺炎患者上呼吸道症状一般不明显，有时早期可有轻度干咳，3~4d 后出现少量非脓性痰，痰可为浆液性，亦可以呈明显血性，稠厚黄脓痰很少见。1/3 病人有胸痛，症状进展很快，可出现进行性呼吸困难。

神经系统受累多见。有精神状态异常者约占 30%，次为头痛(29%)。头痛多位于前额部，程度较重，且不常与其他中枢神经系统症状同在。另外，尚可有定向力障碍、小脑机能障碍等，亦可引起周围神经、颅神经病变。

大多数病人肾脏受累较轻。25%~50%患者有蛋白尿，30%有血尿。另尚可有轻度氮质血症。病变严重时可见急性肾小管坏死、间质性肾炎、快速进行性肾小球肾炎伴新月体形成，其原因可能为免疫介导损害、细菌直接侵犯、低血压、肾毒药物应用等。

病变亦可侵及心血管系统，引起心内膜炎、心肌炎、心包炎，并可引起低血压、休克、弥散性血管内凝血(DIC)。皮肤改变罕见，表现多形红斑等皮损。米克戴德军团菌有导致皮肤脓肿的报道。

军团菌感染的肺外表现即多系统损害较普通肺炎突出，临床医师在肺炎伴有明显肺外表现时,应想到军团病的可能。国外学者对医院获得性军团菌肺炎(NALP)和社区获得性军团菌肺炎(CALF)进行了对比分析,发现两者在入口构成、临床、实验室检查、X线及治疗效果上并无显著性差异,但似乎CALP中吸烟史、咳嗽、胸痛、肺外表现更突出,且双肺受累多见,NALP中慢性基础性疾病及血肌酐改变较多,且多为单侧肺受累。国内学者对比分析了中青年及老年军团菌肺炎临床表现,发现老年组具有多病灶、不典型性、易发生全身多脏器功能损害的特点。

庞提阿克热常由LP1、LP6、Lf、Lm引起,潜伏期5~66h(平均36h),侵袭率≤95%。商床多表现为发热,大部分病人伴头痛、寒战、全身不适、腹泻、各种神经系统症状等。部分病人亦可有呼吸困难、轻度干咳等呼吸系统症状。无肺炎X线表现及多系统损害症状为本型特点。

体格检查军团菌肺炎早期常有中毒性面容、高热、相对缓脉、肺部啰音等。以后大多数病人出现肺实变体征。呼吸急促与肺部受损程度成正比,但与X线检查相比,体征常较轻微。

【实验室及辅助检查】

(一)普通实验室检查

大部分患者外周血白细胞增多,并伴有核左移,淋巴细胞减少。严重者可有白细胞及血小板减少。半数患者有低血钠、低血磷。其他改变包括PaO_2降低、尿素氮、肌酐升高,轻微血尿、蛋白尿和肝功能异常。

(二)病原学检测

1. 呼吸道分泌物涂片染色检查

痰革兰染色军团菌常不着色,或呈G^-小而细长的杆菌。Giemsa染色可见到细胞内或细胞外淡紫色细长细菌。Gimenez染色时军团菌被染成红色,背为绿色,易于观察。另外尚有Dieterle染色、Tseng染色、半革兰染色,但均为非特异性检查技术。米克戴德军团菌抗酸染色弱阳性,因可用Kinyoun和改良妻-尼染色检出,故有误诊而行抗结核治疗的报道。通常痰涂片革兰染色具有较多中性粒细胞而无细菌时要考虑军团菌感染存在的可能。

2. 培养

军团菌在普通血平板、麦康凯平板等培养基上不生长。在最佳培养基BCYE琼脂上也生长缓慢,2d后才能见到菌落,多数需要5d,观察10d无生长方可报告培养阴性。应用含军团菌抗体的琼脂培养基及免疫放射自显影技术或克隆杂交技术,可更好地检测和计数军团菌菌落。Steinmetz等利用军团菌属特异性的单克隆抗体MAb2125进行克隆印迹分析,可于2h内在培养基上众多菌落中筛选出军团菌落。

由于临床标本污染机会多,分离常需在培养基中加入对军团菌无抑制作用的抗生素如万古霉素、多黏菌素等以抑制污染菌生长,或在培养基中加入染料,或对标本先期进行预加热处理或酸处理,以提高培养阳性率。为获最佳分离,要同时接种BCYE琼脂及含抗生素的选择性培养基。可疑菌落出现后,同时转种BCYE、不含半胱氨酸BCYE以及血平板,对疑似菌落行直接免疫荧光、生物化学、DNA杂交等鉴定。可用于临床初次分离军团菌的标本很多,痰、气管内吸出物、胸水、血,以及经纤维支气管镜采集的各种标本均可用于培养。在免疫抑制患者中,几乎任何部位的病灶都有可能检出军团菌。临床标本中,培养阳性率最高的是气管内吸出物培养,其敏感性90%,特异性100%。而痰、血标本的敏感性约80%、20%。临床采集标本时应尽量减少可影响军团菌生长的因素,如经纤支镜采样时尽最少用或不用利多卡因、等渗氯化钠液冲洗等。

3. 血清学检查

军团菌感染后可出现特异性血清学反应,通常抗体需6~9周才能达到有诊断意义水平,仅25%~40%患者病程第一周呈有意义升高。WHO推荐检测军团菌抗体最常用的最经典方法是间接免疫荧光检测(IFA),其他常用方法尚有试管凝集试验(TAT),间接血凝法(PHA)、微量凝集法(MAT)、酶联免疫吸附试验(ELISA)、放射免疫法(RIA)等。IFA敏感性可达70%~80%,特异性95%~99%,其他方法与之大致相仿,而敏感性大多稍低(ELISA法可较高)。血清学检测大多存在假阳性问题,依所用军团菌抗原及检测方法不同,部分正常人及某些细菌如铜绿假单胞菌、金黄色葡萄球菌等感染时可能出现不同程度抗体滴度增加。一次军团菌感染后抗体升高可持续数月甚至数年,单次抗体升高不能区别既往或是现症感染。目前多强调检测急性期及恢复期双份血清的抗体滴度有≥4倍以上变化才有意义。血清学诊断多用于回顾性诊断及流行病学调查。

4. 细菌抗原和核酸的检查

直接免疫荧光检测(DFA)法检测呼吸道标本是WHO推荐的军团菌肺炎早期诊断方法之一。可直接检测标本中的军团菌,但阳性结果常需要标本中有大量军团菌存在,X线上呈多叶病变时阳性机会较大。诊断的敏感性为50%~70%,特异性为96%~99%。单克隆抗体有助于提高特异性,但敏感性相似。目前商业化应用的仅LP1型试剂盒,临床上常用于纤支镜、开胸肺活检及尸检标本的诊断。

(1)尿可溶性抗原的检测:Plouffe等先后报道了用免疫学方法检测尿中LP1抗原,证明此法特异性>95%(仅次于培养),敏感性80%~90%。1992年Tang报道利用广谱ELISA法可同时对嗜肺及非嗜肺军团病患者尿抗原进行检测,敏感性高,特异性好,且有检测快速(3h内可获结果)、标本容易获得的优点。Steinmetz等报道可利用一种针对军团菌属特异性抗原决定簇60kDa HSP的单克隆抗体检测尿军团菌抗原。军团病感染3d后尿抗原即可阳性,可持续数周。但目前临床应用仅限于检测LP1,其他军团菌尚无理想的试剂盒。

(2)PCR及相关技术的应用:已有军团菌种和属的特异性基因探针应用于临床,并有放射性核素标记的DNA探针出售。PCR法具有很高的灵敏度,如果实验过程操作严格、引物选择恰当,亦有着较好的特异性。国内外学者通过不同引物(LEG,mip基因、5S-rRNA,16S-rRNA等)采用CR方法对多种临床标本中的军团菌进行了检测,证明了此法具有较好的敏感性和特异性。但尚无能检测所有军团菌的高度特异性的引物。PCR和探针杂交技术相结合可在一定程度上提高检测的特异性和敏感性,对非嗜肺军团菌诊断的敏感性优于培养及DFA,但对痰LP检测的敏感性不如培养高,且操作稍过繁琐。同PCR探针方法相比,PCR与ELISA结合以检测军团菌,操作简单,且节省时间。目前,PCR和DNA序列分析多用于培养物的证实。

5. X 线检查

军团菌肺炎胸部 X 线检查与一般细菌性肺炎相似,无明显特异性。胸片上以渗出、实变为主,可呈斑片、结节样改变。极早期或免疫抑制者偶或有间质性浸润影,但症状严重时主要表现为肺泡内渗出阴影,甚至有坏死及空洞形成。感染时早期呈小斑片或非段性浸润,约 10d 后实变达顶点,随感染进展而成段或叶性分布。肺部浸润早期是单侧的,尽管接受合适的抗生素治疗,仍有 2/3 人病变进展呈双侧性。20%~50% 人有少量胸膜腔渗出,可先于肺内病灶而出现。但罕见大量胸水及积脓。少数军团菌肺炎可形成空洞。军团菌肺炎肺内病灶的吸收较一般肺炎慢。红霉素治疗后半数病人 2 周后病变才明显吸收,1~2 月才完全消散。少数可延迟至数月,残留条索影。有时经有效治疗后,军团菌肺炎症状改善, 早期胸部 X 线表现反可有进展, 但如出现新的全肺叶累及则应考虑重复感染。

【诊断】

军团菌感染的症状无特异性,但某些线索有提示作用:①持续高热超过 40℃;②头痛或腹泻;③相对缓脉;④痰革兰染色可见较多中性粒细胞而细菌很少;⑤低钠低磷血症;⑥血清肌酐升高;⑦对 β 内酰胺类抗菌药物治疗无效。当临床肺炎患者出现上述情况时,需积极检查以了解有无军团菌感染可能。

培养出军团菌, 在组织或分泌物中检出其抗原或血清学检查阳转均可确立军团菌肺炎诊断。因不存在带菌状态,培养阳性即可肯定诊断。根据国内实际情况,我国曾于 1992 年 4 月拟定了军团菌肺炎诊断试行标准:①临床表现:发热、寒战、咳嗽、胸痛等呼吸道症状;②胸部 X 线摄片:炎性阴影;③呼吸道分泌物、痰、血或胸水:在 BCYE 或其他特殊培养基中培养有军团菌生长;④呼吸道分泌物:DFA 阳性;(5)IFA 检测:前后两次抗体滴度 4 倍增长达 1:128 以上,或 MAT 检测前后两次抗体 4 倍增长达 ≥1:64,或 TAT 检测前后两次抗体滴度 4 倍增长,达 ≥1:160。凡具有①、②,同时又具③、④、⑤中任一项者可诊断为军团菌肺炎。对 IFA 或 TAT 仅一次增高(IFA≥1:256,TAT≥1:320),同时伴临床及 X 线表现可考虑为可疑军团菌肺炎。非嗜肺军团菌感染亦可参照此标准诊断。

军团菌肺炎的鉴别诊断需排除肺栓塞及其他原因所致的肺炎。

【治疗】

军团菌肺炎传统的抗生素治疗以红霉素或联合利福平为首选,红霉素可用 1.0g 静脉滴注每 6h 1 次,如治疗反应满意,则 2d 后改为 0.5g 每 6h 口服,一般疗程为 3 周,以防吸收延缓或感染复发。严重感染、免疫抑制患者或对单一红霉素效果不佳者可联合利福平。国内经验通常红霉素 2.0g/d 已足够,重症者合用利福平 0.45~0.6g/d。新近美国 FDA 批准阿奇霉素和喹诺酮类治疗军团菌肺炎。可选择左氧氟沙星 500mg ivgtt qd,或加替沙星 400mg ivgtt qd 或莫西沙星 400mg ivgtt qd,疗程 2~4 周;或阿奇霉素 500mg ivgtt qd×1d,继之 250mg ivgtt qd×4d,口服 1 周后再重复。亦可使用多西环素 200mg ivgtt bid×3d,继之 100mg bid×11d。克拉霉素亦可选择。

军团菌肺炎的支持对症治疗同一般肺炎,积极纠正低氧血症,酸碱失调及水、电解质失衡,必要时机械通气。

庞提阿克热属自限性疾病,不需抗菌药物治疗,可予对症处理。一周内完全康复。

【预后】

影响预后的主要因素是抗生素的选择及机体状态。早期确诊,并随之予以正确治疗者,免疫正常者病死率由 25% 下降至 7%,而免疫抑制者则由 80% 降至 25%。与预后不良有关的其他因素为低钠血症、出现低血压并需用正性肌力药物、经药物治疗肺炎无吸收、白细胞总数偏低、延误特异性治疗及出现呼吸衰竭。早期给予有效抗生素且足期治疗者预后较好。正确地使用抗菌药物治疗后,肺功能可完全恢复正常,少数可遗留有肺纤维化改变。

(谭恩丽 张 帆)

第八节 支气管-肺真菌病

近 20 年来深部真菌感染的发生率呈持续上升趋势,肺部真菌病占内脏深部真菌感染的 60% 以上。

我国肺真菌病大多为条件致病性真菌所致,以曲霉菌和白念珠菌最常见,其次为新型隐球菌、毛霉菌;而致病性真菌如芽生菌、组织胞浆菌、球孢子菌偶见报道。诺卡菌和放线菌属于细菌,但形态上可类似真菌,被称为"类真菌",其肺部感染在国内也有所见。

肺真菌病的诊断需要从临床、胸部影像学和实验室检查进行综合分析,而确诊有赖于痰或病灶区组织真菌涂片和培养,分离及形态学的鉴定。血清学试验往往因交叉反应难以确诊。皮肤试验一般用于流行病学的调查,皮肤试验阳性表明过去曾发生过真菌感染,但不能作为诊断的依据。尽管近年来在深部真菌感染的诊断方面已取得一定的进展,但仍缺少灵敏度高、特异性强的实验诊断方法。

深部真菌病的治疗以抗真菌药物为主,在选择性病例给予手术治疗,而治疗基础疾病,调整免疫功能,综合治疗也非常重要。

一、曲霉菌病

肺曲霉菌病(pulmonary aspergillosis)致病菌主要为烟曲霉,少数为黄曲霉、土曲霉、黑曲霉、棒状曲霉、构巢曲霉及花斑曲霉等。我国从 1949 年到 2002 年底陆续报道的呼吸道曲霉感染 750 多例,然而 1972 年以前的总数仅 47 例。肺部曲霉病绝大多数为继发感染,原发者极为罕见。临床上一般将本病分为曲霉球、变态反应性支气管肺曲霉病(allergic bronchopulmonary aspergillosis,ABPA)和侵入性肺曲霉病(invasive pulmonary aspergillosis,IPA)等三种类型。

【发病机制和病理】

曲霉球是最常见的类型。曲霉常寄生于肺结核、支气管肺囊肿、肺癌及结节病等慢性肺部疾病形成的空腔内。空洞壁和周围的肺组织部分破坏、肺泡内出血、有大量慢性炎症细胞浸润和许多增生的小动、静脉,呈瘤样扩张,一般无菌丝侵入。洞内有黄褐色球状物,较松脆,切面有色素沉着,含成堆的有隔分支菌丝体,夹杂大量嗜酸性无定形物质和红细胞。

ABPA 是 Ⅰ 型和 Ⅲ 型变态反应的联合作用。其抗原与 IgE 致敏的肥大细胞发生特异性结合,释放介质,导致支气管痉挛,支气管黏膜通透性增加,抗原进入组织,引起肺和血内嗜酸性粒细胞增多。此外,曲菌抗原与 IgG 抗体结合形成免疫复合物,在补体参与下引起支气管及其周围肺组织慢性炎症,导致支气管破坏、扩张和肺纤维化。支气管壁和肺实质有肉芽肿形成。

IPA 表现为坏死性出血性肺炎,多发性脓肿或肉芽肿,病灶边缘可有小动脉栓塞。曲霉侵入肺血管导致血行播散,累及全身其他脏器。

【临床表现】

曲霉球患者无明显全身症状,但有反复咯血和咳嗽。肺内孤立的新月形透亮区球型灶,为其典型 X 线表现。

ABPA 一般发生在特应性体质基础上,呈反复发作性喘息、发热、咳嗽、咳棕色痰栓、咯血。体检两肺布满哮鸣音,肺浸润部位有细湿啰音。胸部 X 线示肺叶、段分布的浸润病灶,常为游走性;肺实变,或因黏液栓阻塞支气管致肺段或肺叶不张,但无叶间裂移位,长期反复发作可导致中心性支气管扩张,受累的段或亚段支气管呈囊状扩张,而远端正常。车轨线样、平行线、环状、带状或牙膏样、指套状等阴影亦常能见到。血嗜酸性粒细胞增多。血清 IgE 浓度升高。曲霉浸出液作皮内试验可呈双相反应:试验 15~20min 后,出现风团和红晕反应,0.5~2h 消退(Ⅰ型反应);4~10h 再次观察,在皮试局部出现 Arthus 反应,24~36h 消退(Ⅲ型反应)。患者含曲霉特异性沉淀素,用浓缩的血清标本测定,阳性率达 92%。

IPA 患者病情严重。有发热、咳嗽、咳脓性痰、胸痛、咯血、呼吸困难,以及播散至其他器官引起的相应症状和体征。体检发现肺部有干、湿啰音。X 线早期可出现局限性或双肺多发性浸润,或结节状阴影,病灶常迅速扩大融合成实变或坏死形成空洞;或突然发生大的、楔形的、底边对向胸膜的阴影,类似于"温和的"肺梗死。少数出现胸腔积液征象。

【诊断】

支气管深部分泌物涂片找到菌丝,培养多次阳性,有助于诊断。曲霉球典型的 X 线特征有诊断意义。曲霉抗原皮内试验和血清沉淀试验阳性具诊断价值。发作性支气管哮喘、周围血嗜酸性粒细胞增多、血清 IgE 升高、X 线示肺浸润灶,经纤支镜吸出分泌物涂片有曲霉菌丝,或培养有曲霉生长,可诊断为 ABPA。透视下定位经纤支镜做肺活检,对曲霉球和 IPA 有确诊价值。

【治疗】

曲霉球一般对抗真菌药物治疗无效,反复咯血或咯血量大者,应争取手术切除治疗。

ABPA 目前认为糖皮质激素是治疗本病最有效的药物,可抑制变态反应、减少痰液,使支气管管腔不利于曲霉种植。发作期一般口服泼尼松 0.5mg/(kg·d),有助于肺浸润吸收,2 周后改为同样剂量,隔日 1 次,维持 3 个月。此后逐渐减量至停药。减量过程应至少在 3 个月以上。定期进行血清总 IgE 水平、胸部 X 线及肺功能检查。通常要求经过治疗

2个月后,血清总 IgE 水平降低约 35%以上,若不降低或明显升高,多提示疾病复发,即使无症状也应增加激素剂量。亦可联合应用二性霉素 B,雾化吸入疗效较满意。通常用地塞米松 2.5mg 和二性霉素 B 5mg 加入蒸馏水 10ml 中雾化吸入,每日 2 次,共 1 个月。或应用二丙酸倍氯米松 1000~1500μg/d 或布地奈德 1600μg/d 喷雾吸入均可获得类似的效果。

IPA 者主要采用抗真菌药物治疗。二性霉素 B 为首选药物,剂量 1.0~1.5mg/(kg·d),总量 30~40mg/kg。亦可合并应用利福平 600mg/d,空腹一次口服。因两者联合应用有协同作用。也可联合 5-氟胞嘧啶。伊曲康唑对曲霉感染具良好疗效,用量 200mg/d 逐渐增至 400mg/d,分 1~2 次服用;亦有人推荐 600mg/d×4d 后改 200mg bid 服用。对于顽固性或复发性 IPA 患者,可选用伏立康唑治疗,若病灶局限,能够耐受手术,可作部分肺切除。

二、肺念珠菌病

肺念珠菌病(pulmonary candidiasis)病原主要为白念珠菌,其次为热带念珠菌、高里氏念珠菌和星状念珠菌。

【发病机制和病理】

白念珠菌寄植于人的口腔、咽喉、上呼吸道、阴道及肠道黏膜,一般不致病。当患有严重的慢性疾病,或长期应用广谱抗生素、激素或免疫抑制剂等致机体抵抗力降低时,病原体侵入支气管或肺引起发病,称为原发(吸入)性。在粒细胞缺乏、静脉导管留置、糖尿病、肾衰竭等易发生血源性念珠菌病,亦可播散至肺部。偶有新生儿出生时经产道获得感染,为先天性念珠菌病。

白念珠菌入侵在下呼吸道由酵母相转菌丝相,毒力增强,并大量生长繁殖,对细胞产生毒性和引起炎症反应,菌丝体可因病灶趋于慢性而增加。初期病变以急性化脓性炎症伴脓肿形成为主,病灶周围有菌丝和吞噬细胞浸润。后期呈干酪样坏死、空洞形成、纤维化及肉芽肿。

【临床表现】

(一)支气管炎型

全身情况良好,症状轻微,一般不发热。主要表现剧咳,咳少量白色黏液痰或脓痰。检查发现口腔、咽部及支气管黏膜上被覆散在点状白膜,胸部偶尔听到干性啰音。

(二)肺炎型

大多见于免疫抑制或全身情况极度衰弱的病人。呈急性肺炎或败血症表现,出现畏寒、发热、咳嗽、咳白色黏液胶胨样痰或脓痰,常带有血丝或坏死组织,呈酵母臭味,甚至有咯血、呼吸困难等。肺部可闻及干、湿啰音。

【X 线表现】

两肺纹理增深,或呈弥漫性小片状或斑点状阴影,部分可融合成大片致密影,边缘模糊,形态多变,发展迅速。病变大多位于中下肺野。部分病例伴胸膜改变。慢性病变呈纤维条索状阴影和代偿性肺气肿。

【诊断】

经纤支镜通过防污染毛刷采取的下呼吸道分泌物、肺组织、胸水、血尿或脑脊液直接涂片或培养出念珠菌,即可诊断,确诊需要结合活组织病理学检查。痰液直接涂片或培养出念珠菌并不能作为诊断依据,因有 10%~20% 的正常人痰中可找到白念珠菌。若漱口清洁口腔后深部咳痰连续 3 次培养出同一菌种的念珠菌,有诊断参考价值。

【治疗】

首先治疗原发病及去除诱发因素。加强支持疗法,增强机体免疫功能。治疗以二性霉素 B 疗效最为肯定。用于支气管–肺念珠菌病的疗程和总剂量尚未肯定。多数病人可能需要在 2~4 周内总剂量达到 1.5~2g。在严重病例或合并败血症患者应联合 5-FC,可降低病死率。

三、肺隐球菌病

肺隐球菌病(pulmonary gryptococcosis)为新生型隐球菌感染引起的亚急性或慢性内脏真菌病。主要侵犯肺和中枢神经系统,但也可以侵犯骨骼、皮肤、黏膜和其他脏器。

【发病机制和病理】

本菌通常经呼吸道进入人体。肺是感染的首发部位。正常人吸入隐球菌后,引起肺内感染,很少出现症状,常有自愈倾向。若因过度劳累或有免疫缺损的慢性病患者,吸入真菌后在肺内形成病灶,可经血行播散至全身,且多侵入中枢神经系统。

本菌感染后仅引起轻度炎症反应。肺部有局限性或广泛性肉芽肿形成,坏死和空洞少见,钙化和肺门淋巴结肿大极为罕见。也可在胸膜下形成小结节。隐球菌可在脑部冠状切面的灰质部分产生病变,常可引起脑膜脑炎。

【临床表现】

肺部隐球菌病可单独存在,或与其他部位的隐球菌病同时发生。约 1/3 病例无任何症状,常在胸部 X 线检查中被发现,有时误诊为肺癌。多数患者可有轻度咳嗽、咳少量黏液痰或血痰、胸痛、低热、乏力及体重减轻等。少数病例呈急性肺炎表现,偶有胸痛或肺实变和胸腔积液。当并发脑脊髓膜炎时,则症状明显而严重。常有中等度发热,偶可高热达 40℃,并出现脑膜脑炎的症状和体征。

X 线上病变以双侧中下肺部为多见,亦可为单侧或局限于一肺叶。可呈孤立的球形灶或数个结节状病灶,周围无明显反应,类似肿瘤;或为弥漫性粟粒状阴影;或呈片状浸润阴影。约 10% 患者有空洞形成。

【诊断】

下呼吸道分泌物、胸液和脑脊液做墨汁涂片或培养,检出隐球菌时即可确诊。乳胶凝集试验检测痰液、胸液、支气管肺泡灌洗液、脑脊液或应用免疫抑制剂者血清中隐球菌抗原阳性亦有助于诊断。

【治疗】

根据患者免疫状态和病变有无播散区别处理。免疫机制健全者无播散证据的肺隐球菌病不必治疗;若在随访中肺部病变扩大或出现明显症状再予治疗。播散性肺隐球菌病或虽然病变局限于肺部但宿主免疫抑制,则需立即治疗。首选两性霉素 B,可联合 5-氟胞嘧啶,二者有协同作用,疗程 3~6 周,视病情可延长 2~3 月或更长。也可采用氟康唑,其水溶性高、蛋白结合率低、半衰期长,其脑脊液浓度可达血清浓度的 50%~60%,在合并脑膜炎者,首剂400mg,然后200~400mg/L,疗程2~3月,必要时延长至6个月。初期静脉滴注,病情好转后可改为口服给药。伊曲康唑亦具抗隐球菌活性。疗程结束后需每3月随访1次,至少1年。

四、肺毛霉菌病

肺毛霉菌病(pulmonary mucormycosis)由毛霉菌目的根霉菌属、毛霉菌属、根黏菌属、犁头霉菌属、被孢霉菌属及丝状霉菌属引起的一种急性化脓性疾病,慢性感染罕见。临床上以毛霉菌和根霉菌较为常见。前者好侵犯肺,后者多累及鼻、鼻窦、眼眶、脑及消化道。

【发病机制和病理】

毛霉菌可存在于正常人口腔和鼻咽部,机体免疫功能降低时可侵入支气管和肺,产生急性炎症,并经血行累及脑和全身各脏器,也可通过吸入孢子而致病。原发性感染罕见。

病理特征是血管梗塞和组织坏死。肺呈实变,弹性差;切面显示大片出血伴新近的梗死。镜下见不同程度的水肿、充血、大片出血、坏死,伴中性粒细胞和浆细胞浸润,有时见到巨噬细胞;组织常呈化脓性变化,很少形成肉芽肿。本菌对血管具有特殊的亲和力,但很少侵入静脉,大多直接侵犯大、小动脉,导致血栓形成、邻近组织梗死、缺血和坏死。在血管壁内可见到10~20μm的菌丝。在组织中,HE染色菌丝呈淡蓝色,乌洛托品银染色显示最清楚。

【临床表现】

本病开始为急性支气管炎症状,累及肺时引起肺实变及肺脓肿,并伴有血栓形成和梗死的征象。突然发病时,严重者出现发热、咳嗽、痰中带血、胸闷、气急、呼吸困难、胸痛等,当累及肺动脉时,可引起致命性大咯血。两肺有广泛湿性啰音及胸膜摩擦音。本病一般呈进展性,大多在3~30d内死亡。

文献上有少数因其他原因致死的病例尸检时发现局限性肺毛霉菌病灶的报道。在支气管扩张或慢性空洞性肺部疾病手术切除的肺标本中,偶尔发现"毛霉菌球"。

胸部X线上大多呈迅速进展的大片肺实变阴影,可形成空洞,或见肺梗死阴影。少数呈小结节状阴影。

【诊断和鉴别诊断】

下呼吸道分泌物直接涂片或培养找到毛霉菌,病理组织切片中发现本菌特征性形态或血管壁内菌丝即可确诊。临床上必须与其他病原体的急性肺炎相鉴别。

【治疗】

本病起病急骤、病程短、死亡率高达50%以上。控制原发疾病,及时给予抗真菌药物甚为重要。首选二性霉素B,亦可联合应用5-氟胞嘧啶。局限性慢性肺部病灶,或"毛霉菌球"可做肺叶切除。并于术前、术后给予二性霉素B治疗。

五、肺组织胞浆菌病

组织胞浆菌病(histoplasmosis)是一种原发性真菌病。本病为非传染性,有自限性,但可重复感染而发生播散性或慢性病变。主要分布在美国密西西比河和俄亥俄河流域。在我国十分罕见。

【病因和发病机制】

本病由荚膜组织胞浆菌感染引起。该菌属双相性真菌,在组织内呈酵母型,在室温和泥土中呈菌丝型。有人认为只有酵母型致病,而菌丝型无致病性。当吸入本菌的孢子后,首先引起原发性肺部感染,并激发机体的细胞免疫,若再吸入本菌后可免于发病或不治自愈。但免疫功能低下者,或吸入大量孢子后,则引起比较严重的肺部病变,并通过淋巴或血行播散到个身。

【病理】

在肺及其他组织器官形成上皮样肉芽肿、结核样结节、干酪样坏死及钙化,部分变为空洞,但很少化脓。

【临床表现】

通常分为四型。

(一)无症状型

占 90%~95%。组织胞浆菌素皮肤试验呈阳性反应。肺部出现多发性钙化。

(二)急性肺病型

有畏寒、发热、咳嗽、胸痛、肌肉痛及体重减轻。X 线呈弥漫性结节状致密影。

(三)播散型

大多数由急性肺型恶化引起。除上述症状外,尚可出现贫血,白细胞减少,进行性肝、脾大,皮肤、黏膜溃疡,全身淋巴结肿大。胸部 X 线通常呈粟粒形肺浸润、空洞形成及肺门淋巴结肿大。病程 1~30 个月。

(四)慢性肺病型

约 20%患者无任何症状。本型常见症状为咳嗽、咳痰、发热、胸痛、咯血、呼吸困难、盗汗、消瘦。X 线示早期常为边缘清楚的肺实变,后期呈结节状肿块,部分患者常在肺尖部出现空洞。

【诊断和鉴别诊断】

流行区居住或旅行史、临床表现、影像学检查有提示诊断价值。血清学试验阳性对诊断有帮助。对菌丝型抗原测定为 1:4 和对酵母型抗原为 1:16,是疾病活动的有力证据。组织胞浆菌素皮内试验阳性表示过去或现在有感染,适用于普查。琼脂凝胶双相扩散试验比补体结合试验更具有特异性,但与芽生菌和球孢子菌病有交叉反应,因此必须同时做组织胞浆菌素、芽生菌素及球孢子菌素皮肤试验,以便鉴别。

痰、尿、血、骨髓、胸水及其他分泌物涂片或培养分离出荚膜组织胞浆菌,可以确诊。纤支镜活检和灌洗物培养有确诊价值,更适用于未钙化结节病灶和空洞型病变。浅表淋巴结活检,肝、脾、肺等穿刺活检对确诊很重要,但内脏穿刺宜慎重。在组织学上本病应特别注意与马尔尼菲青霉菌病鉴别,需要结合培养菌型鉴定才能可靠区别。我国曾有根据组织学诊断的组织胞浆病报道,除个别患者为归侨外,其余病例后来均证明是马尔尼菲青霉病的误诊。

临床上易将本病误诊为肺结核、肺炎、肺癌、结节病、淋巴瘤等。

【治疗】

大多数患者无需治疗而自愈。重症者以二性霉素 B 疗效最佳，但也可用 5-氟胞嘧啶，酮康唑及克霉唑等。急性肺型患者，症状持续 2 周以上，用两性霉素 B，总剂量 0.8~1.0g；肺部病变伴严重肺功能减退者，予泼尼松 60~80mg/d。播散型给予二性霉素 B，成人总量 2.0g；儿童 1mg/(kg·d)，至少 6 周。慢性肺型，尤其是有空洞者，治疗同播散型；化疗无效伴持续咯血或继发感染，或因肺组织破坏引起症状，宜手术切除。

六、肺诺卡菌病

诺卡菌病(nocardiosis)系由星形诺卡菌或巴西诺卡菌引起的一种慢性化脓性疾病。前者为条件致病菌，一般在人体免疫功能降低时引起感染；后者毒性较强，可为原发感染。星形诺卡菌为最常见的病原体。

【发病机制和病理】

星形诺卡菌广泛存在于土壤和家畜中。通常在机体抵抗力降低时，吸入孢子引起肺部亚急性或慢性化脓性病灶。亦可引起血行播散，侵入脑、肾等其他脏器。

病理变化为化脓性炎症，可形成许多大小不一的脓肿。其周围可见革兰阳性球杆菌或分枝状菌丝。有时见到肉芽肿样病变。

原发病灶位于肺，其广泛程度与感染成正比。肺部病灶可为大叶性或小叶性，常为慢性；也可见孤立的肺脓肿或急性化脓性肺炎或散在的粟粒样浸润。慢性病灶有进行性纤维化。可累及胸膜引起脓胸，形成窦道。也可侵犯脊椎，引起压缩性、溶骨性变化。

【临床表现】

70%~75%诺卡菌病的初发部位是肺，早期症状不明显，往往被原发疾病所掩盖。病灶扩散时出现发热、乏力、食欲减退、盗汗及消瘦等中毒症状。呼吸道症状开始有干咳，以后有黏液脓性痰和血痰。如有空洞形成，可有大咯血。侵犯胸膜可有胸痛及脓胸的体征。累及胸壁则形成皮下瘘孔，经久不愈。经血行播散，引起相应部位的症状和体征，最常见为脑脓肿。

【实验室检查】

中性粒细胞升高，血沉增快。X 线有肺部浸润阴影。病灶进展可有实变、空洞形成和多发性肺脓肿。也可见弥漫性结节灶和粟粒样病变。肺门淋巴结常肿大，但极少钙化。病变延及胸膜可致胸腔积液。

【诊断】

痰、脓液或组织经消化浓缩后涂片，革兰染色，找到弯曲的染色阳性菌丝和分裂的菌体；病理组织检查可见无巨细胞的肉芽肿，内有抗酸染色和革兰染色阳性的菌丝。临床上需与结核病和放线菌病相鉴别。

【治疗】

磺胺药治疗有特效，但必须剂量大，疗程长，才能治愈。常用剂量为磺胺嘧啶 6~10g/d，分 4~6 次口服，1 个月后适当减量，疗程 3~6 个月。复方磺胺甲噁唑每次 2 片，3 次/d，口服 3~5 个月。有时在磺胺药基础上加用链霉素或红霉素。据认为，联合氨苄西林或阿米卡星可起协同作用。对磺胺药过敏者，可选用大环内酯类和 β-内酰胺类抗生素。局限性慢性肺脓肿需手术治疗。

七、肺放线菌病

肺放线菌病(pulmonary actinomycosis)系由厌氧的以色列放线菌感染肺部引起的慢性化脓性肉芽肿性疾病。本菌为正常入口腔、龋齿、扁桃体隐窝中的常存菌。多数由于口腔卫生不良,吸入含有放线菌颗粒的分泌物而发病。也可来自血行播散或腹部病灶的直接蔓延。本菌在厌氧条件下琼脂培养,出现球形菌落。在组织内呈黄色颗粒,通称"硫磺颗粒",系由菌丝缠结而成。镜检为革兰阳性的 0.5~1.0μm 菌丝团,四周菌丝呈放射状排列,菌丝末端膨大呈棒状。

【病理】

肺部感染从支气管炎开始,有化脓性肉芽肿,多发性小脓肿形成。在脓肿内可见到硫磺颗粒,周围为类上皮细胞、多核巨细胞、嗜酸性粒细胞和浆细胞,再外为纤维性病变。病变累及胸膜,引起胸膜炎或脓胸,并可穿破胸壁形成瘘管。本病特点为破坏和增生同时进行,在病变结疤痊愈的同时,仍可向周围组织扩展。

【临床表现】

多为缓慢起病。开始有低热或不规则发热、咳嗽,咳出少量黏液痰。随着病变的进展,肺部形成多发性脓肿时,则症状加重。可出现高热、剧咳、咳大量黏液脓性痰或大咯血,伴乏力、盗汗、贫血及体重减轻。病变延及胸膜可引起剧烈胸痛,侵入胸壁有皮下脓肿及瘘管形成,经常排出混有菌块的脓汁。瘘管周围组织有色素沉着。瘘管口愈合后在其附近又可出现瘘管。如纵隔受累,可致呼吸或吞咽困难,严重者可导致死亡。可有肺脓肿及胸腔积液体征。

【X 线表现】

单侧或双侧肺散在不规则斑片状浸润阴影,可融合成实变,其中有不规则透亮区,亦可伴有胸腔积液。病变蔓延到肋骨和脊椎时,可见到骨膜炎征象,肋骨或脊椎破坏。

【诊断】

早期在临床和 X 线上无特征性改变,较难诊断。确诊主要依靠微生物学及组织学检查。从脓汁、痰液或瘘管壁的组织中找到硫磺颗粒,或厌氧培养出致病菌可确诊。

本病较易与肺结核、支气管癌及肺脓肿相混淆,与奴卡氏病菌病在临床、X 线表现及致病菌的形态方面亦颇相似,应注意鉴别。

【治疗】

青霉素 G 治疗有特效。剂量宜大,根据病情为 200 万~1000 万 U/d 静脉滴入。病情稳定后可减量。疗程长,一般为 1~3 个月,或继续使用至病灶完全吸收。若青霉素疗效不满意,可加用大剂量磺胺药(血浓度达 5~10mg%),能提高疗效。若对青霉素过敏或治疗无效,可改用链霉素、红霉素、林可霉素、四环素及头孢菌素类抗生素。胸壁脓肿或脓胸必须切开引流。久治不愈的放线菌性肺肉芽肿、纤维化、支气管扩张、胸壁或肋骨病变、瘘管等可采用手术切除。

(谭恩丽　张　帆)

第九节 肺寄生虫病

肺部致病性寄生虫有原虫(阿米巴、弓形虫和在分类学仍有争议但多数主张划归原虫的卡氏肺孢子虫)、蠕虫(圆形线虫——蛔虫、钩虫、粪类圆线虫、旋毛虫、丝虫、比翼线虫;扁形线虫——肺吸虫、棘球蚴虫、囊尾蚴虫、后睾吸虫、血吸虫)、节肢动物五口吸虫和螨。肺寄生虫病或为肺(胸膜)直接侵犯致病,或为过敏反应。前者可以是原发性肺部感染如卡氏肺孢子虫肺炎,亦可以是继发于邻近器官病变的扩散如胸膜肺阿米巴病;后者表现为各种类型(单纯性、迁延性、热带性)的肺嗜酸性粒细胞浸润,大多伴随于蠕虫移行症。这里从肺病学临床强调几点:①寄生虫病大多呈现流行性和地域性特征。现在国内外和境内入口流动包括旅游者大量增加,非流行区医生应当熟悉有关知识,防止漏诊和误诊。②除肺吸虫病、肺棘球蚴病和卡氏肺孢子虫肺炎等主要表现为肺部病变外,在多数寄生虫病肺脏不是定居或主要累及脏器,有的表现为多脏器侵犯,临诊时需要多方面搜集病史和全面检查,切忌局部观点。③由于免疫损害宿主的增加,对于好发于免疫抑制状态的某些寄生虫病如卡氏肺孢子虫肺炎、弓形虫病、粪类圆线虫病等尤需警惕。④对于肺寄生虫病的某些特殊表现或不常见的寄生虫病要有识别能力。如肺吸虫病可以仅仅表现为胸膜积液或气胸。国外报道的犬恶丝虫(dirofilaria immitis)肺部侵犯表现为 1~2cm 大小、孤立性、境界清楚的圆形结节,偶呈双侧性分布,酷似肺癌或肺结核球。旋毛虫病侵犯呼吸肌可引起通气衰竭。囊虫蚴在呼吸肌沉积可出现胸痛,蚴虫死亡后在X 线上显示胸部多发性或孤立性钙化影。肺五口吸虫病(pulmonary pentastomiasis)和肺螨病(pulmonary acarisis)临床症状大多轻微,X 线呈现小结节或钙化灶。如果不熟悉这些特征则很容易误诊。

一、吸入性肺炎

吸入性肺炎(aspiration pneumonitis)系吸入酸性物质、动物脂肪如食物、胃内容物以及其他刺激性液体或挥发性的碳氢化合物后引起的化学性肺炎。严重者可发生急性呼吸衰竭或 ARDS。

【病因和发病机制】

临床上吸入胃内容物,较吸入碳氢化合物液体为多见,且更为重要。煤油、汽油、干洗剂、家具上光剂等有时可误吸,多见于儿童。正常人由于喉保护性反射和吞咽的协调作用,一般食物和异物不易进入下呼吸道,即使误吸少量液体,亦可通过咳嗽反射排出。在神志不清时如全身麻醉、脑血管意外、癫痫发作、酒精中毒、麻醉过量或服镇静剂后,防御功能减弱或消失,异物即可吸入气管;罹食管病变如食管失弛缓症、食管上段癌肿、Zenker 食管憩室时,食物下咽不能全部入胃,反流入食管;各种原因引起的气管-食管瘘,食物可经食管直接进入气管内,医源性因素如鼻胃管刺激咽部引起呕吐;气管插管或气管切开影响喉功能,抑制正常咽部运动,可将呕吐物吸入气道。老年人反应性差更易发生吸入性肺炎。

胃内容物吸入后,由于胃酸的刺激,产生急性肺部炎症反应,其严重程度与胃液酸度、吸入量以及在肺内的分布情况有关。胃酸 pH≤2.5 时,吸入 25ml 即能引起严重的肺组织损伤。动物实验中证实,吸入 pH≤1.5 的液体 3ml/kg 时可致死。吸入液体的分布范围越广泛,损伤越严重。

【病理和病理生理】

吸入胃内容物后,胃酸可立即引起气道和肺部化学性灼伤。刺激支气管引起管壁强烈痉挛,随后产生支气管上皮急性炎症反应和支气管周围炎性浸润。进入肺泡的胃液迅速向四周肺组织扩散,引起肺泡上皮细胞破坏、变性,肺泡Ⅰ型及Ⅱ型细胞坏死,并累及毛细血管壁,使血管壁通透性增加,血管内液体渗出,引起水肿和出血性肺炎。同时由于肺泡毛细血管膜的破坏,形成间质性肺水肿。数日后肺泡内水肿和出血逐渐吸收,并被透明膜代替。久之可形成肺纤维化。吸入食物或异物时若将咽部寄居菌带入肺内,可导致以厌氧菌为主的继发性细菌感染,形成肺脓肿。肺水肿使肺组织弹性减弱、顺应性降低、肺容量减少,加之肺泡表面活性物质减少,使小气道闭合,肺泡萎陷引起肺微不张,均可产生通气不足、通气/血流比例失调和静动脉血分流增加,导致低氧血症或代谢性酸中毒。血管内液大量渗出或反射性血管扩张,血容量减少,可产生低血压。碳氢化合物吸入的病理过程与胃酸吸入相仿,因其表面张力低,吸入后可立即在肺部大面积扩散,并使表面活性物质失活,而产生肺不张、肺水肿,导致严重低氧血症。

【临床表现】

患者常有吸入史或诱因,迅速发病,多于 2h 内出现症状。临床表现与诱发病因有关,如由于气管-食管瘘引起的吸入性肺炎,则每于进食后有痉挛性咳嗽、气急。在神志不清的情况下,吸入时常无明显症状,但 1~2h 后突然出现呼吸困难,迅速出现发绀和低血压,常咳出浆液性泡沫状痰,可带血或伴发热。两肺闻及湿啰音,可伴哮鸣音,严重者可发生呼吸窘迫综合征。

胸部 X 线示于吸入后 1~2h 即能见到两肺散在不规则片状边缘模糊阴影,肺内病变分布与吸入时的体位有关,常见于单侧或双侧中下肺野,右肺为多见。发生肺水肿,则两肺出现片状、云絮状阴影融合成大片状,从两肺门向外扩散,以两肺中、内带为明显,与心源性急性肺水肿的 X 线表现相似,但心脏大小和外形正常,无肺静脉高压征象。

【防治】

对容易引起胃液吸入的患者,突然发生呼吸困难,短时间内出现肺部浸润病灶,即应高度警惕产生吸入性肺炎的可能。并应积极与细菌性肺炎、心源性肺水肿、肺栓塞相鉴别。

预防吸入性肺炎的主要措施为防止食物或胃内容物吸入,如手术麻醉前充分让胃排空,对昏迷患者可采取头低及侧卧位,尽早安置胃管,必要时作气管插管或气管切开。加强护理更为重要。

在紧急情况下,应立即给予高浓度氧吸入。应用纤支镜或气管插管将异物吸出,加用呼气末正压呼吸支持治疗。纠正血容量不足可用白蛋白或低分子右旋糖酐等。为避免左心室负担过重和胶体液渗漏入肺间质,可使用利尿剂。虽常规应用糖皮质激素治疗,但尚有争议,有认为在吸入 12h 内大量使用糖皮质激素 3~4d,有利于肺部炎症的吸收,但也有持相反意见者。抗生素用于控制继发性感染,多数不主张用于预防细菌性感染。吸入碳氢化合物液体后的处理原则与上述相同。

二、放射性肺炎

放射性肺炎(radiation pneumonitis)系由于肺癌、食管癌、纵隔恶性肿瘤、乳腺癌、恶性淋巴瘤或胸部其他恶性肿瘤经放射治疗后,在放射野内正常肺组织受到损伤而引起的炎症反应。轻者无症状,炎症可自行消散;重者肺脏发生广泛纤维化,导致呼吸功能损害,甚至呼吸衰竭。

【发病因素】

放射性肺炎的发生、严重程度与放射方法、放射量、放射面积、放射速度均有密切关系。有认为放射量阈在 3 周内为 25~30Gy,上海复旦大学中山医院曾统计剂量在 6 周内小于 20Gy 一般极少发生肺炎,放射量超过 60Gy 者,必将发生放射性肺炎。放射量越大肺损伤亦越严重。放射野越大发生率越高,大面积放射的肺组织损伤较局部放射为严重,照射速度越快,越容易产生肺损伤。其他影响因素如个体对放射线的耐受性差,肺部原有病变如肺炎、慢性阻塞性肺疾病以及再次放射治疗等均易促进放射性肺炎的发生。另亦有研究资料显示,化疗合并放射可增加肺损伤的危险性。如博来霉素能加重肺部的放射治疗反应。老年和儿童对放射治疗的耐受性最差。

【病理】

急性期的病理改变多发生于放射治疗后 1~2 月,亦有迟至治疗结束后半年始发现。现认为放射性肺炎的发生与肺泡 II 型细胞和血管内皮细胞受损伤有密切关系,表现为肺血管特别是毛细血管损伤产生充血、水肿和细胞浸润,肺毛细血管和肺小动脉内皮肿胀、脱落、管腔狭窄可导致栓塞,淋巴管扩张和透明膜形成,由于肺泡 II 型细胞的损害致使肺泡张力改变,而引起肺泡塌陷和不张。急性改变有可能自行消散,但常引起肺结缔组织增生,纤维化和玻璃样变。慢性期往往发生于放射治疗 9 个月以后。巨噬细胞释放各种细胞因子包括转化生长因子(TGF-β),已知其可刺激成纤维细胞增生而有助于形成肺纤维化。病理为广泛肺泡纤维化、肺收缩、毛细血管内膜增厚、硬化。管腔狭窄或阻塞而导致肺循环阻力增高和肺动脉高压,胸膜也可因炎症产生少量积液和纤维化而增厚。细支气管上皮间变,黏液分泌物阻塞以及局部防御功能降低可导致肺部继发性感染,而促进放射性纤维化的发生。

【肺功能改变】

肺放射性炎症和纤维化都引起限制性通气功能障碍,肺顺应性减低,伴通气/血流比例降低和弥散功能降低,导致缺氧。有时胸片尚未发现异常,而肺功能检查已显示变化。

【临床表现】

轻者无症状,多于放射治疗 2~3 周出现症状,常有刺激性、干性咳嗽,伴气急、心悸和胸痛,不发热或低热,偶有高热或少量血痰。气急随肺纤维化而加重,呈进行性加剧。静息时亦气促,容易产生呼吸道感染而加重呼吸道症状。并发放射性食管炎时则出现吞咽困难。若放射损伤肋骨,产生肋骨骨折,局部有明显压痛。体检见放射部位皮肤萎缩、变硬,肺部可闻及干湿啰音和摩擦音。肺部广泛严重纤维化,最后导致肺动脉高压及肺源性心脏病,出现相应征象。X线表现多数于停止放疗1月后,肺部出现阴影。急性期在照射的肺野上出现弥漫性片状模糊阴影,其间隐约呈网状影,酷似支气管炎或肺水肿。病变的范围与胸廓表面照射野一致。但偶见放射性肺炎发生在照射野以外的肺部,甚至在对侧肺部,有学者认为这种现象可能是由于超敏反应所致,可产生胸腔积液。慢性期发生肺纤维化,呈条索状或团块状收缩或局限性肺不张。纵隔胸膜和心包有大量粘连,纵隔向患侧移位,同侧横膈升高和胸廓塌陷。

【诊断】

根据放射治疗史,干性呛咳,进行性气急和胸部X线有炎症或纤维化改变可做出诊断,但应与肺部肿瘤恶化和转移性肿瘤相鉴别,以免误诊而继续放射治疗,造成死亡。支气管黏膜上皮经照射后常引起细胞间变,细胞学检查时应与癌肿细胞慎加区别。

【防治】

为预防放射性肺炎的发生,应严格掌握放射总剂量及其单次分配,照射野大小。乳腺癌作放射治疗应作切线投射,尽量避免肺部损伤。在放射治疗过程中,必须严密观察患者有无呼吸道症状及体温升高。X线检查发现肺炎,应立即停止放射治疗。

amifostine为广谱细胞保护剂,国外已用于肺癌的放疗和化疗的临床研究。初步结果显示该制剂可降低肺损伤的发生率。

治疗方法主要是对症处理,肺部继发感染给予抗生素。早期应用糖皮质激素有效。一般采用泼尼松40~60mg/d,4次分服,待症状消失,根据肺内病变严重程度逐渐减量,多数在4周以后减量。激素减量或停用后,若有病情反复,则必须恢复糖皮质激素治疗。低氧血症给予氧疗。

(雷泽林 张 帆)

第六章 支气管扩张症

支气管扩张(bronchiectasis)指感染、理化、免疫或遗传等原因引起支气管壁肌肉和弹力支撑组织的破坏而引起的中等大小的支气管不正常扩张。临床表现为慢性咳嗽、大量脓痰和反复咯血。本病多在儿童或青年时期起病,随着抗菌药物的大量应用和儿童疫苗接种的普及,支气管扩张的发病呈逐渐减少趋势。

【病因和发病机制】

支气管扩张的主要病因是支气管-肺组织感染和支气管阻塞。两者相互影响,促使支气管扩张的发生和发展。支气管扩张也可能是先天发育障碍及遗传因素引起,但较少见。另有约 30%支气管扩张患者病因未明, 但通常弥漫性的支气管扩张发生于存在遗传、免疫或解剖缺陷的患者,如囊性纤维化、纤毛运动障碍和严重的 α-抗胰蛋白酶缺乏。低免疫球蛋白血症和免疫缺陷和罕见的气道结构异常也可引起弥漫性疾病, 如气管支气管扩张(Mounier-Kuhn 综合征)、软骨缺陷(Williams-Campbell 综合征),以及变应性支气管肺曲菌病等常见疾病的少见并发症。局灶性支气管扩张可源自未进行治疗的肺炎或阻塞,例如异物或肿瘤,外源性压迫或肺叶切除后解剖移位。所有这些疾病损伤了宿主气道清除机制和防御功能,使其清除分泌物的能力下降,易于发生感染和炎症。细菌反复感染可使充满炎性介质和病原菌黏稠液体的气道逐渐扩大、形成瘢痕和扭曲。支气管壁由于水肿、炎症和新血管形成而变厚。非结核分枝杆菌也导致患者支气管扩张。周围间质组织和肺泡的破坏导致了纤维化、肺气肿,或二者兼有。

【病理】

支气管扩张常常是位于段或亚段支气管管壁的破坏和炎性改变,受累管壁的结构,包括软骨、肌肉和弹性组织破坏被纤维组织替代。扩张的支气管内可积聚稠厚脓性分泌物,其外周气道也往往被分泌物阻塞或被纤维组织闭塞所替代。扩张的支气管包括三种不同类型。①柱状扩张:支气管呈均一管形扩张且突然在一处变细,远处的小气道往往被分泌物阻塞。②囊状扩张:扩张的支气管腔呈囊状改变,支气管末端的盲端也呈无法辨认的囊状结构。③不规则扩张:病变支气管腔呈不规则改变或呈串珠样改变。显微镜下可见支气管炎症及纤维化、支气管壁溃疡、鳞状上皮化生和黏液腺增生。病变支气管相邻的肺实质也可存在纤维化、肺气肿、支气管肺炎和肺萎陷。炎症可致支气管壁血管增多,并伴有相应支气管动脉扩张及支气管动脉和肺动脉吻合。

【临床表现】

（一）症状

1. 慢性咳嗽、大量脓痰

与体位改变有关，这是由于支气管扩张部位分泌物积储，改变体位时分泌物刺激支气管黏膜引起咳嗽和排痰。其严重度可用痰量估计：轻度，<10ml/d；中度，10~150ml/d；重度，>150ml/d。急性感染发作时，黄绿色脓痰量每日可达数百毫升。感染时痰液收集于玻璃瓶中静置后出现分层的特征：上层为泡沫，下悬脓性成分，中层为混浊黏液，下层为坏死组织沉淀物。引起感染的常见病原体为铜绿假单胞菌、金黄色葡萄球菌、流感嗜血杆菌、肺炎链球菌和卡他莫拉菌。

2. 反复咯血

50%~70%的患者有程度不等的咯血，从痰中带血至大量咯血，咯血量与病情严重程度、病变范围有时不一致。部分患者以反复咯血为唯一症状，临床上称为"干性支气管扩张"，其病变多位于引流良好的上叶支气管。

3. 反复肺部感染

其特点是同一肺段反复发生肺炎并迁延不愈。这是由于扩张的支气管清除分泌物的功能丧失，引流差，易于反复发生感染。

4. 慢性感染中毒症状

如反复感染，可出现发热、乏力、食欲减退、消瘦、贫血等，儿童可影响发育。

（二）体征

早期或干性支气管扩张可无异常肺部体征，病变重或继发感染时常可闻及下胸部、背部固定而持久的局限性粗湿啰音，有时可闻及哮鸣音，部分慢性患者伴有杵状指（趾）。出现肺气肿、肺心病等并发症时有相应体征。

【实验检查及其他】

胸部 X 线平片检查时，囊状支气管扩张的气道表现为显著的囊腔，腔内可存在气液平面。囊腔内无气液平面时，很难与大疱性肺气肿或严重肺间质病变的蜂窝肺鉴别。支气管扩张的其他表现为气道壁增厚，主要由支气管周围的炎症所致。由于受累肺实质通气不足、萎陷，扩张的气道往往聚拢。

纵切面可显示为"双轨征"，横切面显示"环形阴影"。这是由于扩张的气道内充满了分泌物，管腔显像较透亮区致密，产生不透明的管道或分支的管状结构。但是这一检查对判断有无支气管扩张缺乏特异性，病变轻时影像学检查可正常。

可明确支气管扩张诊断的影像学检查为支气管造影，是经导管或支气管镜在气道表面滴注不透光的碘脂质造影剂，直接显像扩张的支气管。但由于这一技术为创伤性检查，现已被 CT 取代，后者也可在横断面上清楚地显示扩张的支气管。高分辨 CT（HRCT）的出现，进一步提高了 CT 诊断支气管扩张的敏感性。由于其无创、易重复、易被患者接受，现已成为支气管扩张的主要诊断方法。

其他检查有助于支气管扩张的直观或病因诊断。当支气管扩张呈局灶性且位于段支气管以上时，纤维支气管镜检查可发现弹坑样改变。痰液检查常显示含有丰富的中性粒细胞以及定植或感染的多种微生物。痰涂片染色以及痰细菌培养结果可指导抗生素治疗。肺功能测定可以证实由弥漫性支气管扩张或相关的阻塞性肺病导致的气流受限。

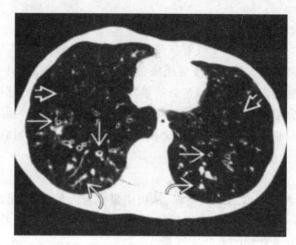

图 1-8　支气管扩张

【诊断和鉴别诊断】

(一)诊断

根据反复咯脓痰、咯血的病史和既往有诱发支气管扩张的呼吸道感染病史,HRCT显示支气管扩张的异常影像学改变,即可明确诊断为支气管扩张。纤支镜检查或局部支气管造影,可明确出血、扩张或阻塞的部位。还可经纤支镜进行局部灌洗,采取灌洗液标本进行涂片、细菌学和细胞学检查,进一步协助诊断和指导治疗。

(二)鉴别诊断

需与支气管扩张鉴别的疾病主要为慢性支气管炎、肺脓肿、肺结核、先天性肺囊肿、支气管肺癌和弥漫性泛细支气管炎等, 仔细研究病史和临床表现, 以及参考胸片、HRCT、纤维支气管镜和支气管造影的特征常可做出明确的鉴别诊断。下述要点对鉴别性诊断有一定参考意义:①慢性支气管炎:多发生在中年以上的患者,在气候多变的冬、春季节咳嗽、咳痰明显,多为白色黏液痰,感染急性发作时可出现脓性痰,但无反复咯血史。听诊双肺可闻及散在干湿啰音。②肺脓肿:起病急,有高热、咳嗽、大量脓臭痰;X线检查可见局部浓密炎症阴影,内有空腔液平。急性肺脓肿经有效抗生素治疗后,炎症可完全吸收消退。若为慢性肺脓肿则以往多有急性肺脓肿的病史。③肺结核:常有低热、盗汗、乏力、消瘦等结核毒性症状,干湿啰音多位于上肺局部,X线胸片和痰结核菌检查可做出诊断。④先天性肺囊肿:X线检查可见多个边界纤细的圆形或椭圆阴影,壁较薄,周围组织无炎症浸润。胸部CT检查和支气管造影可助诊断。⑤弥漫性泛细支气管炎:有慢性咳嗽、咳痰、活动时呼吸困难,常伴有慢性鼻窦炎,胸片和胸部CT显示弥漫分布的小结节影,大环内酯类抗生素治疗有效。

【防治】

尽管支气管扩张的发展呈渐进的过程,但在儿童期接种流感、麻疹、百日咳疫苗,及时控制鼻窦和气道感染、解除气道阻塞和纠正免疫低下因素,对于预防支气管扩张的发生和发展具有相当积极的意义。

支气管扩张的治疗目标分为：①纠正或消除潜在的基础疾病；②提高气道分泌物清除的能力；③消除或减少定植和感染细菌负荷，控制炎症反应；④逆转气道的阻塞。

原发病因的纠正是治愈支气管扩张的希望，如补充丙种球蛋白以纠正选择性丙种球蛋白缺乏症，及时和规则抗结核治疗以尽早治愈肺结核并尽量减少纤维残留病变，应用皮质激素治疗变态反应性肺曲菌病，取出异物解除气道梗阻等都能有效阻断支气管扩张的发展。可惜多数支气管扩张难以找到明确的病因。

抗菌药物几乎是治疗支气管扩张的主要手段，其目的是在急性期控制细菌感染，减少细菌负荷，阻断支气管扩张的炎症恶性循环。抗菌药物选择主要以覆盖流感嗜血杆菌、铜绿假单胞菌和厌氧菌为主，常用的口服抗菌药物为阿莫西林或阿莫西林/克拉维酸，如为铜绿假单胞菌一般用环丙沙星或左氧氟沙星；严重感染或合并肺实质炎症时可以静脉用药，可以选用具有抗假单胞菌活性的哌拉西林、头孢他定、头孢吡肟、哌拉西林/三唑巴坦、头孢哌酮/舒巴坦、环丙沙星、妥布霉素、亚胺培南或美罗培南，如有阳性的痰培养结果，应根据药敏结果用药。近年来主张雾化定期吸入氨基糖苷类，如庆大霉素和妥布霉素，能有效减少痰内的铜绿假单胞菌负荷和改善临床症状。抗菌药物的疗程也很难统一，一般推荐疗程为 7~14d，稳定期是否需要应用抗生素的问题没有明确的意见，但长期应用抗菌药物可能容易诱导耐药菌定植。例外的是大环内酯类抗生素，在弥漫性泛细支气管炎的患者，主张长期应用小剂量红霉素的 400~600mg/d，可以改善预后。有研究表明在分离出铜绿假单胞菌感染的支气管扩张的患者，应用小剂量红霉素 8 周，能改善 FEV_1，但不能清除铜绿假单胞菌，推测其机制可能是通过调节炎症反应起作用。试图阻断炎症反应的药物尚包括口服和吸入糖皮质激素，但有限的随机临床试验发现口服或吸入糖皮质激素不能改善支气管扩张的预后。

尽管没有很好的 Meta 分析资料支持胸部理疗能改善痰的清除能力，国内外众多学者通常强调胸部物理治疗包括体位引流、胸腔叩击、胸腔振荡、辅助性咳嗽和用力呼气锻炼能改善呼吸道引流，但很难为患者接受和长期坚持，因此也没有长期胸部物理治疗的随机临床试验报道。黏液溶液剂如乙酰半胱氨酸在理论上能使痰液变得稀薄，利于痰液的排出，但没有明确的临床证据表明其有效性。雾化吸入人重组脱氧核糖核酸酶(recombinant human DNAase，rhDANase) 能改善囊性肺纤维化引起的支气管扩张患者的 FEV_1，但在非囊性纤维化引起的支气管扩张病人没有得到同样的结果。

在抗菌药物广泛应用以前，手术切除扩张的支气管肺叶曾经是治疗局限性支气管扩张的主要手段，但就目前来说，支气管扩张需要手术治疗的患者大大减少。手术治疗的主要适应证有 3 个：一个是局限于 1 个或 2 个以内肺叶的支气管扩张，感染频繁发展有加重趋势，内科治疗无法控制的；二是出现致命的并发症如大咯血应用药物和支气管动脉栓塞不能控制；三是合并出现肺脓肿或脓胸内科治疗无法解决。在支气管扩张晚期，预计生存期在 2 年以下的，可以考虑双肺移植。

（雷泽林　张　帆）

第七章 肺 脓 肿

肺脓肿(lung abscess)是由于一种或多种病原体所引起的肺组织化脓性病变,早期为化脓性肺炎,继而坏死、液化,脓肿形成。临床上以急起高热、畏寒、咳嗽、咳大量脓臭痰,X线显示一个或数个含气液平的空洞为特征。

【病原体】

肺脓肿绝大多数是内源性感染,主要由吸入口咽部菌群所致。其常见病原体与上呼吸道、口腔的寄居菌一致。厌氧菌是肺脓肿最常见的病原体,通常包括 G^+ 球菌如消化球菌、消化链球菌以及 G^- 杆菌如脆弱拟杆菌、产黑色素拟杆菌和坏死梭形杆菌等。肺脓肿病原谱中需氧菌和兼性厌氧菌亦占一定比例,主要包括金黄色葡萄球菌、肺炎链球菌、溶血链球菌和肺炎克雷白杆菌、大肠杆菌、变形杆菌、铜绿假单胞菌等。院内感染中需氧菌比例通常较高。血源性肺脓肿中病原菌以金葡菌最为常见,肠道术后则以大肠杆菌、变形杆菌等较多,腹腔盆腔感染可继发血源性厌氧菌肺脓肿。其他可引起肺部脓肿性改变的少见病原体尚有诺卡菌、放线菌、真菌如曲菌、分枝杆菌和寄生虫如溶组织内阿米巴等,但临床所谓之"肺脓肿"含义通常不包括此类特殊病原体所致者。

【发病机制】

(一)吸入性肺脓肿

口鼻咽腔寄居菌经口咽吸入,是急性肺脓肿的最主要原因。扁桃体炎、鼻窦炎、齿槽溢脓等脓性分泌物,口腔鼻咽部手术后的血块,齿垢或呕吐物等,在昏迷、全身麻醉等情况下,经气管而被吸入肺内,造成细支气管阻塞,病原菌即可繁殖致病。国内、外报告分别有29.3%和23%的患者未能发现明显诱因,可能由于受寒、极度疲劳等诱因的影响,全身免疫状态与呼吸道防御功能减低,在深睡时吸入口腔的污染分泌物而发病。

本型常为单发性,其发生部位与解剖结构及体位有关。由于右总支气管较陡直,且管径较粗,吸入性分泌物易进入右肺。在仰卧时,好发于上叶后段或下叶背段,在坐位时,好发于下叶后基底段。右侧位时,好发于右上叶前段与后段形成的腋亚段。

(二)血源性肺脓肿

皮肤创伤感染、疖痈、骨髓炎、腹腔感染、盆腔感染、亚急性感染性心内膜炎等所致的菌血症,病原菌脓毒栓子,经循环至肺,引起小血管栓塞,进而肺组织炎症、坏死,形成脓肿。此型病变常为多发性,叶段分布不一定,但常发生于两肺的边缘部,中小脓肿为多。病原菌多为金黄色葡萄球菌等原发感染病原体。

（三）继发性肺脓肿

多继发于其他肺部疾病。空洞型结核、支气管扩张、支气管囊肿和支气管肺癌等继发感染，可引起肺脓肿。肺部邻近器官化脓性病变或外伤感染、膈下脓肿、肾周围脓肿、脊柱旁脓肿、食管穿孔等，穿破至肺亦可形成脓肿。阿米巴肺脓肿多继发于阿米巴肝脓肿。由于阿米巴肝脓肿好发于肝右叶的顶部，易穿破膈肌至右肺下叶，形成阿米巴肺脓肿。

【病理】

早期吸入部位细支气管阻塞，进而肺组织发生炎症，小血管栓塞，肺组织化脓、坏死，终至形成脓肿。病变可向周围组织扩展，甚至超越叶间裂侵犯邻接的肺段。菌栓使局部组织缺血，助长厌氧菌感染，加重组织坏死。液化的脓液积聚在脓腔内引起脓肿张力增高，最终致使脓肿破溃到支气管内，咳出大量脓痰。若空气进入脓腔内，则脓肿内出现液平面。有时炎症向周围肺组织扩展，可形成一个至数个脓腔。若支气管引流不畅，坏死组织残留在脓腔内，炎症持续存在，则转为慢性肺脓肿。此时脓腔周围纤维组织增生，脓腔壁增厚，周围的细支气管受累，可致变形或扩张。

【临床表现】

急性吸入性肺脓肿起病急骤，患者畏寒、发热，体温可高达39℃~40℃。伴咳嗽、咳黏痰或黏液脓性痰，炎症波及局部胸膜可引起胸痛。病变范围较大者，可出现气急。此外，还可有精神不振、乏力、纳差等。7~10d 后，咳嗽加剧，肺脓肿破溃于支气管，随之咳出大量脓臭痰，每日可达 300~500ml，体温旋即下降。由于病原菌多为厌氧菌，故痰常带腥臭味。有时痰中带血或中等量咯血。慢性肺脓肿患者可有慢性咳嗽、咳脓痰、反复咯血、继发感染和不规则发热等，常有贫血、消瘦等消耗状态。

胸部检查局部常有叩诊浊音，呼吸音减低，湿性啰音或胸膜摩擦音；即使有空洞形成，亦很少有典型的空洞体征。并发胸膜渗液时有胸腔积液的体征。慢性肺脓肿有杵状指（趾）。

【实验室和辅助检查】

（一）周围血象

外周血白细胞计数及中性粒细胞比例均显著增加，总数可达$(20~30)\times10^9$/L，中性粒细胞在 80%~90% 以上。慢性肺脓肿患者的白细胞无明显改变，但可有轻度贫血，血沉加快。

（二）病原学检查

病原学检查对肺脓肿诊断、鉴别诊断以及指导治疗均十分重要。由于口腔中存在大量厌氧菌，重症和住院病人口咽部也常有可引起肺脓肿的需氧菌或兼性厌氧菌如肺炎克雷白杆菌、铜绿假单胞菌、金葡菌等定植，咳痰培养不能确定肺脓肿的病原体。较理想的方法是避开上呼吸道直接至肺脓肿部位或引流支气管内采样。但这些方法多为侵入性，各有特点，应根据情况选用。怀疑血源性肺脓肿者血培养可发现病原菌。但由于厌氧菌引起的菌血症较少，对吸入性肺脓肿血培养结果往往仅能反映其中部分病原体。而伴有脓胸或胸腔积液者，胸液病原菌检查阳性结果直接代表肺脓肿病原体，污染机会极少，即使污染亦易于判断。对免疫低下者的肺脓肿，还应行真菌和分枝杆菌的涂片染色和培养检查。阿米巴肺脓肿者痰检可发现滋养体和包囊从而确诊。

(三)影像学检查

肺脓肿的 X 线表现根据类型、病期、支气管的引流是否通畅以及有无胸膜并发症而有所不同。吸入性肺脓肿在早期化脓性炎症阶段,典型的 X 线征象为大片浓密模糊炎性浸润阴影,边缘不清,分布在一个或数个肺段,与细菌性肺炎相似。脓肿形成后,大片浓密炎性阴影中出现圆形或不规则透亮区及液平面。在消散期,脓腔周围炎症逐渐吸收,脓腔缩小而至消失,或最后残留少许纤维条索阴影。慢性肺脓肿脓腔壁增厚,内壁不规则,周围炎症略消散,但不完全,伴纤维组织显著增生,并有程度不等的肺叶收缩,胸膜增厚。纵隔向患侧移位,其他健肺发生代偿性肺气肿。血源性肺脓肿在一肺或两肺边缘部见多发的、散在的小片状炎症阴影,或呈边缘较整齐的球形病灶,其中可见脓腔及平面或液化灶。炎症吸收后可呈现局灶性纤维化或小气囊。

胸部 CT 扫描较普通胸部平片敏感,多有浓密球形病灶,其中有液化,或呈类圆形的厚壁脓腔,脓腔内可有液平面出现,脓腔内壁常表现为不规则状,周围有模糊炎性影。伴脓胸者尚有患侧胸腔积液改变。

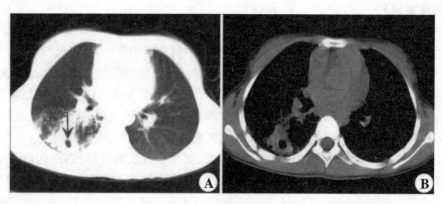

图 1-9　肺脓肿

(四)纤维支气管镜检查

可明确有无支气管腔阻塞,及时发现病因或解除阻塞恢复引流。亦可行纤维支气管镜防污染毛刷采样、防污染灌洗微生物检查以及吸引脓液,必要时尚可于病变部注入抗生素。

【诊断和鉴别诊断】

(一)诊断

根据口腔手术、昏迷、呕吐、异物吸入后出现急性发作的畏寒、高热、咳嗽和咳大量脓臭痰等病史,结合白细胞总数和中性粒细胞比例显著增高,肺野大片浓密阴影中有脓腔及液平的 X 线征象,可做出诊断。血、胸腹水、下呼吸道分泌物培养(包括厌氧菌培养)分离细菌有助于做出病原诊断。有皮肤创伤感染,疖、痈化脓性病灶,发热不退,并有咳嗽、咳痰等症状,胸部 X 线检查示有两肺多发性小脓肿,血培养阳性可诊断为血源性肺脓肿。

(二)鉴别诊断

1. 细菌性肺炎

早期肺脓肿与细菌性肺炎在症状及 X 线表现上很相似。细菌性肺炎中肺炎链球菌肺炎最常见。胸部 X 线片示肺叶或段实变,或呈片状淡薄炎性病变,极少脓腔形成。其他有化脓性倾向的葡萄球菌、肺炎克雷白杆菌肺炎等,借助下呼吸道分泌物和血液细菌分离可做出鉴别。

2. 空洞型肺结核

发病缓慢,病程长。胸部 X 线片示空洞壁较厚,其周围可见结核浸润卫星病灶,或伴有斑点、结节状病变。空洞内一般无液平,有时伴有同侧或对侧的结核播散病灶。痰中可找到结核杆菌。

3. 支气管肺癌

肿瘤阻塞支气管引起支气管远端的肺部阻塞性炎症,呈肺叶段分布。癌灶坏死液化形成癌性空洞。发病较慢,常无或仅有低度毒性症状。胸部 X 线片示空洞常呈偏心,壁较厚且内壁凹凸不平,一般无液平,空洞周围无炎症反应。由于癌肿经常发生转移,故常见有肺门淋巴结肿大。通过 X 线体层摄片、胸部 CT 扫描、痰脱落细胞检查以及纤维支气管镜检查可确诊。

4. 支气管肺囊肿继发感染

肺囊肿呈圆形,腔壁薄而光滑,常伴有液平面,周围无炎性反应。患者常无明显的毒性症状或咳嗽。若有感染前的 X 线片相比较,则更易鉴别。

其他如 Weigener 肉芽肿亦需排除。

【防治】

肺脓肿的预防主要是减少和防治误吸,保持良好口腔卫生,肺炎早期积极给予有效抗菌药物治疗。治疗的原则是选择敏感药物抗炎和采取适当方法进行脓液引流。

(一)抗菌药物治疗

吸入性肺脓肿多有厌氧菌感染存在,治疗可选用青霉素、克林霉素和甲硝唑。青霉素 G 对急性肺脓肿的大多数感染细菌都有效,故最常用,建议剂量每天 640 万~1000 万单位静滴,分 4 次给予。脆弱拟杆菌和产黑色素拟杆菌对青霉素耐药,可予林可霉素或克林霉素治疗。体外试验示甲硝唑对几乎所有常见厌氧菌均有效,但对微需氧链球菌或需氧菌无效。早期经验性治疗应针对多种口腔菌群,可选择静脉应用青霉素、头孢菌素或第三代头孢菌素与克林霉素或甲硝唑联合,或者 β-内酰胺类/β-内酰胺酶抑制剂等。酗酒、护理院及医院获得性肺脓肿者应使用有抗假单胞菌活性的第三、四代头孢菌素如头孢他啶和头孢吡肟联合克林霉素或甲硝唑。或 β-内酰胺类/β-内酰胺酶抑制剂、碳青霉烯类、氟喹诺酮类(左氧氟沙星、环丙沙星)之一联合应用克林霉素或甲硝唑。有效治疗下体温 3~10d 可下降至正常。此时可将静脉给药转换为口服给药（如呼吸氟喹诺酮类）。抗生素总疗程 6~10 周,或直至临床症状完全消失,X 线片显示脓腔及炎性病变完全消散,仅残留纤维条索状阴影为止。血源性肺脓肿疑似金黄色葡萄球菌感染者可选用耐酶青霉素或第一代头孢菌素治疗。对 β 内酰胺类过敏或不能耐受者可改为克林霉素或万古霉素。对 MRSA 则需用万古霉素。化脓性链球菌以青霉素 G 为首选。需氧 G⁻ 杆菌引起的感染,应尽量根据体外药敏选药。或根据本地区的 G⁻ 杆菌药敏情况选药。亚胺培南对肺脓肿的常见病原体均有较强的杀灭作用,是重症患者较好的经验性治疗备选药物。

（二）痰液引流

肺脓肿的治疗应强调体位引流,尤其在患者一般情况较好且发热不高时。操作时使脓肿部位处于高位,在患部轻拍,每天 2~3 次,每次 10~15min。但对脓液甚多且身体虚弱者体位引流应慎重,以免大量脓痰涌出,不及咳出而造成窒息。有明显痰液阻塞征象者可经纤支镜冲洗吸引。而有异物者需行纤支镜摘除异物。痰液黏稠、有支气管痉挛存在时,可考虑对症使用黏液溶解剂以及支气管扩张剂治疗,亦可采用雾化以稀释痰液。贴近胸壁的巨大脓腔,可留置导管引流和冲洗。合并脓胸时应尽早胸腔抽液、引流。

（三）外科治疗

绝大多数不需外科手术治疗。手术指征包括慢性肺脓肿长期内科治疗效果不佳,或存在恶性肿瘤、大咯血、脓胸伴支气管胸膜瘘及不愿经胸腔引流者。

（雷泽林　张　帆）

第八章　支气管哮喘

支气管哮喘(bronchial asthma,简称哮喘)是由多种细胞(如嗜酸性粒细胞、肥大细胞、T淋巴细胞、中性粒细胞、气道上皮细胞等)和细胞组分参与的气道慢性炎症性疾病。这种慢性炎症与气道高反应性相关,通常出现广泛多变的可逆性气流受限,并引起反复发作性的喘息、气急、胸闷或咳嗽等症状,常在夜间和(或)清晨发作、加剧,多数患者可自行缓解或经治疗缓解。支气管哮喘如诊治不及时,随病程的延长可产生气道不可逆性缩窄和气道重塑。而当哮喘得到控制后,多数患者很少出现哮喘发作,严重哮喘发作则更少见。来自全球哮喘负担的数据表明,尽管从患者和社会的角度来看,控制哮喘的花费似乎很高,但不正确的治疗可导致哮喘反复发作,治疗费用将会更高。因此,合理的防治至关重要。为此,世界各国的哮喘防治专家共同起草,并不断更新了全球哮喘防治倡议(Global Initiative for Asthma,GINA)。GINA目前已成为防治哮喘的重要指南。

【流行病学】

全球约有1.6亿患者。各国患病率不等,国际儿童哮喘和变应性疾病研究显示13~14岁儿童的哮喘患病率为0~30%,我国五大城市的资料显示同龄儿童的哮喘患病率为3%~5%。一般认为儿童患病率高于青壮年,老年人群的患病率有增高的趋势。成人男女患病率大致相同,发达国家高于发展中国家,城市高于农村。约40%的患者有家族史。

【病因】

本病病因复杂。目前认为哮喘是一种有明显家族聚集倾向的多基因遗传疾病,受遗传和环境多种因素的影响。

(一)遗传因素

近年来随着分子生物学技术的发展,哮喘的相关基因研究取得了一定的进展。哮喘被认为是多基因遗传病,第5、6、11、12、13、14、17、19、21号染色体可能与哮喘有关,但具体关系尚不明确。哮喘的多基因遗传特征为:①外显不全;②遗传异质化;③多基因遗传;④协同作用。这样就导致在一个群体中发现的遗传连锁有相关性,而在另一个不同的群体中则不能发现这种相关。

国际哮喘遗传学协作研究组曾研究了三个种族共140个家系,采用360个常染色体上短小串联重复多态性遗传标记进行全基因扫描。将哮喘候选基因粗略定位于5p15、5q23~31、6p21~23、11q13、12q14~24.2、13q21.3、14q11.2~13、17p11.1q11.2、19q13.4、21q21。这些哮喘遗传易感基因大致可分为三类:①决定变态反应性疾病易感的HLA-Ⅱ类分子基因遗传多态性(如 6p31~33);②T 细胞受体高度多样性与特异性 IgE(如 14q11.2);③决定 IgE 调节及哮喘特征性气道炎症发生发展的细胞因子基因及药物相关基因(如 11q13,5q31~33),而 5q31~33 区域内含有包括细胞因子簇 IL-3、IL-4、IL-9、IL-13、GM-CSF 和队肾上腺素能受体、淋巴细胞糖皮质激素受体、白三烯 C_4 合成酶等多个与哮喘发病相关的候选基因。这些基因对 IgE 调节以及对哮喘的炎症发生发展很重要，因此 5q31~33 又被称为细胞因子基因簇。上述染色体区域的鉴定无一显示有与一个以上种族人群存在连锁的证据,表明特异性哮喘易感基因只有相对重要性,同时表明环境因素或调节基因在疾病表达方面,对于不同的种族可能存在差异,也提示哮喘和特应征具有不同的分子遗传基础。这些遗传学染色体区域很大,平均含>20Mb 的 DNA 和数千个基因,而且目前由于标本量的限制,许多结果不能被重复。可见,寻找并鉴定哮喘相关基因还有大量的工作要做。

(二)激发因素

哮喘的形成和反复发病,常是多种因素综合作用的结果。

1. 吸入物

吸入物分特异性和非特异性两种。前者如尘螨、花粉、真菌、动物毛屑等;后者如硫酸、二氧化硫、氯气、甲醛、甲酸等。近 20 年来欧、美、日本等工业发达国家,哮喘发病率逐年上升且程度加重,室外大气污染中非抗原物质如 SO_2、NO_2、O_3 悬浮颗粒物质及金属离子的污染是其中一个重要原因。职囊性哮喘的特异性吸入物有甲苯二异氰酸酯、邻苯二甲酸酐、乙二胺、青霉素、蛋白酶、淀粉酶、蚕丝、动物毛屑或排泄物等。

2. 感染

哮喘的形成和发作与反复呼吸道感染有关,尤其是病毒感染。病毒感染对诱发哮喘急性发作的作用已经明确,最近证实 80%的儿童哮喘发作与 50%~55%的成人哮喘发作与病毒感染有关。最常见的是鼻病毒,然后是流感病毒、副流感病毒、呼吸道合胞病毒及冠状病毒等。病毒感染引起气道上皮细胞产生多种炎性介质,增强对随后吸入的过敏原的炎症反应和气道收缩反应,可诱导速激肽和组胺失活减少,提高迷走神经介导的反射性支气管收缩。与此相反,细菌感染在急性哮喘中的作用还未确定,因此在缺乏细菌感染的明确证据时,抗生素不应常规使用。近年,衣原体和支原体感染报道有所增多,部分哮喘病例治疗衣原体感染可改善症状。寄生虫如蛔虫、钩虫感染也可引起哮喘。

3. 食物

与饮食有关而引起哮喘发作的现象在哮喘病人中常可见到,尤其是婴幼儿容易对食物过敏,但随年龄的增长而逐渐减少。引起过敏最常见的食物是鱼类、虾蟹、蛋类、牛奶等。

4. 气候改变

当气温、湿度、气压和空气中离子等改变时可诱发哮喘,故在寒冷季节或秋冬气候转变时较多发病。

5. 精神因素

病人紧张不安、怨怒、情绪激动等,也会促使哮喘发作,一般认为是通过大脑皮层和迷走神经反射或过度换气所致。

6. 运动

有 70%~80% 的哮喘患者在剧烈运动后诱发哮喘,称为运动诱发性哮喘,或称运动性哮喘。典型病例是运动 6~10min,在停止运动后 1~10min 内出现支气管痉挛,临床表现有咳嗽、胸闷、喘鸣,听诊可闻及哮鸣音,许多患者在 30~60min 内可自行缓解。运动后约有 1h 的不应期,在此期间 40%~50% 的患者再进行运动则不发生支气管痉挛。有些病人运动后虽无典型的哮喘发作表现,但运动前后的肺通气功能测定能发现存在支气管痉挛。有关研究认为,剧烈运动后因过度呼吸,致使气道黏膜的水分和热量丢失,呼吸道上皮暂时出现浓度过高,导致支气管平滑肌痉挛。

7. 哮喘与药物

有些药物可引起哮喘发作,如哮喘患者因误服心得安等 β_2 受体阻断剂引发哮喘。有 2.3%~20% 的哮喘患者因服用阿司匹林等非甾体类抗炎药而诱发哮喘,称为阿司匹林哮喘。患者因伴有鼻息肉和对阿司匹林耐受低下,又称为阿司匹林三联症。其临床特点有:服用阿司匹林类解热镇痛药诱发剧烈哮喘,其症状多在用药后 2h 内出现,偶可晚在 2~4h;儿童多在 2 岁前发病,但大多为 30~40 岁的中年患者;女性多于男性,男女之比约为 2:3;发病无明显季节性;病情较重又顽固,大多对糖皮质激素有依赖性;半数以上有鼻息肉,常伴有常年性过敏性鼻炎和(或)窦炎,鼻息肉切除术后有时哮喘症状加重或促发;变应原皮试多呈阴性反应;血清总 IgE 多正常;其家族中较少有过敏性疾病的患者。关于其发病机制尚未完全阐明,有人认为患者的支气管环氧化酶可能因一种传染性介质(可能是病毒)的影响,致使环氧化酶易受阿司匹林类药物的抑制,即对阿司匹林耐受低下,因此当患者应用阿司匹林类药物后,影响了花生四烯酸的代谢,抑制前列腺素的合成及生成不均衡,使具有气道扩张作用的前列腺素 E_2 和 I_2 明显减少,而有收缩支气管平滑肌的前列腺素 $F_{2\alpha}$ 的合成相对较多,前列腺素 E_2、I_2,前列腺素 $F_{2\alpha}$ 失衡;因环氧化酶被抑制后,花生四烯酸的代谢可能被转移到脂氧化酶途径,致使具有收缩支气管平滑肌作用的白三烯生成量增多,导致支气管平滑肌强而持久的收缩。

8. 月经、妊娠等生理因素

不少女性哮喘患者在月经期前 3~4d 有哮喘加重的现象,这可能与经前期黄体酮的突然下降有关。如果病人每月必发,而又经量不多者,则可适时地注射黄体酮,有时可阻止严重的经前期哮喘。妊娠对哮喘的影响并无规律性,有哮喘症状改善者,也有恶化者,但大多病情没有明显变化。妊娠对哮喘的作用主要表现在机械性的影响及与哮喘有关的激素的变化,在妊娠晚期随着子宫的增大,膈肌位置升高,使残气量、呼气贮备量和功能残气量不同程度下降,并有通气量和氧耗量增加。如果对哮喘能进行恰当处理,则不会对妊娠和分娩产生不良后果。

【发病机制】

(一)变态反应性炎症

研究表明,诸如哮喘一类变态反应是由 Th_2 细胞驱导的,存在 Th_2 细胞和其所分泌的细胞因子增多或占优势。由其产生的气道炎症可分为以下两种。

1. IgE 介导、T 淋巴细胞依赖的炎症途径

可分为三个阶段:IgE 激活和 FCR 启动;炎症介质和细胞因子释放;以及黏附分子表

达促使白细胞跨膜移动。在 Th_2 细胞的调控下,可通过分泌的 IL-4 调控 B 淋巴细胞生成 IgE,后者进一步结合到存在于肥大细胞、嗜碱性粒细胞和嗜酸性粒细胞上的特异性受体,使之呈现致敏状态,一旦再暴露于同种抗原,抗原与细胞表面特异性 IgE 交联从而导致炎性介质释放的链式反应,其中肥大细胞是气道炎症反应的主要原发效应细胞。根据效应发生的快慢和持续时间的长短,可分为早期相反应(引起速发型哮喘反应)和晚期相反应(引起迟发型哮喘反应)。前者通常在接触变应原后数秒内发生,可持续数小时,后者发生在变应原刺激后 6~12h,可持续数日。引起上述反应的炎性介质可分为两大类:①贮备介质:如组胺、缓激肽;②新合成介质:白三烯(主要是 LTC_4、LTD_4、LTE_4)、前列腺素 D_2(PGD_2)、血小板活化因子(PAF)和细胞因子(IL-3、IL-4、IL-5、IL-13、GM-CSF)。组胺、缓激肽、前列腺素 D_2 和白三烯等可使血管扩张、通透性增强、气道平滑肌收缩、腺体分泌增加,其中组胺是引起早期相反应的主要介质;PAF 可凝聚和活化血小板,使之释放组胺、5-羟色胺等血管活性介质,增强和扩大变态反应;IL-4、IL-13 可扩大 CD_4Th_2 细胞应答和促进 B 细胞发生 IgE 类别转换;IL-3、IL-5 和 GM-CSF 可促使嗜酸性粒细胞生长和活化。其中新合成介质及嗜酸性粒细胞和其产生的酶类物质和酯类物质是引起晚期相反应的主要介质,吸入糖皮质激素对晚期相反应效果良好。

2. 非 IgE 介导、T 淋巴细胞依赖的炎症途径

Th_2 细胞还可通过释放的多种细胞因子(IL-4、IL-13、IL-3、IL-5 等)直接引起各种炎症细胞的聚集和激活,以这种方式直接促发炎症反应,主要是迟发型变态反应。如嗜酸性粒细胞聚集活化(IL-5 起主要作用)分泌的主要碱基蛋白、嗜酸性粒细胞阳离子蛋白、嗜酸性粒细胞衍生的神经毒、嗜酸性粒细胞过氧化物酶和胶原酶等均可引起气道损伤;中性粒细胞分泌蛋白水解酶等可进一步加重炎症反应。此外,上述炎症及其炎胜介质可促使气道固有细胞活化,如肺泡巨噬细胞可释放 TX、PG、PAF 等加重哮喘炎症;气道上皮细胞和血管内皮细胞产生内皮素(ETs),而 ET_1 是所知最强的支气管平滑肌收缩剂,且还具有促进黏膜腺体分泌和促平滑肌和成纤维细胞增殖的效应,参与气道重构。

黏附分子(adhesion molecules,AMs)是一类介导细胞间黏附的糖蛋白,现已有大量研究资料证实,黏附分子在哮喘发病中起重要作用。在气道炎症反应中,黏附分子介导白细胞与内皮细胞黏附的跨内皮转移至炎症部位。

Th_2 细胞优势机制:①树突状细胞:是肺内主要的抗原递呈细胞。研究表明,这些树突状细胞启动了呼吸道 Th_2 细胞的发育。由血循环中来的树突状细胞在气道黏膜内形成一个网络,摄取并处理吸入抗原,继而移行到局部淋巴结,把处理过的抗原传递给CD4T 细胞。呼吸道树突状细胞是在表型上未成熟的树突状细胞,这种细胞表达低水平的表面 MHC-Ⅱ类抗原,产生 IL-10,但仅生成极小量 IL-12,此种局部细胞因子内环境,使 CD_4T 细胞偏向 Th_2 方向发育,且可以一种非 IL-4 依赖方式,刺激 Th_2 细胞分化,这也提示某些所谓内源性哮喘可能是通过此途径致病的。②转录因子:GATA-3 是一种T 细胞发育、Th_2 分化以及 Th/The 平衡的关键调节因子。GATA-3 属 GATA 转录因子家族,它能结合到 MGATAR(W=A/T,R=A/G)DNA 序列。研究证实,GATA-3 控制 Th_2 活性通过诱导 Th_2 细胞因子基因表达,并且诱导 Th 细胞偏向 Th_2 功能分化,在哮喘患者气道中呈现显著的 GATA-3 表达增加,且此种表达增加是与 IL-5 表达及气道高反应性显著相关的。

抑制 GATA-3 可导致局部及全身 Th_2 反应迟钝,局部炎症反应(嗜酸性粒细胞聚集、黏液过度分泌)减轻,以及 IgE 生成减少。转录因子 C-Maf 被定义为 Th_2 特异因子,具有 IL-4 启动子的转录激活作用,但不影响 IL-5 和 IL-13 表达,因而仍能产生正常水平 IgE。此外,另一些转录因子如 NF-KB、NF-AT、c/EBPB 和 AP-1 对于 Th_2 基因表达亦是十分重要的。

总之,哮喘的炎症反应是由多种炎症细胞,炎症介质和细胞因子参与,其关系十分复杂,有待深入探讨。

(二)气道高反应性

气道反应性是指气道对各种化学、物理或药物刺激的收缩反应。气道高反应性(AHR)是指气道对正常不引起或仅引起轻度应答反应的刺激物出现过度的气道收缩反应。气道高反应性是哮喘的重要特征之一。气道炎症是导致气道高反应性最重要的机制之一。当气道受到变应原或其他刺激后,由于多种炎症细胞、炎症介质和细胞因子的参与、气道上皮和上皮内神经的损害等而导致 AHR。有认为,气道基质细胞内皮素(ET)的自分泌及旁分泌,以及细胞因子特别是 $TNF-\alpha$ 与内皮素相互作用在 AHR 的形成上有重要作用。此外,AHR 与 α 肾上腺能受体功能低下、胆碱能神经兴奋性增强和非肾上腺素能非胆碱能神经(NANC)的抑制功能缺陷有关。在病毒性呼吸道感染、冷空气、SO_2、干燥空气、低渗和高渗溶液等理化因素刺激均可使气道反应性增高。气道高反应性程度与气道炎症密切相关,但两者并非等同。气道高反应性目前已公认是支气管哮喘患者的共同病理生理特征,然而出现气道高反应性者并非都是支气管哮喘,如长期吸烟、接触臭氧、病毒性上呼吸道感染、慢性阻塞性肺疾病(COPD)、过敏性鼻炎、支气管扩张、热带肺嗜酸性粒细胞增多症和过敏性肺泡炎等患者也可出现,所以应该全面地理解 AHR 的临床意义。

(三)神经因素

支气管的自主神经支配很复杂,除以前所了解的胆碱能神经、肾上腺能神经外,还存在非肾上腺素能非胆碱能(NANC)神经系统。支气管哮喘与 β 肾上腺能受体功能低下和迷走神经张力亢进有关,并可能存在有肾上腺素能神经的反应性增加。NANC 神经系统又分为抑制性 NANC 神经系统(i-NANC)及兴奋性 NANC 神经系统(E-NANC)。i-NANC 是产生气道平滑肌松弛的主要神经系统,其神经递质尚未完全阐明,可能是血管活性肠肽(VIP)和(或)组胺酸甲硫胺。VIP 具有扩张支气管、扩张血管、调节支气管腺体分泌的作用,是缺乏强烈的内源性支气管扩张物质,而气道平滑肌的收缩可能与该系统的功能受损有关。E-NANC 是一种无髓鞘感觉神经系统,其神经递质是 P 物质,而该物质存在于气道迷走神经化学敏感性的 C 类传入纤维中。当气道上皮损伤后暴露出 C 纤维传入神经末梢,受炎症介质的刺激,引起局部轴突反射,沿传入神经侧索逆向传导,并释放感觉神经肽,如 P 物质、神经激肽、降钙素基因相关肽,结果引起支气管平滑肌收缩、血管通透性增强、黏液分泌增多等。近年的研究证明,一氧化氮(NO)是人类 NANC 的主要神经递质,在正常情况下主要产生构建型 NO(cNO)。在哮喘发病过程中,细胞因子刺激气道上皮细胞产生的诱导型 NO(M)则可使血管扩张,加重炎症过程。

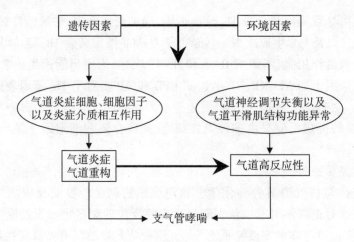

图 1-10　支气管哮喘发病示意图

【病理】

疾病早期,因病理的可逆性,肉眼观解剖学上很少器质性改变。随着疾病发展,病理学变化逐渐明显。肉眼可见肺膨胀及肺气肿,肺柔软疏松有弹性,支气管及细支气管内含有黏稠痰液及黏液栓。支气管壁增厚、黏膜肿胀充血形成皱襞,黏液栓塞局部可出现肺不张。显微镜下可见气道上皮下有肥大细胞、肺泡巨噬细胞、嗜酸性粒细胞、淋巴细胞与中性粒细胞浸润。气道黏膜下组织水肿,微血管通透性增加,支气管内分泌物潴留,支气管平滑肌痉挛,纤毛上皮细胞脱落,基底膜露出,杯状细胞增殖及支气管分泌物增加等病理改变。若哮喘长期反复发作,表现为支气管平滑肌肌层肥厚,气道上皮细胞下纤维化、基底膜增厚等,致气道重构和周围肺组织对气道的支持作用消失。

【临床表现】

(一)症状

为发作性伴有哮鸣音的呼气性呼吸困难或发作性胸闷和咳嗽。严重者被迫采取坐位或呈端坐呼吸,干咳或咳大量白色泡沫痰,甚至出现发绀等,有时咳嗽可为唯一的症状(咳嗽变异型哮喘)。哮喘症状可在数分钟内发作,经数小时至数日,用支气管舒张药或自行缓解。某些患者在缓解数小时后可再次发作。在夜间及凌晨发作和加重常是哮喘的特征之一。有些青少年,其哮喘症状表现为运动时出现胸闷、咳嗽和呼吸困难(运动性哮喘)。

(二)体征

发作时胸部呈过度充气状态,有广泛的哮鸣音,呼气音延长。但在轻度哮喘或非常严重哮喘发作,哮鸣音可不出现。心率增快、奇脉、胸腹反常运动和发绀常出现在严重哮喘患者中。非发作期体检可无异常。

【实验室和其他检查】

1. 痰液检查

如患者无痰咳出时可通过诱导痰方法进行检查。涂片在显微镜下可见较多嗜酸性粒细胞。

2. 呼吸功能检查

(1)通气功能检测在哮喘发作时呈阻塞性通气功能改变,呼气流速指标均显著下降,1秒钟用力呼气容积(FEV_1)、1秒钟用力呼气量占用力肺活量比值(FEV_1/FVC%)以及最高呼气流量(PEF)均减少。肺容量指标可见用力肺活量减少、残气量增加、功能残气量和肺总量增加,残气占肺总量百分比增高。缓解期上述通气功能指标可逐渐恢复。病变迁延、反复发作者,其通气功能可逐渐下降。

(2)支气管激发试验(bronchial provocation test,BPT)用以测定气道反应性。常用吸入激发剂为乙酰甲胆碱、组胺、甘露糖醇等。吸入激发剂后其通气功能下降、气道阻力增加。运动亦可诱发气道痉挛,使通气功能下降。一般适用于通气功能在正常预计值的70%以上的患者。如 FEV_1 下降≥20%,可诊断为激发试验阳性。通过剂量反应曲线计算使 FEV_1 下降20%的吸入药物累积剂量(PD_{20}-FEV_1)或累积浓度(PC_{20}-FEV_1),可对气道反应性增高的程度做出定量判断。

(3)支气管舒张试验(bronchial dilation test,BDT)用以测定气道可逆性。有效的支气管舒张药可使发作时的气道痉挛得到改善,肺功能指标好转。常用吸入型的支气管舒张剂如沙丁胺醇、特布他林及异丙托溴铵等。舒张试验阳性诊断标准:①FEV_1 较用药前增加12%或以上,且其绝对值增加200ml或以上;②PEF较治疗前增加60L/min或增加≥20%。

(4)呼气峰流速(PEF)及其变异率测定 PEF可反映气道通气功能的变化。哮喘发作时 PEF下降。此外,由于哮喘有通气功能时间节律变化的特点,常于夜间或凌晨发作或加重,使其通气功能下降。若24h内PEF或昼夜PEF波动率≥20%,也符合气道可逆性改变的特点。

3. 动脉血气分析

哮喘发作时由于气道阻塞且通气分布不均,通气/血流比值失衡,可致肺泡-动脉血氧分压差(A-aDO_2)增大;严重发作时可有缺氧,PaO_2 降低,由于过度通气可使 $PaCO_2$ 下降,pH上升,表现呼吸性碱中毒。若重症哮喘,病情进一步发展,气道阻塞严重,可有缺氧及 CO_2 滞留,$PaCO_2$ 上升,表现呼吸性酸中毒。若缺氧明显,可合并代谢性酸中毒。

4. 胸部 X 线检查

早期在哮喘发作时可见两肺透亮度增加,呈过度通气状态;在缓解期多无明显异常。如并发呼吸道感染,可见肺纹理增加及炎性浸润阴影。同时要注意肺不张、气胸或纵隔气肿等并发症的存在。

5. 特异性变应原的检测

哮喘患者大多数伴有过敏体质,对众多的变应原和刺激物敏感。测定变应性指标结合病史有助于对患者的病因诊断和脱离致敏因素的接触。

(1)体外检测可检测患者的特异性IgE,过敏性哮喘患者血清特异性IgE可较正常人明显增高。

(2)在体试验:①皮肤过敏原测试:用于指导避免过敏原接触和脱敏治疗,临床较为常用。需根据病史和当地生活环境选择可疑的过敏原进行检查,可通过皮肤点刺等方法进行,皮试阳性提示患者对该过敏原过敏。②吸入过敏原测试:验证过敏原吸入引起的哮喘发作,因过敏原制作较为困难,且该检验有一定的危险性,目前临床应用较少。在体试验应尽量防止发生过敏反应。

【诊断】

(一)诊断标准

1. 反复发作喘息、气急、胸闷或咳嗽,多与接触变应原、冷空气、物理、化学性刺激、病毒性上呼吸道感染、运动等有关。

2. 发作时在双肺可闻及散在或弥漫性、以呼气相为主的哮鸣音,呼气相延长。

3. 上述症状可经治疗缓解或自行缓解。

4. 除外其他疾病所引起的喘息、气急、胸闷和咳嗽。

5. 临床表现不典型者(如无明显喘息或体征)应有下列三项中至少一项阳性:①支气管激发试验或运动试验阳性;②支气管舒张试验阳性;③昼夜 PEF 变异率≥20%。

符合 1~4 条或 4、5 条者,可以诊断为支气管哮喘。

(二)支气管哮喘的分期及控制水平分级

支气管哮喘可分为急性发作期、非急性发作期。

1. 急性发作期是指气促、咳嗽、胸闷等症状突然发生或症状加重,常有呼吸困难,以呼气流量降低为其特征,常因接触变应原等刺激物或治疗不当所致。哮喘急性发作时其程度轻重不一,病情加重可在数小时或数日内出现,偶尔可在数分钟内即危及生命,故应对病情做出正确评估,以便给予及时有效的紧急治疗。哮喘急性发作时严重程度可分为轻度、中度、重度和危重 4 级。

2. 非急性发作期(亦称慢性持续期)许多哮喘患者即使没有急性发作,但在相当长的时间内仍有不同频度和(或)不同程度地出现症状(喘息、咳嗽、胸闷等),肺通气功能下降。过去曾以患者白天、夜间哮喘发作的频度和肺功能测定指标为依据,将非急性发作期的哮喘病情严重程度分为间歇性、轻度持续、中度持续和重度持续 4 级,目前则认为长期评估哮喘的控制水平是更为可靠和有用的严重性评估方法,对哮喘的评估和治疗的指导意义更大。哮喘控制水平分为控制、部分控制和未控制 3 个等级。

【鉴别诊断】

(一)左心衰竭引起的喘息样呼吸困难

过去称为心源性哮喘,发作时的症状与哮喘相似,但其发病机制与病变本质则与支气管哮喘截然不同,为避免混淆,目前已不再使用"心源性哮喘"一词。患者多有高血压、冠状动脉粥样硬化性心脏病、风湿性心脏病和二尖瓣狭窄等病史和体征。阵发性咳嗽,常咳出粉红色泡沫痰,两肺可闻及广泛的湿啰音和哮鸣音,左心界扩大,心率增快,心尖部可闻及奔马律。病情许可作胸部 X 线检查时,可见心脏增大,肺瘀血征,有助于鉴别。若一时难以鉴别,可雾化吸入 β_2 肾上腺素受体激动剂或静脉注射氨茶碱缓解症状后,进一步检查,忌用肾上腺素或吗啡,以免造成危险。

(二)慢性阻塞性肺疾病(COPD)

多见于中老年人,有慢性咳嗽史,喘息长年存在,有加重期。患者多有长期吸烟或接触有害气体的病史。有肺气肿体征,两肺或可闻及湿啰音。但临床上严格将 COPD 和哮喘区分有时十分困难,用支气管舒张剂和口服或吸入激素做治疗性试验可能有所帮助。COPD 也可与哮喘合并同时存在。

（三）上气道阻塞

可见于中央型支气管肺癌、气管支气管结核、复发性多软骨炎等气道疾病或异物气管吸入，导致支气管狭窄或伴发感染时，可出现喘鸣或类似哮喘样呼吸困难、肺部可闻及哮鸣音。但根据临床病史，特别是出现吸气性呼吸困难，以及痰液细胞学或细菌学检查，胸部 X 线摄片、CT 或 MRI 检查或支气管镜检查等，常可明确诊断。

（四）变态反应性肺浸润

见于热带嗜酸性粒细胞增多症、肺嗜酸性粒细胞增多性浸润、多源性变态反应性肺泡炎等。致病原为寄生虫、原虫、花粉、化学药品、职业粉尘等，多有接触史，症状较轻，患者常有发热，胸部 X 线检查可见多发性、此起彼伏的淡薄斑片浸润阴影，可自行消失或再发。肺组织活检也有助于鉴别。

【并发症】

发作时可并发气胸、纵隔气肿、肺不张；长期反复发作和感染或并发慢支、肺气肿、支气管扩张、间质性肺炎、肺纤维化和肺源性心脏病。

【预防和治疗】

近年来，随着对支气管哮喘的病因和发病机制的深入研究，认识到哮喘是一种气道慢性炎症，并具有气道高反应性的特征，所以单用扩张剂进行治疗是不够全面的。对于中、重度哮喘，仅仅靠规律的使用支气管扩张剂（如 β_2 受体激动剂）甚至有害，因为单纯对症治疗会掩盖炎症发展，使气道高反应性加重，因而必须联合应用抗炎剂。同时为了评价治疗效果，判断病情程度，决定治疗和管理计划，务必记录病员日记，坚持家庭测量肺功能（PEF），监测气道反应性变化。如果能坚持合理的系统防治，则大多数哮喘患者可以有效控制病情，并能正常生活、学习和工作。反复发作常因防治不当所致，常导致难以逆转的肺功能损害。因此，在哮喘的防治工作中，务必做好宣教工作、控制环境促发因素、监测病情和系统的合理治疗。

（一）哮喘治疗的目标

1. 有效控制急性发作症状并维持最轻的症状，甚至无任何症状。

2. 防止哮喘的加重。

3. 尽可能使肺功能维持在接近正常水平。

4. 保持正常活动（包括运动）的能力。

5. 避免哮喘药物的不良反应。

（二）哮喘控制的标准

1. 最少（最好没有）慢性症状，包括夜间症状。

2. 哮喘发作次数减至最少。

3. 无需因哮喘而急诊。

4. 最少（或最好不需要）按需使用 β_2 受体激动剂。

5. 没有活动（包括运动）限制。

6. PEF 昼夜变异率<20%。

7. PEF 正常或接近正常。

8. 最少或没有药物不良反应。

A. 目前临床控制评估（最好 4 周以上）

临床特征	控制 （满足以下所有条件）	部分控制 （出现以下任何一项 临床特征）	未控制
白天症状	无（或≤2 次/周）	>2 次/周	出现≥3 项哮喘 部分控制的表现 [*1]
活动受限	无	有	
夜间症状/憋醒	无	有	
需要使用缓解药或急救治疗	无（或≤2 次/周）	>2 次/周	
肺功能（PEF 或 PEV_1）[2]	正常	<正常预计值或个人 最佳值的 80%	

B. 未来风险评估（急性发作风险,病情不稳定,肺功能迅速下降,药物不良反应）

与未来不良事件风险增加的相关因素包括：
临床控制不佳;过去一年频繁急性发作;曾因严重哮喘而住院治疗;FEV_1 低;烟草暴露;高剂量药物治疗

注：* 患者出现急性发作后都必须对维持治疗方案进行分析回顾,以确保治疗方案的合理性
　　[1] 依照定义,任何 1 周出现 1 次哮喘急性发作,表明这周的哮喘没有得到控制
　　[2] 肺功能结果对 5 岁以下儿童的可靠性差

图 1-11　支气管哮喘控制分级

（三）哮喘患者长期治疗方案的确定

哮喘治疗方案的选择基于其在治疗人群中的疗效及其安全性。药物治疗可以酌情采取不同的给药途径,包括吸入、口服和肠道外途径（皮下、肌内和静脉注射）。吸入给药的主要优点是可以将药物直接送入气道以提高疗效,而避免或使全身不良反应减少到最低程度。哮喘治疗应以患者的病情严重程度为基础,并根据病情控制变化增减（升级或降级）的阶梯治疗原则选择治疗药物,通常达到哮喘控制并至少维持 3 个月可试用降级治疗,最终达到使用最少药物维持症状控制。

（四）哮喘急性发作期的治疗

哮喘急性发作的严重性决定其治疗方案,如果患者对起始治疗的反应差,或症状恶化很快,或患者存在可能发生死亡的高危因素,应按下一个更为严重的级别治疗。

（五）治疗药物

应分别制定哮喘长期管理的用药计划和发作期的处理。治疗的目的主要是抑制气道炎症,降低气道高反应性,达到控制症状,预防哮喘发作,维持正常肺功能,保障正常活动,PEF 的昼夜变异率低于 20%。药物治疗不但要个体化,而且应随时调整,按病情程度阶梯式治疗,做到系统合理用药,最终不用或最少剂量地按需应用 β_2 受体激动剂。常用的逆转和预防气道阻塞的药物包括吸入型糖皮质激素、色甘酸钠等抗炎剂,以及 β_2 受体激动剂、甲基黄嘌呤和抗胆碱药物等支气管扩张剂。在给药途径方面吸入疗法优于系统性给药治疗,优点是气道内药物浓度高、用量少、全身无或有极少不良反应。在吸入疗法中现有定量型气雾剂（MDI）、干粉剂和雾化溶液等给药方法。雾化吸入多用于急性严重哮喘患者,也可用于 5 岁以下的儿童和某些发作较重的哮喘。若掌握定量型气雾剂

有困难的患者,则可配有储雾器装置,改善支气管舒张剂的吸入,提高临床疗效,降低有可能发生的不良反应。干粉剂配用有关吸入器后,效果显著,方法简便,易于掌握。

哮喘治疗药物根据作用机制可分为具有抗炎作用和症状缓解作用两大类,某些药物兼有以上两种作用。

1. 糖皮质激素

糖皮质激素是最有效的抗变态反应炎症药物,其主要作用机制有:抑制淋巴细胞与巨噬细胞等免疫活性细胞对多种细胞因子的合成;抑制嗜酸性粒细胞的趋化与活化;抑制花生四烯酸的代谢,减少白三烯和前列腺素的合成;促使小血管收缩,增高其内皮的紧密度,减少血管渗漏;抑制炎症细胞趋化;活化并提高呼吸道平滑肌 β_2 受体的反应性和增加细胞膜上 β_2 受体的合成;抑制组胺酸脱羧酶,减少组胺的形成;增加 PGE 受体的数量;抑制支气管腺体中酸性黏多糖的合成;减少血浆素原激活剂的释放及弹性蛋白酶和胶原酶的分泌等。给药途径包括吸入、口服和静脉应用等。

(1)吸入给药:药物直接作用呼吸道,局部抗炎作用强,所需剂量较小;通过呼吸道和消化道进入血液的药物大部分被肝脏灭活,全身不良反应较少。口咽部局部不良反应包括声音嘶哑、咽部不适和念珠菌感染。吸药后及时用清水含漱口咽部、选用干粉吸入剂或加用储雾罐可减少上述不良反应。全身不良反应的大小与药物剂量、药物的生物利用度、在肠道的吸收、肝脏首过代谢率及全身吸收药物的半衰期等因素有关。丙酸氟替卡松和布地奈德的全身不良反应较少。吸入型糖皮质激素是长期治疗持续性哮喘的首选药物。①气雾剂:常用有三种。②干粉吸入剂:包括二丙酸倍氯米松喋剂、布地奈德都保、丙酸氟替卡松喋剂等。一般而言使用干粉吸入装置比普通定量气雾剂方便,吸入下呼吸道的药物量较多。但两种均需连续、规律地吸入 1 周后方能奏效。③雾化溶液:布地奈德溶液经以压缩空气或高流量氧气为动力的射流装置雾化吸入,对患者吸气配合的要求不高,起效较快,适用急性发作时的治疗。

(2)口服给药:急性发作病情较重的哮喘或重度持续(4 级)哮喘吸入大剂量激素治疗无效的患者应早期口服糖皮质激素,如泼尼松、泼尼松龙或甲基泼尼松龙等。对于伴有结核病、感染、骨质疏松、青光眼、糖尿病、严重忧郁或消化道溃疡的哮喘患者,全身给予激素应慎重,并应密切随访。

(3)静脉用药:哮喘急性严重发作时,应经静脉及时给予大剂量琥珀酸氢化可的松(400~1000mg/d)或甲基泼尼松龙(80~160mg/d)。无糖皮质激素依赖倾向者,可在短期内停药(3~5d);有激素依赖倾向者应延长给药时间,并逐步减少用量。地塞米松抗炎作用较强,但由于血浆和组织中半衰期长,对垂体–肾上腺轴的抑制时间长,故应尽量避免使用或短时一间使用。

2. β_2 受体激动剂

通过对气道平滑肌和肥大细胞膜表面的 β_2 受体的兴奋,舒张支气管平滑肌、减少肥大细胞和嗜碱性粒细胞脱颗粒和介质释放、增强黏膜纤毛的清除活动、降低血管通透性等。可分为短效(作用维持 4~6h)和长效(维持 12h)β_2 受体激动剂。后者又分为速效(数分钟起效)和缓慢起效(半小时起效)两种。

(1)短效 β_2 受体激动剂:如沙丁胺醇和特布他林等。①吸入:包括气雾剂、干粉剂和溶液等,是缓解轻中度急性哮喘症状的首选药物,也可用于运动性哮喘的预防。如沙丁胺醇每次吸入 100~200μg 或特布他林 250~500μg,必要时每 20min 重复 1 次。压力型定量手控气雾剂(PMDI)和干粉吸入装置吸入短效 β_2 受体激动剂不适用于重度哮喘发作;其溶液经雾化吸入对重度哮喘发作疗效较佳。②口服:如沙丁胺醇、特布他林、丙卡特罗片等,通常在 15~30min 起效,维持 4~6h。如沙丁胺醇 2~4mg,特布他林 1.25~2.5mg,每天3 次;丙卡特罗 25~50μg,每天 2 次。口服使用较方便,但心悸、骨骼肌震颤等不良反应比吸入给药明显。缓释剂型和控释剂型的平喘作用可维持 8~12h,适用于夜间哮喘患者的预防和治疗。③注射:因全身不良反应的发生率较高,已较少应用。

(2)长效 β_2 受体激动剂:这类 β_2 受体激动剂的分子结构具有较长的侧链,因此具有较强的脂溶性和对 β_2 受体较高的选择性。其舒张支气管平滑肌的作用可维持 12h 以上。目前有两种:①沙美特罗:经气雾剂或碟剂装置给药后 30min 起效,一般剂量 50μg,每天2 次吸入;②福莫特罗:经都保装置给药后 3~5min 起效,平喘作用具有一定的剂依赖性,一般剂量 4.5~9μg,每天 2 次吸入。吸入长效 β_2 受体激动剂适用于哮喘(尤其是夜间哮喘和运动性哮喘)的预防和持续期的治疗。福莫特罗因起效迅速,可按需用于哮喘急性发作时的治疗。

β_2 受体激动剂不宜长期单一使用,否则可造成细胞膜 β_2 受体的向下调节,表现为临床耐药现象;也不宜过量使用,否则可引起骨骼肌震颤、低血钾、心律失常等不良反应。近年来推荐联合吸入糖皮质激素和长效 β_2 受体激动剂治疗哮喘,这两者具有协同的抗炎和平喘作用,可获得相当于(或优于)应用加倍剂量吸入型糖皮质激素时的疗效,并可增加患者的依从性,减少较大剂量激素引起的不良反应,尤其适合于中重度持续哮喘患者的长期治疗。

3. 茶碱类

具有舒张支气管平滑肌作用,并具有强心、利尿、扩张冠状动脉、兴奋呼吸中枢和呼吸肌等作用。研究显示,低浓度茶碱具有抗炎和免疫调节作用。

(1)口服给药:包括氨茶碱和控(缓)释茶碱。用于轻中度哮喘发作和维持治疗。一般剂量为每天 6~10mg/kg。控缓释型茶碱口服后昼夜血药浓度平稳,平喘作用可维持 12~24h,尤适用于夜间哮喘症状的控制。茶碱与糖皮质激素和抗胆碱药物联合应用具有协同作用。但本品与 β_2 受体激动剂联合应用时,易出现心率增快和心律失常,应慎用并适当减少剂量。

(2)静脉给药:氨茶碱加入葡萄糖溶液中,缓慢静脉注射〔注射速度不宜超过 0.25mg/(kg·min)〕或静脉滴注,适用于哮喘急性发作且近 24h 内未用过茶碱类药物的患者。负荷剂量为 4~6mg/kg,维持剂量为 0.6~0.8mg/(kg·h)。茶碱有效、安全的血药浓度范围应在 6~15mg/L。由于茶碱的治疗窗窄,以及茶碱代谢存在较大的个体差异,可引起心律失常、血压下降、甚至死亡,在有条件的情况下应监测其血药浓度,及时调整浓度和滴速。影响茶碱代谢的因素较多如发热、妊娠、肝脏疾患、充血性心力衰竭以及合用西咪替丁(甲氰咪胍)或喹诺酮类、大环内酯类等药物均可影响茶碱代谢而使其排泄减慢,应引起临床医师的重视,酌情调整剂量。多索茶碱的作用与氨茶碱相同,但不良反应较轻。

4. 抗胆碱能药物

吸入型抗胆碱能药物如溴化异丙托品、溴化氧托品和溴化泰乌托品等,可阻断节后迷走神经传出支,通过降低迷走神经张力而舒张支气管。其舒张支气管的作用比 β_2 受体激动剂弱,起效也较慢,但长期应用不宜产生耐药,对老年人的疗效不低于年轻人。本品有气雾剂和雾化溶液两种剂型。经 PMDI 吸入溴化异丙托品气雾剂, 常用剂量为 $40\sim80\mu g$,每天 $3\sim4$ 次;经雾化泵吸入溴化异丙托品溶液的常用剂量为 $50\sim125\mu g$,每天 $3\sim4$ 次。溴化泰乌托品对 M_3 受体具有选择性抑制作用,仅需每天 1 次吸入给药。

本品与 β_2 受体激动剂联合应用具有协同、互补作用。本品对有吸烟史的老年哮喘患者较为适宜,但对妊娠早期妇女和患有青光眼或前列腺肥大的患者应慎用。

5. 白三烯调节剂

包括半胱氨酰白三烯受体拮抗剂和 5-脂氧化酶抑制剂,是一类新的治疗药物。目前国内使用主要是半胱氨酰白三烯受体拮抗剂, 其通过对气道平滑肌和其他细胞表面白三烯受体的拮抗, 抑制肥大细胞和嗜酸性粒细胞释放出的半胱氨酰白三烯的致喘和致炎作用,产生轻度支气管扩张和减轻变应原、运动和 SO_2 诱发的支气管痉挛等作用,并具有一定程度的抗炎作用。

本品可减轻哮喘症状、改善肺功能、减少哮喘的恶化。但其作用不如吸入型糖皮质激素,也不能取代糖皮质激素。作为联合用药,可减少中重度哮喘患者每天吸入糖皮质激素的剂量,并可提高吸入糖皮质激素治疗的临床疗效。通常口服给药,较为安全和方便,尤适用于阿司匹林过敏性哮喘和运动性哮喘的治疗。如扎鲁斯特 20mg,每天 2 次;孟鲁司特 10mg,每天 1 次;异丁司特 10mg,每天 2 次。

6. 色甘酸钠和奈多罗米纳

是一种非皮质激素类抗炎药,可抑制 IgE 介导的肥大细胞等炎症细胞中炎症介质的释放,并可选择性抑制巨噬细胞、嗜酸性粒细胞和单核细胞等炎症细胞介质的释放。这类药物适用于轻度持续哮喘的长期治疗,可预防变应原、运动、干冷空气和 SO_2 等诱发的气道阻塞,可减轻哮喘症状和防止病情加重。吸入这类药物后的不良反应很少。

7. 抗组胺药物

口服第二代抗组胺药物(H_1 受体拮抗剂)如酮替芬、氯雷他定、阿司咪唑、氮䓬司丁、非那丁等具有抗变态反应作用,其在哮喘治疗中的作用较弱。可用于伴有变应性鼻炎的哮喘患者的治疗,不良反应主要是嗜睡。阿司咪唑和特非那丁可引起严重的心血管不良反应,应谨慎使用。

8. 免疫治疗

(1)特异性免疫治疗(specific immunotherapy,SIT):1998 年世界卫生组织正式肯定使用经标化变应原对变应性疾病(包括哮喘)作脱敏治疗的效果。指出 SIT 是唯一可以影响变应性疾病自然进程的病因治疗方法,并可防止变应性鼻炎发展为哮喘,同时还制定了变应原提纯的标化及治疗方案。SIT 的机制目前尚不明了,适用于有明显的诱因(皮试有少数强阳性变应原),通常伴有变应性鼻炎,特异性 IgE 抗体增高而常规治疗不满意者,或有季节性哮喘发作患者,或常规治疗虽有效,但由于无法避免接触变应原而常有发作者。对于食物和药物过敏者一般不作 SIT 治疗,而采用避免接触法。对于非变应性哮喘，变应原不明确的哮喘，慢性重症哮喘或特异性变应原皮试曾引起强烈过敏性反应者，以及妊娠、5 岁以下的儿童，不宜采用 SIT。

（2）非特异性免疫治疗：临床上，非特异性免疫治疗仅作为辅助方法，如注射细菌菌苗、核酸酪素、卡介苗及转移因子等。此外 IFN-γ、抗 IL-4 抗体、抗 IL-5 抗体、抗 IgE 抗体、IL-10、PAF 及磷脂酶 A_2 等的拮抗剂均在研究中。而且，哮喘的基因治疗正蓬勃发展，如 DNA 接种、反义寡核苷酸、转入抑制变态反应的细胞因子或其基因等，初步的动物及临床试验均见成效。但有些问题尚需解决，如远期疗效、给药方法、途径、副作用及对全身免疫功能的影响等，随着哮喘研究的深入，上述方法的应用有可能达到根治哮喘的目的。

（六）特殊类型哮喘的处理

1. 重度和危重度哮喘发作的处理

（1）补液：根据失水及心脏情况，静脉给等渗液体，用量为 2000~3000ml/d，以纠正失水，使痰液稀释，必要时加用气道内湿化。

（2）糖皮质激素：是控制和缓解哮喘严重发作重要治疗措施。常用甲基强的松龙每次 40~20mg 静脉注射，在 4~8h 后可重复注射；也可用地塞米松 5~10mg 静脉注射。待病情得到控制和缓解后再逐渐减精，改为口服给药。应用激素即使是注射也要 4~6h 才起效，因此需及早用药并与其他支气管舒张剂同时应用。

（3）β_2 受体激动剂：①雾化吸入：可用定量吸入器（MDI），每次 2~4 掀，或 0.25mg 加入 2.0ml 生理盐水中雾化吸入。必要时 3~4h 重复 1 次。如病人呼吸浅快，吸入疗法难以奏效，应注射给药。②皮下或肌肉注射沙丁胺醇：500μg/次（每次 8μg/kg），4~6h 后可重复注射。也可用特布他林代替，每次 250~500μg 皮下注射，效果明显而副作用较小。③静脉注射沙丁胺醇 250μg/次[4μg/(kg 体重·次)]，注射速度宜慢（10min 左右），必要时重复用药。也可沙丁胺醇 1mg 加入 100ml 液体内静滴，30~60min 滴完，间隔 6~8h 重复 1 次。滴注中应注意监测病人心血管情况。

（4）溴化异丙托品溶液雾化吸入：可与 β_2 受体激动剂联合吸入治疗，尤其适于夜间哮喘的患者。250~500μg 溴化异丙托品加入 2ml 生理盐水雾化吸入，一日 4~6 次；也可用 MDI，每日 3 次，每次 25~75μg。

（5）氨茶碱静脉滴注或静脉注射：测定或估计患者血浆茶碱浓度，若患者的血浆茶碱浓度<5mg/L，则可给予负荷量氨茶碱（5mg/kg），用 5% 葡萄糖溶液 20~40ml 稀释后缓慢静脉注射，需 10min 以上注射完；如果血浆茶碱浓度已达 10~15mg/L，又未用缓释或控释茶碱制剂者则按 0.7mg/(kg·h) 的维持量氨茶碱静脉滴注，并注意血浆茶碱浓度的监测，及时调整药物用量。喘定作用与氨茶碱相同，但不良反应较轻，250~500mg 用 5% 葡萄糖溶液 20~40ml 稀释后缓慢静脉注射。

（6）氧疗：一般吸入氧浓度为 25%~40%，并应注意湿化。如果患者低氧血症明显，又 $PaCO_2<35mmHg$，则可面罩给氧。当吸入氧浓度>50%时，则应严格控制吸入氧浓度和高浓度氧疗的时间，使 $PaO_2>50mmHg$，注意预防氧中毒。

（7）酸碱、电解质失衡的纠正：应监测动脉血气变化，酸中毒时可降低肾上腺素能受体对内外源性儿茶酚胺的反应性，纠正酸中毒有利于平喘药物药效的发挥。若呼吸性酸中毒时 pH<7.20,或因缺氧、补液止不足等并发代谢性酸中毒(BE<-3,HCO_3^-<21)即为补碱指征,常用 5% 碳酸氢钠静脉滴注,其用量为:所需 5% 碳酸氢钠毫升数=正常 BE(mmol/L)−测得(mmol/L)」×体重(kg)。式中正常 BE 一般以−3mmol/L 计。因患者大量发汗、进食减少和呕吐等常有 K^+、Na^-、Cl^- 的丢失应注沁、补足。

(8)抗生素:如患者有发热、脓痰提示有细菌继发感染时需应用抗生素,可参照社区获得性肺炎抗菌治疗选择药物。

(9)祛痰剂:急性发作期,痰色白如泡沫不宜用祛痰剂,补液本身可减少痰栓形成,平喘药物有利于痰的引流和咳出。但若为黄浓痰不易咳出,则需应用祛痰药物。

(10)纠正二氧化碳潴留:当出现二氧化碳潴留,则病情危重,提示已有呼吸肌疲劳。应注意有无肺不张、气胸、纵隔气肿等并发症。必要时作气管插管和机械通气。如果并发气胸则需立即抽气和胸腔插管水封瓶引流。

(11)辅助机械通气治疗:经上述措施治疗后病情继续恶化者,应及时给予辅助机械通气治疗。其指征包括神志改变、呼吸肌疲劳、$PaCO_2$ 由低于正常转为正常或>45mmHg。可以先试用鼻(面)罩等非创伤性通气方式,若无效则应及早插管机械通气,必要时酌情加用呼气末正压通气(PEEP)。对于维持正常通气容积所需压力(气道峰压与平台压)过高患者,可试用允许性高碳酸血症通气策略。

(12)重症哮喘患者可因缺氧、电解质紊乱而出现各种心律失常,甚至出现严重心律失常,如室性心动过速、室扑及室颤,故应行心电监护,以达尽早发现、及时处理。

2. 运动性哮喘的处理

运动性哮喘患者大多有气道高反应性,有的本来就是哮喘患者,运动为其诱发因素。其治疗与一般哮喘相同,主要药物是 β_2 受体激动剂和色苷酸钠。其他药物如茶碱类、抗胆碱药物、抗组胺药物等也有效。重点在于预防,运动之前吸入 β_2 受体激动剂,如沙丁胺醇吸入,或运动前 2h 口服此类药物可预防发作。β_2 受体激动剂和运动均可降低血钾,遇不能解释的乏力时,应想到低血钾的可能。色苷酸钠、奈多罗米钠运动前吸入也同样有效,其有效率约为 75%,吸入后可在 4h 内预防运动性哮喘的发生。

3. 夜间哮喘的处理治疗方法

主要是调整平喘药物。

(1)在夜间睡前增服 1 次中效受体激动剂。

(2)用酮替芬,每晚 1 次。

(3)改用茶碱控释片或缓释片。

(4)改用 β_2 受体激动剂的缓释片,如沙丁胺醇缓释片。

(5)应用长效 β_2 受体激动剂,如吸入沙美特罗 50μg,每日 2 次。

在调整药物的同时,应考虑以下可能性及可以采取的措施:①过敏原接触,如室内尘螨、花粉。也可以是白天接触过敏原,引起夜间迟发性哮喘反应,应尽量避免接触并除去室内可能的过敏原。②胃食道反流者,常感胃部灼烧,醒来后口中有苦味,可以抬高头部睡眠或应用制酸剂、胃肠动力药。③保持卧室温暖湿润,避免室内空气干燥寒冷和带有刺激性气味。④如患有鼻窦疾病和鼻后滴漏,应予以治疗。⑤如哮喘伴有阻塞性睡眠呼吸暂停者可试用经鼻持续气道内正压通气治疗。如果以上措施仍不能控制发作,则可考虑加服糖皮质激素,如泼尼松龙,于下午或中午使用效果较好。

4. 妊娠期哮喘的处理

哮喘的发作和平喘药物应用对妊娠、分娩过程或胎儿产生不良后果,但没有控制的哮喘远比药物的副作用要危险得多。因此,应首先控制哮喘发作,尤其是中重度哮喘发作,其次才考虑如何更合理的选用平喘药物。一般认为,常规剂量的气雾剂β$_2$受体激动剂、奈多罗米纳、色苷酸钠和激素类)吸入是安全的;大多数抗组胺药可常规使用;治疗剂量范围内的氨茶碱对孕妇和胎比均无严重影响。沙丁胺醇、特布他林等药物在分娩期应用可降低子宫收缩力,抑制分娩,导致产后大出血,应禁用。

5. 糖皮质激素性哮喘的处理

可分为皮质激素抵抗型哮喘和依赖型哮喘。前者为慢性气流受限,尽管长期每日口服皮质激素,FEV$_1$没有改善;后者为慢性气流受限,需要长期每日口服皮质激素,来维持临床稳定性。目前主要采取替代治疗,改善哮喘控制并允许减少皮质激素的剂量。药物包括甲氨蝶呤、环孢素、三乙酰夹竹桃霉素、金制剂、白三烯拮抗剂、静脉用免疫球蛋白、羟基氯喹和氨苯砜等。

6. 支气管哮喘伴高血压的处理

支气管哮喘伴发高血压的频率,国外文献报告为6.8%~76.3%。有些患者可能是两种独立病理过程的结合,也有些患者的高血压可能由哮喘引起,如因缺氧、变态反应致血管活性物质的代谢障碍,或因长期服用皮质激素和拟交感胺类药物而致症状性高血压。哮喘伴高血压时,其药物治疗的危险性倍增,因此应尽力采取预防措施和非药物治疗。治疗高血压的一般措施,如治疗焦虑、劳逸结合、低盐饮食、维持适当体重等适用于哮喘患者;哮喘患者应戒烟,避免空气污染和特异过敏原以及预防呼吸道感染等,这些一般劝告也对高血压患者有益。

大多数平喘药物可影响血压。拟交感胺类药物中,肾上腺素、麻黄碱、异丙肾上腺素这些对β受体选择性不强的药物对血压和心脏的影响较大,应避免用于哮喘伴高血压的患者。β$_2$受体高选择性药物对心血管的影响较小,可以气雾吸入,也可谨慎地口服,但应观察血压和心脏情况。正常血压者口服茶碱对血压影响不大,但某些高血压患者加用茶碱后,对高血压的控制可发生困难。大剂量激素疗法可引起水盐代谢紊乱,加剧高血压,但如改为泼尼松(强的松)隔日疗法可减少不良反应。吸入型激素一般不会影响血压。抗胆碱能类药物气雾吸入也不会影响血压。

既有支气管扩张作用,又有降血压作用的药物是钙离子拮抗剂,如硝苯地平、地尔硫䓬等,是哮喘伴高血压患者的较理想药物。

用于治疗高血压的大多数药物可谨慎用于哮喘患者,如用药后引起轻度支气管痉挛,只要调整支气管扩张剂即有效,较严重的反应需停用降压药。每天应用利尿剂可引起痰液黏稠度的增加,导致黏液栓阻塞小气道而使病情恶化,应适当补液、口服祛痰药来预防。β受体拮抗剂应禁用,因为任何一种受体拮抗剂都可能诱发严重的支气管痉挛。血管紧张素转换酶抑制剂偶可引起顽固性咳嗽、气道高反应性和哮喘加重,发现后应及时停药,可使症状消失。外周的肾上腺素能受体抑制剂如胍乙啶、利血平也不能与拟交感胺类药物同时应用。血管扩张剂如肼屈嗪(肼苯哒嗪)、米诺地尔(长压定)是有效的降压药,用于哮喘无特殊禁忌,但如与支气管扩张剂并用,其心脏的副作用可能增加,冠状动脉不全者也许难以耐受联合用药。

7. 哮喘的教育和管理

实践表明,哮喘患者的教育和管理是哮喘防治工作中十分重要的组成部分。通过教育可以显著提高哮喘患者对于疾病的认识,更好地配合治疗和预防,提高患者防治依从性,达到减少哮喘发作,维持病情长期稳定,提高生活质量,并减少医疗经费开支的目的。

(1)教育的方式和方法:①各级医院可以通过开办哮喘学校、学习班、俱乐部、联谊会等多种生动活泼的方式集中进行系统的哮喘教育。②组织患者阅读连环画,观看电视节目、录像或听录音带。③组织患者阅读有关哮喘防治的科普丛书及报纸杂志上所刊登的科普文章。④应用上网或互动多媒体技术传播哮喘防治的信息。⑤召集哮喘患者介绍和交流防治哮喘的经验体会。

每位患者在初诊时,应尽可能为其提供一些基本的宣教资料,包括哮喘防治的相关知识和技能。之后,通过各种途径对哮喘患者进行宣传教育。

(2)教育的初级内容:①相信通过长期规范的治疗,可以有效地控制哮喘。②了解诱发哮喘的各种因素,结合每位患者的具体情况,找出具体的促发(诱发)因素,以及避免诱因的方法,如减少过敏原吸入,避免剧烈运动,忌用可以诱发哮喘的药物等。③初步了解哮喘的本质和发病机制。④熟悉哮喘发作先兆及相应处理方法。⑤了解峰流速仪的测定和记录方法,并鼓励记录哮喘日记。⑥学会在哮喘发作时进行简单的紧急自我处理办法。⑦初步了解常用治疗药物的作用特点、正确用法,并了解各种药物的不良反应及如何减少这些不良反应。⑧正确掌握使用各种定量雾化吸入装置的技术。⑨根据病情程度医患双方联合制定出初步治疗方案。⑩认识哮喘加重恶化的征象以及知道此时应采取的相应行动;知道什么情况下应去医院或看急诊;了解心理因素在哮喘发病和治疗中的作用,掌握必要的心理调适技术。

初步教育后应进一步采取一切必要措施对患者进行长期系统管理,定期强化有关哮喘规范治疗的内容,提高患者对哮喘的认识水平和防治哮喘的技能,重点是 MDI 吸入技术以及落实环境控制措施,定期评估病情和治疗效果。提高患者对医护人员的信任度,改善哮喘患者防治疾病的依从性。

(雷泽林 谭恩丽)

第九章 慢性阻塞性肺疾病

慢性阻塞性肺疾病(COPD)由于其患病人数多,死亡率高,社会经济负担重,已成为一个重要的公共卫生问题。COPD 目前居全球死亡原因的第 4 位,世界银行/世界卫生组织公布,至 2020 年 COPD 将位居世界疾病经济负担的第 5 位。在我国,COPD 同样是严重危害人民身体健康的重要慢性呼吸系统疾病。近期对我国 7 个地区 20 245 成年人群进行调查,COPD 患病率占 40 岁以上人群的 8.2%,其患病率之高十分惊人。

为了促使社会、政府和患者对 COPD 的关注,提高 COPD 的诊治水平,降低 COPD 的患病率和病死率,继欧美等各国制定 COPD 诊治指南以后,2001 年 4 月美国国立心、肺、血液研究所(NHLBI)和 WHO 共同发表了《慢性阻塞性肺疾病全球倡议》(Global Initiative for Chronic Obstructive Lung Disease,GOLD),GOLD 的发表对各国 COPD 的防治工作发挥了很大促进作用。我国也参照 GOLD 于 1997 年制定了《COPD 诊治规范》(草案),并于 2002 年制定了《慢性阻塞性肺疾病诊治指南》。它们的制定对有关卫生组织和政府部门关注本病防治,提高医务人员对 COPD 的诊治水平,促进 COPD 的研究,从而降低其在我国的患病率与病死率起到很好的作用。本次是对 2002 年 COPD 诊治指南的最新修订。

【定义】

COPD 是一种具有气流受限特征的可以预防和治疗的疾病,气流受限不完全可逆、呈进行性发展,与肺部对香烟烟雾等有害气体或有害颗粒的异常炎症反应有关。COPD 主要累及肺脏,但也可引起全身(或称肺外)的不良效应。

肺功能检查对确定气流受限有重要意义。在吸入支气管舒张剂后,第一秒用力呼气容积(FEV_1)/用力肺活量(FVC)<70%表明存在气流受限,并且不能完全逆转。慢性咳嗽、咳痰常先于气流受限许多年存在;但不是所有有咳嗽、咳痰症状的患者均会发展为COPD。部分患者可仅有不可逆气流受限改变而无慢性咳嗽、咳痰症状。

COPD 与慢性支气管炎和肺气肿密切相关。通常,慢性支气管炎是指在除外慢性咳嗽的其他已知原因后,患者每年咳嗽、咳痰 3 个月以上,并连续 2 年者。肺气肿则指肺部终末细支气管远端气腔出现异常持久的扩张,并伴有肺泡壁和细支气管的破坏而无明显的肺纤维化。当慢性支气管炎、肺气肿患者肺功能检查出现气流受限,并且不能完全可逆时,则能诊断为 COPD。如患者只有"慢性支气管炎"和(或)"肺气肿",而无气流受限,则不能诊断为 COPD。

虽然哮喘与COPD都是慢性气道炎症性疾病,但二者的发病机制不同,临床表现以及对治疗的反应性也有明显差异。大多数哮喘患者的气流受限具有显著的可逆性,是其不同于COPD的一个关键特征;但是,部分哮喘患者随着病程延长,可出现较明显的气道重塑,导致气流受限的可逆性明显减小,临床很难与COPD相鉴别。COPD和哮喘可以发生于同一位患者;而且,由于二者都是常见病、多发病,这种概率并不低。

一些已知病因或具有特征病理表现的气流受限疾病,如支气管扩张症、肺结核纤维化病变、肺囊性纤维化、弥漫性泛细支气管炎以及闭塞性细支气管炎等,均不属于COPD。

【发病机制】

COPD的发病机制尚未完全明了。目前普遍认为COPD以气道、肺实质和肺血管的慢性炎症为特征,在肺的不同部位有肺泡巨噬细胞、T淋巴细胞(尤其是CD_8^+)和中性粒细胞增加,部分患者有嗜酸性粒细胞增多。激活的炎症细胞释放多种介质,包括白三烯$B_4(LTB_4)$、白细胞介素8(IL-8)、肿瘤坏死因子$\alpha(TNF-\alpha)$和其他介质。这些介质能破坏肺的结构和(或)促进中性粒细胞炎症反应。除炎症外,肺部的蛋白酶和抗蛋白酶失衡、氧化与抗氧化失衡以及自主神经系统功能紊乱(如胆碱能神经受体分布异常)等也在COPD发病中起重要作用。吸入有害颗粒或气体可导致肺部炎症;吸烟能诱导炎症并直接损害肺脏;COPD的各种危险因素都可产生类似的炎症过程,从而导致COPD的发生。

【病理】

COPD特征性的病理学改变存在于中央气道、外周气道、肺实质和肺的血管系统。在中央气道(气管、支气管以及内径>2~4mm的细支气管),炎症细胞浸润表层上皮,黏液分泌腺增大和杯状细胞增多使黏液分泌增加。在外周气道(内径<2mm的小支气管和细支气管)内,慢性炎症导致气道壁损伤和修复过程反复循环发生。修复过程导致气道壁结构重塑,胶原含量增加及瘢痕组织形成,这些病理改变造成气腔狭窄,引起固定性气道阻塞。

COPD患者典型的肺实质破坏表现为小叶中央型肺气肿,涉及呼吸性细支气管的扩张和破坏。病情较轻时这些破坏常发生于肺的上部区域,但随着病情发展,可弥漫分布于全肺,并有肺毛细血管床的破坏。由于遗传因素或炎症细胞和介质的作用,肺内源性蛋白酶和抗蛋白酶失衡,为肺气肿性肺破坏的主要机制,氧化作用和其他炎症后果也起作用。

COPD肺血管的改变以血管壁的增厚为特征,这种增厚始于疾病的早期。内膜增厚是最早的结构改变,接着出现平滑肌增加和血管壁炎症细胞浸润。COPD加重时平滑肌、蛋白多糖和胶原的增多进一步使血管壁增厚。COPD晚期继发肺心病时,部分患者可见多发性肺细小动脉原位血栓形成。

【病理生理】

在COPD肺部病理学改变的基础上出现相应COPD特征性病理生理学改变,包括黏液高分泌、纤毛功能失调、气流受限、肺过度充气、气体交换异常、肺动脉高压和肺心病以及全身的不良效应。黏液高分泌和纤毛功能失调导致慢性咳嗽及多痰,这些症状可出现在其他症状和病理生理异常发生之前。小气道炎症、纤维化及管腔的渗出与FEV_1、FEV_1/FVC下降有关。肺泡附着的破坏、使小气道维持开放的能力受损亦有作用,但这在气流受限中所起的作用较小。

随着 COPD 的进展,外周气道阻塞、肺实质破坏及肺血管的异常等减少了肺气体交换能力,产生低氧血症,以后可出现高碳酸血症。长期慢性缺氧可导致肺血管广泛收缩和肺动脉高压,常伴有血管内膜增生,某些血管发生纤维化和闭塞,造成肺循环的结构重组。COPD 晚期出现的肺动脉高压是其重要的心血管并发症,并进而产生慢性肺源性心脏病及右心衰竭,提示预后不良。

COPD 可以导致全身不良效应,包括全身炎症和骨骼肌功能不良等方面。全身炎症表现为全身氧化负荷异常增高、循环血液中细胞因子浓度异常增高以及炎症细胞异常活化等;骨骼肌功能不良表现为骨骼肌重量逐渐减轻等。COPD 的全身不良效应具有重要的临床意义,它可加剧患者的活动能力受限,使生活质量下降,预后变差。

【危险因素】

引起 COPD 的危险因素包括个体易感因素以及环境因素两个方面,两者相互影响。

(一)个体因素

某些遗传因素可增加 COPD 发病的危险性。已知的遗传因素为 α_1-抗胰蛋白酶缺乏。重度 α_1-抗胰蛋白酶缺乏与非吸烟者的肺气肿形成有关。在我国 α_1-抗胰蛋白酶缺乏引起的肺气肿迄今尚未见正式报道。支气管哮喘和气道高反应性是 COPD 的危险因素,气道高反应性可能与机体某些基因和环境因素有关。

(二)环境因素

1. 吸烟

吸烟为 COPD 重要发病因素。吸烟者肺功能的异常率较高,FEV_1 的年下降率较快,吸烟者死于 COPD 的人数较非吸烟者为多。被动吸烟也可能导致呼吸道症状以及 COPD 的发生。孕期妇女吸烟可能会影响胎儿肺脏的生长及在子宫内的发育,并对胎儿的免疫系统功能有一定影响。

2. 职业性粉尘和化学物质

当职业性粉尘及化学物质(烟雾、过敏原、工业废气及室内空气污染等)的浓度过大或接触时间过久,均可导致与吸烟无关的 COPD 发生。接触某些特殊的物质、刺激性物质、有机粉尘及过敏原能使气道反应性增加。

3. 空气污染

化学气体如氯、氧化氮、二氧化硫等,对支气管黏膜有刺激和细胞毒性作用。空气中的烟尘或二氧化硫明显增加时,COPD 急性发作显著增多。其他粉尘如二氧化硅、煤尘、棉尘、蔗尘等也刺激支气管黏膜,使气道清除功能遭受损害,为细菌入侵创造条件。烹调时产生的大量油烟和生物燃料产生的烟尘与 COPD 发病有关,生物燃料所产生的室内空气污染可能与吸烟具有协同作用。

4. 感染

呼吸道感染是 COPD 发病和加剧的另一个重要因素,肺炎链球菌和流感嗜血杆菌可能为 COPD 急性发作的主要病原菌。病毒也对 COPD 的发生和发展起作用。儿童期重度下呼吸道感染和成年时的肺功能降低及呼吸系统症状发生有关。

5. 社会经济地位

COPD 的发病与患者社会经济地位相关。这也许与室内外空气污染的程度不同、营养状况或其他和社会经济地位等差异有一定内在的联系。

【临床表现】

1. 症状

(1)慢性咳嗽:通常为首发症状。初起咳嗽呈间歇性,早晨较重,以后早晚或整日均有咳嗽,但夜间咳嗽并不显著。少数病例咳嗽不伴咳痰。也有部分病例虽有明显气流受限但无咳嗽症状。

(2)咳痰:咳嗽后通常咳少量黏液性痰,部分患者在清晨较多;合并感染时痰量增多,常有脓性痰。

(3)气短或呼吸困难:这是 COPD 的标志性症状,是使患者焦虑不安的主要原因,早期仅于劳力时出现,后逐渐加重,以致日常活动甚至休息时也感气短。

(4)喘息和胸闷:不是 COPD 的特异性症状。部分患者特别是重度患者有喘息;胸部紧闷感通常于劳力后发生,与呼吸费力、肋间肌等容性收缩有关。

(5)全身性症状:在疾病的临床过程中,特别在较重患者,可能会发生全身性症状,如体重下降、食欲减退、外周肌肉萎缩和功能障碍、精神抑郁和(或)焦虑等。合并感染时可咳血痰或咯血。

2. 病史特征

COPD 患病过程应有以下特征:

(1)吸烟史:多有长期较大量吸烟史。

(2)职业性或环境有害物质接触史:如较长期粉尘、烟雾、有害颗粒或有害气体接触史。

(3)家族史:COPD 有家族聚集倾向。

(4)发病年龄及好发季节:多于中年以后发病,症状好发于秋冬寒冷季节,常有反复呼吸道感染及急性加重史。随病情进展,急性加重愈渐频繁。

(5)慢性肺源性心脏病史:COPD 后期出现低氧血症和(或)高碳酸血症,可并发慢性肺源性心脏病和右心衰竭。

3. 体征

COPD 早期体征可不明显。随疾病进展,常有以下体征:

(1)视诊及触诊:胸廓形态异常,包括胸部过度膨胀、前后径增大、剑突下胸骨下角(腹上角)增宽及腹部膨凸等;常见呼吸变浅,频率增快,辅助呼吸肌如斜角肌及胸锁乳突肌参加呼吸运动,重症可见胸腹矛盾运动;患者不时采用缩唇呼吸以增加呼出气量;呼吸困难加重时常采取前倾坐位;低氧血症者可出现黏膜及皮肤紫绀,伴右心衰竭者可见下肢水肿、肝脏增大。

(2)叩诊:由于肺过度充气使心浊音界缩小,肺肝界降低,肺叩诊可呈过度清音。

(3)听诊:两肺呼吸音可减低,呼气相延长,平静呼吸时可闻干性啰音,两肺底或其他肺野可闻湿啰音;心音遥远,剑突部心音较清晰响亮。

【实验室检查及其他监测指标】

1. 肺功能检查

肺功能检查是判断气流受限的客观指标,其重复性好,对 COPD 的诊断、严重程度评价、疾病进展、预后及治疗反应等均有重要意义。气流受限是以 FEV_1 和 FEV_1/FVC 降低来确定的。FEV_1/FVC 是 COPD 的一项敏感指标,可检出轻度气流受限。FEV_1 占预计值的百分比是中、重度气流受限的良好指标,它变异性小,易于操作,应作为 COPD 肺功能检查的基本项目。吸入支气管舒张剂后 $FEV_1/FVC\%<70\%$ 者,可确定为不能完全可逆的气流受限。呼气峰流速(PEF)及最大呼气流量-容积曲线(MEFV)也可作为气流受限的参考指标,但 COPD 时 PEF 与 FEV_1 的相关性不够强,PEF 有可能低估气流阻塞的程度。气流受限可导致肺过度充气,使肺总量(TLC)、功能残气量(FRC)和残气容积(RV)增高,肺活量(VC)减低。TLC 增加不及 RV 增加的程度大,故 RV/TLC 增高。肺泡隔破坏及肺毛细血管床丧失可使弥散功能受损,一氧化碳弥散量(DLCO)降低,DLCO 与肺泡通气量(VA)之比(DLCO/VA)比单纯 DLCO 更敏感。深吸气量(IC)是潮气量与补吸气量之和,IC/TLC 是反映肺过度膨胀的指标,它在反映 COPD 呼吸困难程度甚至反映 COPD 生存率上具有意义。作为辅助检查,不论是用支气管舒张剂还是口服糖皮质激素进行支气管舒张试验,都不能预测疾病的进展。用药后 FEV_1 改善较少,也不能可靠预测患者对治疗的反应。患者在不同的时间进行支气管舒张试验,其结果也可能不同。但在某些患者(如儿童时期有不典型哮喘史、夜间咳嗽、喘息表现),则有一定意义。

2. 胸部 X 线检查

X 线检查对确定肺部并发症及与其他疾病(如肺间质纤维化、肺结核等)鉴别有重要意义。COPD 早期 X 线胸片可无明显变化,以后出现肺纹理增多、紊乱等非特征性改变;主要 X 线征为肺过度充气:肺容积增大,胸腔前后径增长,肋骨走向变平,肺野透亮度增高,横膈位置低平,心脏悬垂狭长,肺门血管纹理呈残根状,肺野外周血管纹理纤细稀少等,有时可见肺大疱形成。并发肺动脉高压和肺源性心脏病时,除右心增大的 X 线征外,还可有肺动脉圆锥膨隆,肺门血管影扩大及右下肺动脉增宽等。

3. 胸部 CT 检查

CT 检查一般不作为常规检查。但是,在鉴别诊断时 CT 检查有益,高分辨率 CT(HRCT)对辨别小叶中心型或全小叶型肺气肿及确定肺大疱的大小和数量,有很高的敏感性和特异性,对预计肺大疱切除或外科减容手术等的效果有一定价值。

4. 血气检查

当 $FEV_1<40\%$ 预计值时或具有呼吸衰竭或右心衰竭的 COPD 患者均应做血气检查。血气异常首先表现为轻、中度低氧血症。随疾病进展,低氧血症逐渐加重,并出现高碳酸血症。呼吸衰竭的血气诊断标准为静息状态下海平面吸空气时动脉血氧分压(PaO_2)<60mmHg(1mmHg=0.133kPa)伴或不伴动脉血二氧化碳分压($PaCO_2$)增高>50mmHg。

5. 其他实验室检查

低氧血症,即 $PaO_2<55$mmHg 时,血红蛋白及红细胞可增高,红细胞压积>55%可诊断为红细胞增多症。并发感染时痰涂片可见大量中性粒细胞,痰培养可检出各种病原菌,常见者为肺炎链球菌、流感嗜血杆菌、卡他摩拉菌、肺炎克雷白杆菌等。

【诊断与鉴别诊断】

1. 全面采集病史进行评估

诊断 COPD 时，首先应全面采集病史，包括症状、既往史和系统回顾、接触史。症状包括慢性咳嗽、咳痰、气短。既往史和系统回顾应注意：出生时低体重、童年时期有无哮喘、变态反应性疾病、感染及其他呼吸道疾病史如结核病史；COPD 和呼吸系统疾病家族史；COPD 急性加重和住院治疗病史；有相同危险因素（吸烟）的其他疾病，如心脏、外周血管和神经系统疾病；不能解释的体重下降；其他非特异性症状，喘息、胸闷、胸痛和晨起头痛；要注意吸烟史（以包年计算）及职业、环境有害物质接触史等。

2. 诊断

COPD 的诊断应根据临床表现、危险因素接触史、体征及实验室检查等资料综合分析确定。考虑 COPD 的主要症状为慢性咳嗽、咳痰和（或）呼吸困难及危险因素接触史；存在不完全可逆性气流受限是诊断 COPD 的必备条件。肺功能测定指标是诊断 COPD 的金标准。用支气管舒张剂后 $FEV_1/FVC<70\%$ 可确定为不完全可逆性气流受限。凡具有吸烟史及（或）环境职业污染接触史及（或）咳嗽、咳痰或呼吸困难史者均应进行肺功能检查。COPD 早期轻度气流受限时可有或无临床症状。胸部 X 线检查有助于确定肺过度充气的程度及与其他肺部疾病鉴别。

3. 鉴别诊断

COPD 应与支气管哮喘、支气管扩张症、充血性心力衰竭、肺结核等鉴别（表 1-1）。与支气管哮喘的鉴别有时存在一定困难。COPD 多于中年后起病，哮喘则多在儿童或青少年期起病；COPD 症状缓慢进展，逐渐加重，哮喘则症状起伏大；COPD 多有长期吸烟史和（或）有害气体、颗粒接触史，哮喘则常伴过敏体质、过敏性鼻炎和（或）湿疹等，部分患者有哮喘家族史；COPD 时气流受限基本为不可逆性，哮喘时则多为可逆性。然而，部分

表 1-1　慢性阻塞性肺疾病的鉴别诊断

诊断	鉴别诊断要点
慢性阻塞性肺疾病	中年发病；症状缓慢进展；长期吸烟史；活动后气促；大部分为不可逆性气流受限
支气管哮喘	早年发病（通常在儿童期）；每日症状变化快；夜间和清晨症状明显；也可有过敏性鼻炎和（或）湿疹史；哮喘家族史；气流受限大多可逆
充血性心力衰竭	听诊肺基底部可闻细啰音；胸部 X 线片示心脏扩大、肺水肿；肺功能测定示限制性通气障碍（而非气流受限）
支气管扩张症	大量脓痰；常伴有细菌感染；粗湿啰音、杵状指；X 线胸片或 CT 示支气管扩张、管壁增厚
结核病	所有年龄均可发病；X 线胸片示肺浸润性病灶或结节状空洞样改变；细菌学检查可确诊
闭塞性细支气管炎	发病年龄较轻，且不吸烟；可能有类风湿关节炎病史或烟雾接触史；CT 片示在呼气相显示低密度影
弥漫性泛细支气管炎	大多数为男性非吸烟者；几乎所有患者均有慢性鼻窦炎；X 线胸片和高分辨率 CT 显示弥漫性小叶中央结节影和过度充气征

病程长的哮喘患者已发生气道重塑,气流受限不能完全逆转;而少数 COPD 患者伴有气道高反应性,气流受限部分可逆。此时应根据临床及实验室所见全面分析,必要时作支气管舒张试验和(或)PEF 昼夜变异率来进行鉴别。在少部分患者中这两种疾病可以重叠存在。

【严重程度分级】

COPD 严重程度评估需根据患者的症状、肺功能异常、是否存在并发症(呼吸衰竭、心力衰竭)等确定,其中反映气流受限程度的 FEV_1 下降有重要参考意义。根据肺功能有 COPD 严重性分为 4 级(表 1–2)。

表 1–2　慢性阻塞性肺疾病临床严重程度的肺功能分级(吸入支气管舒张剂后)

级别	特征
I 级(轻度)	$FEV_1/FVC<70\%$,FEV_1 占预计值百分比≥80%
II 级(中度)	$FEV_1/FVC<70\%$,50%≤FEV_1 占预计值百分比<80%
III 级(重度)	$FEV_1/FVC<70\%$,30%≤FEV_1 占预计值百分比<50%
IV 级(极重度)	$FEV_1/FVC<70\%$,FEV_1 占预计值百分比<30%或 FEV_1 占预计值百分比<50%,或伴有慢性呼吸衰竭

I 级(轻度 COPD):其特征为轻度气流受限($FEV_1/FVC<70\%$但 FEV_1≥80%预计值),通常可伴有或不伴有咳嗽、咳痰。此时患者本人可能还没认识到自己的肺功能是异常的。

II 级(中度 COPD):其特征为气流受限进一步恶化(50%≤FEV_1<80%预计值)并有症状进展和气短,运动后气短更为明显。此时,由于呼吸困难或疾病的加重,患者常去医院就诊。

III 级(重度 COPD):其特征为气流受限进一步恶化(30%≤FEV_1<50%预计值),气短加剧,并且反复出现急性加重,影响患者的生活质量。

IV 级(极重度 COPD):为严重的气流受限(FEV_1<30%预计值)或者合并有慢性呼吸衰竭。此时,患者的生活质量明显下降,如果出现急性加重则可能有生命危险。

虽然 FEV_1 预计值对反映 COPD 严重程度、健康状况及病死率有用,但 FEV_1 并不能完全反映 COPD 复杂的严重情况,除 FEV_1 以外,已证明体重指数(BMI)和呼吸困难分级在预测 COPD 生存率等方面有意义。

BMI 等于体重(kg)除以身高(m)的平方,BMI<21kg/m^2 的 COPD 患者死亡率增加。

功能性呼吸困难分级:可用呼吸困难量表来评价:0 级:除非剧烈活动,无明显呼吸困难;1 级:当快走或上缓坡时有气短;2 级:由于呼吸困难比同龄人步行得慢,或者以自己的速度在平地上行走时需要停下来呼吸;3 级:在平地上步行 100m 或数分钟后需要停下来呼吸;4 级:明显的呼吸困难而不能离开房屋或者当穿脱衣服时气短。

如果将 FEV_1 作为反映气流阻塞(obstruction)的指标,呼吸困难(dyspnea)分级作为症状的指标,BMI 作为反映营养状况的指标,再加上 6min 步行距离作为运动耐力(exercise)的指标,将这四方面综合起来建立一个多因素分级系统(BODE),被认为可比 FEV_1

更好地反映 COPD 的预后。

生活质量评估:广泛应用于评价 COPD 患者的病情严重程度、药物治疗的疗效、非药物治疗的疗效(如肺康复治疗、手术)和急性发作的影响等。生活质量评估还可用于预测死亡风险,而与年龄、PEV$_1$ 及体重指数无关。常用的生活质量评估方法有圣乔治呼吸问卷(SGRQ)和治疗结果研究(SF-36)等。

此外,COPD 急性加重次数也可作为 COPD 严重程度的一项监测指标。

COPD 病程可分为急性加重期与稳定期。COPD 急性加重期是指患者出现超越日常状况的持续恶化,并需改变基础 COPD 的常规用药者,通常在疾病过程中,患者短期内咳嗽、咳痰、气短和(或)喘息加重,痰量增多,呈脓性或黏脓性,可伴发热等炎症明显加重的表现。稳定期则指患者咳嗽、咳痰、气短等症状稳定或症状轻微。

【COPD 稳定期治疗】

(一)治疗目的

1. 减轻症状,阻止病情发展。

2. 缓解或阻止肺功能下降。

3. 改善活动能力,提高生活质量。

4. 降低病死率。

(二)教育与管理

通过教育与管理可以提高患者及有关人员对 COPD 的认识和自身处理疾病的能力,更好地配合治疗和加强预防措施,减少反复加重,维持病情稳定,提高生活质量。主要内容包括:①教育与督促患者戒烟,迄今能证明有效延缓肺功能进行性下降的措施仅有戒烟;②使患者了解 COPD 的病理生理与临床基础知识;③掌握一般和某些特殊的治疗方法;④学会自我控制病情的技巧,如腹式呼吸及缩唇呼吸锻炼等;⑤了解赴医院就诊的时机;⑥社区医生定期随访管理。

(三)控制职业性或环境污染

避免或防止粉尘、烟雾及有害气体吸入。

(四)药物治疗

药物治疗用于预防和控制症状,减少急性加重的频率和严重程度,提高运动耐力和生活质量。根据疾病的严重程度,逐步增加治疗,如果没有出现明显的药物不良反应或病情的恶化,应在同一水平维持长期的规律治疗。根据患者对治疗的反应及时调整治疗方案。

1. 支气管舒张剂

支气管舒张剂可松弛支气管平滑肌、扩张支气管、缓解气流受限,是控制 COPD 症状的主要治疗措施。短期按需应用可缓解症状,长期规则应用可预防和减轻症状,增加运动耐力,但不能使所有患者的 FEV$_1$ 都得到改善。与口服药物相比,吸入剂不良反应小,因此多首选吸入治疗。

主要的支气管舒张剂有 β$_2$ 受体激动剂、抗胆碱药及甲基黄嘌呤类,根据药物的作用及患者的治疗反应选用。用短效支气管舒张剂较为便宜,但效果不如长效制剂。不同作用机制与作用时间的药物联合可增强支气管舒张作用、减少不良反应。β$_2$ 受体激动剂、抗胆碱药物和(或)茶碱联合应用,肺功能与健康状况可获进一步改善。

(1)β_2受体激动剂:主要有沙丁胺醇、特布他林等,为短效定量雾化吸入剂,数分钟内开始起效,15~30min 达到峰值,持续疗效 4~5h,每次剂量 100~200μg(每喷 100μg),24h 内不超过 8~12 喷。主要用于缓解症状,按需使用。福莫特罗(formoterol)为长效定量吸入剂,作用持续12h 以上,与短效 β_2 受体激动剂相比,维持作用时间更长。福莫特罗吸入后 1~3min 起效,常用剂量为 4.5~9μg,每日 2 次。

(2)抗胆碱药:主要品种有异丙托溴铵(ipratropium)气雾剂,可阻断 M 胆碱受体。定量吸入时开始作用时间比沙丁胺醇等短效 β_2 受体激动剂慢,但持续时间长,30~90min 达最大效果。维持 6~8h,剂量为 40~80μg(每喷 20μg),每天 3~4 次。该药不良反应小,长期吸入可改善 COPD 患者健康状况。噻托溴铵(tiotropium)选择性作用于 M_3 和 M_1 受体,为长效抗胆碱药,作用长达 24h 以上,吸入剂量为 18μg,每天 1 次。长期吸入可增加深吸气量(IC),减低呼气末肺容积(EELV),进而改善呼吸困难,提高运动耐力和生活质量,也可减少急性加重频率。

(3)茶碱类药物:可解除气道平滑肌痉挛,广泛用于 COPD 的治疗。另外,还有改善心搏血量、舒张全身和肺血管,增加水盐排出,兴奋中枢神经系统、改善呼吸肌功能以及某些抗炎作用等。但总的来看,在一般治疗量的血浓度下,茶碱的其他多方面作用不很突出。缓释型或控释型茶碱每天 1 次或 2 次口服可达稳定的血浆浓度,对 COPD 有一定效果。茶碱血浓度监测对估计疗效和不良反应有一定意义。血茶碱浓度>5mg/L 即有治疗作用;>15mg/L 时不良反应明显增加。吸烟、饮酒、服用抗惊厥药、利福平等可引起肝脏酶受损并缩短茶碱半衰期;老人、持续发热、心力衰竭和肝功能明显障碍者,同时应用西咪替丁、大环内酯类药物(红霉素等)、氟喹诺酮类药物(环丙沙星等)和口服避孕药等都可能使茶碱血药浓度增加。

2. 糖皮质激素

COPD 稳定期长期应用糖皮质激素吸入治疗并不能阻止其 FEV_1 的降低趋势。长期规律的吸入糖皮质激素较适用于 FEV_1<50%预计值(Ⅲ级和Ⅳ级)并且有临床症状以及反复加重的 COPD 患者。这一治疗可减少急性加重频率,改善生活质量。联合吸入糖皮质激素和 β_2 受体激动剂,比各自单用效果好,目前已有布地奈德/福莫特罗、氟地卡松/沙美特罗两种联合制剂。对 COPD 患者不推荐长期口服糖皮质激素治疗。

3. 其他药物

(1)祛痰药(黏液溶解剂):COPD 气道内可产生大量黏液分泌物,可促使继发感染,并影响气道通畅,应用祛痰药似有利于气道引流通畅,改善通气,但除少数有黏痰患者获效外,总的来说效果并不十分确切。常用药物有盐酸氨溴索(ambroxol)、乙酰半胱氨酸等。

(2)抗氧化剂:COPD 气道炎症使氧化负荷加重,加重 COPD 的病理、生理变化。应用抗氧化剂如 N-乙酰半胱氨酸可降低疾病反复加重的频率。但目前尚缺乏长期、多中心临床研究结果,有待今后进行严格的临床研究考证。

(3)免疫调节剂:对降低COPD 急性加重严重程度可能具有一定的作用。但尚未得到确证,不推荐作常规使用。

（4）疫苗：流感疫苗可减少 COPD 患者的严重程度和死亡，可每年给予 1 次（秋季）或 2 次（秋、冬）。它含有灭活的或活的、无活性病毒，应每年根据预测的病毒种类制备。肺炎球菌疫苗含有 23 种肺炎球菌荚膜多糖，已在 COPD 患者中应用，但尚缺乏有力的临床观察资料。

（5）中医治疗：辨证施治是中医治疗的原则，对 COPD 的治疗亦应据此原则进行。实践中体验到某些中药具有祛痰、支气管舒张、免疫调节等作用，值得深入的研究。

（五）氧疗

COPD 稳定期进行长期家庭氧疗对具有慢性呼吸衰竭的患者可提高生存率。对血流动力学、血液学特征、运动能力、肺生理和精神状态都会产生有益的影响。长期家庭氧疗应在Ⅳ级即极重度 COPD 患者应用，具体指征是：

（1）$PaO_2 \leqslant 55mmHg$ 或动脉血氧饱和度（SaO_2）$\leqslant 88\%$，有或没有高碳酸血症。

（2）PaO_2 55~60mmHg，或 $SaO_2 < 89\%$，并有肺动脉高压、心力衰竭水肿或红细胞增多症（红细胞比积>55%）。长期家庭氧疗一般是经鼻导管吸入氧气，流量 1.0~2.0L/min，吸氧持续时间>15h/d。长期氧疗的目的是使患者在海平面水平，静息状态下，达到 $PaO_2 \geqslant 60mmHg$ 和（或）使 SaO_2 升至 90%，这样才可维持重要器官的功能，保证周围组织的氧供。

（六）康复治疗

康复治疗可以使进行性气流受限、严重呼吸困难而很少活动的患者改善活动能力、提高生活质量，是 COPD 患者一项重要的治疗措施。它包括呼吸生理治疗，肌肉训练，营养支持，精神治疗与教育等多方面措施。在呼吸生理治疗方面包括帮助患者咳嗽，用力呼气以促进分泌物清除；使患者放松，进行缩唇呼吸以及避免快速浅表的呼吸以帮助克服急性呼吸困难等措施。在肌肉训练方面有全身性运动与呼吸肌锻炼，前者包括步行、登楼梯、踏车等，后者有腹式呼吸锻炼等。在营养支持方面，应要求达到理想的体重；同时避免过高碳水化合物饮食和过高热量摄入，以免产生过多二氧化碳。

（七）外科治疗

1. 肺大疱切除术

在有指征的患者，术后可减轻患者呼吸困难的程度并使肺功能得到改善。术前胸部 CT 检查、动脉血气分析及全面评价呼吸功能对于决定是否手术是非常重要的。

2. 肺减容术

是通过切除部分肺组织，减少肺过度充气，改善呼吸肌做功，提高运动能力和健康状况，但不能延长患者的寿命。主要适用于上叶明显非均质肺气肿，康复训练后运动能力仍低的一部分病人，但其费用高，属于实验性姑息性外科的一种手术。不建议广泛应用。

3. 肺移植术

对于选择合适的 COPD 晚期患者，肺移植术可改善生活质量，改善肺功能，但技术要求高，花费大，很难推广应用。

总之，稳定期 COPD 的处理原则根据病情的严重程度不同，选择的治疗方法也有所不同，关于 COPD 分级治疗问题，表 1-3 可供参考。

表1-3 稳定期慢性阻塞性肺疾病的推荐治疗方案

分级	特征	推荐治疗方案
I级(轻度)	$FEV_1/FVC<70\%$,FEV_1占预计值百分比≥80%	避免危险因素;接种流感疫苗;按需使用短效支气管舒张剂
II级(中度)	$FEV_1/FVC<70\%$,50%≤FEV_1占预计值百分比<80%	在上一级治疗的基础上,规律应用一种或多种长效支气管舒张剂,康复治疗
III级(重度)	$FEV_1/FVC<70\%$,30%≤FEV_1占预计值百分比<50%	在上一级治疗的基础上,反复急性发作,可吸入糖皮质激素
IV(极重度)	$FEV_1/FVC<70\%$,FEV_1占预计值百分比<30%,或伴有慢性呼吸衰竭	在上一级治疗的基础上,如有呼吸衰竭,长期氧疗,可考虑外科治疗

【COPD急性加重期的治疗】

（一）确定COPD急性加重的原因

引起COPD加重的最常见原因是气管-支气管感染,主要是病毒、细菌的感染。部分病例加重的原因难以确定,环境理化因素改变可能有作用。肺炎、充血性心力衰竭、心律失常、气胸、胸腔积液、肺血栓栓塞症等可引起酷似COPD急性发作的症状,需要仔细加以鉴别。

（二）COPD急性加重的诊断和严重性评价

COPD加重的主要症状是气促加重,常伴有喘息、胸闷、咳嗽加剧、痰量增加、痰液颜色和(或)黏度改变以及发热等,此外亦可出现全身不适、失眠、嗜睡、疲乏抑郁和精神紊乱等症状。当患者出现运动耐力下降、发热和(或)胸部影像异常时可能为COPD加重的征兆。气促加重,咳嗽痰量增多及出现脓性痰常提示细菌感染。

与加重前的病史、症状、体征、肺功能测定、动脉血气检测和其他实验室检查指标进行比较,对判断COPD加重的严重程度甚为重要。应特别注意了解本次病情加重或新症状出现的时间,气促、咳嗽的严重程度和频度,痰量和痰液颜色,日常活动的受限程度,是否曾出现过水肿及其持续时间,既往加重时的情况和有无住院治疗,以及目前的治疗方案等。本次加重期肺功能和动脉血气结果与既往对比可提供极为重要的信息,这些指标的急性改变较其绝对值更为重要。对于严重COPD患者,神志变化是病情恶化和危重的指标,一旦出现需及时送医院救治。是否出现辅助呼吸肌参与呼吸运动,胸腹矛盾呼吸、发绀、外周水肿、右心衰竭,血流动力学不稳定等征象亦有助于判定COPD加重的严重程度。

肺功能测定:加重期患者,常难以满意地完成肺功能检查。$FEV_1<1L$可提示严重发作。

动脉血气分析:静息状态下在海平面呼吸空气条件下,$PaO_2<60mmHg$和(或)$SaO_2<90\%$,提示呼吸衰竭。如$PaO_2<50mmHg$,$PaCO_2>70mmHg$,pH<7.30提示病情危重,需进行严密监护或入住ICU行无创或有创机械通气治疗。

胸部X线影像、心电图(ECG)检查:胸部X线影像有助于COPD加重与其他具有类似症状的疾病相鉴别。ECG对心律失常、心肌缺血及右心室肥厚的诊断有帮助。螺旋CT、血管造影和血浆D-二聚体检测在诊断COPD加重患者发生肺栓塞时有重要作用,但核素通气灌注扫描在此诊断价值不大。低血压或高流量吸氧后 PaO_2 不能升至 60mmHg 以上可能提示肺栓塞的存在,如果临床上高度怀疑合并肺栓塞,则应同时处理 COPD 和肺栓塞。

其他实验室检查:血红细胞计数及红细胞压积有助于了解有无红细胞增多症或出血。部分患者血白细胞计数增高及中性粒细胞核左移可为气道感染提供佐证。但通常白细胞计数并无明显改变。

当 COPD 加重,有脓性痰者,应给予抗生素治疗。肺炎链球菌、流感嗜血杆菌及卡他莫拉菌是 COPD 加重患者最普通的病原菌。若患者对初始抗生素治疗反应不佳时,应进行痰培养及细菌药物敏感试验。此外,血液生化检查有助于确定引起 COPD 加重的其他因素,如电解质紊乱(低钠、低钾和低氯血症等),糖尿病危象或营养不良等,也可发现合并存在的代谢性酸碱失衡。

(三)院外治疗

对于 COPD 加重早期,病情较轻的患者可以在院外治疗,但需注意病情变化,及时决定送医院治疗的时机。

COPD 加重期的院外治疗包括适当增加以往所用支气管舒张剂的剂量及频度。若未曾使用抗胆碱药物,可以用异丙托溴胺或噻托溴胺吸入治疗,直至病情缓解。对更严重的病例,可给予数日较大剂量的雾化治疗。如沙丁胺醇 2500μg,异丙托溴铵 500μg,或沙丁胺醇 1000μg 加异丙托溴铵 250~500μg 雾化吸入,每日 2~4 次。

全身使用糖皮质激素对加重期治疗有益,可促进病情缓解和肺功能的恢复。如患者的基础 FEV_1<50%预计值,除支气管舒张剂外可考虑口服糖皮质激素,泼尼松龙每日 30~40mg,连用 7~10d。也可糖皮质激素联合长效 β_2-受体激动剂雾化吸入治疗。

COPD 症状加重,特别是咳嗽痰量增多并呈脓性时应积极给予抗生素治疗。抗生素选择应依据患者肺功能及常见的致病菌,结合患者所在地区致病菌及耐药流行情况,选择敏感抗生素。具体抗生素应用见表 1-4。

表 1-4　慢性阻塞性肺疾病(COPD)住院患者应用抗生素的参考表

组　别	病原微生物	抗生素
Ⅰ级及Ⅱ级 COPD 急性加重	流感嗜血杆菌、肺炎链球菌、卡他莫拉菌等	青霉素、β内酰胺酶/酶抑制剂（阿莫西林/克拉维酸）、大环内酯类（阿奇霉素、克拉霉素、罗红霉素等）、第 1 代或第 2 代头孢菌素（头孢呋辛、头孢克洛）、多西环素、左氧氟沙星等,一般可口服
Ⅲ级及Ⅳ级 COPD 急性加重 无铜绿假单孢菌感染危险因素	流感嗜血杆菌、肺炎链球菌、卡他莫拉菌、肺炎克雷白菌、大肠杆菌、肠杆菌属等	β内酰胺/酶抑制剂、第二代头孢菌素（头孢呋辛）、氟喹诺酮类（左氧氟沙星、莫西沙星、加替沙星）、第三代头孢菌素（头孢曲松、头孢噻肟)等
Ⅲ级及Ⅳ级 COPD 急性加重有铜绿假单孢菌感染危险因素	以上细菌及铜绿假单孢菌	第三代头孢菌素（头孢他啶）、头孢哌酮/舒巴坦、哌拉西林/他唑巴坦、亚胺培南、美洛培南等,也可联合用氨基糖苷类、氟喹诺酮类（环丙沙星等）

（四）住院治疗

COPD 急性加重病情严重者需住院治疗。COPD 急性加重到医院就诊或住院治疗的指征：①症状显著加剧，如突然出现的静息状况下呼吸困难；②出现新的体征或原有体征加重（如发绀、外周水肿）；③新近发生的心律失常；④有严重的伴随疾病；⑤初始治疗方案失败；⑥高龄 COPD 患者的急性加重；⑦诊断不明确；⑧院外治疗条件欠佳或治疗不力。

COPD 急性加重收入重症监护治疗病房（ICU）的指征：①严重呼吸困难且对初始治疗反应不佳；②精神障碍，嗜睡，昏迷；③经氧疗和无创性正压通气（NIPPV）后，低氧血症（$PaO_2 < 50mmHg$）仍持续或呈进行性恶化，和（或）高碳酸血症（$PaCO_2 > 70mmHg$）无缓解甚至有恶化，和（或）严重呼吸性酸中毒（$pH < 7.30$）无缓解，甚至恶化。

COPD 加重期主要的治疗方案如下。

1. 根据症状、血气、胸部 X 线片等评估病情的严重程度。

2. 控制性氧疗。氧疗是 COPD 加重期住院患者的基础治疗。无严重并发症的 COPD 加重期患者氧疗后易达到满意的氧合水平（$PaO_2 > 60mmHg$ 或 $SaO_2 > 90\%$）。但吸入氧浓度不宜过高，需注意可能发生潜在的 CO_2 潴留及呼吸性酸中毒，给氧途径包括鼻导管或 Venturi 面罩，其中 Venturi 面罩更能精确地调节吸入氧浓度。氧疗 30min 后应复查动脉血气，以确认氧合满意，且未引起 CO_2 潴留及（或）呼吸性酸中毒。

3. 抗生素。COPD 急性加重多由细菌感染诱发，故抗生素治疗在 COPD 加重期治疗中具有重要地位。当患者呼吸困难加重，咳嗽伴有痰量增多及脓性痰时，应根据 COPD 严重程度及相应的细菌分层情况，结合当地常见致病菌类型及耐药流行趋势和药物敏情况尽早选择敏感抗生素。如对初始治疗方案反应欠佳，应及时根据细菌培养及药敏试验结果调整抗生素。通常 COPD Ⅰ级轻度或Ⅱ级中度患者加重时，主要致病菌多为肺炎链球菌、流感嗜血杆菌及卡他莫拉菌。属于Ⅲ级（重度）及Ⅳ级（极重度）COPD 急性加重时，除以上常见细菌外，尚可有肠杆菌科细菌、铜绿假单胞菌及耐甲氧西林金黄色葡萄球菌。发生铜绿假单胞菌的危险因素有：近期住院、频繁应用抗菌药物、以往有铜绿假单胞菌分离或寄植的历史等。要根据细菌可能的分布采用适当的抗菌药物治疗，具体用药见表1-4。抗菌治疗应尽可能将细菌负荷降低到最低水平，以延长 COPD 急性加重的间隔时间。长期应用广谱抗生素和糖皮质激素易继发深部真菌感染，应密切观察真菌感染的临床征象并采用防治真菌感染措施。

4. 支气管舒张剂。短效 β_2-受体激动剂较适用于 COPD 急性加重期的治疗。若效果不显著，建议加用抗胆碱能药物（为异丙托溴铵，噻托溴铵等）。对于较为严重的 COPD 加重者，可考虑静脉滴注茶碱类药物。由于茶碱类药物血药浓度个体差异较大，治疗窗较窄，监测血清茶碱浓度对于评估疗效和避免不良反应的发生都有一定意义。β_2-受体激动剂、抗胆碱能药物及茶碱类药物由于作用机制不同，药代及药动学特点不同，且分别作用于不同大小的气道，所以联合应用可获得更大的支气管舒张作用，但最好不要联合应用 β_2-受体激动剂和茶碱类。不良反应的报道亦不多。

5. 糖皮质激素

COPD 加重期住院患者宜在应用支气管舒张剂基础上，口服或静脉滴注糖皮质激素,激素的剂量要权衡疗效及安全性,建议口服泼尼松 30~40mg/d,连续7~10d 后逐渐减量停药。也可以静脉给予甲泼尼龙 40mg,每天 1 次,3~5d 后改为口服。延长给药时间不能增加疗效,反而会使不良反应增加。

6. 机械通气

可通过无创或有创方式给予机械通气,根据病情需要,可首选无创性机械通气。机械通气,无论是无创或有创方式都只是一种生命支持方式,在此条件下,通过药物治疗消除 COPD 加重的原因使急性呼吸衰竭得到逆转。进行机械通气病人应有动脉血气监测。

(1)无创性机械通气:COPD 急性加重期患者应用 NIPPV 可降低 $PaCO_2$,减轻呼吸困难,从而降低气管插管和有创呼吸机的使用,缩短住院天数,降低患者病死率。使用 NIPPV 要注意掌握合理的操作方法,提高患者依从性,避免漏气,从低压力开始逐渐增加辅助吸气压和采用有利于降低 $PaCO_2$ 的方法,从而提高 NIPPV 的效果。其应用标准见表 1-5。

表 1-5　无创性正压通气在慢性阻塞性肺疾病加重期的应用指征

适应证(至少符合其中 2 项): 　中至重度呼吸困难,伴辅助呼吸肌参与呼吸并出现胸腹矛盾运动,中至重度酸中毒(pH7.30~7.35) 　和高碳酸血症($PaCO_2$ 45~60mmHg),呼吸频率>25 次/min
禁忌证(符合下列条件之一): 　呼吸抑制或停止 　心血管系统功能不稳定(低血压、心律失常、心肌梗死) 　嗜睡、意识障碍或不合作者 　易误吸者(吞咽反射异常,严重上消化道出血) 　痰液黏稠或有大量气道分泌物 　近期曾行面部或胃食管手术 　头面部外伤,固有的鼻咽部异常 　极度肥胖 　严重的胃肠胀气

(2)有创性机械通气:在积极药物和 NIPPV 治疗后,患者呼吸衰竭仍进行性恶化,出现危及生命的酸碱失衡和(或)神志改变时宜用有创性机械通气治疗。病情好转后,根据情况可采用无创机械通气进行序贯治疗。有创性机械通气在 COPD 加重期的具体应用指征见表 1-6。

在决定终末期 COPD 患者是否使用机械通气时还需充分考虑到病情好转的可能性,患者自身及家属的意愿以及强化治疗的条件是否允许。

使用最广泛的 3 种通气模式包括辅助控制通气(A-CMV),压力支持通气(PSV)或同步间歇强制通气(SIMV)与 PSV 联合模式(SIMV+PSV)。因 COPD 患者广泛存在内源性呼气末正压(PEEPi),为减少因 PEEPi 所致吸气功耗增加和人机不协调,可常规加用一适度水平(为 PEEPi 的 70%~80%) 的外源性呼气末正压(PEEP)。COPD 的撤机可能会遇到困难,需设计和实施一周密方案。NIPPV 已被用于帮助早期脱机并初步取得了良好的效果。

表 1-6 有创性机械通气在慢性阻塞性肺疾病加重期的应用指征

严重呼吸困难,辅助呼吸肌参与呼吸,并出现胸腹矛盾呼吸

呼吸频率>35 次/min

危及生命的低氧血症($PaO_2<40mmHg$ 或 $PaO_2/FiO_2<200mmHg$)

严重的呼吸性酸中毒(pH<7.25)及高碳酸血症

呼吸抑制或停止

嗜睡,意识障碍

严重心血管系统并发症(低血压、休克、心力衰竭)

其他并发症(代谢紊乱、脓毒血症、肺炎、肺血栓栓塞症、气压伤、大量胸腔积液)

无创性正压通气治疗失败或存在无创性正压通气的使用禁忌证

7. 其他治疗措施

在出入量和血电解质监测下适当补充液体和电解质;注意维持液体和电解质平衡;注意补充营养,对不能进食者需经胃肠补充要素饮食或予静脉高营养;对卧床、红细胞增多症或脱水的患者,无论是否有血栓栓塞性疾病史,均需考虑使用肝素或低分子肝素;注意痰液引流,积极排痰治疗(如刺激咳嗽,叩击胸部,体位引流等方法);识别并治疗伴随疾病(冠心病、糖尿病、高血压等)及并发症(休克、弥漫性血管内凝血、上消化道出血、胃功能不全等)。

【预防】

COPD 的预防主要是避免发病的高危因素、急性加重的诱发因素以及增强机体免疫力。戒烟是预防 COPD 的重要措施,也是最简单易行的措施,在疾病的任何阶段戒烟都有益于防止 COPD 的发生和发展。控制职业和环境污染,减少有害气体或有害颗粒的吸入,可减轻气道和肺的异常炎症反应。积极防治婴幼儿和儿童期的呼吸系统感染,可能有助于减少以后 COPD 的发生。流感疫苗、肺炎链球菌疫苗、细菌溶解物、卡介菌多糖核酸等对防止 COPD 患者反复感染可能有益。加强体育锻炼,增强体质,提高机体免疫力,可帮助改善机体一般状况。此外,对于有 COPD 高危因素的人群,应定期进行肺功能监测,以尽可能早期发现 COPD 并及时予以干预。COPD 的早期发现和早期干预重于治疗。

(白 雪 郭奇虹)

第十章　肺血栓栓塞症

　　肺血栓栓塞症(pulmonary thromboembolism,PTE)是肺栓塞的一种类型。肺栓塞(pulmonary embolism,PE)是以各种栓子阻塞肺动脉系统为其发病原因的一组疾病或临床综合征的总称,包括 PTE、脂肪栓塞综合征、羊水栓塞、空气栓塞等。PTE 为来自静脉系统或右心的血栓阻塞肺动脉或其分支所致的疾病, 以肺循环和呼吸功能障碍为其主要临床和病理生理特征。PTE 为 PE 最常见的类型,占 PE 中的绝大多数,通常所称的 PE 即指 PTE 。急性 PTE 造成肺动脉较广泛阻塞时,可引起肺动脉高压,至一定程度导致右心失代偿、右心扩大,出现急性肺源性心脏病。肺动脉发生栓塞后,若其支配区的肺组织因血流受阻或中断而发生坏死,称为肺梗死(pulmonary infarction,PI)。由于肺组织的多重供血与供氧机制,PTE 中仅约不足 15%发生 PI。引起 PTE 的血栓主要来源于深静脉血栓形成(deep venousthrombosis,DVT)。DVT 与 PTE 实质上为一种疾病过程在不同部位、不同阶段的表现,两者合称为静脉血栓栓塞症(venous thromboembolism,VTE)。

　　【流行病学】

　　PTE 和 DVT 已经构成了世界性的重要医疗保健问题。其发病率较高,病死率亦高。

　　西方国家 DVT 和 PTE 的年发病率分别约为 1.0‰和 0.5‰。新近资料显示,美国VTE的年新发病例数超过 60 万,其中 PTE 患者 23.7 万,DVT 患者 37.6 万,因 VTE 死亡的病例数超过 29 万;欧盟国家 VTE 的年新发病例数超过 150 万,其中 PTE 患者 43.5 万,DVT 患者 68.4 万,因 VTE 死亡的病例数超过 54 万。未经治疗的 PTE 的病死率为25%~30%。由于 PTE-DVT 发病和临床表现的隐匿性和复杂性,对 PTE-DVT 的漏诊率和误诊率普遍较高。

　　过去我国医学界曾将 PTE 视为"少见病",但这种观念近年已发生彻底改变。虽然我国目前尚无准确的流行病学资料,但随着诊断意识和检查技术的提高,诊断例数已有显著增加。尽管如此,由于 PTE 的发病过程较为隐匿,症状亦缺乏特异性,确诊需特殊的检查技术,使 PTE 的检出率偏低,临床上仍存在较严重的漏诊和误诊现象,对此应当给予充分关注。

　　【危险因素】

　　DVT 和 PTE 具有共同的危险因素,即 VTE 的危险因素,包括任何可以导致静脉血液瘀滞、静脉系统内皮损伤和血液高凝状态的因素。危险因素包括原发性和继发性两类,见表 1-7。

表1-7 VTE 的危险因素(括号内数字为该人群中发生 VTE 的百分率)

原发性	继发性	
抗凝血酶缺乏	创伤/骨折	血小板异常
先天性异常纤维蛋白原血症	髋部骨折(50%~70%)	克罗恩病(Crohn's disease)
	脊髓损伤(50%~100%)	
血栓调节因子(thrombomodulin)异常		充血性心力衰竭(>12%)
高同型半胱氨酸血症	外科手术后	急性心肌梗死(5%~35%)
抗心磷脂抗体综合征	疝修补术(5%)	恶性肿瘤
(anticardiolipin antibody syndrome)	腹部大手术(15%~30%)	肿瘤静脉内化疗
纤溶酶原激活物抑制因子过量	冠脉搭桥术(3%~9%)	肥胖
凝血酶原 20210A 基因变异	脑卒中(30%~60%)	因各种原因的制动/长期卧床
XII因子缺乏	肾病综合征	长途航空或乘车旅行
V 因子 Leiden 突变	中心静脉插管	口服避孕药
纤溶酶原缺乏	慢性静脉功能不全	真性红细胞增多症
纤溶酶原不良血症	吸烟	巨球蛋白血症
蛋白 S 缺乏	妊娠/产褥期	植入人工假体
蛋白 C 缺乏	血液黏滞度增高	高龄

原发性危险因素由遗传变异引起,包括 V 因子突变、蛋白 C 缺乏、蛋白 S 缺乏和抗凝血酶缺乏等,常以反复静脉血栓形成和栓塞为主要临床表现。如患者特别是 40 岁以下的年轻患者无明显诱因反复发生 DVT 和 PTE,或发病呈家族聚集倾向,应注意做相关原发性危险因素的检查。

继发性危险因素是指后天获得的易发生 DVT 和 PTE 的多种病理和病理生理改变。包括骨折、创伤、手术、恶性肿瘤和口服避孕药等。上述危险因素既可以单独存在,也可以同时存在、协同作用。年龄是独立的危险因素,随着年龄的增长,DVT 和 PTE 的发病率逐渐增高。

临床上对于存在危险因素、特别是同时存在多种危险因素的病例,应加强预防和及时识别 DVT 和 PTE 的意识。对未发现明确危险因素的患者,应注意其中部分人存在隐藏的危险因素,如恶性肿瘤等。但即使积极地应用较完备的技术手段,临床上仍有相当比例的病例难以明确危险因素。

【病理和病理生理】

引起 PTE 的血栓可以来源于下腔静脉径路、上腔静脉径路或右心腔,其中大部分来源于下肢深静脉,特别是从腘静脉上端到髂静脉段的下肢近端深静脉(占 50%~90%)。盆腔静脉丛亦是血栓的重要来源。颈内和锁骨下静脉内插入、留置导管和静脉内化疗,使来源于上腔静脉径路的血栓较以前增多。右心腔来源的血栓所占比例较小。

肺动脉的血栓栓塞既可以是单一部位的,也可以是多部位的。病理检查发现多部位或双侧性的血栓栓塞更为常见。一般认为栓塞更易发生于右侧和下肺叶。发生栓塞后有可能在栓塞局部继发血栓形成,参与发病过程。

栓子阻塞肺动脉及其分支一定程度后,通过机械阻塞作用,加之神经体液因素和低氧所引起的肺动脉收缩,导致肺循环阻力增加、肺动脉高压;右心室后负荷增高,右心

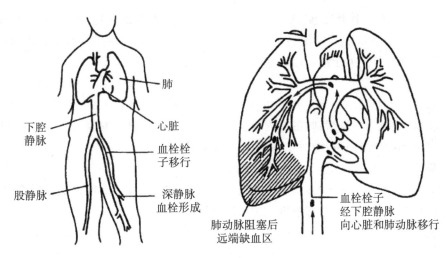

下腔静脉

股静脉

肺

心脏

血栓栓子移行

深静脉血栓形成

肺动脉阻塞后远端缺血区

血栓栓子经下腔静脉向心脏和肺动脉移行

图 1-12　PTE 的形成机制

室壁张力增高,至一定程度引起急性肺源性心脏病,右心室扩大,可出现右心功能不全,回心血量减少,静脉系统瘀血;右心扩大致室间隔左移,使左心室功能受损,导致心排出量下降,进而可引起体循环低血压或休克;主动脉内低血压和右心房压升高,使冠状动脉灌注压下降,心肌血流减少,特别是心室内膜下心肌处于低灌注状态,加之 PTE 时心肌耗氧增加,可致心肌缺血,诱发心绞痛。

栓塞部位的肺血流减少,肺泡无效腔量增大;肺内血流重新分布,通气/血流比例失调;右心房压升高可引起功能性闭合的卵圆孔开放,产生心内右向左分流;神经体液因素可引起支气管痉挛;毛细血管通透性增高,间质和肺泡内液体增多或出血;栓塞部位肺泡表面活性物质分泌减少,肺泡萎陷,呼吸面积减小;肺顺应性下降,肺体积缩小并可出现肺不张;如累及胸膜,则可出现胸腔积液。以上因素导致呼吸功能不全,出现低氧血症,代偿性过度通气(低碳酸血症)或相对性低肺泡通气。

由于肺组织接受肺动脉、支气管动脉和肺泡内气体弥散等多重氧供,故 PTE 时很少出现肺梗死。如存在基础心肺疾病或病情严重,影响到肺组织的多重氧供,才有可能导致肺梗死。

PTE 所致病情的严重程度取决于以上机制的综合作用。栓子的大小和数量、多个栓子的递次栓塞间隔时间、是否同时存在其他心肺疾病、个体反应的差异及血栓溶解的快慢,对发病过程和预后有重要影响。

若急性 PTE 后肺动脉内血栓未完全溶解,或反复发生 PTE,则可能形成慢性血栓栓塞性肺动脉高压(CTEPH),继而出现慢性肺源性心脏病,右心代偿性肥厚和右心衰竭。

【临床表现】

(一)症状

PTE 的症状多种多样,但均缺乏特异性。症状的严重程度亦有很大差别,可以从无症状、隐匿,到血流动力学不稳定,甚或发生卒死。

常见症状有:①不明原因的呼吸困难及气促,尤以活动后明显,为 PTE 最多见的症状;②胸痛,包括胸膜炎性胸痛或心绞痛样疼痛;③晕厥,可为 PTE 的唯一或首发症状;

④烦躁不安、惊恐甚至濒死感;⑤咯血,常为小量咯血,大咯血少见;⑥咳嗽、心悸等。各病例可出现以上症状的不同组合。临床上有时出现所谓"三联征",即同时出现呼吸困难、胸痛及咯血,但仅见于约 20% 的患者。

(二)体征

1. 呼吸系统体征

呼吸急促最常见;发绀;肺部有时可闻及哮鸣音和(或)细湿啰音,肺野偶可闻及血管杂音;合并肺不张和胸腔积液时出现相应的体征。

2. 循环系统体征

心动过速;血压变化,严重时可出现血压下降甚至休克;颈静脉充盈或异常搏动;肺动脉瓣区第二心音(P_2)亢进或分裂,三尖瓣区收缩期杂音。

3. 其他

可伴发热,多为低热,少数患者有 38℃ 以上的发热。

(三)DVT 的症状与体征

在考虑 PTE 诊断的同时,必须注意是否存在 DVT,特别是下肢 DVT。其主要表现为患肢肿胀、周径增粗、疼痛或压痛、皮肤色素沉着,行走后患肢易疲劳或肿胀加重。但需注意,半数以上的下肢 DVT 患者无自觉症状和明显体征。

应测量双侧下肢的周径来评价其差别。进行大、小腿周径的测量点分别为髌骨上缘以上 15cm 处,髌骨下缘以下 10cm 处。双侧相差>1cm 即考虑有临床意义。

【诊断】

PTE 的临床表现多样,有时隐匿,缺乏特异性,确诊需特殊检查。检出 PTE 的关键是提高诊断意识,对有疑似表现、特别是高危人群中出现疑似表现者,应及时安排相应检查。诊断程序一般包括疑诊、确诊、求因三个步骤。

(一)根据临床情况疑诊 PTE(疑诊)

如患者出现上述临床症状、体征,特别是存在前述危险因素的病例出现不明原因的呼吸困难、胸痛、晕厥、休克,或伴有单侧或双侧不对称性下肢肿胀、疼痛等,应进行如下检查:

1. 血浆 D-二聚体(D-dimer)

敏感性高而特异性差。急性 PTE 时升高。若其含量低于 500μg/L,有重要的排除诊断价值。酶联免疫吸附法(ELISA)是较为可靠的检测方法。

2. 动脉血气分析

常表现为低氧血症、低碳酸血症,肺泡-动脉血氧分压差[$P(A-a)O_2$]增大,部分患者的血气结果可以正常。

3. 心电图

大多数病例表现有非特异性的心电图异常。最常见的改变为窦性心动过速。当有肺动脉及右心压力升高时,可出现 $V_1 \sim V_4$ 的 T 波倒置和 ST 段异常、$S_1Q_{III}T_{III}$ 征(即 I 导联 S 波加深,III 导联出现 Q/q 波及 T 波倒置)、完全或不完全性右束支传导阻滞、肺型 P 波、电轴右偏及顺钟向转位等。对心电图改变,需作动态观察,注意与急性冠状动脉综合征相鉴别。

4. X线胸片

可显示:①肺动脉阻塞征:区域性肺纹理变细、稀疏或消失,肺野透亮度增加;②肺动脉高压症及右心扩大征:右下肺动脉干增宽或伴截断征,肺动脉段膨隆以及右心室扩大;③肺组织继发改变:肺野局部片状阴影,尖端指向肺门的楔形阴影,肺不张或膨胀不全,肺不张侧可见横膈抬高,有时合并少至中量胸腔积液。X线胸片对鉴别其他胸部疾病有重要帮助。

5. 超声心动图

在提示诊断和除外其他心血管疾患方面有重要价值。对于严重的PTE病例,可以发现右心室壁局部运动幅度降低;右心室和(或)右心房扩大;室间隔左移和运动异常;近端肺动脉扩张;三尖瓣反流速度增快;下腔静脉扩张,吸气时不萎陷。若在右心房或右心室发现血栓,同时患者的临床表现符合PTE,可做出诊断。超声检查偶可因发现肺动脉近端的血栓而直接确诊。若存在慢性血栓栓塞性肺动脉高压,可见右心室壁肥厚。

6. 下肢深静脉超声检查

下肢为DVT最多发部位,超声检查为诊断DVT最简便的方法,若阳性可以诊断DVT,同时对PTE有重要提示意义。

(二)对疑诊病例进一步明确诊断(确诊)

在临床表现和初步检查提示PTE的情况下,应安排PTE的确诊检查,包括以下4项,其中1项阳性即可明确诊断。

1. 螺旋CT

是目前最常用的PTE确诊手段。采用特殊操作技术进行CT肺动脉造影(CTPA),能够准确发现段以上肺动脉内的血栓。①直接征象:肺动脉内的低密度充盈缺损,部分或完全包围在不透光的血流之间(轨道征),或者呈完全充盈缺损,远端血管不显影;②间接征象:肺野楔形密度增高影,条带状高密度区或盘状肺不张,中心肺动脉扩张及远端血管分支减少或消失。

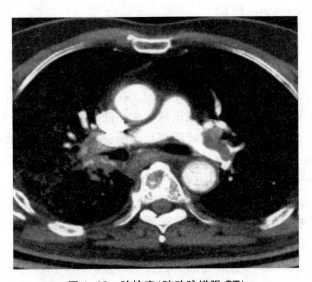

图1-13 肺栓塞(肺动脉增强CT)

2. 放射性核素肺通气/血流灌注扫描

是 PTE 的重要诊断方法。典型征象是呈肺段分布的肺血流灌注缺损，并与通气显像不匹配。一般可将扫描结果分为三类：①高度可能：其征象为至少 2 个或更多肺段的局部灌注缺损，而该部位通气良好或 X 线胸片无异常；②正常或接近正常；③非诊断性异常：其征象介于高度可能与正常之间。若结果呈高度可能，具有诊断意义。

3. 磁共振显像(MRI)

MRI 肺动脉造影(MRPA)对段以上肺动脉内血栓的诊断敏感性和特异性均较高。另可用于对碘造影剂过敏的患者。

4. 肺动脉造影

为诊断 PTE 的经典与参比方法。直接征象有肺动脉内造影剂充盈缺损，伴或不伴轨道征的血流阻断；间接征象有肺动脉造影剂流动缓慢，局部低灌注，静脉回流延迟等。属有创性检查技术，有发生致命性或严重并发症的可能性，故应严格掌握其适应证。

(三)寻找 PTE 的成因和危险因素(求因)

1. 明确有无 DVT

对某一病例只要疑诊 PTE，无论其是否有 DVT 症状，均应进行体检，并行深静脉超声、放射性核素或 X 线静脉造影、CT 静脉造影(CTV)、MRI 静脉造影(MRV)、肢体阻抗容积图(IPG)等检查，以帮助明确是否存在 DVT 及栓子的来源。

2. 寻找发生 DVT 和 PTE 的诱发因素

如卧床制动、创伤、肿瘤、长期口服避孕药等。同时要注意患者有无易栓倾向，尤其是对于 40 岁以下的患者，应做易栓症方面的检查。对年龄小于 50 岁的复发性 PTE 或有突出 VTE 家族史的患者，应考虑易栓症的可能性。对不明原因的 PTE 患者，应对隐源性肿瘤进行筛查。

【PTE 的临床分型】

(一)急性肺血栓栓塞症

1. 大面积 PTE(massive PTE)

临床上以休克和低血压为主要表现，即体循环动脉收缩压<90mmHg，或较基础值下降幅度≥40mmHg，持续 15min 以上。须除外新发生的心律失常、低血容量或感染中毒症等其他原因所致的血压下降。

2. 非大面积 PTE(non-massive PTE)

不符合以上大面积 PTE 的标准，未出现休克和低血压的 PTE。非大面积 PTE 中有一部分病例临床上出现右心功能不全，或超声心动图表现有右心室运动功能减弱(右心室前壁运动幅度<5mm)，属次大面积 PTE(sub-massive PTE)亚型。

(二)慢性血栓栓塞性肺动脉高压(CTEPH)

多可追溯到呈慢性、进行性发展的肺动脉高压的相关临床表现，后期出现右心衰竭；影像学检查证实肺动脉阻塞，经常呈多部位、较广泛的阻塞，可见肺动脉内贴血管壁、环绕或偏心分布、有钙化倾向的团块状物等慢性栓塞征象；常可发现 DVT 的存在；右心导管检查示静息肺动脉平均压>25mmHg，活动后肺动脉平均压>30mmHg；超声心动图检查示右心室壁增厚(右心室游离壁厚度>5mm)，符合慢性肺源性心脏病的诊断标准。

【鉴别诊断】

由于 PTE 的临床表现缺乏特异性,易与其他疾病相混淆,以至临床上漏诊与误诊率极高。做好 PTE 的鉴别诊断,对及时检出、诊断 PTE 有重要意义。

(一)冠状动脉粥样硬化性心脏病(冠心病)

一部分 PTE 患者因血流动力学变化,可出现冠状动脉供血不足,心肌缺氧,表现为胸闷、心绞痛样胸痛,心电图有心肌缺血样改变,易误诊为冠心病所致心绞痛或心肌梗死。冠心病有其自身发病特点,冠脉造影可见冠状动脉粥样硬化、管腔阻塞证据,心肌梗死时心电图和心肌酶水平有相应的特征性动态变化。需注意,PTE 与冠心病有时可合并存在。

(二)肺炎

当 PTE 有咳嗽、咯血、呼吸困难、胸膜炎样胸痛,出现肺不张、肺部阴影,尤其同时合并发热时,易被误诊为肺炎。肺炎有相应肺部和全身感染的表现,如咯脓性痰、寒战、高热、外周血白细胞显著增高、中性粒细胞比例增加等,抗菌治疗可获疗效。

(三)特发性肺动脉高压等非血栓栓塞性肺动脉高压

CTEPH 通常肺动脉压力高,出现右心肥厚和右心衰竭,需与特发性肺动脉高压相鉴别。CTPA 等检查显示 CTEPH 有肺动脉腔内阻塞的证据,放射性核素肺灌注扫描显示呈肺段分布的肺灌注缺损,而特发性肺动脉高压则无肺动脉腔内占位征,放射性核素肺灌注扫描正常或呈普遍放射性稀疏。CTEPH 亦需与其他类型肺动脉高压相鉴别。

(四)主动脉夹层

PTE 可表现胸痛,部分患者可出现休克,需与主动脉夹层相鉴别,后者多有高血压,疼痛较剧烈,胸片常显示纵隔增宽,心血管超声和胸部 CT 造影检查可见主动脉夹层征象。

(五)其他原因所致的胸腔积液

PTE 患者可出现胸膜炎样胸痛,合并胸腔积液,需与结核、肺炎、肿瘤、心功能衰竭等其他原因所致的胸腔积液相鉴别。其他疾病有其各自临床特点,胸腔积液检查常有助于做出鉴别。

(六)其他原因所致的晕厥

PTE 有晕厥时,需与迷走反射性、脑血管性晕厥及心律失常等其他原因所致的晕厥相鉴别。

(七)其他原因所致的休克

PTE 所致的休克属心外梗阻性休克,表现为动脉血压低而静脉压升高,需与心源性、低血容量性、血容量重新分布性休克等相鉴别。

【治疗方案及原则】

(一)一般处理与呼吸循环支持治疗

对高度疑诊或确诊 PTE 的患者,应进行严密监护,监测呼吸、心率、血压、静脉压、心电图及动脉血气的变化;卧床休息,保持大便通畅,避免用力,以免促进深静脉血栓脱落;可适当使用镇静、止痛、镇咳等相应的对症治疗。

采用经鼻导管或面罩吸氧,以纠正低氧血症。对于出现右心功能不全但血压正常者,可使用多巴酚丁胺和多巴胺;若出现血压下降,可增大剂量或使用其他血管加压药物,如去甲肾上腺素等。

(二)溶栓治疗

主要适用于大面积 PTE 病例(有明显呼吸困难、胸痛、低氧血症等),对于次大面积 PTE,若无禁忌证可考虑溶栓,但存在争议;对于血压和右心室运动功能均正常的病例,不宜溶栓。

溶栓的时间窗一般定为 14d 以内,但若近期有新发 PTE 征象可适当延长。溶栓应尽可能在 PTE 确诊的前提下慎重进行。对有明确溶栓指征的病例宜尽早开始溶栓。

溶栓治疗的主要并发症为出血。最严重的是颅内出血,发生率为 1%~2%,发生者近半数死亡。用药前应充分评估出血的危险性,必要时应配血,做好输血准备。溶栓前宜留置外周静脉套管针,以方便溶栓中取血监测,避免反复穿刺血管。

溶栓治疗的绝对禁忌证有活动性内出血和近期自发性颅内出血。相对禁忌证有:2周内的大手术、分娩、器官活检或不能压迫止血部位的血管穿刺;2 个月内的缺血性脑卒中;10d 内的胃肠道出血;15d 内的严重创伤;1 个月内的神经外科或眼科手术;难于控制的重度高血压(收缩压>180mmHg,舒张压>110mmHg);近期曾行心肺复苏;血小板计数<100×10⁹/L;妊娠;细菌性心内膜炎;严重肝、肾功能不全;糖尿病出血性视网膜病变等。对于致命性大面积 PTE,上述绝对禁忌证亦应被视为相对禁忌证。

常用的溶栓药物有尿激酶(UK)、链激酶(SK)和重组组织型纤溶酶原激活剂(rt-PA)。溶栓方案与剂量:①尿激酶:负荷量 4400IU/kg,静注 10min,随后以 2200IU/(kg·h)持续静滴12h;另可考虑 2h 溶栓方案:按 20 000IU/kg 剂量,持续静滴 2h。②链激酶:负荷量250 000IU,静注 30min,随后以 100 000IU/h 持续静滴24h。链激酶具有抗原性,故用药前需肌注苯海拉明或地塞米松,以防止过敏反应。链激酶 6 个月内不宜再次使用。③rt-PA:国内多中心研究结果提示 rt-PA 50mg 持续静脉滴注 2h 已经取得理想的溶栓效果,而将rt-PA 增加到 100mg 并未能提高溶栓治疗的有效率,这与欧美的研究结果不同,因此推荐 rt-PA 50mg 持续静注 2h 为国人标准治疗方案。

使用尿激酶、链激酶溶栓时无须同时使用肝素治疗;但以 rt-PA 溶栓,当 rt-PA 注射结束后,应继续使用肝素。

用尿激酶或链激酶溶栓治疗后,应每 2~4h 测定一次凝血酶原时间(PT)或活化部分凝血活酶时间(APTT),当其水平降至正常值的 2 倍时,即应启动规范的肝素治疗。

溶栓后应注意对临床及相关辅助检查情况进行动态观察,评估溶栓疗效。

(三)抗凝治疗

为 PTE 和 DVT 的基本治疗方法,可以有效地防止血栓再形成和复发,为机体发挥自身的纤溶机制溶解血栓创造条件。抗凝血药物主要有普通肝素(UFH)、低分子肝素(LMWH)和华法林(warfarin)。抗血小板药物的抗凝作用不能满足 PTE 或 DVT 的抗凝要求。

临床疑诊 PTE 时,即可开始使用 UFH 或 LMWH 进行有效的抗凝治疗。

应用 UFH/LMWH 前应测定基础 APTT、PT 及血常规(含血小板计数、血红蛋白);应注意是否存在抗凝的禁忌证,如活动性出血、凝血功能障碍、未予控制的严重高血压等。对于确诊的 PTE 病例,大部分禁忌证属相对禁忌证。

1. 普通肝素的推荐用法

予 3000~5000IU 或按 8OIU/kg 静注,继之以 18IU/(kg·h)持续静滴。在开始治疗后的最初 24h 内每 4~6h 测定 APTT,根据 APTT 调整剂量,尽快使 APTT 达到并维持于正常值的 1.5~2.5 倍。达稳定治疗水平后,改为每天测定 APTT 1 次。肝素亦可用皮下注射方式给药。一般先予静注负荷量 300~5000IU,然后按 250IU/kg 剂量每 12h 皮下注射 1 次。调节注射剂量,使注射后 6~8h 的 APTT 达到治疗水平。

因可能会引起肝素诱导的血小板减少症(HIT),在使用 UFH 时,第 1 周每 1~2d、第 2 周起每 3~4d 必须复查血小板计数 1 次。若出现血小板迅速或持续降低达 30% 以上,或血小板计数<100×10⁹/L,应停用 UFH。

2. 低分子肝素的用法

根据体重给药,不需监测 APTT 和调整剂量。

UFH 或 LMWH 须至少应用 5d,直到临床情况平稳。对大面积 PTE 或髂股静脉血栓,UFH 或 LMWH 须用至 10d 或更长。

3. 华法林

在肝素开始应用后的第 1~3d 加用口服抗凝剂华法林,初始剂量为 3.0~5.0mg。由于华法林需要数日才能发挥全部作用,因此与肝素需至少重叠应用 4~5d,当连续 2d 测定的国际标准化比率(INR)达到 2.5(2.0~3.0)时,或 PT 延长至正常值的 1.5~2.5 倍时,方可停止使用肝素,单独口服华法林治疗。应根据 INR 或 PT 调节华法林的剂量。

抗凝治疗的持续时间因人而异。一般口服华法林的疗程至少为 3~6 个月。部分病例的危险因素短期可以消除,例如服雌激素或临时制动,疗程可能为 3 个月即可;对于栓子来源不明的首发病例,需至少给予 6 个月的抗凝;对复发性 VTE、并发肺心病或危险因素长期存在者,抗凝治疗的时间应更为延长,达 12 个月或以上,甚至终生抗凝。

妊娠的前 3 个月和最后 6 周禁用华法林,可用肝素或低分子肝素治疗。产后和哺乳期妇女可以服用华法林。

华法林的主要并发症是出血。华法林所致出血可以用维生素 K 拮抗。华法林有可能引起血管性紫癜,导致皮肤坏死,多发生于治疗的前几周。

(四)肺动脉血栓摘除术

风险大,病死率高,需要较高的技术条件,仅适用于经积极的内科治疗无效的紧急情况,如致命性肺动脉主干或主要分支堵塞的大面积 PTE,或有溶栓禁忌证者。

(五)肺动脉导管碎解和抽吸血栓

用导管碎解和抽吸肺动脉内巨大血栓,同时还可进行局部小剂量溶栓。适应证为肺动脉主干或主要分支的大面积 PTE,并存在以下情况者:溶栓和抗凝治疗禁忌;经溶栓或积极的内科治疗无效;缺乏手术条件。

(六)放置腔静脉滤器

为防止下肢深静脉大块血栓再次脱落阻塞肺动脉,可考虑放置下腔静脉滤器。对于上肢 DVT 病例,还可应用上腔静脉滤器。置入滤器后如无禁忌证,宜长期口服华法林抗凝,定期复查有无滤器上血栓形成。

(七)CTEPH 的治疗

若阻塞部位处于手术可及的肺动脉近端,可考虑行肺动脉血栓内膜剥脱术;口服华法林 3.0~5.0mg/d,根据 INR 调整剂量,保持 INR 为 2.0~3.0;反复下肢深静脉血栓脱落者,可放置下腔静脉滤器。

【预防】

对存在发生 DVT-PTE 危险因素的病例,宜根据临床情况采用相应的预防措施。主要方法为:①机械预防措施,包括加压弹力袜、下肢间歇序贯加压充气泵和腔静脉滤器;②药物预防措施,包括皮下注射小剂量肝素、低分子肝素和口服华法林。对重点高危人群,应根据病情轻重、年龄、是否合并其他危险因素等来评估发生 DVT-PTE 的危险性,并给予相应的预防措施。

(白 雪 郭奇虹)

第十一章　慢性肺源性心脏病

慢性肺源性心脏病(chronic pulmoriary heart disease),简称慢性肺心病(chronic cor pulmonale),是由肺组织、肺血管或胸廓的慢性病变引起肺组织结构和(或)功能异常,产生肺血管阻力增加,肺动脉压力增高,使右心室扩张或(和)肥厚,伴或不伴右心功能衰竭的心脏病,并排除先天性心脏病和左心病变引起者。

【流行病学】

慢性肺心病是我国呼吸系统的一种常见病。我国在 20 世纪 70 年代的普查结果表明,>14 岁人群慢性肺心病的患病率为 4.8‰。1992 年在北京、湖北、辽宁农村调查102 230 例居民的慢性肺心病患病率为 4.4‰, 其中≥15 岁人群的患病率为 6.7‰。虽然调查对象、方法不完全相同,但总的说明患病率仍然居高。

慢性肺心病的患病率存在地区差异,东北、西北、华北患病率高于南方地区,农村患病率高于城市,并随年龄增高而增加。吸烟者比不吸烟者患病率明显增多,男女无明显差异。冬、春季节和气候骤然变化时,易出现急性发作。

【病因】

按原发病的不同部位,可分为三类:

(一)支气管肺疾病

以慢性阻塞性肺疾病(COPD)最为多见,占 80%~90%,其次为支气管哮喘、支气管扩张、重症肺结核、肺尘埃沉着症、结节病、间质性肺炎、过敏性肺泡炎、嗜酸性肉芽肿、药物相关性肺疾病等。

(二)胸廓运动障碍性疾病

较少见,严重的脊椎后凸、侧凸、脊椎结核、类风湿关节炎、胸膜广泛粘连及胸廓成形术后造成的严重胸廓或脊椎畸形,以及神经肌肉疾患如脊髓灰质炎,均可引起胸廓活动受限、肺受压、支气管扭曲或变形,导致肺功能受损。气道引流不畅,肺部反复感染,并发肺气肿或纤维化。

(三)肺血管疾病

慢性血栓栓塞性肺动脉高压、肺小动脉炎、累及肺动脉的过敏性肉芽肿病(allergic granulomatosis),以及原因不明的原发性肺动脉高压,均可使肺动脉狭窄、阻塞,引起肺血管阻力增加、肺动脉高压和右心室负荷加重,发展成慢性肺心病。

（四）其他

原发性肺泡通气不足及先天性口咽畸形、睡眠呼吸暂停低通气综合征等均可产生低氧血症，引起肺血管收缩，导致肺动脉高压，发展成慢性肺心病。

【发病机制和病理】

引起右心室扩大、肥厚的因素很多。但先决条件是肺功能和结构的不可逆性改变，发生反复的气道感染和低氧血症，导致一系列体液因子和肺血管的变化，使肺血管阻力增加，肺动脉血管的结构重塑，产生肺动脉高压。

（一）肺动脉高压的形成

1. 肺血管阻力增加的功能性因素

缺氧、高碳酸血症和呼吸性酸中毒使肺血管收缩、痉挛，其中缺氧是肺动脉高压形成最重要的因素。引起缺氧性肺血管收缩的原因很多，现认为体液因素在缺氧性肺血管收缩中占重要地位。缺氧时收缩血管的活性物质增多，使肺血管收缩，血管阻力增加，特别受重视的是花生四烯酸环氧化酶产物前列腺素和脂氧化酶产物白三烯。白三烯、5-羟色胺(5-HT)、血管紧张素Ⅱ、血小板活化因子(PAF)等起收缩血管的作用。内皮源性舒张因子(EDRF)和内皮源性收缩因子(EDCF)的平衡失调，在缺氧性肺血管收缩中也起一定作用。

缺氧使平滑肌细胞膜对 Ca^{2+} 的通透性增加，细胞内 Ca^{2+} 含量增高，肌肉兴奋-收缩偶联效应增强，直接使肺血管平滑肌收缩。

高碳酸血症时，由于 H^+ 产生过多，使血管对缺氧的收缩敏感性增强，致肺动脉压增高。

2. 肺血管阻力增加的解剖学因素

解剖学因素系指肺血管解剖结构的变化，形成肺循环血流动力学障碍。主要原因是：

(1)长期反复发作的慢性阻塞性肺疾病及支气管周围炎，可累及邻近肺小动脉，引起血管炎，管壁增厚、管腔狭窄或纤维化，甚至完全闭塞，使肺血管阻力增加，产生肺动脉高压。

(2)随肺气肿的加重，肺泡内压增高，压迫肺泡毛细血管，造成毛细血管管腔狭窄或闭塞。肺泡壁破裂造成毛细血管网的毁损，肺泡毛细血管床减损超过 70%时肺循环阻力增大。

(3)肺血管重塑：慢性缺氧使肺血管收缩，管壁张力增高，同时缺氧时肺内产生多种生长因子(如多肽生长因子)，可直接刺激管壁平滑肌细胞、内膜弹力纤维及胶原纤维增生。

(4)血栓形成：尸检发现，部分慢性肺心病急性发作期患者存在多发性肺微小动脉原位血栓形成，引起肺血管阻力增加，加重肺动脉高压。

此外，肺血管性疾病、肺间质疾病、神经肌肉疾病等皆可引起肺血管的病理改变，使血管腔狭窄、闭塞，肺血管阻力增加，发展成肺动脉高压。

在慢性肺心病肺动脉高压的发生机制中，功能性因素较解剖学因素更为重要。在急性加重期经过治疗，缺氧和高碳酸血症得到纠正后，肺动脉压可明显降低，部分患者甚至可恢复到正常范围。

3. 血液黏稠度增加和血容量增多

慢性缺氧产生继发性红细胞增多,血液黏稠度增加。缺氧可使醛固酮增加,使水、钠潴留;缺氧使肾小动脉收缩,肾血流减少也加重水、钠潴留,血容量增多。血液黏稠度增加和血容量增多,更使肺动脉压升高。

(二)心脏病变和心力衰竭

肺循环阻力增加时,右心发挥其代偿功能,以克服肺动脉压升高的阻力而发生右心室肥厚。肺动脉高压早期,右心室尚能代偿,舒张末期压仍正常。随着病情的进展,特别是急性加重期,肺动脉压持续升高,超过右心室的代偿能力,右心失代偿,右心排出量下降,右心室收缩末期残留血量增加,舒张末压增高,促使右心室扩大和右心室功能衰竭。

慢性肺心病除发现右心室改变外,也有少数可见左心室肥厚。由于缺氧、高碳酸血症、酸中毒、相对血流量增多等因素,使左心负荷加重。如病情进展,则可发生左心室肥厚,甚至导致左心衰竭。

(三)其他重要器官的损害

缺氧和高碳酸血症除影响心脏外,尚导致其他重要器官如脑、肝、肾、胃肠及内分泌系统、血液系统等发生病理改变,引起多器官的功能损害。

【临床表现】

本病发展缓慢,临床上除原有肺、胸疾病的各种症状和体征外,主要是逐步出现肺、心功能衰竭以及其他器官损害的征象。按其功能的代偿期与失代偿期进行分述。

(一)肺、心功能代偿期

1. 症状

咳嗽、咳痰、气促,活动后可有心悸、呼吸困难、乏力和劳动耐力下降。急性感染可使上述症状加重。少有胸痛或咯血。

2. 体征

可有不同程度的发绀和肺气肿体征。偶有干、湿性啰音,心音遥远,$P_2 > A_2$,三尖瓣区可出现收缩期杂音或剑突下心脏搏动增强,提示有右心室肥厚。部分患者因肺气肿使胸膜腔内压升高,阻碍腔静脉回流,可有颈静脉充盈。此期肝界下移是膈下降所至。

(二)肺、心功能失代偿期

1. 呼吸衰竭

(1)症状:呼吸困难加重,夜间为甚,常有头痛、失眠、食欲下降,但白天嗜睡,甚至出现表情淡漠、神志恍惚、谵妄等肺性脑病的表现。

(2)体征:明显发绀,球结膜充血、水肿,严重时可有视网膜血管扩张、视乳头水肿等颅内压升高的表现。腱反射减弱或消失,出现病理反射。因高碳酸血症可出现周围血管扩张的表现,如皮肤潮红、多汗。

2. 右心衰竭

(1)症状:气促更明显,心悸、食欲不振、腹胀、恶心等。

(2)体征:发绀更明显,颈静脉怒张,心率增快,可出现心律失常,剑突下可闻及收缩期杂音,甚至出现舒张期杂音。肝大且有压痛,肝颈静脉回流征阳性,下肢水肿,重者可有腹水。少数患者可出现肺水肿及全心衰竭的体征。

【实验室和其他检查】

（一）X 线检查

除肺、胸基础疾病及急性肺部感染的特征外，尚有肺动脉高压征，如右下肺动脉干扩张，其横径≥15mm；其横径与气管横径比值≥1.07；肺动脉段明显突出或其高度≥3mm；中央动脉扩张，外周血管纤细，形成"残根"征；右心室增大征，皆为诊断慢性肺心病的主要依据。个别患者心力衰竭控制后可见心影有所缩小。

（二）心电图检查

主要表现有右心室肥大改变，如电轴右偏、额平面平均电轴≥+90°、重度顺钟向转位、RV_1+SV_5≥1.05mV 及肺型 P 波。也可见右束支传导阻滞及低电压图形，可作为诊断慢性肺心病的参考条件。在 V_1、V_2 甚至延至 V_3，可出现酷似陈旧性心肌梗死图形的 QS 波，应注意鉴别。

【主要条件】

(1)额平面平均电轴≥+90°。

(2)V_1R/S≥1。

(3)重度顺钟向转位（V_{5R}/S≤1）。

(4)$R_{V1}+S_{V5}$>1.05mV。

(5)R_{aVR}/S 或 R/Q≥1。

(6)V_1~V_3 呈 QS、Qr、qr（需除外心肌梗死）。

(7)肺型 P 波：①P 电压>0.22mV，或②电压≥0.22mV，呈尖峰型，结合 P 电轴>+80°，或③当低电压时 P 电压>1/2R，呈尖峰型，结合电轴>+80°。

【次要条件】

(1)肢导联低电压。

(2)右束支传导阻滞（不完全性或完全性）。

具有一条主要的即可诊断，两条次要的为可疑肺心病的心电图表现。

图 1-14　肺心病心电图特点

（三）超声心动图检查

通过测定度右心室流出道内径（≥30mm），右心室内径（≥20mm）、右心室前壁的厚度、右心室内径比值（<2）、右肺动脉内径或肺动脉干及右心房增大等指标，可诊断慢性肺心病。

（四）血气分析

慢性肺心病肺功能失代偿期可出现低氧血症或合并高碳酸血症，当 PaO_2<60mmHg、$PaCO_2$>50mmHg 时，表示有呼吸衰竭。

（五）血液检查

红细胞及血红蛋白可升高。全血黏度及血浆黏度可增加，红细胞电泳时间常延长；合并感染时白细胞总数增高，中性粒细胞增加。部分患者血清学检查可有肾功能或肝功能改变；血清钾、钠、氯、钙、镁均可有变化。

（六）其他

肺功能检查对早期或缓解期慢性肺心病患者有意义。痰细菌学检查对急性加重期慢性肺心病可以指导抗生素的选用。

【诊断】

根据患者有慢性支气管炎、肺气肿、其他胸肺疾病或肺血管病变，并已引起肺动脉高压、右心室增大或右心功能不全，如 $P_2>A_2$、颈静脉怒张、肝大压痛、肝颈静脉反流征阳性、下肢水肿及体静脉压升高等，心电图、X 线胸片、超声心动图有右心增大肥厚的征象，可以做出诊断。

【鉴别诊断】

本病须与下列疾病相鉴别：

（一）冠状动脉粥样硬化性心脏病（冠心病）

慢性肺心病与冠心病均多见于老年人，有许多相似之处，而且常有两病共存。冠心病有典型的心绞痛、心肌梗死病史或心电图表现，若有左心衰竭的发作史、原发性高血压、高脂血症、糖尿病史，则更有助鉴别。体检、X 线、心电图、超声心动图检查呈左心室肥厚为主的征象，可资鉴别。慢性肺心病合并冠心病时鉴别有较多困难，应详细询问病史，并结合体格检查和有关心、肺功能检查加以鉴别。

（二）风湿性心脏病

风湿性心脏病的三尖瓣疾患，应与慢性肺心病的相对三尖瓣关闭不全相鉴别。前者往往有风湿性关节炎和心肌炎病史，其他瓣膜如二尖瓣、主动脉瓣常有病变，X 线、心电图、超声心动图有特殊表现。

（三）原发性心肌病

本病多为全心增大，无慢性呼吸道疾病史，无肺动脉高压的 X 线表现等。

【治疗】

（一）急性加重期

积极控制感染；通畅呼吸道，改善呼吸功能；纠正缺氧和二氧化碳潴留；控制呼吸和心力衰竭；积极处理并发症。

1. 控制感染

参考痰菌培养及药敏试验选择抗生素。在还没有培养结果前，根据感染的环境及痰涂片革兰染色选用抗生素。社区获得性感染以革兰阳性菌占多数，医院感染则以革兰阴性菌为主。或选用二者兼顾的抗生素。常用的有青霉素类、氨基糖苷类、喹诺酮类及头孢菌素类抗感染药物，且必须注意可能继发真菌感染。

2. 氧疗

通畅呼吸道，纠正缺氧和二氧化碳潴留，可用鼻导管吸氧或面罩给氧。

3. 控制心力衰竭

慢性肺心病心力衰竭的治疗与其他心脏病心力衰竭的治疗有其不同之处，因为慢性肺心病患者一般在积极控制感染、改善呼吸功能后心力衰竭便能得到改善，患者尿量增多，水肿消退，不需加用利尿药。但对治疗无效的重症患者，可适当选用利尿药、正性肌力药或扩血管药物。

(1)利尿药:有减少血容量、减轻右心负荷、消除水肿的作用。原则上宜选用作用轻的利尿药,小剂量使用。如氢氯噻嗪 25mg,1~3 次/d,一般不超过 4d;尿量多时需加用 10%氯化钾 10ml,3 次/d,或用保钾利尿药,如氨苯蝶啶 50~100mg,1~3 次/d。重度而急需行利尿的患者可用呋塞米(furosemide)20mg,肌注或口服。利尿药应用后可出现低钾、低氯性碱中毒,痰液黏稠不易排痰和血液浓缩,应注意预防。

(2)正性肌力药:慢性肺心病患者由于慢性缺氧及感染,对洋地黄类药物的耐受性很低,疗效较差,且易发生心律失常。正性肌力药的剂量宜小,一般约为常规剂量的 1/2 或 2/3 量,同时选用作用快、排泄快的洋地黄类药物,如毒毛花苷 K 0.125~0.25mg,或毛花苷丙 0.2~0.4mg 加于 10%葡萄糖液内静脉缓慢注射。用药前应注意纠正缺氧,防治低钾血症,以免发生药物毒性反应。低氧血症、感染等均可使心率增快,故不宜以心率作为衡量洋地黄类药物的应用和疗效考核指征。应用指征是:①感染已被控制、呼吸功能已改善、用利尿药后有反复水肿的心力衰竭患者;②以右心衰竭为主要表现而无明显感染的患者;③合并急性左心衰竭的患者。

(3)血管扩张药:血管扩张药可减轻心脏前、后负荷,降低心肌耗氧量,增加心肌收缩力,对部分顽固性心力衰竭有一定效果,但并不像治疗其他心脏病那样效果明显。血管扩张药在扩张肺动脉的同时也扩张体动脉,往往造成体循环血压下降,反射性产生心率增快、氧分压下降、二氧化碳分压上升等不良反应。因而限制了血管扩张药在慢性肺心病的临床应用。钙拮抗剂、一氧化氮(NO)、川芎嗪等有一定的降低肺动脉压效果。

4. 控制心律失常

一般经过治疗慢性肺心病的感染、缺氧后,心律失常可自行消失。如果持续存在可根据心律失常的类型选用药物。

5. 抗凝治疗

应用普通肝素或低分子肝素防止肺微小动脉原位血栓形成。

6. 加强护理工作

因病情复杂多变,必须严密观察病情变化,宜加强心肺功能的监护。翻身、拍背排出呼吸道分泌物,是改善通气功能的一项有效措施。

(二)缓解期

原则上采用中西医结合综合治疗措施,目的是增强患者的免疫功能,去除诱发因素,减少或避免急性加重期的发生,希望使肺、心功能得到部分或全部恢复,如长期家庭氧疗、调整免疫功能等。慢性肺心病患者多数有营养不良,营养疗法有利于增强呼吸肌力,改善缺氧。

【并发症】

(一)肺性脑病

是由于呼吸功能衰竭所致缺氧、二氧化碳潴留而引起精神障碍、神经系统症状的一种综合征。但必须除外脑动脉硬化、严重电解质紊乱、单纯性碱中毒、感染中毒性脑病等。肺性脑病是慢性肺心病死亡的首要原因,应积极防治。

(二)酸碱失衡及电解质紊乱

慢性肺心病出现呼吸衰竭时,由于缺氧和二氧化碳潴留,当机体发挥最大限度代偿能力仍不能保持体内平衡时,可发生各种不同类型的酸碱失衡及电解质紊乱,使呼吸衰竭、心力衰竭、心律失常的病情更为恶化,对患者的预后有重要影响。应进行严密监测,并认真判断酸碱失衡及电解质紊乱的具体类别及时采取处理措施。

(三)心律失常

多表现为房性期前收缩及阵发性室上性心动过速,其中以紊乱性房性心动过速最具特征性。也可有心房扑动及心房颤动。少数病例由于急性严重心肌缺氧,可出现心室颤动以至心脏骤停。应注意与洋地黄中毒等引起的心律失常相鉴别。

(四)休克

慢性肺心病休克并不多见,一旦发生,预后不良。发生原因有严重感染、失血(多由上消化道出血所致)和严重心力衰竭或心律失常。

【预后】

慢性肺心病常反复急性加重,随肺功能的损害病情逐渐加重,多数预后不良,病死率在10%~15%,但经积极治疗可以延长寿命,提高患者生活质量。

【预防】

主要是防治引起本病的支气管、肺和肺血管等基础疾病。

1. 积极采取各种措施,广泛宣传提倡戒烟,必要时辅以有效的戒烟药,使全民吸烟率逐步下降。

2. 积极防治原发病的诱发因素,如呼吸道感染,避免各种变应原、有害气体、粉尘吸入等。

3. 开展多种形式的群众性体育活动和卫生宣教,普及人群的疾病防治知识,增强抗病能力。

(白　雪　郭奇虹)

第十二章 呼 吸 衰 竭

【概述】

呼吸衰竭(respiratory failure,简称呼衰)是由于肺内外各种原因引起的肺通气和(或)换气功能严重障碍,以致不能进行有效的气体交换,在呼吸空气(海平面大气压、静息状态下)时,产生严重缺氧(或)伴高碳酸血症,从而引起一系列生理功能和代谢紊乱的临床综合征。如能及早诊断,合理治疗,可获得良好疗效。危重时,如不及时有效处理,可发生多脏器功能损害,危及患者生命。一个值得讨论的问题是组织缺氧与呼吸衰竭的关系。按照目前通用的定义和呼吸衰竭诊断标准,无 PaO_2 降低的组织缺氧不属于呼吸衰竭。但是它确实客观存在于临床中。如果忽略组织缺氧问题会给病人造成严重后果,有必要将其包括在呼吸衰竭定义中。最好将呼衰定义描述为"呼吸衰竭是指患者不能适当地通气和(或)给血液或器官提供充足的氧气"。

【病因】

损害呼吸功能的各种因素都会导致呼吸衰竭,常见病因可归纳为以下两方面。

1. 神经中枢及传导系统和呼吸肌疾患、呼吸道病变和胸廓及胸膜疾患引起呼吸动力损害、气道阻力增加和限制肺之扩张所致的通气不足和通气与血流比例失调,发生缺氧伴高碳酸血症。

2. 肺组织肺炎、肺不张、急性肺损伤及肺血管疾患、心或肾功能不全所致的肺水肿和肺广泛纤维化,主要引起通气与血流比例失调、肺内静脉血分流和弥散功能损害的换气功能障碍,发生缺氧和 $PaCO_2$ 降低,严重者因呼吸肌疲劳伴高碳酸血症。

【病理生理】

(一)肺泡通气不足(alveolar hypoventilation)

根据肺泡通气觉与肺泡氧分压和肺泡二氧化碳分压关系曲线,若患者发生通气不足(<4L/min),引起 PaO_2 下降和 $PaCO_2$ 升高,尤在低肺泡通气量时,反映更为突出,呈陡直线性关系。呼吸衰竭低氧和高碳酸血症的程度相对应,符合肺泡气方程式,称为Ⅱ型呼吸衰竭。

(二)换气功能障碍

1. 通气与血流比例失调(ventlation/perfusion mismatch,VA/QA)

肺泡的通气与其灌注周围的毛细血管血流的比例必须协调,才能保证有效的气体交换。正常每分钟肺泡通气量(VA)4L,肺毛细血管血流量(QA)5L,两者之比为 0.8。如肺泡通气量在比率上大于血流量(>0.8),则形成生理死腔为增加,即无效腔效应;肺泡通气量在比率上小于血流量(<0.8),使肺动脉的混合静脉血未经充分氧合进入肺静脉,则形成肺内静脉血分流。通气/血流比例失调,产生缺氧,而无高碳酸血症。此因混合静脉血与动脉血的氧分压差(60mmHg)要比二氧化碳分压差(6mmHg)大 10 倍。故可借健全的肺泡通气,排出较多的二氧化碳,发生呼吸性碱中毒。由于血红蛋白氧离解曲线的特性,正常肺泡毛细血管血氧饱和度已处于平坦段,即使增加肺泡通气量,吸空气时,肺泡氧分压虽有所增加,但血氧饱和度上升甚少,因此健全的通气过度的肺泡不能代偿通气不足的肺泡所致的摄氧不足,因而只有缺氧(Ⅱ型呼衰)。在 COPD 中除 VA/QA 低氧血症外,还常常合并通气不足(高碳酸血症),此即混合型(Ⅲ型)呼衰。

2. 右到左的肺内分流(right to left intrapulmonary shunt)

由于肺部病变如肺炎实变、肺水肿、肺不张和肺泡萎陷等因肺泡无气所致肺毛细血管混合静脉血未经气体交换,流入肺静脉引起右至左的分流增加,引起严重低氧血症。氧疗不能提高分流的静脉血的氧分压。

3. 弥散功能障碍(diffusion impairment)

当呼吸面积减少,弥散距离增加,肺间质胶原纤维化,均可影响弥散功能。因氧的弥散能力仅为二氧化碳的 1/20,故弥散功能障碍只产生单纯缺氧。吸氧可使 PaO_2 升高,提高肺泡膜两侧的氧分压,弥散量随之增加,以改善低氧血症。

(三)氧耗量增加

氧耗最增加是加重缺氧的原因之一,发热、寒战、呼吸困难和抽搐均将增加氧耗量。寒战耗氧量可达 500ml,健康者氧耗量为 250ml/min,在严重哮喘,随着呼吸功能的增加,氧耗量增加好多倍。氧耗量增加,肺泡氧分压下降健康者借助增加通气量代偿缺氧。要维持正常肺泡氧分压所需的肺泡通气量,随着氧耗量的增加,亦相应明显增加,每分钟氧耗量分别为 200ml、400ml 和 800ml 时,肺泡通气量分别达 3L、6L 和 12L。氧耗量增加的通气功能障碍的患者,肺泡氧分压不能提高,缺氧亦难以缓解。

缺氧和高碳酸血症对机体各器官产生一系列不利影响,可引起致命性的临床后果。

【临床表现】

(一)呼吸困难

患者呼吸感空气不足,呼吸费力,随呼吸衰竭的加重变得更加明显,表现在呼吸频率、节律和幅度的改变,且与原发病有关。如急性肺损伤患者的呼吸频率快(30~40 次/min),深大呼吸(VT>700ml),伴鼻翼扇动。COPD 是由慢而较深的呼吸转为浅快呼吸,辅助呼吸肌参与点头或提肩呼吸,发生 CO_2 麻醉时,出现浅慢呼吸。中枢呼衰呈潮式、间隙或抽泣样呼吸,喉部或气道病变所致的吸气性呼吸困难,出现三凹征(three depression)。当伴有呼吸肌疲劳时,可表现胸腹部矛盾呼吸。

(二)发绀

是缺氧的典型体征。当动脉血还原血红蛋白为 1.5g%,血氧饱和度低于 85% 时,可在血流量较大的口唇、指甲出现发绀;另应注意红细胞增多者发绀更明显,而贫血者则发绀不明显或不出现。严重休克末梢循环差的患者,即使动脉血氧分压正常,也可出现发绀。发绀还受皮肤色素及心功能的影响。

(三)精神神经症状

急性呼衰的精神症状较慢性为明显,急性缺氧可出现精神错乱、躁狂、昏迷、抽搐等症状。慢性缺氧多有智力或定向功能障碍。

高碳酸血症出现中枢抑制之前的兴奋状态,如失眠、烦躁、躁动,但此时切忌用镇静或安眠药。严重者可出现"CO_2 麻醉"或称为"肺心脑病",表现为神志淡漠、肌肉震颤、间隙抽搐、昏睡甚至昏迷等。pH 值对精神症状有重要影响,若患者吸氧时,其 $PaCO_2$ 为 100mmHg,pH 代偿,尚能进行日常个人生活;急性高碳酸血症,pH<7.3 时,会出现精神症状。严重高碳酸血症可出现腱反射减弱或消失,锥体束征阳性等。

(四)血液循环系统症状

严重缺氧和高碳酸血症可加快心率,增加心输出量,升高血压,肺循环血管收缩引起肺动脉高压,可因右心衰竭伴有体循环瘀血体征。高碳酸血症使外周体表静脉充盈,皮肤红润、温暖多汗、血压升高、心搏量增多而致脉搏洪大;脑血管扩张,产生搏动性头痛。由于严重缺氧,酸中毒引起心肌损害,出现周围循环衰竭、血压下降、心律失常、心脏停搏。

(五)消化和泌尿系统症状

严重呼衰可明显影响肝肾功能,表现为血清谷丙转氨酶升高,肾功能受损、小便少,血非蛋白氮和肌酐升高,尿中出现蛋白尿、红细胞和管型。重度缺氧和高碳酸血症常因胃肠道黏膜充血、水肿、糜烂渗血,或应激性溃疡、上消化道出血。以上这些症状均可随缺氧和高碳酸血症的纠正而消失。

【诊断和鉴别诊断】

(一)诊断

根据患者急慢性呼吸衰竭基础病的病史,加上缺氧或伴有高碳酸血症的上述临床表现,结合有关体征,诊断并不难。动脉血气分析能客观反映呼衰的性质及其程度,并在指导氧疗、呼吸兴奋剂和机械通气各种参数的调节,以及纠正酸碱失衡和电解质紊乱均有重要价值,动脉血气分析为必备检测项目。

急性呼吸衰竭患者,只要动脉血气分析证实 PaO_2<60mmHg,常伴 $PaCO_2$ 正常或偏低<35mmBg,则诊断为Ⅰ型呼吸衰竭,若伴 $PaCO_2$>50mmHg 即可诊断为Ⅱ型呼衰。若缺氧程度超过肺泡通气不足所致的高碳酸血症,则为混合型或Ⅲ型(Ⅰ型+Ⅱ型)呼衰,但需排除解剖性右至左的静脉血分流性缺氧和因代谢性碱中毒致低通气引起的高碳酸血症。

要重视对原因不明气急患者作动脉血气分析,如 PaO_2<60mmHg,$PaCO_2$<35mmHg,pH>7.45,则要重复动脉血气分析,若仍为严重低氧血症和过度通气,即使平片无明显异常,应进步作 CT,并告知家属病重,需住院治疗。

慢性呼衰患者由于机体的多种代偿和适应,可使组织无明显缺氧,在呼吸空气时,仍能从事日常生活,而不出现酸血症。如一旦发生呼吸道感染或气胸等原因,出现严重缺氧和高碳酸血症的酸血症,属慢性呼吸衰竭基础上合并急性呼吸衰竭,其诊断指标宜稍放宽,可以 PaO_2<55mmHg、$PaCO_2$>55mmHg 为诊断界定。

（二）鉴别诊断

呼吸衰竭的鉴别诊断，主要是对产生缺氧和高碳酸血症病理生理机制及病因的鉴别。应根据基础疾病、临床表现、体征、X 胸片（平片加 CT），以及呼吸功能监测和疗效，进行综合的评价和判断。

【治疗原则】

呼衰的处理原则应在保持呼吸道通畅条件下，改善或纠正缺氧、高碳酸血症和酸碱平衡失调所致的代谢功能紊乱。从而为急慢性呼衰的基础疾病和诱发因素的治疗争取时间和创造条件，但具体措施应结合患者的呼衰病理生理的特点而定。

1. 建立通畅气道。

在氧疗和改善通气之前，必须采取多种措施，使呼吸道保持通畅。如用多孔导管吸出口腔、咽喉部分泌物或胃内反流物，必要时插胃管作胃肠减压排气，避免呕吐物误吸，或采用鼻饲营养。痰黏稠不易咳出，用溴己新或氨溴索类黏痰溶解药雾化或静脉滴注。支气管痉挛者应用 β_2 受体激动剂和抗胆碱药喷雾或雾化吸入扩张支气管，半小时后再吸入糖皮质激素消炎抗过敏。还可用纤维支气管镜吸出分泌物。若效果差，必要时做经鼻气管插管或气管切开，建立人工气道。

2. 氧疗。

通过鼻导管或面罩吸氧，能提高肺泡氧分压（PaO_2），增加肺泡膜两侧氧分压差，增加氧弥散能力，以提高动脉血氧分压和血氧饱和度，改善组织缺氧。吸入氧浓度以动脉血氧饱和度 >90% 为标准，避免氧中毒发生。

通气不足的缺氧患者，经鼻导管或面罩氧疗，根据肺泡通气和 PaO_2 的关系曲线，在低肺泡通气量时，只需吸入低浓度氧（<30%），即可大大提高 PaO_2，纠正缺氧。气流受限的阻塞性通气功能障碍患者，由于吸入气分布不匀，导致通气与血流比例失调性缺氧，通过一定时间（30min）吸氧后，PaO_2 亦随之上升。所以说通气与血流比例失调的患者吸低浓度氧就能纠正缺氧。

弥散功能障碍的患者，如肺间质纤维化，因氧的弥散能力比二氧化碳差 20 多倍，要提高较多的肺泡膜两侧氧分压差，方能增强氧的弥散能力，应吸入较高浓度的氧（>35%~45%）才能改善缺氧。

由于肺炎实变、肺水肿和肺不张所致的肺内静脉血分流增加性缺氧，因肺泡充满炎症和液体，肺泡萎陷不张，尤在肺炎症血流增多的患者，肺内分流更多。若分流量 >30% 以上，吸纯氧亦难以纠正缺氧。所以需增加外源性呼气末正压（PEEP），使肺泡开放。根据患者的压力容积曲线低拐点的压力 $2cmH_2O$，以增加功能残气量，改善气体交换面积，提高 PaO_2 和 SaO_2，改善缺氧。

3. 增加有效肺泡通气量，改善高碳酸血症。

高碳酸血症是由于肺泡通气不足引起的，只有增加通气量，才能有效排出二氧化碳。现常采用呼吸兴奋剂和机械通气支持，以改善通气功能。

（1）呼吸兴奋剂的合理应用。

呼吸兴奋剂刺激呼吸中枢或周围化学感受器，增强呼吸驱动，增加呼吸频率和潮气量，改善通气，与此同时，患者的氧消耗量和 CO_2 产生量亦相应增加，并与通气量成正相关。故在临床使用呼吸兴奋剂时,应掌握其适应证。如服用安眠药等抑制呼吸、睡眠呼吸暂停综合征、特发性肺泡低通气综合征等,系中枢呼吸抑制为主,呼吸兴奋剂疗效较好。但慢性阻塞性肺病呼衰时,因支气管-肺病变、中枢反应性低下,或呼吸肌疲劳致低通气,应用呼吸兴奋剂的利弊得失取决于其病理生理基础。而神经传导系统和呼吸肌病变,以及肺炎、肺水肿、ARDS 和肺广泛间质纤维化等以换气障碍为特点的呼衰,呼吸兴奋剂有弊无益,应列为禁忌。在使用呼吸兴奋剂的同时,应重视减轻胸肺和气道的机械负荷,如分泌物的引流、支气管解痉剂的应用、利尿消除肺间质水肿等因素,否则通气驱动增加反而会加重气急和增加呼吸功。使用呼吸兴奋剂通常应同时增加吸氧浓度。

(2)机械通气。

机械通气应根据各种疾病呼衰患者的病理、病理生理和各种通气方式的不同生理效应,合理地调节机械通气各种参数和吸入氧浓度,以达到既能改善通气和换气功能,又能减少或避免机械通气的不良反应(呼吸机相关肺损伤、对血流动力学的影响和氧中毒等)。

机械通气改善通气功能的调节必须遵循患者的 P-V 曲线和肺泡通气量(VA,)与肺泡 CO_2 分压($PaCO_2 \approx PaCO_2$)关系曲线,以及反映气道阻力大小的峰压与平坦压之差值。从肺的顺应性而言,COPD 肺气肿最高,哮喘与健康者接近,而肺水肿、肺纤维化和 ARDS 的顺应性随病情进展越来越差。机械通气时,要从它们的 P-V 曲线所处的位置来选择适宜的潮气量(VT)。

COPD 和危重哮喘Ⅱ型呼衰患者,主要为气道病变和支气管痉挛引起阻塞性肺气肿和严重肺过度充气,使 P-V 曲线趋向平坦段,且吸气峰压与平坦压差大。此时,只能采用简易呼吸器或呼吸机随患者浅快呼吸作小 VT 人工和机械通气氧疗。在吸气管路串入储雾器或射流喷雾器,吸入 β_2 受体激动剂、胆碱能阻止剂和糖皮质激素。严重酸中毒者,补适当碳酸氢盐。待支气管舒张,气道阻力降低,肺过度充气改善后,P-V 曲线移向陡直段(COPD 者更为明显),允许较大 VT,逐增加支持压力。低吸气流量(有利气分布),延长呼气时间,避免肺动态过度充气。这样有利降低 VD/VT 比值,增加肺泡通气量(VA)。尤在 $PaCO_2>80mmHg$ 时,与 VA 处于反抛物线陡直段,当 VA 轻微增加,即可致 $PaCO_2$ 明显下降,pH 上升。需要注意 COPD 慢性呼衰碳酸氢盐高的患者,$PaCO_2$ 不要下降过多,以免碱中毒。

COPD 和危重哮喘呼衰缺氧主要与通气/血流比例失调和通气不足有关。通过机械通气增加 VA 后,PaO_2 明显上升;PEEP $3\sim5cmH_2O$ 能扩张陷闭气道,改善气体分布和通气/血流比例,减少肺内分流,提高 PaO_2,另 PEEP 可降低内源性呼气末正压(PEEPi),减少吸气肌作功。一般只需吸低浓度 O_2 可纠正缺 O_2,除伴广泛肺炎、水肿、不张所致的肺内分流增加,才需吸较高氧浓度。在 COPD 伴睡眠呼吸暂停患者,应采用压力支持通气(PSV)+PEEP+呼吸兴奋剂、PSV+同步间歇强制通气(SIMV)+PEEP,或辅助/控制通气(A/CV)+PEEP。

ARDS 的病理生理为肺间质肺泡渗透性水肿伴肺泡萎缩不张,其 P-V 曲线出现低位和高位拐点(LIP,UIP),且陡直段显著缩短。该综合征为以肺内静脉血分流为主的换气功能损害的严重缺 O_2,肺容积缩小。为改善氧合,采用足够吸气压力使萎陷肺泡复张,呼气时的 PEEP 应>LIP+2cmH$_2$O 让其保持开放,减少高切变力的发生,减少不必要的呼吸机断离,来实施肺开放策略。

对重症 ARDS 患者,根据其 P-V 曲线只可实施所谓小 VT 机械通气,吸气峰压<30cmH$_2$O(健康者肺总量时的压力),为避免机械通气肺损伤,减少死亡率,可采用允许性高碳酸血症保护肺的策略。故采用 Bi-CPAP 模式,允许患者在两个正压水平(5~15cmH$_2$O,20~30cmH$_2$O)上间断自主呼吸,具自主呼吸和控制通气并存的特点。吸气呼气均为正压,利于改善氧合,高低压差可增加肺泡通气量排出 CO$_2$。如再加上 PSV 则更有利。同样该通气模式适用于吸气高压力的 COPD,哮喘等其他疾病。

心源性肺水肿、肺栓塞急性呼衰,以往列为机械通气禁忌证,现为良好的适应证。合理正压机械通气能改善肺水肿和换气功能,降低心脏前后负荷,增加心输出量,舒张期心室充盈量下降,改善冠状动脉血供。一般患者神智清,尚能较好配合面罩机械通气氧疗(PSV 15~20cmH$_2$O,PEEP 5~10cmH$_2$O,FiO$_2$ 50%),在强心利尿积极治疗下,数小时后取得可喜疗效。高原性肺水肿机械通气氧疗,尤为快速有效。

肺间质纤维化疾病急性呼衰,因肺 P-V 曲线是低顺应性和弥散所致的缺氧,并发肺部感染性加重。给予低 VT 较快呼吸频率,吸较高氧浓度的机械辅助通气,可改善症状,延长生命,因原发病难治,预后不良。

4. 纠正酸碱平衡失调和电解质紊乱。

5. 抗感染治疗。

呼吸道感染是呼吸衰竭最常见的诱因;建立人工气道机械通气和免疫功能低下的患者易反复发生感染,且不易控制。应在呼吸道分泌物引流通畅的条件下,根据痰细菌培养和药物敏感试验结果,选择有效的抗生素。

6. 并发症的防治。

呼吸衰竭可合并消化道出血、心功能不全、休克、肝肾功能障碍,应积极防治。

7. 营养支持。

呼吸衰竭患者因摄入热量不足、呼吸功增加、发热等因素,机体处于负代谢,出现低蛋白血症,会降低机体免疫功能,感染不易控制,呼吸肌易疲劳不易恢复,以致抢救失败或病程延长。抢救时,应常规鼻饲高蛋白、高脂肪和低碳水化合物,以及多种维生素和微量元素的饮食,必要时给予静脉高营养治疗。

(白　雪　郭奇虹)

第十三章 胸 膜 疾 病

胸膜系起源中胚层的浆膜。由表面单层排列的半透明的间皮细胞和下面的结缔组织组成。被覆于肺表面和叶间裂的部分称脏层胸膜；被覆于肋胸壁内面、膈上面与纵隔侧面部分称壁胸膜；二者在肺根部相互汇合且延伸达膈肌成肺韧带。因此，在左、右两肺周围分别形成一个完全封闭的潜在性腔，称胸膜腔。在胸膜的结缔组织内，含有丰富的血管和淋巴管网，可以透过气体和液体。电镜下见间皮细胞表面有微绒毛，内含有透明质酸糖蛋白。微绒毛突出于胸膜表面，具有扩增胸膜表面积作用；脏胸膜微绒毛多主要司浆液吸收功能；而壁胸膜绒毛较少，多具分泌浆液的功能，均有利于促进胸膜腔内液体交换和代谢活动。在壁层间皮细胞间有微孔组织，并与间皮下结缔组织内的淋巴腔隙相通，为胸膜腔内浆液、蛋白质或少量细胞成分逸出孔道。在胸膜腔内含有微量液体、具有润滑胸膜减少摩擦作用。胸膜富含结缔组织和弹力纤维，在呼吸过程中起着缓冲和节制作用，在最大通气时可以限制肺的过度膨胀，防止肺大泡或气胸的发生。胸膜腔为一密闭空间，内中压力低于周围大气压，为负压，是由于肺脏向心弹性收缩力与胸廓向外扩张两种方向相反的力量作用的结果，胸内负压保持肺脏膨胀状态，有利于气血交换，并吸引静脉血返回心脏。壁层胸膜血液供应来自体循环的肋间动脉、内乳动脉等，且有感觉神经分布；脏层胸膜血液供应主要源于支气管动脉分支，且无感觉神经分布。壁胸膜的淋巴系统是引流胸膜腔淋巴的主要途径。胸膜和胸膜腔在临床上有着非常重要的作用，不仅直接保护了肺组织，而且降低肺和胸膜在呼吸运动中相互摩擦作用、减少呼吸功；保持胸内负压的正常分布，调节肺组织在扩张下所承受的应力；保持胸膜腔内液体不断交换等。

胸膜疾病是以胸膜与胸膜腔的解剖结构和生理功能异常为特征的一大系列疾病。胸膜的异常可为先天性组织结构的缺损或位置的改变，如先天性胸导管缺如、肺或胸膜淋巴管先天性扩张症、先天性结缔组织疾病等引起气胸、血气胸、胸腔积液；也可为后天获得性，如微生物侵入、外伤、肿瘤等引起炎症性或破坏性病变。发生于胸膜或胸膜腔中的疾病种类繁多，病因复杂，可以原发于胸膜组织本身，或继发于肺内、胸壁(骨、肋间肌及其周围组织)、膈肌及其下面的腹内脏器，或纵隔内脏器组织病变、也可来源于全身系统疾病，如全身性结缔组织病、白血病、淋巴瘤等引起的胸膜反应；充血性心力衰竭、肝硬化、肾病综合征和营养不良所致的低蛋白血症均可引起胸腔积液。在这些胸膜疾病中，可以简要地归纳为三类：第一类以液体为主的胸膜疾病，即胸腔积液，临床上最为多见;第二类为胸腔内含有以气体为主的疾病,即气胸;第三类为胸腔内含有以固体为主的疾病,主要为胸膜腔内肿瘤,大多为恶性,常来自肺内或肺外脏器的转移瘤,或为少见的原发于胸膜的间皮细胞瘤。本章着重介绍胸腔积液、结核性胸膜炎、脓胸、气胸及胸膜间皮瘤。

第一节 胸腔积液和胸膜炎

【胸腔积液的动力学】

正常人的胸膜腔内含有微量的液体(5~15ml)。胸膜腔内的液体不是固定不变的,而是每 24h 有 500~1000ml 液体形成和吸收。

胸腔内的液体经胸膜毛细血管的动脉端滤过,由于静水压的不同,其中 80%~90% 的液体从胸膜毛细血管静脉端再吸收,其余液体由淋巴系统回流到血液,滤过和再吸收处于动态平衡。胸膜腔内液体的移动一般遵守 Starling 定律。液体的净转运量与滤过系数成比例。

壁层胸膜毛细血管内正常的静水压类似于体循环其他毛细血管的静水压,即平均压约 3.33kPa(25mmHg);胸膜腔内压力稍低于大气压,平均为 -0.4kPa(-3mmHg)。与这静水压相反的是胶体渗透压,其压差是由于血浆内蛋白比胸水中蛋白质浓度高所致。促使胸水再吸收的胶体渗透压力可为蛋白质的胶体渗透压反映系数与血浆和胸水间胶体渗透压差的乘积:0.9×(28-5)=20.7mmHg。由于壁层胸膜毛细血管内的静水压力梯度始终超过胶体渗透压力梯度,故液体持续不断地滤入胸膜腔。在脏层胸膜毛细血管内,静水压和胶体渗透压间的平衡是相反的;虽然胶体渗透压与壁层毛细血管相同,而脏层胸膜毛细血管内静水压较低,且接近肺毛细血管压(即约 10mmHg)。因此静水压与胶体渗透压的平衡促使液体经脏层胸膜面再吸收。在胸水再吸收中,间皮也起一定的作用。钠和氯经浆膜面上的 Na^+/H^+ 和 Cl^-/HCO_3^- 的双向交换及经间皮的间质侧上的 Na^+/K^+ 泵主动从胸液中输出。横过胸膜的 Starling 力平衡的结果及通过间皮的溶质耦合液的再吸收,胸膜腔内液体容积倾向于保持最少量。

壁层胸膜内淋巴管既提供了对抗过量液体一种安全装置,又提供一种从胸膜腔收回蛋白的机制,且把水和蛋白质排入循环的血浆中。淋巴管阻塞会引起胸水积聚。

近些年来通过动物实验,对胸腔积液形成机制较过去有了新的认识和补充,证明在正常情况下,胸水转移主要在胸壁毛细血管、胸壁间质及胸腔进行,即胸液从胸壁体循环毛细血管滤过进入间质,继而入胸腔;且大部分(75%)胸液的回收是经过壁层胸膜上的淋巴孔进入淋巴管引流,而不是由脏层胸膜毛细血管吸收,故脏层胸膜不参与胸液引流;且肺毛细血管滤过的液体进入肺间质,随后也由淋巴管排出。以上情况说明间质部分和胸膜淋巴管在胸水转移中的重要地位,亦是旧学说被忽略的部分。实验还证明胸腔内液体的移动并不完全遵循 Starling 定律,胸液的转运主要是胸液流动在起作用,而不完全是取决于静水压与胶体压之间压力差。在病理情况下如炎症、右心衰等导致胸液过滤率增加,当其过滤速度超过胸膜淋巴管引流量时,胸腔内即产生积液,为漏出液;体循环毛细血管中的蛋白渗出量增多时就形成渗出液,此时胸水转运取决于静水压和胶体渗透压之间的压力梯度。

【胸腔积液的发病机制】

1. 毛细血管静水压增加

心功能不全时,体循环和(或)肺循环的静水压增高,前者使滤至胸膜腔的液量增加,而后者则使胸膜腔液体吸收减少。临床上充血性心力衰竭、缩窄性心包炎或上腔静脉受压时,患者的体循环静水压增加,可使壁层胸膜毛细血管的液体大量滤出,尤其肺静脉高压减少脏层胸膜的毛细血管再吸收时导致胸腔积液。

2. 血浆胶体渗透压降低

肝硬化、肾病综合征或严重营养不良致低蛋白血症,均可使血浆胶体渗透压降低,导致壁层胸膜毛细血管滤过增加,脏层胸膜再吸收减少,严重者甚至停止吸收。引起水肿的血浆蛋白临界含量为15g/L,此时血浆胶体渗透压约为1.47kPa(15cmH₂O),若保持胸腔积液移动的其他因素不变,则壁层和脏层胸膜毛细血管的驱液压分别为2.55kPa(26cmH₂O)和0.69kPa(7cmH₂O)。这时,不但有液体自壁层胸膜滤过至胸腔,而且脏层胸膜也有液体滤出,此时只有通过淋巴管来部分维持胸液的吸收。

3. 毛细血管通透性增加

胸膜腔及其邻近的脏器组织炎症、感染或肿瘤时,由于炎症直接破坏或受损的细胞释放各种酶、补体以及生物活性物质如组胺等致使胸膜毛细血管通透性增加,大量含有蛋白质和细胞的液体进入胸膜腔。进一步促使胸膜腔积液。

4. 淋巴回流受阻

胸液中的液体和蛋白通过淋巴系统返回循环系统,故淋巴系统的疾病常产生胸腔积液,伴高蛋白含量。由于淋巴回到循环的静脉端,所以全身静脉高压可阻止胸液的淋

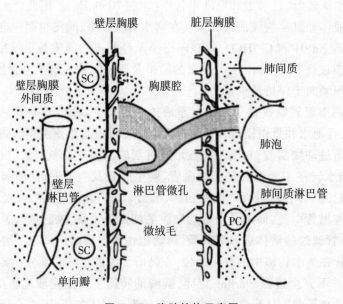

图 1-15 胸腔结构示意图

巴引流。胸部淋巴管与腹腔淋巴引流相通,且在膈肌的浆膜下层有广泛的交通。肝硬化和 Meigs 综合征患者胸液通过膈肌的转运,可使壁层胸膜淋巴系统的淋巴压力增加,加重胸腔积液。

【胸腔积液的分类】

可根据病因、胸液性质和病理发展阶段做出分类。按病因分为感染性如细菌(包括结核菌)、寄生虫、真菌、病毒、支原体和立克次体等;肿瘤性如支气管癌胸膜转移、胸膜间皮瘤及淋巴瘤、白血病等;免疫损伤性如系统性红斑狼疮、风湿热、类风湿关节炎等;物理性如创伤等;化学性如尿毒症等。按积液性质可分为血性、乳糜性、胆固醇性和脓性等胸液。按胸液发生机制可分为漏出性和渗出性胸腔积液。根据病理的演变可分为纤维蛋白性、浆液纤维蛋白性、化脓性等。根据发病过程又可分为急性和慢性胸膜炎。

【胸腔积液的检查】

(一)胸部体检

胸腔积液的体征与积液量多少有关。少量积液或位于叶间可无明显体征。积液量多时,呼吸浅而快,患侧胸廓饱满,呼吸运动度受限;语颤减弱;气管、心脏向健侧移位;叩诊呈浊音或实音,顶点位于腋后线上,由此向内向下形成弧线;听诊呼吸音减弱或消失,积液上方有时可闻及支气管呼吸音。

(二)影像学检查

1. X 线检查

少量积液时,X 线检查可见肋膈角模糊或消失,患者病侧卧位摄片可进一步确认。中等量积液时,患侧胸腔下部有上界成弧形、凹面向上、最高点在腋部的大片均匀致密阴影,平卧位摄片为整侧肺野透亮度降低。大量积液时,患侧胸腔全部为致密均匀阴影,纵隔推向健侧。积液时常遮盖肺内原发病灶;抽液后可发现肺内肿瘤或其他病变。聚集于叶间裂或沿纵隔分布的积液表现类似于肿块。包裹性积液边缘光滑饱满,不随体位改变而变动,可局限于叶间或肺与横膈之间。液气胸的胸液上界为一水平面,上部透光,可见萎缩的肺组织阴影。

2. 超声波检查

超声波检查是判断有无胸腔积液和指导胸膜腔定位穿刺的主要方法。胸液超声波检查显示无回声或低回声带,与产生回声的脏层胸膜或肺组织形成界限,易于鉴别,对诊断胸腔积液的准确性优于 X 线检查,并能多次反复检查,随访疾病演变和治疗效果。

3. CT 检查

在 CT 横断面上,由于避免了 X 线的结构重叠,且低密度的肺和高密度的胸壁之间有鲜明的对比,根据不同的 CT 值判断胸腔积液的性质有帮助,如血性胸腔积液的 CT 值较普通渗出液(大约 20Hu)为高,且密度不均。更有意义的是 CT 能够揭示被胸液遮盖 X 线平片不能显示的肺内病灶,有助于病因诊断。

4. 正电子发射体层摄影术(positron emission tomography,PET)

PET-FDG 在鉴别良、恶性胸膜疾病中的价值正逐渐受到重视,但费用昂贵,实际应用价值有限。

(三)胸腔穿刺术和胸液检查

通过胸腔穿刺抽液检查,有助于确定胸腔积液的性质和病原,对诊断和治疗具有重要的意义。

1. 肉眼检查

漏出液多为清澈透明液体,无色或淡黄色,静置不凝固;而渗出液因含红细胞、白细胞、细菌或乳糜等常浑浊、呈深浅不一的颜色。黄疸时呈深黄色。若有血液则可呈红、暗红或棕褐色,可见于结核、恶性肿瘤、出血性疾病或穿刺时误伤血管等。绿脓杆菌感染时可呈绿色。一般化脓性细菌感染时呈黄脓样、不透明和黏性的胸液。胆固醇性胸液呈黄白色,含有大量折光的胆固醇结晶。乳糜胸液呈乳白色,见于丝虫病、淋巴性肿瘤或结核等。渗出液因含纤维蛋白原及组织、细胞破坏释放的凝血活酶,故易凝固。胸液的密度漏出液低于 1.018,渗出液高于 1.018。

2. 显微镜检查

从胸液的细胞计数及其分类中可得到重要的病因线索资料。胸液中红细胞达 $(5\sim10)\times10^9/L$ 时,便呈淡红色,相当于 1ml 的血加入到 1L 水中。肉眼见血性者,红细胞计数一般在 $100\times10^9/L$ 以上,可为外伤、肺栓塞或恶性肿瘤所致。抽液损伤由于液体是流动性的,故几乎没有出血或失血极少,这个特征有助于它与出血性胸液的鉴别。出血性渗出液与真正血胸的鉴别,以胸液和循环血中红细胞比容与血红蛋白相比较,出血性渗出液少有血红蛋白>10g/L,红细胞比容>10%者。胸腔积液和周围血液的血细胞比容比值>0.5,则诊断为血胸。细胞计数在漏出液常 $<0.1\times10^9/L$,多为淋巴细胞及间皮细胞;渗出液常 $>0.5\times10^9/L$,多为白细胞。白细胞计数在 $(0.5\sim2.5)\times10^9/L$ 者,一般为结核性或肿瘤性胸液;>10×10^9/L 者,常为化脓性感染的特征。胸液粒细胞分类:大量中性粒细胞,见于急性化脓性炎症或结核性胸膜炎早期;淋巴细胞>0.50 者,见于慢性炎症(主要为结核)或肿瘤;淋巴细胞分型中,B 细胞数达 80%以上者,提示为淋巴细胞性白血病或淋巴瘤所致胸液。嗜酸粒细胞增多见于过敏性或寄生虫病变,也可为胸膜腔内含空气或血液所致,如自发性气胸、反应性胸膜炎、胸部外伤、肺梗死后、良性石棉性胸膜炎。

3. 生化分析

漏出液蛋白定量<30g/L,以白蛋白为主,黏蛋白定性试验(Rivalta 试验)呈阴性反应;渗出液含蛋白较多(>30g/L),且多为浆液黏蛋白,故定性试验呈阳性反应。根据胸液和血液中总蛋白和乳酸脱氢酶(LDH)含量的比较,能较好地区分出漏出液和渗出液。符合下列三项标准中任何一项者定为渗出液:①胸液蛋白与血清蛋白之比>0.5;②胸液 LDH>200U/L;③胸液 LDH 与血清 LDH 活性之比>0.6。葡萄糖测定:正常人胸液葡萄糖含量与血液中含量近似,可随血糖的升高或降低而变化。漏出液和大多数渗出液中葡萄糖含量与血糖大致相仿,见于充血性心力衰竭、肺栓塞和全身性红斑狼疮等。而化脓性、结核性和恶性胸腔积液中葡萄糖含量可<3.35mmol/L(60mg/dl),在类风湿性胸腔积液中葡萄糖浓度可<30mg/dl,胸液酸碱度(pH 值)测定有时有助于诊断。pH 值降低见于肺炎并发的胸液、脓胸、食管破裂、血胸、类风湿胸膜炎、结核性胸膜炎及全身酸中毒。pH 值<6.8,常见于脓胸或食管胸膜瘘。

4. 酶活性测定

(1)腺苷脱氨酶(ADA)：正常范围为 21~45U/L。>45U/L 有助于结核性胸膜炎诊断。肿瘤时此值降低。

(2)LDH 及其同工酶：胸液中 LDH 含量及其与血清中含量的比值对于鉴别胸液的性质有一定的价值。化脓性胸腔积液中 LDH 可>1000U/L，均值可达正常血清的 30 倍，癌性胸液 LDH 总活性约为自身血清 LDH 活性的 3.5 倍，而良性胸腔积液约为自身血清 LDH 活性的 2.5 倍。癌性胸腔积液 LDH 及其同工酶 LDH2 升高，而良性胸液则以 LDH4 和 LDH5 升高为主。

(3)淀粉酶：胸液淀粉酶升高常见于急性胰腺炎、胰腺创伤及胰腺肿瘤。食管破裂引起的胸液唾液淀粉酶升高，偶也可见于支气管癌或其他恶性病。

(4)溶菌酶(LZM)：国外报道恶性胸腔积液 LZM 值低于结核性。国内报道，胸液 LZM<65mg/L 者提示可能为恶性，>80mg/L 者提示可能为结核性。

(5)血管紧张素转换酶(ACE)：结核性胸液中 ACE(pACE)及血清中 ACE(sACE)均有增高。pACE>30U，pACE/sACE 比值>1 时，提示结核性胸液；pACE<25U，pACE/sACE 比值<1 时，则可能为恶性胸液。

(6)其他酶类：胸液透明质酸>8mg/L，提示间皮瘤可能。胸液中酸性磷酸酶水平升高提示前列腺癌胸膜转移。原发性小细胞肺癌胸膜转移时，胸液中神经元特异性烯醇化酶(NSE)升高。

5. 免疫学检查

(1)癌胚抗原(CEA)：近年证实在多种肿瘤中均可测到。正常值为 5~15μg/L，在肿瘤中高于此值，结核则相反。胸腔积液 CEA>10~15μg/L 或胸液与血清 CEA 之比>1，提示恶性胸腔积液。CEA 作为肿瘤辅助诊断，评价疗效和判断预后均有一定的价值。

(2)T 淋巴细胞亚群测定：结核性胸液中 T 细胞含量、CD_3、CD_4 细胞百分数和绝对数明显高于外周血；而恶性胸液中 CD_3、CD_4 及 CD_8 的绝对数和 CD_8 的百分数显著低于外周血。

(3)聚合酶链反应(PCR)和核酸探针技术：可用于病原微生物引起的胸腔积液的诊断。特别适用于体外难于培养和生长缓慢的病原微生物的诊断。目前应用于临床的主要是结核分枝杆菌的监测，有助于结核性胸膜炎的诊断。

(4)免疫组织化学检测：应用血清多克隆抗体对胸液中恶性细胞行免疫组织化学分析，发现上皮膜抗原多克隆抗体阳性反应达 54%；细胞角蛋白是最常用的上皮性肿瘤标志物之一，可出现于鳞癌和腺癌中，其对胸液癌细胞的诊断率为 40%~67%。近有学者用 12 种抗体对良、恶性胸腔积液进行免疫细胞化学染色，并与 DNA 显像细胞术(DNA-image cytometry)作对比，转移性肿瘤细胞 Ber-EP4 95.4%阳性，胸膜间皮瘤阴性，良性积液无 1 例阳性。DNA 显像细胞术转移性肿瘤细胞 95.4%阳性，胸膜间皮瘤 57.1%阳性，反应性胸腔积液均阴性。

6. 细菌学检查

渗出性胸液离心后做革兰染色或抗酸染色及病原体培养分离，可确定病因诊断。在结核性和真菌性胸腔积液中，大量胸腔积液浓缩后作培养可提高阳性率。结核性胸膜炎患者大量胸液离心后培养,可获得约 25%结核杆菌阳性率。

7. 细胞学检查

胸液中找到恶性细胞,有助于肿瘤的诊断。恶性胸液检查癌细胞阳性率般可达 50%~60%,胸液找见恶性细胞最常见为肺腺癌,次为乳腺癌,第三是淋巴瘤及白血病浸润。肺癌或乳腺癌引起的胸腔积液中,66.7%以上患者胸液中可找到恶性细胞,而淋巴瘤致胸腔积液中,则只有 16.7%患者胸液找到恶性细胞。胸液细胞染色体组型分析呈现非整倍体、假二倍体或标记染色体(如易位、缺失、倒位、等臂、线状或环状染色体等)时,常提示恶性胸液。若以出现 10%超二倍体为诊断恶性胸腔积液的界值,则肿瘤确诊率可达81%。胸液中出现 LE 细胞,见于系统性红斑狼疮;出现大量浆细胞,提示多发性骨髓瘤;见到吞噬免疫复合物的多形核白细胞,即所谓"RA 细胞",有助于类风湿关节炎胸腔积液诊断。APUD 肿瘤(如神经母细胞瘤、类癌、小细胞肺癌)细胞中可见神经分泌颗粒。

(四)经皮针刺胸膜活检术

原因不明的胸腔积液,尤其是渗出性胸液,是胸膜活检的指征。在作胸腔穿刺抽液术时可行闭式针刺胸膜活检,能提高恶性病或肉芽肿病胸膜组织学证据。目前广泛采用Cope 钝端钩针和改良的 Abrams 切割针。若病例选择得当,定位准确,操作技术熟练,则胸膜组织获取率一般为 80%左右。胸膜活检的阳性率为40%~75%。胸膜活检标本做病理检查和微生物培养,可提高感染性胸腔积液的诊断率。

(五)胸腔镜检查

本方法是诊断胸膜腔疾病最直接、准确、安全、创伤小、并发症少的侵入性手术。原因不明胸腔积液的病因诊断和慢性持续性胸腔积液的治疗是胸腔镜检查的主要指征。可以窥视胸膜病变,在直视下多处活检,取得的标本大,并可以切除小病灶或封闭支气管胸膜瘘,或作胸膜固定术,以治疗慢性持续性胸腔积液。对胸腔积液病因诊断率可达90%以上,经胸腔镜注入滑石粉治疗成功率达 90%以上。

【胸膜炎临床类型】

(一)纤维蛋白性胸膜炎

亦称"干性胸膜炎",胸膜局部渗出少量纤维蛋白而无胸腔积液,往往由于肺部炎症包括结核蔓延至胸膜所致,或见于矽肺、石棉肺的晚期。常发生在肺部炎症的邻近部分,次为胸下部的胸膜。多数无症状,常自然痊愈,形成局部胸膜粘连。少数病人急性发病,局限性针刺样胸痛。患处听到胸膜摩擦音。病变局限于肺炎部位者,X 线检查无明显改变;病变位于胸下部者,X 线可见肋膈角变钝,膈肌运动减弱。治疗针对病因及对症处理。

(二)肺炎旁胸腔积液(parapneumonic effusion)

系指因细菌性肺炎、肺脓肿或支气管扩张引起的胸腔积液。在美国居渗出性胸腔积液病因的首位,肺炎住院患者 40%伴有胸腔积液。大多数为胸膜反应性渗出,液量较少,随肺炎好转而吸收,积液量多、pH<7.20 时应尽早插管引流。极少数患者可演变成脓胸。

(三)结核性胸膜炎

具体见后。

(四)化脓性胸膜炎

具体见后。

（五）肿瘤性胸膜炎

为胸内或胸外癌肿直接侵犯或转移至胸膜所引起。绝大多数学者报道肺癌、乳腺癌、淋巴瘤是肿瘤性胸膜炎最常见的三大病因，约占恶性胸腔积液的75%。其他为卵巢癌转移、肉瘤（主要为黑色素肉瘤）等。约6%恶性胸腔积液的原发肿瘤的部位不清楚。癌性渗出液是单侧的，而原发肿瘤在肺、乳腺或卵巢，则90%以上的病例原发癌是在癌性胸液的同侧。胸膜间皮瘤为原发胸膜癌肿，仅占0.5%，常伴血性胸液。

发病机制主要是淋巴引流障碍和肿瘤对胸膜的直接侵犯。引起胸液的直接原因为胸膜上转移灶增加胸膜渗透性；其他原因包括：转移病灶引起的胸膜淋巴管阻塞；纵隔肺门淋巴结肿大阻止胸膜淋巴液的引流；胸导管阻塞（乳糜胸）；支气管阻塞引起肺不张，导致胸内压降低；以及心包被肿瘤累及。以上病因所致胸液中多能找到恶性细胞，胸膜活检的阳性率高。间接原因有低蛋白血症、阻塞性肺炎、肺栓塞、放射性治疗后等。

胸膜腔闭锁术（又称胸膜粘连术、胸膜固定术）是被推荐的治疗，常用的粘连剂有滑石粉、四环素、多西环素、博莱霉素、卡介苗、短小棒状杆菌、胞必佳（N–CWS）及沙培林（OK–432）等，其中以滑石粉疗效高、价廉。

（六）真菌性胸膜炎

具体见后。

（七）结缔组织病胸膜炎

结缔组织病中并发胸膜炎者，以类风湿关节炎为最多，亦可见于系统性红斑狼疮、结节性多动脉炎等。

（八）胆固醇胸膜炎

指胸液中含有大量游离的胆固醇结晶。多见于右侧。胸液外观似乳糜状，故有假乳糜胸之称。病因尚未完全阐明，可能为体内或局部脂肪代谢异常所致。发病可能与结核、类风湿性关节炎、肿瘤有关。常伴有多年的慢性胸膜炎和胸膜增厚。临床经过缓慢，症状轻微，有轻咳、疲倦、胸痛和气促。多数患者无明显毒性症状。胸腔穿刺针头通过显著增厚的胸膜时，有软骨样阻力感。胸液稍混浊，呈黄白色，含有大量折光的胆固醇结晶，在摇动试管时明显可见。胆固醇结晶镜检呈板状或针形，含量为1.5~5g/L。脂肪染色阴性，乙醚振荡亦无脂肪析出。若胸液不多，可用抗结核药治疗；若胸膜广泛增厚，胸液经久不吸收，影响肺的扩张和肺功能，则应作胸膜剥脱术。

（九）乳糜胸

胸腔积液中含淋巴乳糜液的称乳糜胸。乳糜液静置后可分为三层：上层呈乳膏样，为乳糜微粒；中层呈乳状，为蛋白质及少量脂质成分；下层主要为细胞成分，多为小淋巴细胞。乳糜液外观呈乳白色，为无臭的渗出液，密度>1.012，pH>7.40，蛋白质22~59g/L，细胞数$(0.4~6)×10^9/L$，分类中淋巴细胞占80%，甘油三酯>1.2mmol/L（1100mg/L）或脂蛋白电泳显示乳糜微粒带。乳糜液中加入苏丹Ⅲ酒精溶液则呈红色，加入乙醚振荡后静置，乳糜溶于乙醚层中，胸液便见澄清。

乳糜胸约占所有胸腔积液的2%。病因分为创伤性和非创伤性。外科手术引起胸导管损伤多见，也有外伤引起的乳糜的报道。非创伤性常见为恶性肿瘤（如淋巴瘤、肺癌、胃癌、子宫癌、前列腺癌等）经淋巴管播散过程中侵犯胸导管，或栓塞胸导管分支或恶性病变转移至纵隔淋巴结肿大、压迫、阻塞、损伤胸导管,致乳糜液外漏。其次良性病如支气管淋巴结结核、丝虫病、肺淋巴管肌瘤病等可引起乳糜胸。有 1/3 的病人不明病因,称特发性乳糜胸。一般认为,乳糜液由脏层胸膜渗入胸膜腔,以右侧多见,其次为左侧,双侧少见。

乳糜胸的患者除原发病所见的症状外,主要表现为乳糜胸的压迫症状及乳糜液丢失所致营养不良和免疫功能降低。常有胸闷、气促、乏力、体重减轻、尿少、脂溶性维生素缺乏。胸腔穿刺抽出乳糜液,即可诊断为乳糜胸。

乳糜胸在临床上需与假性乳糜胸、脓胸等进行鉴别。假性乳糜胸多为慢性、结核性或类风湿性胸腔积液,因积液在胸膜腔内停留时间较长(多>1 年),细胞成分坏死、分解或释放胆固醇,使胸液成乳糜样外观,经离心有形成分沉淀,混浊的胸腔积液变清晰,加乙醚振荡后其色多无改变,可资鉴别。

治疗给予营养支持保守疗法。饮食应富于维生素、碳水化合物和中链甘油三酯,可直接被吸收进入门静脉系统。胸腔穿刺抽液或肋间插管引流,排除胸腔乳糜液,减轻压迫症状,有利于肺复张;若引流方法失败,则选用胸膜固定术;对于创伤性原因,尤其是手术后引起者,若成人患者每天平均丢失乳糜量>1500ml(儿童>1000ml),并持续 5d;或经过 2 周保守治疗,乳糜量未见减少,应选择结扎胸导管手术。恶性肿瘤病因引起的可酌情化疗、放疗或胸膜固定术。对于结核或丝虫感染者,给予相应的药物治疗。

(十)血胸

血胸指有明显的胸腔内出血。全血胸液常由于外伤、主动脉瘤破裂或自发性气胸、含血管的胸膜黏连带撕裂、出血性胰腺炎等引起。严重者除胸闷、气促外,有休克等表现。胸腔穿刺抽得全血或胸液中血细胞比容超过 20% 可以确诊。血胸应与胸膜的原发性或转移性恶性肿瘤、结核、柯萨奇 B 病毒感染引起的血性胸腔积液相鉴别。后者含不等量的红细胞,但非全血,血液在胸膜腔内由于心脏搏动的去纤维蛋白作用而不凝固。胸腔导管引流血液,可估计出血速度,促使肺复张控制出血。肋间动脉或乳内动脉破裂引起持续性出血,应及时手术止血。胸腔长期积血可发生纤维蛋白沉积,形成胸膜纤维化或机化,导致限制性通气功能障碍,须作胸膜剥脱术去除胸膜纤维板。

(白 雪 郭奇虹)

第二节 胸膜结核病

国际上胸膜结核病归为肺外结核,1999 年中华医学会结核病分会新的结核病分类把结核性胸膜炎列为独立于肺结核和肺外结核的第Ⅳ型,主要是基于结核性胸膜炎在国内有较高的发病率。结核分枝杆菌侵犯胸膜有两种不同的方式,两者在临床过程、诊断和处理上都不相同。一类是由于少量结核分枝杆菌通过淋巴、血行或胸膜下肺部结核病灶直接蔓延至胸膜,引起细胞介导的免疫反应,产生胸腔积液,通常称为结核性胸膜炎。另一类是由于靠近胸膜的干酪样结核病灶、纵隔支气管淋巴结核、椎旁脓肿破溃进入胸腔,造成大量的结核杆菌在胸腔内繁殖生长,产生稠厚的脓性积液,称为结核性脓胸。偶见胸膜包裹性结核干酪性病变,称为胸膜结核球。本节按结核性胸膜炎和结核性脓胸加以论述。

一、结核性胸膜炎

结核性胸膜炎(tuberculous pleurisy)可发生于任何年龄,是儿童和青年最常见的胸膜炎,近年来国内报道的 100 例以上胸腔积液的原因分析中,结核性胸膜炎所占比例都在45%以上。结核性胸膜炎分为干性胸膜炎和渗出性胸膜炎,干性胸膜炎多发生在肺尖后部胸膜,其次为胸下部的胸膜,症状很少或没有症状,常产生局限性胸膜粘连而自愈,其诊断通常是回顾性的。当机体处于高度变态反应状态时,结核分枝杆菌及其代谢产物侵入胸膜,产生胸腔积液,称为渗出性胸膜炎。

【病因和发病机制】

结核性胸膜炎的病原是结核分枝杆菌通过肺结核和胸壁结核直接蔓延、淋巴管逆流至胸膜或血行播散进入胸膜而发病。由于胸液结核分枝杆菌培养的阳性率在25%以下,传统认为结核性胸膜炎的发病主要是由于结核分枝杆菌的菌体蛋白引起迟发型变态反应导致胸腔积液,但现在发现胸膜活检有 50%~80%的病例胸膜上有典型结核结节形成,胸膜组织结核分枝杆菌培养的阳性率也在 50%以上。故目前认为结核性胸膜炎的发病是胸膜在遭受结核杆菌感染后产生针对其抗原成分的变态反应,免疫调节细胞(CD₄T 淋巴细胞)在胸膜腔内募集,并分泌各类细胞因子,如 IFN-γ、IL-2、TNF-α、IL-1β,使效应细胞(巨噬细胞)活化,通过吞噬与杀菌作用将病原菌局限、消灭,同时胸膜毛细血管充血、渗出、炎症细胞浸润致胸膜通透性增高,引起胸腔积液。

【病理和病理生理】

早期胸膜充血、水肿,白细胞浸润,随后淋巴细胞浸润占优势。胸膜表面有少量纤维蛋白渗出,如炎症反应轻微,不出现浆液性渗出即为干性胸膜炎;如炎症反应剧烈,即从毛细血管渗出血浆集聚于胸膜腔中,自微量至数升,形成胸腔积液。由于大量纤维素蛋白沉着于胸膜,胸腔积液吸收过程中可形成包裹性积液和广泛胸膜增厚。

干性胸膜炎对肺功能影响不大,肺尖部局限性胸膜粘连对肺功能影响不明显,胸下部胸膜粘连,肋膈角闭塞,呼吸时膈活动减低,致肺活量减低。渗出性胸膜炎对肺功能的影响主要取决于胸腔积液的数量多少。少量积液不影响肺脏的扩张及呼吸运动,肺功能可无改变。大量积液压迫肺脏,减少呼吸面积和限制膈肌活动,肺活量减低。严重胸膜增厚者,可呈限制性通气功能障碍。

【临床表现】

起病时常有轻中度发热、干咳及其他结核毒性症状。干性胸膜炎主要症状为胸痛,多发生于胸廓扩张度最大的部位,如腋侧胸下部。疼痛性质为剧烈尖锐的针刺样痛,深呼吸及咳嗽时更甚,浅呼吸、平卧和患侧卧位,胸痛可减轻,故呼吸常急促表浅。渗出性胸膜炎起始时有胸痛,待渗液增多时,壁层与脏层胸膜分开,胸痛即减轻。大量胸腔积液者可出现气急、胸闷,积液愈多,症状也愈明显。急性大量渗出性积液时可有端坐呼吸、发绀。

体检患侧呼吸运动受限制,呼吸音减低。干性及少量渗出性胸膜炎腋侧下胸部常有恒定的胸膜摩擦音,吸气及呼气期均可闻及,听诊器紧压胸壁时摩擦音增强,咳嗽后摩擦音不变;渗出性胸膜炎胸液量较多时病侧呼吸运动度减弱,叩诊浊音,听诊呼吸音减低或消失;大量渗液时气管心脏移向健侧。

【影像学检查】

干性胸膜炎胸部 X 线检查可无异常,当渗液量达 300ml 以上时,可见肋膈角变钝;典型胸腔积液的表现为下胸部见外高内低上缘呈下凹的均匀致密阴影,大量积液时患侧全为致密阴影,纵隔移向健侧。肺底与隔间的积液或包裹性积液常规 X 线不易鉴别。

B 型超声波(B 超)探测胸腔积液远较 X 线灵敏,可测出肋骨角少量积液,并可估计胸腔积液的深度和积液量,提示积液穿刺部位,对包裹性积液的穿刺尤其重要。

计算机体层扫描(CT)是发现胸腔积液最敏感的方法,可以发现极少量的积液,并能鉴别胸膜增厚和包裹性积液,对鉴别包裹性积液和肺内或纵隔巨大囊性肿块较 X 线和 B 超优越。

【实验室检查】

胸腔积液穿刺抽液检查对诊断结核性胸膜炎十分重要。胸液一般呈草黄色、透明或混浊的液体,少数也可呈淡红或深褐色的血性液体,含大量纤维蛋白,放置后形成胶冻样凝块。密度 1.018 以上,蛋白定量>30g/L,镜检有核细胞 $100 \sim 1000/mm^3$,多为淋巴细胞。胸液离心沉淀后作涂片检查结核菌的阳性率在 5% 以下,胸液结核杆菌培养阳性率在 20%~30%,如果用胸膜组织做结核杆菌培养,阳性率可达 39%~65%。胸膜活检可以发现肉芽肿、干酪坏死等结核病变基本可以明确诊断,阳性率在 56%~82%。

腺苷酸脱氨酶(ADA)主要由单核细胞和巨噬细胞分泌,在结核性胸膜炎时,胸液 A-DA 升高,但在淋巴瘤、化脓性胸膜炎、风湿性关节炎和系统性红斑狼疮也可见 ADA 增高,一般 ADA>45U/ml 可以和癌性的胸腔积液鉴别。胸水 IFN-γ 升高比 ADA 对诊断结核性胸膜炎有更高的特异性和敏感性,IFN-γ 主要由 CD_4^+T 细胞产生,IFN-γ>3.7IU/ml 可作为诊断结核性胸膜炎的参考界限值。Meta 分析 1978~2000 年用 ADA 和 IFN-γ 诊断结核性胸膜炎的文章,共 31 个有关 ADA 的随机临床研究和 13 个 IFN-γ 随机临床研究人选,综合受试者工作特征(summary receiver operating characteristic,SROC)分析表明 ADA 诊断结核性胸膜炎的敏感性和特异性均在 93%,而 IFN-γ 为 96.4%,表明两者在诊断结核性胸膜炎上均有很好的价值。

用 PCR 方法检测胸液中结核分枝杆菌的 DNA,敏感性在 20%~78%,特异性在78%~100%,主要与胸水中结核分枝杆菌的数量和检测的技术有关。

【诊断和鉴别诊断】

典型的结核性胸膜炎根据临床表现和胸液检查不难诊断,但由于结核培养需时长而且阳性率低,加上国内没有普遍开展胸液 ADA,IFN-γ 的检测和胸膜活检检查,结核性胸膜炎的诊断主要依据临床治疗反应,容易过诊和误漏诊,需大力提倡病原学的检测。

结核性胸膜胸膜炎需与各种原因引起的胸腔积液鉴别。

（一）癌性胸腔积液

肺部恶性肿瘤、乳腺癌、淋巴瘤、消化道和妇科肿瘤常可转移至胸腔引起胸腔积液，多缓慢起病，通常无发热，胸液增长速度较快，转移至壁层胸膜可以有持续性胸痛。胸液常呈血性，胸液中红细胞数多超过 10 万/mm³，胸液内肿瘤标志如癌胚抗原 CEA 部分增高。胸液 ADA<45U/ml，IFN-γ<3.7IU/ml，均低于结核性胸液。胸液引流后胸部 CT 检查多可以发现肺内的转移性结节和纵隔淋巴结肿大，其他部位转移也可以有相应的病史和症状以资鉴别。胸液离心沉淀发现恶性细胞可确诊。

（二）肺炎旁胸腔积液（parapneumonic effusion）

40% 的肺炎患者可以并发胸腔积液称为肺炎旁胸腔积液，肺炎旁胸腔积液一般同时有肺炎的急性起病症状，全身症状明显，血白细胞常常增多。胸液检查细胞数 5000~10 000/mm³，中性粒细胞 90% 以上，胸液 pH 和葡萄糖常常降低，LDH 通常较高，部分患者的胸液呈脓性，胸液涂片或培养有普通细菌生长。

（三）风湿性疾病引起的胸腔积液

系统性红斑狼疮、类风湿性关节炎合并胸腔积液时，起病也以发热为主，胸水为渗出性积液，多以淋巴细胞为主，胸水 ADA 增高，容易与结核性胸膜炎混淆。但风湿性疾病一般有关节、皮肤和全身表现，引起胸液一般为双侧，胸腔积液的量在中等以下，多发生于风湿性疾病的活动期，随着风湿性疾病的控制胸水可以消退，SLE 患者胸液中抗核抗体多阳性，类风湿性关节炎胸液中糖很低或无糖是其特征。

【治疗】

（一）抗结核治疗

一旦诊断结核性胸膜炎，应进行正规抗结核治疗，如不经治疗，65% 的患者在 5 年内发展为活动性肺结核，部分病人甚至可能进展为结核性脓胸。抗结核治疗的方案参照痰菌阳性的肺结核方案，可以用 2HRZE（S）/4HR，或 2H3R3Z3E3/4H3R3，具体见肺结核病章。

（二）胸腔穿刺

不仅是诊断需要，也是治疗结核性胸膜炎的必要手段。由于高达50%的病人在开始治疗后的 6~12 个月内出现胸膜增厚，胸腔抽液有助于减少纤维蛋白沉着和胸膜增厚，使肺功能免遭损害。一般主张大量胸液时要求每周抽液 2~3 次，直至胸液完全吸收。也有报道一旦诊断明确，胸腔置入猪尾巴导管，一次性把胸腔积液引流干净，可以减少胸膜粘连。

（三）糖皮质激素治疗

尽管到目前为止，Cochrane 图书馆系统综述的资料显示糖皮质激素治疗不能减轻症状，不能改善肺功能，也没有发现有减少胸膜粘连的作用。但由于随机临床试验的样本只有 236 例，尚需要进一步临床试验来验证。许多专家还是认为对于毒性症状严重，胸腔积液量多的病人，在使用抗结核药物和胸腔穿刺的同时加用糖皮质激素可以减轻机体的变态反应和炎症反应使胸液迅速吸收，减少胸膜粘连增厚。通常用泼尼松 20~30mg/d，分 3 次口服。体温正常、全身毒性症状消除、胸液吸收或明显减少时，逐渐减量至停用，疗程 4~6 周。但在伴有肺结核或胸腔积液病因尚待进一步鉴别诊断的患者，应十分慎重和严格掌握指征。

二、结核性脓胸

结核性脓胸(tuberculous empyema)多由于结核空洞或胸膜下干酪样病灶破溃感染胸膜而引起,间或可由胸膜腔附近的结核病灶如脊椎结核的椎旁脓肿直接蔓延所致。肺结核外科手术并发支气管胸膜瘘或胸膜腔感染也可引起脓气胸。此外,渗出性胸膜炎长期不吸收,有一部分也可逐渐发展成脓胸。自从抗结核药物广泛应用以来,结核性脓胸的发病率已大为减少。

【病理和病理生理】

结核性脓胸常有肉芽组织增生及大量纤维组织形成胸膜增厚;胸膜纤维层瘢痕机化,甚至钙化。若有支气管胸膜瘘,则肺脏大部萎缩。有时脓液溃入胸壁形成冷脓肿产生瘘道,长期流脓不愈。肺功能一般显示限制性通气障碍,若对侧肺脏发生代偿性肺气肿,则可有残气及残气占肺总量百分比增加,形成混合性通气障碍。

【临床表现】

急性起病者有明显毒性症状,如畏寒、高热、多汗、干咳、胸痛等。胸腔积脓较多,可有胸闷、气急。伴有支气管胸膜瘘时,则咳出大量脓痰(即脓性胸液),有时呈血性。慢性者多不发热,但贫血及消瘦较明显。结核性脓胸的体征大致与渗出性胸膜炎相似。胸壁局部可有压痛,甚至轻度浮肿。慢性者胸廓塌陷,肋间隙变窄,呼吸运动减弱,叩诊实音,听诊呼吸音减低,气管移向患侧,常伴有杵状指(趾)。

【诊断】

依据症状、体征、白细胞增多、X线检查及胸腔穿刺抽液化验,脓液为淡黄色、稀薄、含有干酪样物质,涂片及培养未发现普通细菌,脓液涂片抗酸杆菌阳性、结核分枝杆菌培养阳性或脓腔壁病理学检查具有结核病典型特征可明确诊断。结核性脓胸的脓液性状和普通脓胸相似, 胸液中白细胞总数 10 000~15 000/m³ 或更多, 以中性粒细胞为主, pH<7.2,糖<20mg/ml,LDH>1000IU/L。但普通脓胸细菌培养阳性,胸液抗酸染色涂片阴性,抗菌治疗有效可资鉴别。疑有支气管胸膜瘘时可注入 10%亚甲蓝(美蓝)5~10ml 于胸腔中,若痰染蓝色则可证实。但阴性结果不能排除支气管胸膜瘘。

【治疗】

结核性脓胸的治疗原则为足够的抗结核治疗和脓腔充分引流。

(一)单纯性结核性脓胸

除全身应用抗结核药物外,由于结核性脓胸腔内药物浓度远较血液中为低,结核分枝杆菌在较低浓度下可能诱导耐药,因此可以考虑脓腔内注入对氨基水杨酸钠 4~8g、异烟肼 400~600mg 或链霉素 0.5~1g。脓腔须反复胸穿抽脓,或置管冲洗,一般每周抽脓 2~3 次,每次用生理盐水或 2%碳酸氢钠冲洗脓腔。

(二)结核性脓胸伴继发感染

除上述抽脓、冲洗、局部抗结核药物治疗外,如合并厌氧菌感染,涂片革兰染色阳性或普通培养阳性,须加用抗菌药物。

(三)支气管胸膜瘘

支气管胸膜瘘是一种严重的并发症,可造成结核病灶沿支气管播散,一旦确认,必须予胸腔引流,待一般情况好转再考虑外科手术治疗。

(四)慢性结核性脓胸

慢性脓胸非但化脓性炎症长期存在,且胸膜增厚并有显著纤维化和脓性肉芽组织,伴支气管胸膜瘘者,可发生病灶的支气管播散。应作外科手术治疗消灭脓腔,使肺复张。术前须了解两肺有无活动性结核,以及对侧肺功能情况。若病侧肺部病灶已无活动性,则单作脓胸残腔切除;若有支气管胸膜瘘,则同时作瘘管修补术。若病侧肺部病灶有手术切除指征,或有支气管狭窄,估计肺不能复张者,应在切除脓腔的同时作肺叶或全肺胸膜切除及胸廓改形术。

三、脓胸

胸膜腔感染后产生脓液积聚称为脓胸(empyema)。本病多从邻近器官如肺、食管或腹部的感染蔓延而来;或为败血症、脓毒血症累及胸膜腔;也可以是胸壁穿透性外伤的并发症或胸部手术的并发症。根据起病的急缓及病理演变过程分为急性脓胸和慢性脓胸;或按病变累及的范围分局限性(包括包裹性、多房性等)脓胸和全脓胸;也可根据感染的病原体分为化脓菌、结核菌、真菌及阿米巴脓胸。

(一)急性脓胸

急性脓胸大多为继发性胸膜感染。原发病变可能为肺炎、肺脓肿、支气管扩张、感染的肺大泡破裂、肺结核、肺放线菌病、膈下脓肿、食管穿孔、肝脓肿等。据统计,50%以上的脓胸继发于细菌性肺炎。病原菌中除金葡菌、链球菌、革兰阴性杆菌如铜绿假单胞菌和大肠杆菌较为常见外,厌氧菌亦为重要致病菌,以类杆菌最为常见。亦可产生多种细菌的混合感染。起始病理变化为胸膜充血、水肿,浆液积聚在胸膜腔内;若不治疗,则发展至脓胸。胸液明显呈脓性浑浊、变稠,同时从脓液中释出纤维素沉着于胸膜上产生粘连,使脓液被包裹分隔,形成多房性脓胸,肺膨胀受到限制。感染所致肺腔破裂,可形成脓气胸。脓胸破入肺组织或与支气管相通,产生支气管肺胸膜瘘;脓胸亦可向胸壁溃穿或形成瘘管。

急性起病者有明显的毒性症状,如恶寒、持续性高热、胸痛、咳嗽和脓痰。胸腔积脓多时,可有胸闷和呼吸急促。其他尚有多汗、体重减轻、乏力、不适等。肺炎治疗后毒性症状不缓解或缓解后又加重常为本症特征。并发支气管胸膜瘘者咳嗽剧烈,咳出与胸液性质相同的脓痰或脓血痰;厌氧菌脓胸痰常有恶臭。

体格检查为胸腔积液体征。有脓气胸时,叩诊胸上部为鼓音,下部浊音。周围血白细胞计数增高,中性粒细胞增多,核左移。胸部X线检查示胸腔积液体征。若为脓气胸或合并支气管胸膜瘘时可见液平面。超声波定位后胸腔穿刺抽得脓性液体最有帮助。

急性脓胸治疗原则是积极控制胸膜感染,排除脓液,促进肺复张。急性期控制胸膜感染,首先应结合临床经验选用适当的抗生素。随后,按照细菌培养和药敏试验选用有效的抗生素。急性期以静脉给药为主,也可胸腔内注射。给药剂量要足够充分,疗程宜长,通常应于体温正常后再给药2周以上,胸部X线显示胸液吸收,以防止脓胸复发。总疗程共 3~6 周。

引流是脓胸最基本的治疗方法。常选用:①反复胸膜腔穿刺抽脓及用生理盐水或 5%碳酸氢钠溶液冲洗引流脓腔,腔内可注入抗生素。②胸腔闭式引流术:急性大量脓胸当胸液 pH<7.20,葡萄糖<2.2mmol/L 和 LDH>1000U/L,或并发支气管胸膜瘘或食管胸膜瘘时,可经肋间切开放置引流管,接水封瓶持续引流。脓液稠厚者,应作切开胸腔引流,必要时加用生理盐水冲洗脓腔。包裹性或多房性脓胸,或非常黏稠的脓液,可向腔内注入溶纤维素酶稀化脓液以便于引流,如链激酶 25 万单位或尿激酶 10 万单位溶于 100ml生理盐水中,经引流管注入胸膜腔,夹管 2h,每 20min 改变一次体位,2h 后持续负压吸引。这种方法每日 1 次,约 14d。③电视胸腔镜手术不仅适用于脓胸的病因诊断,又是有效治疗方法,尤其是适用于包裹性脓胸早期。可去除肺表面的纤维膜,彻底清除坏死组织,冲洗脓腔,喷入敏感的抗生素,放置引流管,正确判断肺的膨胀性,估计预后。绝大部分脓胸患者经胸腔镜检和冲洗获得痊愈。

(二)慢性脓胸

3 个月以上不愈的脓胸称为慢性脓胸。形成的原因主要是:急性脓胸未能及时诊断,抗生素应用不当或不及时,剂量不充分,疗程不够长;或未适当地排净脓液,或原发感染病灶未能彻底清除和引流等。

本症的病理特征是脓性炎症长期存在,胸膜纤维蛋白沉着及机化,并有广泛胸膜增厚。不同厚度的胸膜纤维板紧裹肺组织,使之不能扩张。长期肺萎缩可引起支气管变形。排痰不畅,继发感染,可并发支气管扩张和肺纤维化,导致呼吸功能减退和缺氧。又由于胸膜增厚,影响抗生素进入胸腔,以及引流不畅,细菌在腔内生长,除脓液生成外,尚有肉芽组织增生,致使脓腔长期存在。患者有长期感染毒性症状和慢性消耗性体质。常有反复发热、咳嗽、脓痰、消瘦、贫血、低蛋白血症、活动后气促等。体格检查患侧胸壁下陷、胸廓呼吸运动受限制,少数病人脊柱侧弯畸形。气管、纵隔向病侧移位,肋间隙变窄。叩诊呈实音,听诊呼吸音明显降低或消失。有胸壁慢性瘘管者时有脓液溢出;但当窦道阻塞时,则感胸内胀痛、发热。结核或癌性脓胸时,脓液可带血性。若有支气管胸膜瘘者,向健侧卧位时脓痰增多,咳嗽时可闻及水泡音。有杵状指(趾)。周围血红细胞和血红蛋白均降低;白细胞稍升高。血浆白蛋白降低。脓液检查常呈混合性细菌感染。胸部 X 线检查显示病侧胸廓缩小,肋间隙变窄,气管和纵隔向患侧移位,横膈抬高,广泛的胸膜增厚,晚期还可出现胸膜钙化。有支气管胸膜瘘时,可见液平面。慢性脓胸多年后可因脓液由支气管咳出,胸腔广泛纤维化,脓腔封闭而自行愈合,遗留胸廓畸形。将美蓝注入脓腔,以明确支气管胸膜瘘是否存在;胸部 CT 扫描或支气管造影术能证实支气管胸膜瘘并给予定位。有胸壁窦道或胸腔引流管时,可注入碘油或 12.5%碘化钠行造影检查,以明确脓腔部位大小及有无支气管胸膜瘘。

慢性脓胸胸膜广泛纤维素沉着机化增厚,脓腔不闭,肺脏包裹受压不能张开,严重影响肺功能,须进行外科手术治疗。病程不长,肺内无活动性病灶,无广泛纤维变,无支气管胸膜瘘,肺能复张者可作胸膜剥脱术使肺扩张、消除脓腔。慢性脓胸合并肺组织和(或)支气管广泛病变或支气管胸膜瘘者可施行胸膜肺切除术,根据病情可作肺叶或全肺切除,并可加胸廓成形术。

四、气胸

气体进入胸膜腔,造成积气状态,称为气胸(pneumothorax)。它可以自发地发生,也可由于疾病、外伤、手术或诊断及治疗性操作不当等引起。

【解剖生理】

胸膜腔为脏层胸膜和壁层胸膜之间的密闭腔隙。正常时两层胸膜紧贴着,腔内有少量(5~15ml)浆液起润滑作用。正常胸膜腔内的压力比大气压低,为负压。由于负压,肺脏才被牵张膨胀。吸气时胸廓扩大,负压变大(为-0.667~-1.33kPa),而呼气时,负压变小(为-0.4~-0.686kPa)。平常简称胸内压(正常为-0.392~-0.981kPa)。前者代表呼气时胸内压,后者代表吸气时胸内压。胸内压负压一是保持肺脏膨胀状态,有利于气血交换;二是吸引静脉血返回心脏,有利于心脏充盈。保证了心、肺功能正常工作。当胸内压力超过0.1~0.2kPa时,可使纵隔移位,静脉回流受阻,发生急性心、肺功能障碍。若不及时抢救,可迅速导致死亡。

【病理生理】

(一)气胸对呼吸功能的影响

决定于三个基本因素:①胸部基础疾病和肺功能状态;②气胸发生速度;③胸膜腔内积气量及其压力。假如原来肺病损严重,气胸出现快、气量大、胸内压高,则对呼吸和循环的影响大。

(二)气胸对心、肺功能影响的主要表现

1. 肺容量缩小、通气功能降低

肺脏被压缩在20%以上时,胸腔内压变大,失去负压对肺的牵引作用,肺功能上表现为肺容量缩小为特定的限制性通气功能障碍。

2. 血液气体发生变化

急性气胸时,压缩的肺萎缩,肺泡通气量减少。但最初时缩小的肺脏血流量并不减少,因而发生通气/血流比例变小,导致动静脉分流,表现为动脉血氧饱和度和氧分压降低。

3. 循环功能降低

少量气胸时对循环功能影响不大或无影响。大量气胸,尤其是张力性气胸时,由于失去胸腔负压吸引静脉血回心,甚至胸腔内正压压迫血管和心脏,阻碍静脉血回心,心脏搏出量降低,可引起心率加快,血压降低,甚至发生休克。在大量或张力性气胸时,可引起纵隔移位或摆动,导致心律失常、休克,或突然窒息死亡。

慢性气胸患者由于肺脏长期被压缩,通气/血流比例已自动调整而适应,故在一般活动时没有不适感觉,但在剧烈活动时则有气急症状。

【分类】

(一)人工气胸

系用人工方法将空气注入胸膜腔,以鉴别胸膜或肺内病变;历史上曾用于治疗肺结核。属于外伤性气胸的一种特殊类型。

(二)创伤性气胸

胸部创伤或医疗操作损伤脏层胸膜引起气胸,如胸部锐器刺伤、枪弹的穿透伤或严重挤压伤,以及在颈、胸部为诊断、治疗所进行的各项侵入性操作(胸腔穿刺、穴位针刺、锁骨下静脉插管、臂丛神经麻醉、胸膜活检及经皮穿刺肺活检等)损伤脏层胸膜和肺组织。常为血气胸。呼吸机控制呼吸治疗过程中,参数调节不当导致的创伤性气胸,是一种严重的并发症。

(三)自发性气胸

是指在无外伤或人为因素作用下,肺组织和脏层胸膜原有某种病变或缺陷而突然破裂致胸膜腔积气。

【病因和发病机制】

根据有无原发疾病,自发性气胸可分为原发性和继发性气胸两种类型。

诱发气胸的因素为剧烈运动、咳嗽、提重物或上臂高举、举重运动、用力排便等。有50%~60%病例找不到明显诱因,有极少患者甚至在卧床休息时发病。

1. 原发性气胸

又称特发性气胸。它是指肺部常规 X 线检查未能发现明显病变者所发生的气胸,好发于青年人,特别是男性瘦长者。根据国外文献报道,这种气胸占自发性气胸首位,而国内则以继发性气胸为主。本病发生原因和病理机制尚未十分明确。大多数学者认为由于胸膜下微小泡(bleb)和肺大泡(bullae)的破裂所致。Vanderscheren 根据胸腔镜下肺泡病变与胸膜粘连的情况,将自发性气胸在临床上分为 4 级:Ⅰ级为特发性气胸,内镜下观察肺组织无明显异常;Ⅱ级为气胸伴有脏层、壁层胸膜粘连;Ⅲ级为脏层胸膜大泡和直径<2cm 的肺大泡;Ⅳ级有多个直径>2cm 的肺大泡。本分级方法对指导选择合理的治疗方法有临床实用价值。自发性气胸的形成并不一定要以大泡破裂为前提,而可能是由于胸膜间皮细胞稀少或完全缺乏(如 ReidⅠ型),在肺内压增高的情况下,空气通过大泡壁的裂孔进入胸膜腔引起,强调胸膜间皮细胞在自发性气胸发生中起着重要作用。某些学者认为肺组织的先天性发育不全是肺大泡形成的原因。在本病的病因中,还有人提出"新膜理论"(neomembrane theory)、侧支通气障碍机制、大气污染学说等。

2. 继发性气胸

其产生机制是在其他肺部疾病的基础上,形成肺大泡或直接损伤胸膜所致。常为COPD 或炎症后纤维病灶(如矽肺、慢性肺结核、弥漫性肺间质纤维化、囊肿性肺纤维化等)的基础上,细支气管炎症狭窄、扭曲,产生活瓣机制而形成肺大泡。肿大的气泡因营养、循环障碍而退行性变性。在咳嗽、打喷嚏或肺内压增高时,导致大泡破裂引起气胸。近年来某些疾病如肺癌、结节病、组织细胞增多症 X、肺淋巴管平滑肌瘤病、艾滋病引起的继发性气胸逐渐被人们所注意。

3. 特殊类型的气胸

(1)月经性气胸:即与月经周期有关的反复发作的气胸。其发生率仅占女性自发性气胸的 0.9%,约占 50 岁以下女性气胸患者的 5.6%。其发生原因主要与肺、胸膜或横膈的子宫内膜异位(endometriosis)有关。确切的发病机制至今未明。

(2)妊娠合并气胸:以生育期年轻女性为多。本病患者因每次妊娠而发生气胸。根据气胸出现的时间,可分为早期(妊娠 3~4 个月)和后期(妊娠 8 个月以上)两种。其发生机制尚不十分清楚。

【临床表现】

(一)症状

典型症状为突发性胸痛,继之有胸闷和呼吸困难,并可有刺激性咳嗽。这种胸痛常为针刺样或刀割样,持续时间很短暂。刺激性干咳因气体刺激胸膜所致。大多数起病急骤,气胸量大,或伴肺部原有病变者,则气促明显。部分患者在气胸发生前有剧烈咳嗽、用力屏气大便或提重物等的诱因,但不少患者在正常活动或安静休息时发病。年轻健康人的少量气胸很少有不适,有时患者仅在体格检查或常规胸部透视时才被发现;而有肺气肿的老年人,即使肺压缩不到 10%,亦可产生明显的呼吸困难。

张力性气胸患者常表现精神高度紧张、恐惧、烦躁不安、气促、窒息感、发绀、出汗,并有脉搏细弱而快、血压下降、皮肤湿冷等休克状态,甚至出现意识不清、昏迷,若不及时抢救,往往引起死亡。

气胸患者一般无发热,白细胞数升高或血沉增快,若有这些表现,常提示原有的肺部感染(结核性或化脓性)活动或发生了并发症(如渗出性胸膜炎或脓胸)。

少数患者可发生双侧性气胸,其发生率占自发性气胸的 2%~9.2%,甚至达 20%。以呼吸困难为突出表现,其次为胸痛和咳嗽。

部分气胸患者伴有纵隔气肿,则呼吸困难更加严重,常有明显的发绀。更少见的情况是于气胸发生时胸膜黏连带或胸膜血管撕裂而产生血气胸,若出血量多,可表现为面色苍白、冷汗、脉搏细弱、血压下降等休克征象。但大多数患者仅为小量出血。

(二)体征

少量气胸时体征不明显,特别是在肺气肿患者叩诊反响也增强;但听诊呼吸音减弱具有重要意义,部分患者可出现哮鸣音。

气胸量在 30% 以上者,病例胸廓饱满,肋间隙膨隆,呼吸运动减弱,叩诊呈鼓音,心或肝浊音区消失。语音震颤及呼吸音均减弱或消失。大量气胸时,可使气管和纵隔向健侧移位。张力性气胸可见病侧胸廓膨隆和血压增高(可能与严重缺氧有关,因排气后血压迅速恢复正常)。

左侧少量气胸,有时可在左心缘处听到特殊的破裂音,明显时患者自己也能觉察到,称 Hamman 征。破裂音与心跳一致,患者左侧卧位呼气时听得更清楚。此种"有声音"的气胸常为小量气胸。

少量胸腔积液常是由于空气刺激胸膜产生的渗出液,但也可能由于气胸导致胸膜黏连带撕裂引起血气胸。

(三)影像学表现

为诊断气胸最可靠的方法。可显示肺压缩的程度、肺部情况、有无胸膜粘连、胸腔积液以及纵隔移位等。

典型 X 线表现为外凸弧形的细线条形阴影,系肺组织和胸膜腔内气体的交界线,线内为压缩的肺组织,线外见不到肺纹理,透亮度明显增加。气胸延及下部则肋膈角显示锐利。少量气体往往局限于肺尖部,常被骨骼掩盖。深呼气时,使萎缩的肺更为缩小,密度增高,与外带积气区呈更鲜明对比,从而显示气胸带。局限性气胸在后前位 X 线检查时易遗漏,透视下转动体位方能见到气胸。大量气胸时,则见肺被压缩聚集在肺门区呈圆球形阴影。若肺内有病变或胸膜粘连时,则呈分叶状或不规则阴影。大量气胸或张力性气胸显示纵隔和心脏移向健侧。气胸合并胸腔积液时,则具液气面。若围绕心缘旁有透光带,应考虑有纵隔气肿。X 线胸片,大致可计算气胸后肺脏受压萎陷的程度,这对临床处理有一定的意义。

CT 表现为胸膜腔内出现极低密度的气体影,伴有肺组织不同程度的压缩改变。一般应在低窗位的肺窗条件下观察,含极少量气体的气胸和主要位于前中胸膜腔的局限性气胸,X 线平片上可漏诊,而 CT 上则无影像重叠的缺点,诊断非常容易。多数学者认为,对外伤患者,尤其是进行机械呼吸器通气者,作 CT 扫描时,应对上腹部、下胸部的 CT 图像进行肺窗观察,以便发现隐匿型少量气胸;CT 还可鉴别位于纵隔旁的气胸与纵隔气肿以及肺气义,对有广泛皮下气肿存在的患者,CT 检查常可发现 X 线平片阴性的气胸存在。

【诊断】

根据临床症状、体征及 X 线表现,诊断并不困难。COPD 并发自发性气胸时,与其原有的症状和体征常易混淆,需借助 X 线检查做出诊断。

气胸类型(闭合型、开放型及张力型)的诊断,可通过临床表现和胸膜腔内测压来确定,用于选择治疗方法和评估预后。①闭合性气胸(也称单纯性气胸):由于胸膜破裂口较小,随着肺脏萎缩而关闭,停止空气继续进入胸膜腔。胸内压接近或稍超过大气压,即胸内压测压可为正压也可为负压,视气体量多少而定。抽气后,胸内压下降,留针 2~3min 压力不再上升。病程中气体逐渐吸收。②开放性气胸:裂口较大,或因胸膜粘连妨碍肺脏回缩面使裂口常开,气体经裂口随呼吸而自由出入胸膜腔。胸膜腔测压在 0 上下波动,抽气后压力不变。③张力性气胸(又称单向活瓣性或高压性气胸):由于裂口呈单向活瓣或活塞作用,吸气时胸廓扩大,胸内压变小,活瓣开放,空气进入胸膜腔;而在呼气时,胸廓变小,胸内压升高,压迫活瓣使之闭合。每次呼吸运动都有空气进入胸膜腔而不能排出,致使胸膜腔内空气越积越多,胸内压也持续升高,使肺脏受压,纵隔向健侧偏移,甚至影响心脏血液回流。此种气胸测压时压力常超过 0.98kPa(10cmH_2O,甚至高达1.96kPa(20cmH_2O),抽气后胸内压可下降,但留针 2~3min,压力又迅速升高。这种气胸引起病理生理改变最大,最需积极抢救,否则导致死亡。

胸膜裂口可随病情而变化,故气胸类型也可相互转换。气胸发病后超过 3 个月,长时间肺未能复张者称为慢性气胸。多由于裂口未闭,胸膜增厚或气道被分泌物堵塞,阻碍了肺的复张。

常规 X 线检查方法确定胸膜下肺大泡和肺大泡较困难,胸部平片的诊断率只有20%左右。为进一步明确肺大泡有无、大小及数目,可采用下列检查方法。①胸膜腔内气体成分压力的测定:有助于鉴别破裂口是否闭合。通常抽出胸膜腔内气体作分析,若 $PaO_2>6.67kPa(50mmHg)$,$PaCO_2<5.33kPa(40mmHg)$,应怀疑有持续存在的支气管胸膜瘘;反之,$PaO_2<5.33kPa(40mmHg)$ 及 $PaCO_2>6kPa(45mmHg)$,则提示支气管胸膜瘘大致已愈合。②胸膜腔造影:是将造影剂注入胸膜腔,在 X 线下观察胸膜腔内解剖结构关系和相应肺脏病变部位的一项特殊诊断技术,有助于对胸膜病变的诊断和鉴别诊断。③胸腔镜检查术:是诊治胸膜腔疾病的重要手段。为寻找自发性气胸的病因,指导选择合理的治疗方法,以胸腔镜检最为理想。

【鉴别诊断】

(一)局限性或包裹性气胸应与巨型肺大泡鉴别

两者在症状、体征和 X 线胸片上均类似,但仔细检查,确有不同点:①巨型肺大泡病史长,症状较慢发生;而气胸病史短,症状往往突然发生。②大泡气腔呈圆形或卵圆形,位于肺野内,而气胸为带状气影,位于胸部外带胸膜腔内。③肺上部大泡可见基底缘向下凹陷,下缘下外方肺组织向上外方伸延,而上胸部包裹性气胸其外下方气影向外下方倾斜。④肺大泡若在下叶,则肋膈角圆钝,贴近胸壁处可见到被挤压的肺组织和(或)胸膜,气腔内无液平面。而气胸患者肋膈角可见到液平面。⑤经较长时间观察,肺大泡大小很少变化,而气胸形态则随时日而变小,最后消失。

(二)其他

气胸应与心肌梗死、肺梗死、支气管哮喘、支气管肺囊肿及膈疝、COPD 等疾病鉴别。根据病史、症状、体征、结合胸部 X 线、心电图及有关检查可以做出鉴别。

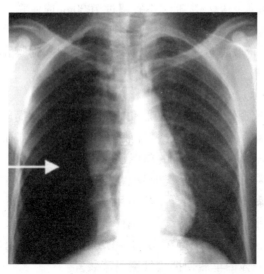

图 1-16　气胸

【治疗】

自发性气胸治疗目的在于排除气体、缓解症状,促使肺复张,防止复发。若不及时处理往往影响工作和日常生活,尤其是持续性或复发性气胸患者诊疗不及时或不恰当,常损害肺功能,甚至威胁生命。持续性或复发性气胸(持续性气胸系指自发性气胸经肋间切开水封瓶引流或加用持续负压吸引,仍然漏气超过 14d 者;而复发性气胸则指单侧气胸发作超过 2 次或双侧性气胸发作 3 次以上者。这两种气胸通称为顽固性气胸)均提示肺内有不可逆的病理改变,应积极治疗,预防复发是十分重要的。在确定治疗方案时,应考虑症状、体征、X 线变化(肺压缩的程度、有无纵隔移位)、胸膜腔内压力、有无胸腔积液、气胸发生的速度及原有肺功能状态,首次发病抑或复发等因素。基本治疗原则包括卧床休息的一般治疗、排气疗法、防止复发措施、手术疗法及并发症防治等。

（一）一般治疗

气胸患者应绝对卧床休息，使肺活动减少，有利于气体吸收。适用于首次发作，肺萎陷在 20% 以下，不伴有呼吸困难者。单纯卧床休息，每日可吸收胸膜腔内气体容积的 1.25%。如经 1 周肺仍然不膨胀者，则需要采用其他治疗措施。持续吸入高浓度氧疗法（面罩呼吸，氧流量 3L/min），可使气胸患者气体吸收率提高达 4.2%，肺完全复张时间缩短至平均 5d（范围 3~7d），较一般卧床休息肺复张所需时间明显缩短。其机制是提高血中 PaO_2，使氮分压（PaN）下降，从而增加胸膜腔与血液间的 PaN 差，促使胸膜腔内的氮气向血液转递（氮-氧交换），加快肺复张。

（二）排气疗法

适用于呼吸困难明显、肺压缩程度较重的病人，尤其是张力型气胸需要紧急排气者。

1. 胸膜腔穿刺抽气法

用气胸针在患侧锁骨中线第 2 前肋间或腋下区第 4、第 5 或第 6 肋间于皮肤消毒后直接穿刺入胸膜腔，随后连接于 50ml 或 100ml 注射器，或人工气胸机抽气并测压，直至患者呼吸困难缓解为止。一般一次抽气不宜超过 1000ml 或使胸膜腔腔内负压在 -0.196~ -0.392kPa（-2~-4cmH_2O）为宜，每日或隔日抽气 1 次。如属张力性气胸，病情紧急，又无其他抽气设备时，为了抢救患者生命，可用粗针头迅速刺入胸膜腔以达到暂时减压的目的。

2. 胸腔闭式引流术

单纯气胸者通常选择锁骨中线第 2 前肋间插入引流管；局限性气胸或有胸膜粘连者，应 X 线透视定位插管；液气胸需排气排液者，多选择上胸部插管引流，有时需置上、下两根引流管。将引流管连接于床旁的单瓶水封正压连续排气装置，即水封瓶内的玻璃管一端置于水面下 1~2cm，患者呼气时胸膜腔内正压，只要高于体外大气压 0.098~ 0.196kPa（1~2cmH_2O）就有气体排出。本法适用于各种类型的气胸，尤其是张力性气胸。如单次引流肺不能复张，可考虑用持续负压引流，在电动马达与水封瓶之间接上调压瓶，调整调压管入水深度，吸引压力维持在 -0.49~-1.76kPa（-5~-18cmH_2O）为宜，或将引流管连接于集水封调压为一体的单瓶便携式气胸引流装置。

（三）胸膜粘连术

自发性气胸复发率高，为了预防复发，用单纯理化剂、免疫赋活剂、纤维蛋白补充剂、医用黏合剂及生物刺激剂等引入胸膜腔，使脏层和壁层两层胸膜粘连从而消灭胸膜腔间隙，使空气无处积存，即所谓"胸膜固定术"（pleurodesis）。主要适用于：①持续性或复发性自发性气胸患者。②有两侧气胸史者。③合并肺大泡者。④已有肺功能不全，不能耐受剖胸手术者。常用的胸膜粘连剂有滑石粉、盐酸四环素及其衍生物等、支气管炎菌苗、链球菌激酶及 DNA 酶合剂等、卡介苗细胞壁骨架（BCG-CWS）、短小棒状杆菌及 OK-432、自家血、血浆、纤维蛋白糊、医用胶黏合剂氰基丙烯酸酯（cyanoacrylate）等。可通过胸腔引流管注入、经胸腔套管喷粉装置及经胸腔镜直接用药。

（四）肺大泡破口闭合法

在诊断为肺气肿大泡破裂而无其他的肺实质性病变时，可在不开胸的情况下经内镜使用激光或黏合剂使裂口闭合。

（五）外科手术治疗

对于：①张力性气胸引流失败者；②长期漏气所致肺不张者；③血气胸患者；④双侧性气胸，尤其双侧同时发生者；⑤胸膜增厚致肺膨胀不全者；⑥伴巨型肺大泡者；⑦复发性气胸者；⑧月经性气胸等特殊类型气胸；⑨青少年特发性气胸（易复发或引起双侧性气胸），可考虑通过电视胸腔手术消除肺的破口，从根本上处理肺大泡、支气管胸膜瘘、结核穿孔等，或通过手术确保胸膜固定。

（六）特殊类型气胸的处理

1. 月经性气胸

①激素疗法，作用是抑制卵巢功能，阻止排卵过程及异位的子宫内膜组织脱落，达到控制症状的目的。常用的药物有孕激素、黄体酮、雄性激素等。某些避孕药物如达那唑（danazol，炔羟雄烯异恶唑），炔诺酮（noreth-isterone）、异炔诺酮（norE-tynodrel）等也可使用。②开胸手术：适用于保守治疗无效，反复发作症状严重的患者。手术包括单纯膈肌缺损修补、部分膈肌切除缝合、部分胸膜肺切除等。③妇科手术：适用于以上治疗无效，又无再次妊娠要求者，盆腔同时有子宫内膜异位症者。手术包括输卵管结扎术、卵巢切除术、子宫全切除术、双侧附件切除术等。目前认为子宫输卵管卵巢切除术是治疗月经性气胸最有效的方法，可使大多数患者获得痊愈。

2. 自发性血气胸

①保守治疗：抽气排液，解除压迫症状，改善通气功能。一般抽液量在1000ml左右，必要时可重复抽吸。②胸腔插管引流：用大孔径胸腔引流管作持续负压吸引，压力为-0.98kPa（-10cmH$_2$O），促使肺的复张。对于胸腔无法引流的血块，可用肝素加生理盐水作胸膜腔冲洗。补充血容量，积极抗休克治疗。③保守治疗无效，胸膜腔内持续出血者，胸腔镜检查明确裂口部位及出血位置，用激光或电灼器或强力的医用ZT胶等烧灼凝固或黏合漏气的裂口或出血的血管等。如胸腔镜止血失败，需开胸手术。

五、胸膜间皮瘤

胸膜间皮瘤（pleural mesothelioma）是一种少见的原发性胸膜肿瘤，约占整个胸膜肿瘤的5%。间皮瘤来自间皮组织，可以分化为上皮样细胞形态，也可分化为成纤维细胞样形态，所以间皮瘤可以有纤维细胞如纤维性肿瘤的成分，也可以有上皮样细胞形成腺体或乳头状囊性结构，或两者兼而有之。一般根据肿瘤生长方式和大体形态将其分为局限型和弥漫型两种。并认为前者来源于胸膜下组织，多属良性或低度恶性；后者来源于胸膜本身，几乎均为高度恶性。本病可发生于任何年龄，但以40岁以上多见。男性2倍于女性。右侧胸腔比左侧常见。长期接触石棉，易诱发恶性间皮瘤。其发病数比一般人群高100~300倍。从接触石棉到发现间皮瘤长达13~45年。

（一）局限型间皮瘤

肿瘤局限性生长成孤立性肿块。临床上很少见，手术切除预后良好。

1. 病理

常起自脏层胸膜或叶间胸膜。呈圆形或椭圆形的坚实灰黄色结节。表面光滑,轻度分叶,有包膜。生长缓慢,大小不等,直径自数毫米至数厘米,大的甚至可占据一侧胸腔,重达数千克,质地坚韧。瘤体与胸膜接触面宽,凸向胸膜腔;少数有蒂状短茎与胸膜相连接,随体位变动而移位。

瘤组织以纤维型多见,主要由梭形细胞和胶原纤维束交织而成。上皮型罕见,主要由单层立方上皮构成。混合型较少见,为单层立方上皮细胞排列于纤维间质面上构成裂隙图像,亦有成乳头状突起,但表面为单层立方上皮,细胞无异形,乳头中心为纤维结缔组织。

局限型中有13%~25%为恶性间皮瘤。有局部侵犯性,可累及胸壁、肺、心包和纵隔,可有淋巴结转移和血行播散。

2. 临床表现

一般均无症状,仅在X线检查时发现。肿块长大时可有压迫症状,表现为轻度胸部钝痛、干咳、活动时气急及乏力等。胸腔积液罕见。约1/4病例有发热而无任何感染证据。部分患者可发生肥大性骨关节病和杵状指,大多见于肿块大的纤维型;肿瘤切除后症状明显减轻。低血糖少见,但可进展引致昏迷,且偶可致命。个别病例可分泌利尿激素,有多尿表现。

胸部X线呈孤立的均匀一致的球状块影,边缘清楚,偶有轻度分叶,位于肺外周,极少伴胸腔积液。巨大肿块可将气管、心脏和纵隔推向健侧。若发生于叶间胸膜,则肿块长轴径与叶间裂走向一致。起始于脏层胸膜的有蒂间皮瘤在呼吸时和肋骨的相对位置可有较明显的改变。CT扫描对病变形态显示更为清晰。

3. 诊断和鉴别诊断

临床与X线表现缺乏特异性,容易误诊为包裹性积液、结核球、肺癌、胸壁和纵隔肿瘤等。在B型超声波或CT导向下经皮穿刺活检,或在胸腔镜直视下多处活检可明确诊断。

4. 治疗和预后

外科切除为唯一治疗手段,切除范围务求彻底,并应尽早进行。本肿瘤虽属良性,但具潜在恶性或低度恶性,可复发、转移;彻底切除常能治愈。初次切除10年后有复发报道。因此,术后应定期复查胸片,一旦复发,应再次切除。

(二)弥漫型恶性胸膜间皮瘤

弥漫型恶性胸膜间皮瘤(diffuse malignant pleural mesothelioma, DMPM)是起源于间皮细胞的原发性胸膜肿瘤,这是一种较少见的进展性致命性胸部恶性肿瘤。随着工业的发展,特别是石棉的广泛应用,发病率已有逐年增高趋势。本病恶性程度高,病变广泛,诊断比较困难,目前尚无有效治疗措施;病死率高,预后甚差。

1. 病理

DMPM常发生于壁层胸膜或膈胸膜。表现为多个光亮肉芽肿,呈葡萄串或菜花状,半透明、黄白色或暗红色,光滑无蒂,或沿胸膜匍匐式生长,呈厚度不等,边界不清,如侵犯胸廓,呈"蛋壳状"癌肿表现。质地坚韧,活检后常溢出黏稠液体。若生长于脏层胸膜,则部分或全肺被包裹而萎缩。胸膜腔内多含有血性液体或黄色渗出液。肿瘤组织主要侵犯胸壁、横膈、肺、心包及纵隔,可使胸膜腔消失。后期引起以胸腔内区域淋巴结转移和血源播散至对侧肺、肝、肾、肾上腺、脑和骨等。

在光镜下分为三型:①上皮型:多见,瘤细胞为单层立方上皮或扁平上皮细胞,瘤细胞多排列成乳头状、片状或假腺泡结构;②肉瘤型:组织结构多样性,有的类似纤维肉瘤、平滑肌肉瘤、恶性纤维组织细胞瘤或多形性细胞肉瘤,少数有骨和软骨化生;③混合型:由上述两型瘤组织混合存在。综合国外 9 个系列 1274 例 DMPM 组织学分型:上皮型占 60.6%,混合型占 27.3%,肉瘤型占 12.1%。

DMPM 超微结构研究显示瘤细胞胞浆内和细胞间形成许多腔隙,表面有无数细长微绒毛,密集成刷状。细胞间桥粒大,瘤细胞之间有桥粒连接或紧密连接。有界间张力丝和核周张力丝。瘤细胞多形,大小不等,核大不规则,细胞内含糖原颗粒,但缺乏细胞器。可见到上皮样和纤维样细胞过渡现象,细胞间胶原纤维存在。

2. 临床表现

发病年龄多在 50 岁以上,男性多于女性。右胸部受累较多。起病隐匿,常在胸部 X 线检查时发现。主要表现为持续性胸痛和呼吸困难,胸痛逐渐加重,不随积液增多而减轻。随后可出现干咳、疲乏、体重减轻。少数有咯血和不规则发热。尚有报道本病可出现发作性低血糖、关节痛、杵状指、高血钙、血小板增多症、自身免疫性溶血性贫血、血管免疫母细胞淋巴腺病、慢性淋巴细胞性白血病、抗利尿激素分泌异常等副癌综合征。60%~90% 患者有胸腔积液体征。肿瘤侵犯胸壁后可形成所谓"冰冻胸",限制胸廓运动。虽有明显的胸膜增厚,却不伴有肋间或胸壁凹陷,反有局部胸壁膨隆。晚期出现恶病质及呼吸衰竭而死亡。

X 线检查典型者表现为胸内侧弥漫性不规则胸膜增厚和突向胸膜腔内的多发性结节,呈波浪状阴影。并发大量胸液者,呈大片致密阴影,纵隔向对侧移位。胸腔抽液后注入空气再摄胸片更为清楚。

CT 示广泛新月形伸入肺内软组织块影,与邻近肺的交界面不规则,表现为结节状胸膜增厚、叶间胸膜增厚和(或)结节,也可见胸膜钙化,常合并胸腔积液。

胸腔积液多为血性,也可呈黄色渗出液;非常黏稠,甚至可拉成细丝,易堵塞穿刺针头;密度高、可达 1.020~1.028;胸水蛋白含量高,葡萄糖和 pH 常降低。胸液内透明质酸和乳酸脱氢酶浓度较高。

3. 诊断和鉴别诊断

对有持续性胸痛和呼吸困难的中老年人,特别是有石棉接触史者,应高度怀疑 DMPM;胸部 X 线和 CT 检查有诊断价值。

确诊有赖于组织学检查。胸水细胞学检查对间皮瘤者确诊率低,仅为 0~22%,针刺胸膜活检诊断率为 6%~38%。胸腔镜检查是诊断间皮瘤最好手段,能窥视整个胸膜腔,直接观察肿瘤的特征性形态、大小、分布及邻近脏器受侵犯情况,在直视下可多部位取到足够的活检标本,诊断率高可达 90% 以上。

本病需与结核性胸膜炎、包裹性胸腔积液、周围型肺癌及胸膜转移性肿瘤鉴别。根据临床表现、影像学特征、胸液细胞学和针刺胸膜活检及胸腔镜检查结果,98% 以上病例可以确诊。因 DMPM 细胞结构复杂多样,易与胸膜转移性腺癌混淆,可通过光镜、电镜、免疫组织化学染色及胸水和肿瘤组织中透明质酸含量测定加以鉴别。

4. 治疗

实践证实手术切除不能根治 DMPM。多数研究者推荐对 60 岁以下限于壁层胸膜的上皮型间皮瘤患者,可行单纯胸膜切除术,术后加用化疗,能延长生存期。经胸腔镜喷入滑石粉使胸膜腔闭锁疗效相似。近来有人报告选择合适的病例作胸膜外全肺切除术,术后化疗和(或)放疗,也能延长了生存时间。

放疗有一定效果,个别病例生存可达 8 年之久,但多数学者认为外照射仅能暂时减轻胸痛,不能解除呼吸窘迫和延长生命。胸膜腔内注入放射性核素如 ^{198} 金、^{32} 磷等可延缓胸液生长和减轻胸痛。但由于核素穿透力强,防护困难,价格昂贵,取材不便,目前已很少应用。

化疗对本病有肯定效果。阿霉素是一线治疗药物,其次是顺铂(PDD,顺氯氨铂)、丝裂霉素、环磷酰胺、5-氮胞苷、氨甲蝶呤,5-氟尿嘧啶等。采用以阿霉素为主的各种联合化疗方案,总有效率为 20%~44%,曾有长期生存报道。其中以阿霉素加 PDD 方案最为常用。具体用法为 PDD〔60mg/(m²·d),第 1 和第 2 日〕和阿霉素〔40mg/(m²·d),第 3 日〕静脉滴注,每 4 周为 1 疗程。其他免疫治疗如有人已用 γ 干扰素和 IL-2 治疗 DMPM 也取得一定效果。

上述治疗方案可综合应用,选择合适的病例做完整的肿瘤切除术,术后化疗和(或)放疗,可能延长生存时间。对不能或不宜手术切除者,推荐经胸腔镜喷入滑石粉或盐酸四环素等治疗,在胸膜腔闭锁后,联合应用化疗和(或)放疗,并适当给予免疫剂治疗,可提高生存率,防止胸腔积液的复发。复旦大学中山医院近年来对 16 例弥漫型患者,2 例手术切除,术后加用化疗,在 15 个月内死亡;9 例用阿霉素和顺铂等联合治疗,内有 4 例经胸腔镜喷入滑石粉,至今尚存活,超过 12 个月者 7 例,其中 4 例达 18 个月,2 例完全缓解已持续 8 个月;余 5 例确诊后未给予任何治疗,均在 9 个月内死亡。

5. 预后

DMPM 是一种高度恶性肿瘤,预后甚差。文献报道本病中位生存期自症状出现后为 8~14 个月,或确诊后 4~9 个月,绝大多数 1 年内死亡,5 年生存率<5%。

(白　雪　郭奇虹)

第十四章　睡眠呼吸暂停低通气综合征

睡眠呼吸暂停低通气综合征(sleep apnea hypopnea syndrome,SAHS)是指各种原因导致睡眠状态下反复出现呼吸暂停和(或)低通气,引起低氧血症、高碳酸血症、睡眠中断,从而使机体发生一系列病理生理改变的临床综合征。病情逐渐发展可出现肺动脉高压、肺心病、呼吸衰竭、高血压、心律失常、脑血管意外等严重并发症。

【定义和分类】

(一)定义

睡眠呼吸暂停低通气综合征是指每晚睡眠过程中呼吸暂停反复发作30次以上或睡眠呼吸暂停低通气指数(apnea hypopnea index,AHI)≥5次/h并伴有嗜睡等临床症状。呼吸暂停是指睡眠过程中口鼻呼吸气流完全停止10s以上;低通气是指睡眠过程中呼吸气流强度(幅度)较基础水平降低50%以上,并伴有血氧饱和度较基础水平下降≥4%或微醒觉,睡眠呼吸暂停低通气指数是指每小时睡眠时间内呼吸暂停加低通气的次数。

(二)分类

根据睡眠过程中呼吸暂停时胸腹呼吸运动的情况,临床上将睡眠呼吸暂停综合征分为中枢型(CSAS)、阻塞型(OSAS)、混合型(MSAS)。中枢型指呼吸暂停过程中呼吸动力消失;阻塞型指呼吸暂停过程中呼吸动力仍然存在;混合型指一次呼吸暂停过程中前半部分为中枢型特点,后半部分为阻塞型特点。三种类型中以阻塞型最常见,目前把阻塞型和混合型两种类型统称为阻塞型睡眠呼吸暂停低通气综合征(OSAHS)。

【流行病学】

以OSAHS为例,在40岁以上人群中,美国患病率为2%~4%,男性多于女性,老年人患病率更高,西班牙1.2%~3.9%,澳大利亚高达6.5%,日本为1.3%~4.2%,我国香港地区4.1%、上海市3.62%、长春市为4.81%。

【病因和发病机制】

(一)中枢型睡眠呼吸暂停综合征(central sleep apnea syndrome,CSAS)

单纯CSAS较少见,一般不超过呼吸暂停患者的10%,也有报道只有4%。通常可进一步区分为高碳酸血症和正常碳酸血症两大类。可与阻塞型睡眠呼吸暂停低通气综合征同时存在,多数有神经系统或运动系统的病变。神经系统病变,如血管栓塞或变性疾病引起的脊髓病变、脊髓灰白质炎、脑炎、枕骨大孔发育畸形、家族性自主神经异常等;或肌肉疾患,膈肌的病变、肌强直性营养不良、肌病。部分充血性心力衰竭经常出现称为

Cheyne-Stokes 呼吸的中枢性呼吸暂停。其发病机制可能与下列因素有关：①睡眠时呼吸中枢对各种不同刺激的反应性减低；②中枢神经系统对低氧血症特别是 CO_2 浓度改变引起的呼吸反馈调控的不稳定性；③呼气与吸气转换机制异常等。

（二）阻塞型睡眠呼吸暂停低通气综合征（obstructive sleep apnea hypopnea syndrome,OSAHS）

OSAHS 占 SAHS 的大多数，有家庭聚集性和遗传因素。多数有上呼吸道特别是鼻、咽部位狭窄的病理基础，如肥胖、变应性鼻炎、鼻息肉、扁桃体肥大、软腭松弛、腭垂过长过粗、舌体肥大、舌根后坠、下颌后缩、颞颌关节功能障碍和小颌畸形等。部分内分泌疾病如甲状腺功能减退症、肢端肥大症等常合并 OSAHS。其发病机制可能与睡眠状态下上气道软组织、肌肉的塌陷性增加、睡眠期间上气道肌肉对低氧和二氧化碳的刺激反应性降低有关，此外，还与神经、体液、内分泌等因素的综合作用有关。

【临床表现】

（一）白天临床表现

1. 嗜睡

是最常见的症状，轻者表现为日间工作或学习时间困倦、瞌睡，严重时吃饭、与人谈话时即可入睡，甚至发生严重的后果，如驾车时打瞌睡导致交通事故。

2. 头晕乏力

由于夜间反复呼吸暂停、低氧血症，使睡眠连续性中断，醒觉次数增多，睡眠质量下降，常有轻重不同的头晕、疲倦、乏力。

3. 精神行为异常

注意力不集中、精细操作能力下降、记忆力和判断力下降，症状严重时不能胜任工作，老年人可表现为痴呆。夜间低氧血症对大脑的损害以及睡眠结构的改变，尤其是深睡眠时相减少是主要的原因。

4. 头痛

常在清晨或夜间出现，隐痛多见，不剧烈，可持续 1~2h，有时需服止痛药才能缓解。与血压升高、颅内压及脑血流的变化有关。

5. 个性变化

烦躁、易激动、焦虑等，家庭和社会生活均受一定影响，由于与家庭成员和朋友情感逐渐疏远，可以出现抑郁症。

6. 性功能减退

约有 10% 的患者可出现性欲减退，甚至阳痿。

（二）夜间临床表现

1. 打鼾

是主要症状，鼾声不规则，高低不等，往往是鼾声—气流停止—喘气—鼾声交替出现，一般气流中断的时间为 20~30s，个别长达 2min 以上，此时患者可出现明显的发绀。

2. 呼吸暂停

75% 的同室或同床睡眠者发现患者有呼吸暂停，常常担心呼吸不能恢复而推醒患者，呼吸暂停多随着喘气、憋醒或响亮的鼾声而终止。OSAHS 患者有明显的胸腹矛盾呼吸。

3. 憋醒

呼吸暂停后突然憋醒,常伴有翻身,四肢不自主运动甚至抽搐,或突然坐起,感觉心慌、胸闷或心前区不适。

4. 多动不安

因低氧血症,患者夜间翻身、转动较频繁。

5. 多汗

出汗较多,以颈部、上胸部明显,与气道阻塞后呼吸用力和呼吸暂停导致的高碳酸血症有关。

6. 夜尿

部分患者诉夜间小便次数增多,个别出现遗尿。

7. 睡眠行为异常

表现为恐惧、惊叫、呓语、夜游、幻听等。

(三)全身器官损害的表现

OSAHS 患者常以心血管系统异常表现为首发症状和体征,可以是高血压、冠心病的独立危险因素。

1. 高血压病。OSAHS 患者高血压的发生率为 45%,且降压药物的治疗效果不佳。

2. 冠心病。表现为各种类型心律失常、夜间心绞痛和心肌梗死。这是由于缺氧引起冠状动脉内皮损伤,脂质在血管内膜沉积,以及红细胞增多血黏度增加所致。

3. 各种类型的心律失常。

4. 肺心病和呼吸衰竭。

5. 缺血性或出血性脑血管病。

6. 精神异常。如躁狂性精神病或抑郁症。

7. 糖尿病。

(四)OSAS 和 OSAHS 的临床表现特点

由于 CSAS 和 OSAHS 的原发病、发病机制不同,临床表现也各具特点。

表 1-8　中枢型与阻塞型睡眠呼吸暂停综合征的鉴别

中枢型(CSAS)		阻塞型(OSAHS)
$PaCO_2$ 增高	$PaCO_2$ 正常	
呼吸衰竭	白天嗜睡	白天嗜睡
肺心病	失眠(不宁睡眠)	明显打鼾
红细胞增多症	轻度和间歇性打鼾	明显呼吸暂停或憋气
白天嗜睡	夜间醒觉(±喘憋/气急)	多为肥胖体型
打鼾	体型一般正常	

(五)体征

CSAS 可有原发病的相应体征,OSAHS 患者可能有下列体征。

表 1-9　睡眠呼吸暂停低通气综合征的临床体征

肥胖(BMI*>28)	下颌后缩
颈围>40cm	腭垂肥大
鼻甲肥大	扁桃体和增殖体肥大
鼻中隔偏曲	舌体肥大
下颌短小	

注:*BMI(body mass index,体重指数)=体重(kg)/身高^2(m^2)

【实验室和其他检查】

(一)血液检查

病情时间长,低氧血症严重者,血红细胞计数和血红蛋白可有不同程的度增加。

(二)动脉血气分析

病情严重或已合并肺心病、呼吸衰竭者,可有低氧血症、高碳酸血症和呼吸性酸中毒。

(三)胸部 X 线检查

并发肺动脉高压、高血压、冠心病时,可有心影增大,肺动脉段突出等相应表现。

(四)肺功能检查

病情严重有肺心病、呼吸衰竭时,有不同程度的通气功能障碍。

(五)心电图

有高血压、冠心病时,出现心室肥厚、心肌缺血或心律失常等变化。

【诊断】

根据典型临床症状和体征,诊断 SAHS 并不困难,确诊并了解病情的严重程度和类型,则需进行相应的检查。

(一)临床诊断

根据患者睡眠时打鼾伴呼吸暂停、白天嗜睡、身体肥胖、颈围粗及其他临床症状可做出临床初步诊断。

(二)多导睡眠图(polysomnography,PSG)

PSG 监测是确诊 SAHS 的金标准,并能确定其类型及病情轻重。

表 1-10　睡眠呼吸暂停低通气综合征的病情程度分级

病情分度	AHI(次/h)	夜间最低 SaO$_2$(%)
轻度	5~14	85~89
中度	15~30	80~84
重度	>30	<80

(三)病因诊断

对确诊的 SAHS 常规进行耳鼻喉及口腔检查,了解有无局部解剖和发育异常、增生和肿瘤等。头颅、颈部 X 线照片、CT 和 MRI 测定口咽横截面积,可作狭窄的定位判断。对部分患者可进行内分泌系统(如甲状腺功能)的测定。

【鉴别诊断】

(一)单纯性鼾症

有明显的鼾声,PSG 检查不符合上气道阻力综合征诊断,无呼吸暂停和低通气,无低氧血症。

(二)上气道阻力综合征

气道阻力增加,PSG 检查反复出现 α 醒觉波,夜间微醒觉>10 次/h,睡眠连续性中断,有疲倦及白天嗜睡,可有或无明显鼾声,无呼吸暂停和低氧血症。

(三)发作性睡病

白天过度嗜睡,发作性猝倒,PSG 检查睡眠潜伏期<10min,入睡后 20min 内有快速眼动时相(rapid eye movement,REM)出现,无呼吸暂停和低氧血症,多次小睡潜伏时间试验(MLST)检测,平均睡眠潜伏期<8min,有家族史。

【治疗】

(一)中枢型睡眠呼吸暂停综合征的治疗

CSAS 临床上较少见,治疗的研究不多,包括几个方面.

1. 原发病的治疗

积极治疗原发病,如神经系统疾病、充血性心力衰竭的治疗等。

2. 呼吸兴奋药物

主要是增加呼吸中枢的驱动力,改善呼吸暂停和低氧血症。常用的药物有:阿米三嗪(50mg,2~3 次/d)、乙酰唑胺(125~250mg,3~4 次/d 或 250mg 睡前服用)和茶碱(100~200mg,2~3 次/d)。

3. 氧疗

可以纠正低氧血症,对继发于充血性心力衰竭的患者,可降低呼吸暂停和低通气的次数,对神经肌肉疾病有可能加重高碳酸血症,但若合并 OSAHS 则可能加重阻塞性呼吸暂停。

4. 辅助通气治疗

对严重患者,应用机械通气可增强自主呼吸,可选用无创正压通气和有创机械通气。

(二)阻塞型睡眠呼吸暂停低通气综合征的治疗

1. 一般治疗

(1)减肥:包括饮食控制、药物或手术。

(2)睡眠体位改变:侧位睡眠,抬高床头。

(3)戒烟酒,避免服用镇静剂。

2. 药物治疗

疗效不肯定,可试用乙酰唑胺、甲羟孕酮(安宫黄体酮 20mg,3次/d)、普罗替林(10mg,3次/d)等治疗。莫达非尼(modafinil)有改善白天嗜睡作用,应用于接受 CPAP 治疗后嗜睡症状改善不明显的患者,有一定的疗效。如有变应性鼻炎、鼻阻塞等,可用缩血管药或非特异性抗炎药喷鼻,能减轻临床症状。

3. 器械治疗

(1)经鼻持续气道内正压通气(nasal-continuous positive airway pressure,CPAP)治疗:是治疗中重度 OSAHS 患者的首选方法,采用气道内持续正压送气,可使患者的功能残气量增加,减低上气道阻力,特别是通过机械压力使上气道畅通,同时通过刺激气道感受器增加上呼吸道肌张力,从而防止睡眠时上气道塌陷。可以有效地消除夜间打鼾、改善睡眠结构、改善夜间呼吸暂停和低通气、纠正夜间低氧血症,也显著改善白天嗜睡、头痛及记忆力减退等症状。

适应证:①AHI≥15 次/h 的患者;②AHI<15 次/h,但白天嗜睡等症状明显的患者;③手术治疗失败或复发者;④不能耐受其他方法治疗者。

不良反应:口鼻黏膜干燥、憋气、局部压迫、结膜炎和皮肤过敏等。选择合适的鼻罩和加用湿化装置可以减轻不适症状。

禁忌证:昏迷,有肺大疱、咯血、气胸和血压不稳定者。

(2)双水平气道内正压(bilevel positive airway pressure,BIPAP)治疗:使用鼻(面)罩呼吸机时,在吸气和呼气相分别给予不同的送气压力,在患者自然吸气时,送气压力较高,而自然呼气时,送气压力较低。因而既保证上气道开放,又更符合呼吸生理过程,增加了治疗依从性,适用于 CPAP 压力需求较高的患者,老年人有心、肺血管疾患者(如合并COPD)。

(3)自动调压智能(AutO-CPAP)呼吸机治疗:根据患者夜间气道阻塞程度的不同,呼吸机送气压力随时变化。疗效和耐受性可能优于 CPAP 治疗,但价格贵,难以普及。

呼吸机压力调定:受患者睡眠体位、睡眠阶段和呼吸时相等因素影响,夜间气道阻塞的程度和所需的最低有效治疗压力也随时变化。因此在进行 CPAP 治疗前,应在医院先行压力检测(pressure titration)试验,选出并设定最佳治疗压力后在家中长期治疗,并定期复诊,再根据病情变化调整送气压力。一般来说,使用 CPAP 治疗,压力设置在 6~11cmH$_2$O 范围,可满足大多数 OSAHS 患者的治疗需要。

(4)口腔矫治器(oral appliance,OA)治疗:下颌前移器是目前临床应用较多的一种,通过前移下颌位置,使舌根部及舌骨前移,上气道扩大。优点是简单、温和、费用低。适应证:①单纯性鼾症;②轻、中度 OSAHS 患者;③不能耐受其他治疗方法者。有颞颌关节炎或功能障碍者不宜采用。

4. 手术治疗

(1)鼻手术:对鼻中隔偏曲、鼻甲肥大、鼻息肉等,可相应地采用鼻中隔矫正术、鼻息肉摘除术、鼻甲切除术等。

(2)腭垂软腭咽成形术(uvulopalatopharyngoplasty,UPPP):是目前最常用的手术方法。适用于口咽部狭窄的患者,如软腭过低、松弛、腭垂粗长及扁桃体肥大者。并发症有术后出血、鼻腔反流、感染等,短期疗效尚好,手术后复发较常见(50%~70%)。值得注意的是,术后鼾声消失并不意味着呼吸暂停和低氧血症的改善,无鼾声的呼吸暂停更危险,会延误进一步的治疗。因此术后仍应随访和监测患者。手术时必须行有效的呼吸支持,避免发生窒息。

(3)激光辅助咽成形术:利用激光进行咽部成形术,局部麻醉,可以门诊进行,降低了手术风险,疗效和适应证同 UPPP。

(4)低温射频消融术:是一种软组织射频微创手术,利用射频能量使目标组织容积缩小和顺应性降低。具有手术安全、创伤小,能重复治疗、患者易接受、可在门诊进行等特点,适应于单纯性鼾症或轻中度 OSAHS 患者,对消除打鼾及减轻气道阻塞有短期疗效。

(5)正颌手术:包括下颌前移术、颏前移术、颏前移和舌骨肌肉切断悬吊术、双颌前移术等。适用于各种原因的下颌后缩、小颌畸形与下颌弓狭窄等患者。可单独进行,也可作为 UPPP 治疗失败的后继部分。术前应认真确定阻塞的部位,严格限定于舌根水平狭窄的患者。

(白 雪 魏 萍)

第十五章 间质性肺疾病

间质性肺疾病(interstitial lung disease,ILD)是一组主要累及肺间质、肺泡和(或)细支气管的肺部弥漫性疾病，通常亦称作弥漫性实质性肺疾病 (diffuse parenchymal lung disease,DPLD)。ILD 并不是一种独立的疾病,它包括 200 多个病种。尽管每一种疾病的临床表现、实验室和病理学改变有各自的特点,然而,它们具有一些共同的临床、呼吸病理生理学和胸部 X 线特征。表现为渐进性劳力性气促、限制性通气功能障碍伴弥散功能降低、低氧血症和影像学上的双肺弥漫性病变。病程多缓慢进展,逐渐丧失肺泡-毛细血管功能单位,最终发展为弥漫性肺纤维化和蜂窝肺,导致呼吸功能衰竭而死亡。

【肺间质的概念】

肺实质指各级支气管和肺泡结构。肺间质是指肺泡上皮与血管内皮之间、终末气道上皮以外的支持组织,包括血管及淋巴管组织。正常的肺间质主要包括两种成分:细胞及细胞外基质。

(一)细胞成分

在肺间质内,约 75%是细胞成分,其中 30%~40%是间叶细胞;其余是炎症细胞及免疫活性细胞。间叶细胞包括成纤维细胞、平滑肌细胞及血管周围细胞等。成纤维细胞至少包括三种细胞:难以归类的间质细胞、成纤维细胞及肌成纤维细胞。炎症及免疫活性细胞包括:单核-巨噬细胞(约占 90%)、淋巴细胞(约占 10%)以及很少量的肥大细胞等。淋巴细胞中包括 T 细胞、少量 B 细胞和自然杀伤细胞(natural killer cells,NK)。这些细胞成分,特别是单核-巨噬细胞,在致病因子的刺激下可以产生多种炎症介质或细胞因子,在 ILD 的发生发展中起着重要作用。

(二)细胞外基质(ECM)

包括基质及纤维成分。前者主要是基底膜,由糖蛋白、层粘连蛋白、纤维连接蛋白等组成;后者主要是胶原纤维(约占 70%),其次是弹力纤维。

在组织学上,相邻肺泡之间的空隙称作间质腔(又称肺泡间隔)。间质腔内有毛细血管及淋巴管分布。肺毛细血管壁表面有内皮细胞,其下为基底膜,内皮细胞之间的连接较为疏松,毗连处有宽窄不均的空隙,平均为 4~5nm,最宽处可达 20nm,液体和一些蛋白质颗粒可由此通过,进入间质腔内。在间质腔内,部分毛细血管紧贴肺泡壁(薄层腔),保证血液和气体有高的换气效率;部分存在一定的间隙(厚层腔),有利于间质液贮存和血管-间质腔-肺泡之间液体移动的调节。在间质腔内分布的淋巴终末端,可吸引间质腔内的水分和蛋白质,维持间质腔的储水量,防止间质及肺泡水肿。

【发病机制】

虽然不同的 ILD 的发病机制有显著区别,如何最终导致肺纤维化的机制尚未完全阐明,但都有其共同的规律,即肺间质、肺泡、肺小血管或末梢气道都存在不同程度的炎症,在炎症损伤和修复过程中导致肺纤维化的形成。

根据免疫效应细胞的比例不同,可将 ILD 的肺间质和肺泡炎症分为两种类型:①中性粒细胞型肺泡炎:中性粒细胞增多,巨噬细胞比例降低(但仍占多数)。属本型的有特发性肺纤维化、家族性肺纤维化、胶原血管性疾病伴肺间质纤维化、石棉沉着病等。②淋巴细胞型肺泡炎:淋巴细胞增多,巨噬细胞稍减少。属本型的有肺结节病、过敏性肺炎和铍肺等。

炎症细胞、免疫细胞、肺泡上皮细胞和成纤维细胞及其分泌的介质和细胞因子,在引起肺间质纤维化的发病上起重要作用。活化肺泡巨噬细胞释放的中性粒细胞趋化因子、多种蛋白酶、肺泡巨噬细胞源性生长因子、IL-1、IL-8 及黏附分子等;活化 T 淋巴细胞分泌单核细胞趋化因子、巨噬细胞移动抑制因子、IL-2;中性粒细胞分泌胶原酶、弹性蛋白酶和氧自由基;损伤的肺泡上皮细胞分泌肿瘤坏死因子-α(TNF-α)、转化生长因子-β(TGF-β)和 IL-8 等,均参与肺组织损伤和随后的修复过程。某些以炎症改变为主的ILD,如果能够在早期炎症阶段去除致病因素或得到有效的治疗,其病变可以逆转;如果炎症持续,将导致肺结构破坏和纤维组织增生,最终形成不可逆的肺纤维化和蜂窝肺的改变。

【分类】

目前国际上将 ILD/DPLD 分为四类:①已知病因的 DPLD,如药物诱发性、职业或环境有害物质诱发性(铍、石棉)DPLD 或胶原血管病的肺表现等;②特发性间质性肺炎(idiopathic interstitial pneumonia,IIP),包括 7 种临床病理类型:特发性肺纤维化(IPF)/寻常型间质性肺炎(UIP),非特异性间质性肺炎(NSIP),隐源性机化性肺炎(COP)/机化性肺炎(OP),急性间质性肺炎(AIP)/弥漫性肺泡损伤(DAD),呼吸性细支气管炎伴间质性肺疾病(RB-ILD)/呼吸性细支气管炎(RB),脱屑性间质性肺炎(DIP),淋巴细胞间质性肺(LIP);③肉芽肿性 DPLD,如结节病、外源性过敏性肺泡炎、Wegener 肉芽肿等;④其他少见的DPLD,如肺泡蛋白质沉积症、肺出血-肾炎综合征、肺淋巴管平滑肌瘤病、朗格汉斯细胞组织细胞增多症、慢性嗜酸性粒细胞性肺炎、特发性肺含铁血黄素沉着症等。

【诊断】

(一)病史

详细的职业接触史和用药史、发病经过、伴随症状、既往病史和治疗经过等,都可能是重要的诊断线索。职业性的粉尘接触可以在 10~20 年后才出现 ILD 的症状。风湿病可以先有肺部病变,随后才出现关节或其他器官表现。

(二)胸部影像学检查

绝大多数 ILD 患者,X 线胸片显示双肺弥漫性阴影。阴影的性质可以是网格条索状、弥漫磨玻璃状、结节状,亦可呈现多发片状或大片状等,可以混合存在。多数 ILD 可以导致肺容积减少。后期可见区域性囊性病变(蜂窝肺),常伴肺容积的进一步减少。阴影性

1. 已知原因的 ILD

1.1 职业或家居环境因素相关

吸入有机粉尘——过敏性肺炎

吸入无机粉尘——石棉沉着病、硅沉着病、尘埃沉着病等

1.2 药物或治疗相关

药物如胺碘碘、博来霉素、甲氨蝶呤等，放射线治疗，高浓度氧疗

1.3 结缔组织疾病(connective tissue diseases,CTD)或血管炎相关

系统性硬皮病、类风湿性关节炎、多发性肌炎/皮肌炎、干燥综合征、系统性红斑狼疮

ANCA 相关性血管炎:坏死性肉芽肿血管炎、变应性肉芽肿血管炎、显微镜下多血管炎

2. 特发性间质性肺炎(idiopathic interstitial pneumonia,IIP)

2.1 特发性肺纤维化(idiopathic pulmonary fibrosis,IPF)

2.2 非特异性间质性肺炎(nonspecifie interstitial pneumonia,NSIP)

2.3 隐源性机化性肺炎(acute interstitial pneumonia,COP)

2.4 急性间质性肺炎(acute interstitial pneumonia,AIP)

2.5 呼吸性细支气管炎伴间质性肺疾病(respiratory bronchiolitis-interstitial lung disease,RB-ILD)

2.6 脱屑性间质性肺炎(desquamative interstitial pneumonia,DIP)

2.7 淋巴细胞性间质性肺炎(lymphocytic interstitial pneumonia,LIP)

3. 肉芽肿性 ILD

结节病(sarcoidosis)

4. 罕见 ILD

4.1 肺淋巴管平滑肌瘤病(pulmonary lymphangioleiomyomatosis,PLAM)

4.2 肺朗汉斯细胞组织细胞增生症(pulmonary langerhans cell histiocytosis,PLCH)

4.3 慢性嗜酸粒细胞性肺炎(chronic eosinophilie pneumonia,CEP)

4.4 肺泡蛋白沉积症(pulmonary alveolar proteinosis,PAP)

4.5 特发性肺含铁血黄素沉着症(idiopathic pulmonary haemosiderosis)

4.6 肺泡微石症(alveolar microlithiasis)

4.7 肺淀粉样变(pulmonary amyloidosis)

图 1-17 间质性肺疾病分类

质、分布规律和肺容积变化的特点有助于基础疾病的诊断和鉴别诊断。高分辨 CT (HRCT)更能细致地显示肺组织和间质形态的结构变化和大体分布特点,成为诊断 ILD 的重要手段之一。

(三)肺功能

以限制性通气障碍为主,肺活量及肺总量降低,残气量随病情进展而减少。换气功能往往在 ILD 的早期可显示弥散功能(DLco)明显下降,伴单位肺泡气体弥散量(DLco/Va)下降。ILD 的中晚期均可见低氧血症,但气道阻力改变不大,常因呼吸频率加快及过度通气而出现低碳酸血症。

(四)支气管肺泡灌洗检查

支气管肺泡灌洗是通过将纤维支气管镜嵌顿在相应的支气管内,以无菌生理盐水灌入后再回吸获得支气管肺泡灌洗液(BALF),对 BALF 进行细胞学、病原学、生化和炎症介质等的检测。根据 BALF 中炎症免疫效应细胞的比例,可将 ILD 分类为淋巴细胞增多型和中性粒细胞增多型。

（五）肺活检

通过经支气管肺活检(TBLB)或外科肺活检(SLB,包括胸腔镜或开胸肺活检)获取肺组织进行病理学检查,是诊断 ILD 的重要手段。经皮穿刺肺活检并发气胸的可能性较高,而且取材过小,不易做出病理诊断,较少在 ILD 中使用。TBLB 的创伤性小、费用较低,目前在临床上应用较多,但同样也因取得的肺组织很小(直径 1~2mm),有时难以确诊。SLB 可以取得较大的肺组织,有利于对特发性肺纤维化等进行病理学诊断。

（六）全身系统检查

ILD 可以是全身性疾病的肺部表现,对于这类患者的诊断,全身系统检查特别重要。例如,结缔组织病的血清学异常和其他器官表现、Wegener 肉芽肿的鼻腔和鼻窦表现等,都是重要的诊断依据。

（白　雪　郭奇虹）

第一节　特发性肺纤维化

特发性肺纤维化(idiopathic pulmonary fibrosis,IPF)系指 IIP 中病理表现为寻常型间质性肺炎的一种类型,在 IIP 中最常见,占 47%~71%。病变局限于肺部,引起弥漫性肺纤维化,导致肺功能损害和呼吸困难。此病的曾用名较多,包括 Hamman-Rich 综合征、纤维化性肺泡炎、隐源性致纤维化肺泡炎、IIP 等。随着临床和病理研究的进展,确立IPF 作为一个独立的疾病,其临床演变规律、对治疗的反应和预后与其他类型的 IIP 有明显区别。

IPF 无准确的流行病学资料。美国新墨西哥州报道的患病率为男性 20.2/10 万人口,女性 7.4/10 万人口。欧洲和日本报道的患病率为(3~8)/10 万人口。患病率随着年龄增加而增加,男性多于女性。近年来临床诊断的病例有增加的趋势。

【发病机制】

IPF 的发病机制尚不清楚,可能与接触粉尘或金属、自身免疫、慢性反复的微量胃内容物吸入、病毒感染和吸烟等因素有关。遗传基因对发病过程可能有一定的影响。致病因素导致肺泡上皮损伤和上皮下基底膜破坏,启动成纤维细胞的募集、分化和增生,致使胶原和细胞外基质过度生成。损伤的肺泡上皮和炎症浸润的白细胞通过自分泌和旁分泌的形式,分泌 TNF-α、TGF-β 和 IL-8 等。这些炎症介质促进肺纤维化过程。肺泡内氧化负荷过重,也有可能参与肺泡的损伤过程。这种慢性损伤和纤维增生修复过程,最终导致肺纤维化。

【病理】

IPF 的病理改变与病变的严重程度有关。主要特点是病变在肺内分布不一,可以在同一低倍视野内看到正常、间质炎症、纤维增生和蜂窝肺的变化,以下肺和胸膜下区域病变明显。肺泡壁增厚,伴有胶原沉积、细胞外基质增加和灶性单核细胞浸润。炎症细胞不多,通常局限在胶原沉积区或蜂窝肺区。肺泡腔内可见到少量的Ⅱ型肺泡上皮细胞聚集。可以看到蜂窝肺气囊、纤维化和纤维增殖灶。继发的改变有肺容积减小、牵拉性支气管扩张和肺动脉高压等改变。

【临床表现】

通常为隐袭性起病,主要的症状是干咳和劳力性气促。随着肺纤维化的发展,发作性干咳和气促逐渐加重。进展的速度有明显的个体差异,经过数月至数年发展为呼吸衰竭和肺心病。起病后平均存活时间为2.8~3.6年。通常没有肺外表现,但可有一些伴随症状,如食欲减退、体重减轻、消瘦、无力等。

体检可发现呼吸浅快,超过80%的病例双肺底闻及吸气末期Velcro啰音,20%~50%有杵状指(趾)。晚期出现发绀等呼吸衰竭和肺心病的表现。

【辅助检查】

主要的辅助检查是X线和肺功能。胸片显示双肺弥漫的网格状或网格小结节状浸润影,以双下肺和外周(胸膜下)明显。通常伴有肺容积减小。个别早期患者的胸片可能基本正常或呈磨玻璃样变化。随着病情的进展,可出现直径多在3~15mm大小的多发性囊状透光影(蜂窝肺)。HRCT有利于发现早期病变,如肺内呈现不规则线条网格样改变,伴有囊性小气腔形成,较早在胸膜下出现,小气道互相连接可形成胸膜下线等。

肺功能表现为限制性通气功能障碍和弥散量减少。

实验室检查为非特异性变化,可以有血沉加快、血乳酸脱氢酶增高和免疫球蛋白增高;有10%~26%的患者类风湿因子和抗核抗体阳性。

【诊断标准】

诊断主要根据临床特征、胸部影像学表现、肺通气及弥散功能、病理活检及排除其他已知原因导致的ILD。根据是否有外科肺活检的结果,有2种确诊标准。

(一)确诊标准一

1. 外科肺活检显示组织学符合寻常型间质性肺炎的改变。

2. 同时具备下列条件:①排除其他已知的可引起ILD的疾病,如药物中毒、职业环境性接触和结缔组织病等;②肺功能检查有限制性通气功能障碍伴弥散功能下降;③常规X线胸片或HRCT显示双下肺和胸膜下分布为主的网状改变或伴蜂窝肺,可伴有少量磨玻璃样阴影。

(二)确诊标准二

无外科肺活检时,需要符合下列所有4条主要指标和3条以上的次要指标。

1. 主要指标

①除外已知原因的ILD,如某些药物毒性作用、职业环境接触史和结缔组织病等;②肺功能表现异常,包括限制性通气功能障碍〔肺活量(VC)减少,而FEV_1/FVC正常或增加〕和(或)气体交换障碍〔静态/运动时$P(A-a)O_2$增加或DLco降低〕;③胸部HRCT表现为双下肺和胸膜下分布为主的网状改变或伴蜂窝肺,可伴有极少量磨玻璃样阴影;④经纤维支气管镜肺活检(TBLB)或支气管肺泡灌洗液(BALF)检查不支持其他疾病的诊断。

2. 次要诊断条件

①年龄>50 岁;②隐匿起病或无明确原因的进行性呼吸困难;③病程≥3 个月;④双肺听诊可闻及吸气性 Velcro 啰音。

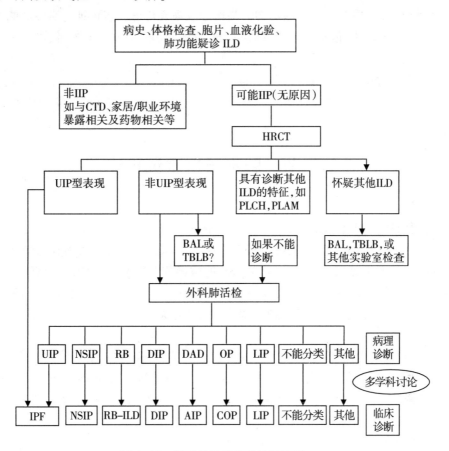

图 1-18　间质性肺疾病的诊断流程

【治疗】

目前的治疗效果有限。习惯上采用糖皮质激素或联合细胞毒药物治疗,其使用剂量和疗程视患者的具体病情而定。目前推荐的治疗方案是糖皮质激素联合环磷酰胺或硫唑嘌呤,具体方法为:

1. 糖皮质激素

泼尼松或其他等效剂量的糖皮质激素,每天 0.5mg/kg(理想体重,以下同),口服 4 周;然后每天 0.25mg/kg,口服 8 周;继之减量至每天 0.125mg/kg 或0.25mg/kg 隔天 1 次口服。

2. 环磷酰胺

按每天 2mg/kg 给药。开始剂量可为 25~50mg/d 口服,第 7~14d 增加25mg,直至最大量 150mg/d。

3. 硫唑嘌呤

按每天 2~3mg/kg 给药。开始剂量为 25~50mg/d,之后每 7~14d 增加 25mg,直至最大量 150mg/d。

治疗至少持续 6 个月。治疗过程中需要监测和预防药物的副作用,尤其是骨髓抑制,粒细胞减少甚至缺乏。

其他治疗药物包括 N-乙酰半胱氨酸、γ-干扰素和吡非尼酮(pirfenidone,TNF-α 抑制剂)、秋水仙碱、青霉胺等。这些药物的临床疗效尚有待进一步论证。当肺功能严重不全、低氧血症迅速恶化,但不伴有严重的心、肝、肾病变、年龄小于 60 岁者,可考虑进行肺移植。

(白　雪　郭奇虹)

第二节　肺泡蛋白质沉积症

肺泡蛋白质沉积症(pulmonary alveolar proteinosis,PAP)是指肺泡和细支气管腔内充满不可溶性富磷脂蛋白质物质的疾病。临床上以隐袭性渐进性气促和双肺弥漫性阴影为其特征。属于少见病,但近年来临床诊断的病例数有所增加。好发于中青年男性。病因未明,可能与抗粒细胞-巨噬细胞集落刺激因子(GM-CSF)抗体、遗传基因和某些基础疾病(造血系统疾病、恶性肿瘤和免疫缺陷性疾病)有关。

【病理】

肺大部分呈实变,胸膜下可见黄色或黄灰色结节,切面有黄色液体渗出。镜检示肺泡及细支气管内充填有富磷脂蛋白质物质,嗜酸性、过碘酸雪夫(PAS)染色阳性。肺泡隔及周围结构基本完好。电镜下可见肺泡巨噬细胞大量增加,吞噬肺表面活性物质,细胞肿胀,呈空泡或泡沫外观。

【临床表现】

发病多隐袭,典型症状为活动后气促,以后进展至休息时亦感气促,咳白色或黄色痰。全身症状不明显,但可继发肺部感染而出现相应的症状。早期轻症病例可无症状,仅X 线有异常表现。

体征常不明显,肺底偶闻及少量捻发音;重症病例出现呼吸衰竭时有相应的体征。胸部 X 线表现为两肺弥散性磨玻璃影,病情进展可出现斑片状影和融合实变影,常有支气管气相。肺内病灶分布不均匀,通常在肺门附近较明显,酷似心源肺水肿。HRCT 可显示病灶与周围正常组织形成鲜明对照的"地图状"改变,小叶间隙和间隔不规则增厚形成多角形态的"铺路石"或"碎石路样"。

【诊断】

主要根据临床、影像学和支气管肺泡灌洗物特点(牛奶状、放置后沉淀、脂蛋白含量高和 PAS 染色阳性),或经纤维支气管镜肺活检病理诊断。

【治疗】

目前没有明确有效的药物治疗。主要采用肺灌洗治疗,在全麻下经双腔气管导管实行一侧肺通气、另一侧肺灌洗。灌洗液用 37℃生理盐水,每次灌洗 200~500ml,直至回收液体清亮。通常需要的灌洗总量为 5000~12 000ml。一侧灌洗完后,根据患者的具体情况决定继续做另一侧肺灌洗或间隔几日后再做对侧灌洗。灌洗治疗后,多数患者的呼吸困难和肺功能显著改善或恢复正常,X 线胸片可变清晰。缓解状态多数可保持数年以上。少数患者复发,可再做肺灌洗。部分患者对粒细胞-巨噬细胞集落刺激因子(GM-CSF)替代治疗反应良好。

(白 雪 郭奇虹)

第三节 其他弥漫性间质性肺疾病

ILD 的病因众多,除特发性间质性肺炎以外,按病因分类,还包括结缔组织病、药物诱发、过敏性、遗传性和放射性等疾病引起的 ILD。

(一)非特异性间质性肺炎(non-specific interstitial pneumonia,NSIP)

系指 IIP 中病理表现不能诊断为其他已确定类型的间质性肺炎。根据细胞成分和纤维化成分,NSIP 的肺病理改变可分为 3 个亚型:Ⅰ 型以间质性炎症(细胞型)为主,Ⅱ 型兼有炎症和纤维化,Ⅲ 型以纤维化为主。NSIP 的病理特点是时相均一的炎症和纤维化表现,蜂窝肺很少见。

NSIP 患者的临床表现差异大,多发于 40~60 岁,大部分患者有吸烟史,发病过程通常呈渐进性,少数表现为亚急性。病程长短不一。咳嗽、呼吸困难和乏力是常见的症状,可伴发热和杵状指。双下肺可闻及吸气相末的爆裂音。胸部 X 线主要表现为双肺网状或斑片状模糊影,多累及下肺。胸部 HRCT 表现为双肺斑片状磨玻璃影或实变影,呈对称性分布,并以胸膜下区域为显著,伴不规则线影和细支气管扩张。肺功能表现为限制性通气功能障碍和弥散量减少。支气管肺泡灌洗液中的淋巴细胞比例增高,T 细胞亚群、CD_4/CD_8 有明显比例倒置。诊断主要根据临床特征、胸部 HRCT、肺通气及弥散功能、病理活检及排除其他已知原因导致的 ILD。

目前采用肾上腺糖皮质激素作为首选治疗药物。大多数患者经治疗后预后较好,5 年存活率为 90%,部分患者几乎能完全缓解。但可能复发,少数患者病情持续进展甚至死亡。

(二)结缔组织病所致肺间质性疾病

如类风湿关节炎、系统性硬化症、系统性红斑狼疮、结节性多动脉炎等均可累及肺,产生肺间质纤维化的病理、病理生理、影像学和临床表现。可合并有胸腔积液。早期患者可能没有明显的临床症状。

(三)药物性弥漫性肺间质纤维化

可引起弥漫性间质性肺炎和肺纤维化的药物日益增多,包括胺碘酮及抗肿瘤药物或细胞毒药物(甲氨蝶呤、白消安、博来霉素等)、六烃季胺、麦角新碱、肼屈嗪、苯妥英钠(大仑丁)、呋喃妥因等。用药到发病间隔的时间不一,可为急性型或慢性型。除了博来霉素等致肺纤维化强的药物以外,多数表现为慢性型。至今对发生肺纤维化的机制还不很清楚。如博来霉素通过氧自由基作用于肺泡,引起Ⅱ型上皮细胞增生及中性粒细胞、嗜酸性粒细胞和巨噬细胞性肺泡炎。炎症细胞可释放TNF-α、血小板衍化生长因子等细胞因子,促使肺纤维化的形成。患者可出现气促,或X线胸片见肺间质性改变。早期停服药后大多可恢复,但发展到纤维化则吸收困难。糖皮质激素治疗可有一定效果。

(四)慢性嗜酸性粒细胞性肺炎(chronic eosinophilic pneumonia)

本病病因不明。病理改变是肺间质、肺泡和细支气管内有成熟嗜酸性粒细胞为主的白细胞浸润,伴有少量淋巴细胞和多核巨细胞。可形成"嗜酸性脓肿"。本病多见于中青年女性,临床表现为慢性病程,有发热、咳嗽伴气促,偶有少量咯血。可有体重减轻、盗汗。周围血嗜酸性粒细胞的比例多在20%~70%。胸部X线片显示非段或叶性分布的片状阴影,常为双侧外带分布("肺水肿反转"表现),阴影可呈游走性。诊断主要根据典型临床表现、X线表现、血嗜酸性粒细胞增高和治疗后的反应等,但需除外其他嗜酸性粒细胞增多伴肺部病变(如单纯性肺嗜酸性粒细胞浸润症、哮喘型肺嗜酸性粒细胞增多症和热带嗜酸性粒细胞增多症等)。糖皮质激素(泼尼松30~40mg/d)治疗效果显著,常可恢复正常,因停药较易复发,故疗程需在一年以上。

(五)肺出血-肾炎综合征(Good Pasture综合征)

本综合征以肺弥散性出血、肺泡内纤维素沉着和肾小球肾炎为特征。病因不明,多数人认为可能在遗传基础上接受病毒或化学物质刺激有关。肾小球基底膜和肺泡毛细血管基底膜有交叉抗原性。由于病毒感染、吸入化学物质(烃或一氧化碳)等因素,引发机体产生抗肾小球基底膜抗体和抗肺泡毛细血管基底膜抗体。通过自身免疫机制损伤肾小球和肺泡毛细血管基底膜,引发肺出血和肾炎。

肺的病理改变主要是广泛的新旧不一的肺泡内出血,肺泡腔可见有含铁血黄素的巨噬细胞,局灶性肺泡纤维化。肺泡结构保持完整。荧光染色有肺泡基底膜抗体沉着。

本征好发于青中年男性,病程长短不一。肺出血可因轻微而被忽略,亦可因严重而危及生命。咯血常为首发症状(少量血痰到大咯血),可有发热、咳嗽、气促等症状。多数在咯血后数周(月)出现血尿、蛋白尿、贫血。血清中抗肾小球基底膜(GBM)抗体及抗中性粒细胞胞浆抗体(ANCA)滴度升高。病程较短的患者多数死于咯血、呼吸衰竭或尿毒症。肺部X线显示弥散性点状浸润阴影,从肺门向外围散射,但肺尖少见。反复咯血者可因潴留于肺部的含铁血黄素引起肺间质纤维化。

糖皮质激素应尽早使用,一般应用泼尼松40~60mg/d。若有条件,可根据血清中抗GBM抗体及ANCA滴度确定疗程,泼尼松维持疗法可在该滴度转阴6个月停止。大剂量甲泼尼龙(1~2g/d)对危及生命的肺出血有效,3d后改为常规剂量。其他治疗方法有血浆置换、细胞毒药物等。出现氮质血症者需行透析治疗。

(六)特发性肺含铁血黄素沉着症(idiopathic pulmonary hemosiderosis)

本症病因未明,以弥散性肺泡出血和继发性缺铁性贫血为特征。多见于儿童(1~2岁起病),成人少见。

由于肺毛细血管反复出血至肺间质,其中珠蛋白部分被吸收,含铁血黄素沉着于肺组织,病理见肺重量增加,切面有广泛棕色色素沉着。镜检肺泡和间质内可见含有红细胞及含铁血黄素的巨噬细胞。肺内有程度不等的弥漫性纤维化。电镜下见弥散性毛细血管损害，伴内皮细胞水肿、Ⅱ型肺泡上皮细胞增生及蛋白沉着于基底膜上。

临床表现与病变发展过程和年龄有关。急性期呈阵发性或持续性咳嗽、咯血和气促。咯血持续数小时或数日，逐渐自行缓解，但数周或数月后又可复发。慢性反复发作期表现为咳嗽、血痰、发热、喘息，此型以成人常见。静止期无明显临床表现。反复出血者由于含铁血黄素沉积形成肺间质纤维化出现呼吸困难。肺部可闻及与出血时相应的体征。由于贫血，发绀常被掩盖。病程后期常伴肺心病或杵状指。大咯血是致死的常见原因。

胸部 X 线示两肺门或中、下野内带磨玻璃影、散在小结节阴影或网状阴影。症状缓解时磨玻璃影可吸收。

治疗用糖皮质激素可控制出血，但不能长期稳定病情和预防复发，对慢性病例疗效不显著。铁剂可缓解严重贫血。

（七）外源性过敏性肺泡炎（extrinsic allergic alveolitis）

本病是因吸入外界有机粉尘所引起的过敏性肺泡炎，为免疫介导的肺部疾病。本组疾病近年来不断增加，如农民肺（吸入发霉的干草、谷物）、蘑菇肺、甘蔗渣肺、饲鸽（鸟）肺、空调机肺（如嗜热放线菌）、皮毛工人肺、咖啡工人肺及化学工人肺等。

本病的发病机制比较复杂，主要是通过Ⅲ型和Ⅳ型变态反应途径。部分患者可能有Ⅰ型变态反应参与。

病理变化在急性期以肺泡炎和间质性肺炎为特征。肺泡壁有淋巴细胞、多形核细胞、浆细胞和巨噬细胞浸润，肺泡腔有蛋白渗出。在亚急性期的特征为肉芽肿形成，非干酪性肉芽肿分散于肺实质中，慢性期呈弥漫性间质纤维化，严重者出现"蜂窝肺"。

临床特点是接触抗原数小时后出现发热、干咳、呼吸困难、全身不适等症状；亦有起病缓慢，反复或持续接触抗原一段时间后出现渐进性呼吸困难；可伴有咳嗽、咳痰和体重减轻等表现。重者可出现呼吸衰竭。急性期胸部 X 线片显示双中、下肺野弥散性、细小、边缘模糊的结节状阴影。慢性期呈肺部弥散性间质纤维化，伴"蜂窝肺"改变。

本病的诊断主要依靠病史、症状及典型的 X 线胸部表现，血清特异抗体阳性。变应原激发试验对诊断有一定帮助，但要谨慎应用。纤维支气管镜检查有一定的诊断和鉴别诊断价值。

治疗方法是离开工作环境，脱离过敏原，同时可应用糖皮质激素治疗（泼尼松30~60mg/d，用药 1~2 周）。急性发作病例疗效好。对于慢性已形成纤维化的病例，糖皮质激素疗效较差。

（白　雪　郭奇虹）

第十六章 结 节 病

结节病(sarcoidosis)是一种多系统器官受累的肉芽肿性疾病。常侵犯肺、双侧肺门淋巴结,也可以侵犯几乎全身每个器官。部分病例呈自限性,大多预后良好。

【流行病学】

由于部分病例无症状和可以自然痊愈,所以没有确切的流行病学数据。美国估计的年发病率为(11~40)/10 万。发病率有明显的地区和种族差异,寒冷地区多于热带地区,黑人多于白人,多见于中青年人。

【病因和发病机制】

病因尚不清楚。特殊病原体的感染(如分枝杆菌、丙酸杆菌、病毒、衣原体等)、自身免疫、吸入有机/无机微粒等,均可能是致病因素。也可能是在特殊基因类型的基础上对致病因素的特殊反应形式。

发病机制尚不明确,细胞免疫功能和体液免疫功能紊乱可能参与了结节病的发病过程。炎症反应的始动、类上皮结节的形成和肺纤维化的过程,与多种炎症细胞的激活和细胞因子及炎症介质的活化与释放有关。致病因素可能首先激活肺泡内巨噬细胞(AM)和 T 辅助细胞(CD₄⁺)。被激活的上述细胞释放 IFN-γ、TNF-α 及白细胞介素-1(IL-1)、IL-12、IL-18 等细胞因子和炎症介质,趋化和激活淋巴细胞,启动一系列的细胞免疫和体液免疫异常。被激活的淋巴细胞可以释放单核细胞趋化因子、白细胞抑制因子和巨噬细胞炎症蛋白,促进单核细胞的聚集。随着病变的发展,肺泡炎的细胞成分不断减少,而由巨噬细胞衍生的上皮样细胞逐渐增多,在其合成和分泌的肉芽肿激发因子(granuloma-inciting factor)等的作用下,逐渐形成非干酪性结节病肉芽肿。后期,巨噬细胞释放的纤维连接素(fibronectin,Fn)能吸引大量的成纤维细胞(Fb),并使其和细胞外基质黏附,加上其所分泌的成纤维细胞生长因子(fibroblasts growth factor,FGF),促使成纤维细胞数增加;与此同时,周围的炎症和免疫细胞进一步减少以致消失,导致肺的广泛纤维化。

总之,结节病是致病因素与机体细胞免疫和体液免疫功能相互抗衡的结果,受个体差异(年龄、性别、种族等)、遗传因素、激素、人类白细胞抗原(HLA)和机体免疫反应调节的影响,并视其产生的促炎因子和拮抗因子之间的失衡状态决定肉芽肿的发展和消退,从而表现出结节病的不同病理过程和自然缓解的趋势。近年来还证实了 HLA-DRB1 和 HLA-B 等位基因、T 细胞受体(TCR)、免疫球蛋白(Ig)、血管紧张素转换酶(ACE)等基因多态性与结节病密切相关。

【病理】

结节病的病理特点是非干酪样坏死性类上皮肉芽肿。肉芽肿的中央部分主要是多核巨噬细胞和类上皮细胞,后者可以融合成朗格汉斯巨细胞。周围有淋巴细胞浸润,而无干酪样病变。在巨噬细胞的胞浆中可见有包涵体,如卵圆形的舒曼(Schaumann)小体、双折光的结晶和星状小体(asteroid body)。初期病变可见有较多的单核细胞、巨噬细胞、淋巴细胞等炎症细胞浸润,累及肺泡壁和间质。随着病情的进展,炎症细胞减少,非特异性的纤维化逐渐加重。

类上皮肉芽肿的组织形态学并非结节病的特异性表现,也可见于分枝杆菌和真菌感染,或为异物或外伤的组织反应,亦可见于铍肺、第三期梅毒、淋巴瘤和外源性变态反应性肺泡炎等。

【临床表现】

结节病的临床表现和自然病程均有较大的个体差异,因起病的缓急和累及器官的多少而不同。90%以上的病例累及肺和胸内淋巴结。约50%的病例无症状,只是于胸部X线检查时发现。早期结节病的特点是临床症状较轻而胸部X线异常明显,后期主要是肺纤维化导致的呼吸困难。早期常见的呼吸道症状和体征有咳嗽、无痰或少痰,偶有少量血丝痰,可有乏力、低热、盗汗、食欲减退、体重减轻等。病变广泛时可出现胸闷、气急,甚至发绀。肺部体征不明显,部分患者有少量湿啰音或捻发音。如结节病累及其他器官,可发生相应的症状和体征。皮肤的常见表现为结节性红斑(多见于面颈部、肩部或四肢)、冻疮样狼疮、麻疹、丘疹等。眼部受累者可有虹膜睫状体炎、急性色素层炎、角膜-结膜炎等。也可以累及外周淋巴结、肝、脾、骨关节、肌肉、心脏、神经中枢等,而出现相应的症状体征。

【实验室和其他检查】

(一)血液检查

无特异性变化。可有血沉增快、血清球蛋白部分增高(以 IgG 增高者多见)和 C 反应蛋白增高等。在活动期可有淋巴细胞中度减少、血钙增高、血清尿酸增加、血清碱性磷酸酶增高、血清血管紧张素转换酶(sACE)活性增加(正常值为 17.6~34U/ml)、血清中白介素-2 受体(IL-2R)和可溶性白介素-2 受体(sIL-2R)增高,对诊断和判断活动性有参考意义。

(二)结核菌素试验(PPD)

约 2/3 的结节病患者对 5IU 结核菌素的皮肤试验呈阴性或极弱反应。

(三)X 线检查

异常的胸部 X 线表现常是结节病的首要发现,有 90%以上的患者伴有胸片改变。肺门、支气管旁、纵隔淋巴结肿大和肺部浸润影是主要的表现。典型的改变是双侧对称性肺门淋巴结明显肿大,呈土豆状,边界清晰,密度均匀。肺部病变多数为两侧弥漫性网状、网结节状、小结节状或片状阴影。后期可发展成肺间质纤维化或蜂窝肺。CT(尤其是HRCT)更能准确地估计结节病的类型、肺间质病变的程度和淋巴结肿大情况。结节病的淋巴结肿大通常无融合和坏死,也不侵犯邻近器官,有助于与淋巴瘤、淋巴结结核等疾病鉴别。

根据 X 线胸片对结节病分 5 期,以Ⅰ期和Ⅱ期为常见。

0 期:肺部 X 线检查阴性,肺部清晰。

Ⅰ期:两侧肺门和(或)纵隔淋巴结肿大,常伴右主支气管旁淋巴结肿大,肺内无异常。

Ⅱ期:肺门淋巴结肿大,伴肺浸润影。

Ⅲ期:仅见肺部浸润影,而无肺门淋巴结肿大。

Ⅳ期:肺纤维化、肺大疱和肺囊肿的改变。

以上分期是相对的,也不一定按照顺序发生,Ⅲ期不一定从Ⅱ期发展而来。

(四)活体组织检查

是诊断结节病的重要方法。如果皮肤和浅表淋巴结受累,则是首选的活检部位。胸内型结节病,可以选择支气管黏膜和经纤维支气管镜肺活检,即使在直视下或 X 线胸片没有明确病变的部位取活检,阳性率也可以达到 70%~90%。摘取多处组织活检可提高诊断阳性率。

(五)肺功能检查

初期无变化,随病变发展可出现肺弹性减退、限制性通气功能障碍(肺活量、肺总量下降)和弥散功能障碍。喉、气管、支气管受累或肺囊性纤维化时可引起阻塞性通气障碍,从而产生混合性通气功能障碍。

【诊断】

结节病的诊断应符合三个条件:①患者的临床表现和 X 线表现与结节病相符合;②活检证实有非干酪样坏死性类上皮结节;③除外其他原因引起的肉芽肿性病变。

建立诊断以后,还需要判断累及器官的范围、分期(如上述)和活动性。活动性判断缺乏严格的标准。起病急、临床症状明显、病情进展较快、重要器官受累、血液生化指标异常〔血清血管紧张素转换酶(sACE)活性增高、高血钙、高尿钙症、血清 SIL-2R 升高等〕,提示属于活动期。

【鉴别诊断】

应与下列疾病鉴别:

(一)肺门淋巴结结核

患者较年轻,常有中毒性症状,结核菌素试验多为阳性,肺门淋巴结肿大一般为单侧性。有时伴有钙化。可见肺部原发病灶。CT 可见淋巴结中心区有坏死。

(二)淋巴瘤

常见的全身症状有发热、消瘦、贫血等,胸膜受累,出现胸腔积液,胸内淋巴结肿大多为单侧或双侧不对称肿大,淋巴结可呈现融合,常累及上纵隔、隆突下等处的纵隔淋巴结。肿瘤组织可侵犯邻近器官,如出现上腔静脉阻塞综合征等。结合其他检查及活组织检查可作鉴别。

(三)肺门转移性肿瘤

肺癌和肺外癌肿转移至肺门淋巴结,皆有相应的症状和体征。对可疑原发灶作进一步的检查可助鉴别。

（四）其他肉芽肿病

如外源性过敏性肺泡炎、铍肺、硅沉着病、感染性、化学性因素所致的肉芽肿，应与结节病相鉴别，结合临床资料及有关检查综合分析判断。

【治疗】

因部分患者可自行缓解，对于胸内型结节病，病情稳定、无症状且肺功能正常的Ⅰ期、Ⅱ期和Ⅲ期患者无需立即治疗。每3个月复查胸片和肺功能等，无进展则不需治疗。当累及心脏、肾脏、神经系统，眼部（局部用药无效时）以及高钙血症、有症状的Ⅱ期和Ⅲ期肺部结节病时，可使用全身糖皮质激素治疗。累及重要器官者，常用泼尼松40~60mg/d，每4周将每天量减少10mg，减量至20mg/d后，缓慢减量。可以采用隔天一次顿服的方法。总疗程一年以上。没有累及重要器官或单纯的胸内型结节病，起始剂量为泼尼松30~40mg/d，在2个月内逐渐减量至20mg/d，随后缓慢减量（如上述）。长期服用糖皮质激素者，应严密观察激素的不良反应。当糖皮质激素治疗无效或患者不能耐受其副反应时，可考虑使用其他免疫抑制剂和细胞毒药物如甲氨蝶呤、硫唑嘌呤等。

【预后】

与结节病的临床类型有关。急性起病者，经治疗或自行缓解，预后较好；而慢性进行性，多个器官功能损害、肺广泛纤维化等则预后较差。死亡原因常为呼吸功能不全或心脏、中枢神经系统受累所致。有报道平均5年随访中34%的病例完全恢复，30%改善，20%不变，病情恶化和死亡各占8%。

（白　雪　郭奇虹）

第二篇

呼吸系统疾病影像诊断

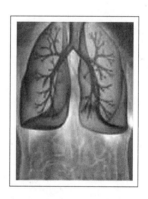

第一章 胸部影像学

胸部疾病种类繁多，胸部又具有良好的自然对比，X线检查和CT检查在胸部的应用很普遍。由于MRI的流空效应，不使用对比剂，心血管也可成像，有助于了解纵隔肿瘤与心脏大血管的关系，MRI检查常用于纵隔肿瘤的定位和定性诊断。肺内空气对超声波的反射强烈，使超声检查对肺部病变的诊断受到限制。超声检查主要用于胸腔积液的诊断、超声导引胸膜下肺内病变穿刺活检和胸腔积液引流。

第一节 X 线 检 查

一、胸部摄影 (chest radiography)

胸部摄影是胸部疾病最常用的检查方法，常规摄影体位如下：

(1)正位：通常为后前位，站立前胸壁靠片，双臂尽可能内旋，X线自背部射入。不能站立的患者，采用仰卧前后位。

(2)侧位：患侧胸壁靠片，两手抱头，X线自健侧射入。

(3)斜位：常用于显示肋骨腋段的骨折。

(4)前弓位，立位：主要用于显示肺尖部及与锁骨、肋骨重叠的病变。

二、胸部透视 (chest fluoroscopy)

方法简单、可多体位观察病变、并可观察膈肌的活动度及心脏的搏动状态等。透视不易发现细微病变，因此仅作为胸部摄片的补充检查。

三、特殊检查

高千伏摄影(high kV radiography)即应用电压不低于120kV 5~7mAs的摄影。由于X线穿透力强，可减少胸壁软组织、肋骨对肺内病变的干扰，使肺纹理显示清楚，有利于中央型肺癌、纵隔病变及尘肺等的观察。由于DR、CT及MR的应用，高千伏摄影应用已不多。

四、造影检查

血管造影主要有肺动脉及支气管动脉造影,用于检查肺动脉瘤、肺动静脉瘘、肺动脉发育不良及不明原因的咯血。由于螺旋 CT,尤其是多层 CT 增强扫描的应用,肺部血管造影也已很少应用。

(郭奇虹 张 帆)

第二节 CT 检 查

一、普通扫描

普通扫描(平扫)系不使用对比剂的常规扫描,扫描范围通常从肺尖至肺底,也可根据定位片所见,进行局部选层扫描。对多数胸部病变,平扫能满足诊断要求。平扫通常分别使用肺窗观察肺,纵隔窗(或称软组织窗)观察纵隔。

二、增强扫描

通常是在平扫的基础上进行,为经静脉快速注射对比剂后再进行的扫描,仅使用纵隔窗观察。主要用于鉴别病变为血管性或非血管性、明确纵隔病变与心脏大血管的关系、了解病变的血供情况,帮助鉴别良、恶性病变等。

三、高分辨力扫描

高分辨力 CT 扫描技术为薄层(1~2mm)扫描及高分辨力算法重建图像的检查技术。主要用于观察病灶的微细结构,对弥漫性肺间质病变及支气管扩张的诊断具有突出效果,常多用肺窗观察,它是常规扫描的一种补充。

四、动态扫描

注射对比剂后对某感兴趣区行多次快速扫描,以了解对比剂的浓度变化,主要用于明确血供丰富的病灶或血管性病变。

五、CT 灌注成像

在静脉快速团注对比剂时,对感兴趣区层面进行动态 CT 扫描,从而获得感兴趣区时间-密度曲线,曲线中 CT 值的变化,可反映组织中碘聚集量随时间的变化而变化,因此可有效地反映局部肺组织血流灌注量的改变。

六、多层面 CT 扫描

系 X 线管一次旋转过程中同时获得4、8 或16 层面图像数据的成像系统。多层面CT

扫描明显缩短胸部扫描的时间,提高纵轴方向的空间分辨力。多层面 CT 扫描可对肺部病灶进行多方位观察,且具有肺结节分析功能、肺支气管成像、肺含气量测定及支气管仿真内镜功能等。

（郭奇虹　张　帆）

第三节　MRI 检查

一、检查方式

自旋回波(SE)、反转恢复及饱和恢复序列,以自旋回波最常用。此外,有减少呼吸运动伪影的呼吸触发相位编码技术、心电门控技术、流动补偿技术、快速自旋回波(FSE)及平面回波 (EPI)等技术。常规应用 SE-T1WI 及 FSE-T2WI。

二、扫描断面

常规先行横断面成像,必要时行冠状面或矢状面成像。

三、肺血管成像

成像技术有时间飞越法和相位对比法两种。时间飞越法是利用流动相关增强效应,相位对比法是利用血流中的相位效应。

（郭奇虹　张　帆）

第二章　影像观察与分析

第一节　正常影像学表现

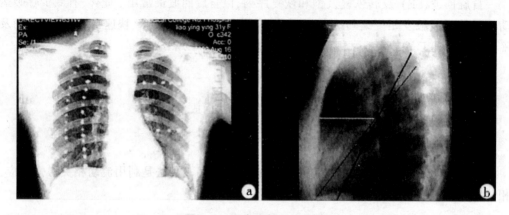

图2-1　正常胸部正侧位片

一、X线检查

1. 胸廓

正常胸部X线影像是胸腔内、外各种组织、器官包括胸壁软组织、骨骼、心脏大血管、肺、胸膜和膈肌等相互重叠的综合投影。某些胸壁软组织和骨结构可以投影于肺野而形成能与病变混淆的阴影。

（1）胸壁软组织：

①胸锁乳突肌和锁骨上皮肤皱褶：胸锁乳突肌（sternocleidomastoid muscle）与颈根部软组织在两肺尖内侧形成外缘锐利、均匀致密的阴影。锁骨下皮肤皱褶为与锁骨下缘平行的3~5mm宽的薄层软组织影，系锁骨上皮肤及皮下组织的投影。

②胸大肌：胸大肌（pectoral muscle，major）在肌肉发达的男性，于两侧肺野中外带可形成扇形致密影，下缘锐利，呈一斜线与腋前皮肤皱褶续连。两侧胸大肌影可不对称。

③乳房及乳头：女性乳房可重叠于两肺下野形成下缘清楚、上缘不清且密度逐渐变淡的半圆形致密影，其下缘向外与腋部皮肤续连。乳头在两肺下野相当于第5前肋间处，形成小圆形致密影，多见于年龄较大妇女，也可见于男性，多两侧对称。

(2)骨性胸廓:由胸椎、肋骨、胸骨、锁骨和肩胛骨组成。

①胸椎:正位像上横突可突出于纵隔影之外,与肺门重叠时不要误为肿大淋巴结。

②肋骨:肋骨后段呈水平向外走行,前段自外上向内下斜行。肋骨前后端不在同一水平,一般第6肋骨前端相当于第10肋骨后端的高度。前段肋骨扁薄,不如后段肋骨的影像清晰。第1~10肋骨前端有肋软骨与胸骨相连,出软骨不显影,肋骨前端呈游离状。成人肋软骨常见钙化,表现为不规则的斑片致密影,不要误认为肺内病变。肋骨及肋间隙常被用作胸部病变的定位标志。肋骨有多种先天性变异,如颈肋(cervical rib)、权状肋(bifurcation of rib)及肋骨融合(fusion of rib)。

③胸骨:正位胸片上,胸骨几乎完全与纵隔影重叠,仅胸骨柄两侧外上角可突出于纵隔影。侧位及斜位片上胸骨可以全貌显示。

④锁骨:两侧锁骨内端与胸骨柄形成胸锁关节,两侧胸锁关节应对称,否则为投照位置不正。锁骨内端下缘有半月形凹陷,为菱形韧带附着处。边缘不规则时,勿误为骨质破坏。

⑤肩胛骨:肩胛骨内缘可与肺野外带重叠,勿误为胸膜肥厚。青春期肩胛骨下角可出现二次骨化中心,勿误为骨折。

(3)胸膜:胸膜(pleura)菲薄,分包裹肺和叶间的脏层和与胸壁、纵隔及横膈相贴的壁层,两层胸膜之间为潜在的胸膜腔。在胸膜返折处且X线与胸膜走行方向平行时,胸膜可显示为线状致密影。后前位片常见于第2肋骨下缘,表现为与肋骨下缘平行的线形阴影称伴随阴影。常规胸部正位片多可见水平裂胸膜,表现为从腋部第6肋骨水平向内止于肺门外1cm处的水平线状致密影。侧位片上,斜裂胸膜表现为自后上(第4、5胸椎水平)斜向前下方的线状致密阴影,在前肋膈角后2~3cm处与膈肌相连;水平裂起自斜裂中点,向前水平走行达前胸壁。

肺叶间裂的变异常见的有奇叶副裂,系肺的发育过程中奇静脉被包入发育中的右肺芽内,由奇静脉两侧的四层胸膜形成,表现为自右肺尖部向奇静脉方向走行的弧形线状致密影,以小圆点状的奇静脉为终止点,其内侧肺组织即奇叶。

2. 肺

(1)肺野:充满气体的两肺在胸片上表现为均匀一致较为透明的区域称肺野。两侧肺野透明度基本相同,其透明度与肺内所含气体量成正比。为便于指明病变部位,通常人为地将两侧肺野分别划分为上、中、下野及内、中、外带。横的划分:分别在第2、4肋骨前端下缘引一水平线,即将肺分为上、中、下三野。纵的划分:分别将两侧肺纵行分为三等分,即将肺部分为内、中、外三带。此外第一肋圈外缘以内的部分称为肺尖区,锁骨以下至第2肋圈外缘以内的部分称为锁骨下区。

(2)肺门:肺门影主要由肺动脉、肺叶动脉、肺段动脉、伴行支气管及肺静脉构成。正位胸片上,肺门位于两肺中野内带第2~5前肋间处,左侧比右侧高1~2cm,两侧肺门可分上、下两部。上、下部相交形成一钝的夹角,称肺门角,而相交点称肺门点,右侧显示较清楚。右下肺动脉内侧有含气的中间支气管衬托而轮廓清晰,正常成人其横径不超过15mm。左下肺动脉由于心脏影的遮盖不能见其全貌。侧位胸片上两侧肺门大部重叠,右肺门略偏前。肺门表现似一尾巴拖长的"逗号",其前缘为上肺静脉干,后上缘为左肺动脉弓,拖长的逗号尾巴由两下肺动脉干构成。

(3)肺纹理:在充满气体的肺野,可见自肺门向外呈放射分布的树枝状影,称为肺纹理(lung's markings)。肺纹理由肺动脉、肺静脉组成,其中主要是肺动脉分支,支气管、淋巴管及少量间质组织也参与肺纹理的形成。在正位胸片上,肺纹理自肺门向肺野中、外带延伸,逐渐变细,至肺野外围几乎不能辨认。下肺野肺纹理比上肺野多而粗,右下肺野肺纹理比左下肺野多而粗。

(4)肺叶、肺段、肺小叶:肺叶(lobe)由叶间胸膜分隔而成,右肺分为上、中、下三个肺叶,左肺上、下两个肺叶。肺叶与肺野的概念不同,肺叶前后重叠。肺叶由 2~5 个肺段组成,每个肺段有单独的段支气管。肺段常呈圆锥形,尖端指向肺门,底部朝向肺的外围,肺段间没有明确边界。各肺段的名称与其相应的支气管一致。肺段由多数的肺小叶组成。肺小叶既是解剖单位又是功能单位。肺小叶由小叶核心、小叶实质和小叶间隔组成。小叶核心主要是小叶肺动脉和细支气管,其管径约 1mm。小叶实质为小叶核心的外围结构。小叶间隔由疏松结缔组织组成,内有小叶静脉及淋巴管走行。小叶的大小不完全一致,直径为 10~25mm。每个小叶又由 3~5 个呼吸小叶(又称腺泡)构成。终末细支气管直径 0.6~0.8mm,在腺泡内继续分出 1、2、3 级呼吸细支气管,然后再分为肺泡管、肺泡囊、最后为肺泡。肺泡壁上有小孔,称为肺泡孔,空气可经肺泡孔相互沟通。呼吸细支气管、肺泡管、肺泡囊、肺泡为肺的气体交换部分。

①肺叶:胸片上,借显影的叶间胸膜可分辨肺叶,多不能完整地显示肺叶的界限,但结合正侧位胸片常可推断各肺叶的大致位置。

右肺上叶:位于右肺前上部,上缘达肺尖,下缘以横裂与中叶分隔,后缘以斜裂与下叶为界。

右肺中叶:位于右肺前下部,上缘以横裂与上叶为界,下缘以斜裂与下叶分隔,自横裂最外端向内,向下斜行至右膈内侧部,内界直达右心缘,呈三角形。

右肺下叶:位于右肺后下部,以斜裂与上叶及中叶分界。

左肺上叶:相当于右肺上叶和中叶所占据的范围。

左肺下叶:相当于右肺下叶所占据的范围。

正位胸片上,上叶下部与下叶上部重叠,中叶与下叶下部重叠。侧位胸片上,上叶位于前上部,中叶位于前下部,下叶位于后下部,彼此不重叠。

副叶:是由副裂深入肺叶内形成,属于肺分叶的先天变异。奇叶为常见的变异,因奇静脉位置异常,奇静脉与周围的胸膜反折形成奇副裂,分隔右肺上叶内侧部分成为奇叶。奇副裂呈细线状影,自右肺尖部向内、下走行至肺门上方,终端呈一倒置的逗点状,是奇静脉断面的垂直投影。

②肺段:胸片上不能显示其界限。在病理情况下,单独肺段受累,可见肺段的轮廓。肺段的名称与相应的支气管一致。

③肺小叶:胸片上不能显示其轮廓。单个肺小叶实变可表现为直径 1~2cm 的片状影。一个腺泡的直径为 4~7mm。当腺泡范围内发生突变时,胸片上可表现为类圆形结节状致密影,称腺泡结节样病变。

(5)气管、支气管:在高千伏胸片上,气管和肺门区的主支气管、叶支气管可以显示。

气管在第 5~6 胸椎平面分为左、右主支气管。气管分叉部下壁形成隆突,分叉角为60°~85°。两侧主支气管逐级分出叶、肺段、亚肺段、小支气管、细支气管、呼吸细支气管、肺泡管和肺泡囊。

①右侧主支气管分出上叶支气管后至中叶支气管开口前的一段称为中间支气管。左侧无中间支气管

②右下叶支气管共分出背、内、前、外、后五支肺段支气管,左下叶支气管则分为背、内前、外、后四支肺段支气管。

3. 纵隔

纵隔(mediastinum)位于胸骨之后,胸膜之前,介于两肺之间,上为胸廓入口,下为横膈。两侧为纵隔胸膜和肺门。其中包含心脏、大血管、气管、食管、主支气管、淋巴组织、胸腺、神经及脂肪等。

胸片上除气管及主支气管可分辨外,其余结构缺乏对比。只能观察其与肺部邻接的轮廓。纵隔的分区在判断纵隔病变的来源和性质上有重要意义。纵隔的分区方法有多种,有较为简单的六分区法,即在侧位胸片上,从胸骨柄体交界处至第 4 胸椎下缘画一水平线,其上为上纵隔,下为下纵隔;以气管、升主动脉及心脏前缘的连线作为前、中纵隔的分界,再以食管前壁及心脏后缘连线作为中、后纵隔的分界。从而将上、下纵隔各分为前、中、后三区,共 6 区。

4. 横膈

横膈(diaphragm)由薄层肌腱组织构成。分左右两叶,介于胸、腹腔之间。两侧均有肌束附着于肋骨、胸骨及腰椎。横膈上有多个连结胸腹腔结构的裂孔,主动脉裂孔有主动脉、奇静脉、胸导管和内脏神经通过;食管裂孔有食管及迷走神经通过;腔静脉裂孔有腔静脉通过。此外,还有胸腹膜裂孔及胸骨旁裂孔,为横膈的薄弱区,是膈疝的好发部位。左右横膈均呈圆顶状,一般右膈顶在第 5 肋前端至第 6 前肋间水平,通常右膈比左膈高1~2cm。横膈的圆顶偏内侧及前方,所以呈内高外低,前高后低。正位胸片上,膈内侧与心脏形成心膈角,外侧逐渐向下倾斜,与胸壁间形成尖锐的肋膈角。侧位片上,膈前端与前胸壁形成前肋膈角;圆顶后部明显向后、下倾斜,与后胸壁形成后肋膈角,位置低而深。平静呼吸状态下,横膈运动幅度为 1~2.5cm,深呼吸时可达 3~6cm,横膈运动两侧大致对称。横膈的局部发育较薄弱或张力不均时,向上呈一半圆形凸起,称为局限性膈膨出,多发生于前内侧,右侧较常见,深吸气时明显,为正常变异。有时在深吸气状态下,横膈可呈波浪状,称为"波浪膈",系因膈肌附着于不同的肋骨前端,在深吸气时受肋骨的牵引所致。

二、CT 检查

胸部的组织复杂,有气的肺组织、脂肪组织、肌肉组织及骨组织。因为这些组织的密度差异很大,其 CT 值的范围宽广,所以在观察胸部 CT 时,至少需采用两种不同的窗宽和窗位,分别观察肺野与纵隔,有时还需采用骨窗,以观察胸部骨骼的改变。胸部 CT 图像是胸部不同层面的断层图像,普通 CT 只能进行胸部横断面成像,多层螺旋 CT 除横断面成像外,可行冠状面及矢状面的成像。

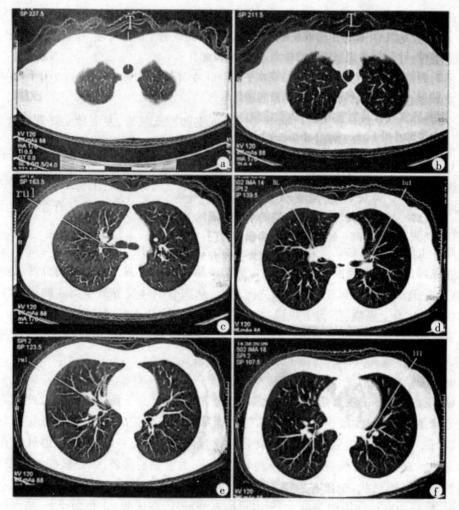

图2-2 正常肺窗CT

1. 胸壁

纵隔窗观察可分辨胸大肌、胸小肌。胸大肌前方为乳腺。胸小肌较薄,位于胸大肌上方之后。后胸壁肌肉较复杂。腋窝的前壁为胸大肌和胸小肌,后壁是背阔肌、大圆肌及肩胛下肌。腋窝内充满大量脂肪,检查时如上肢不上举可见腋窝走行的血管影,勿误为淋巴结。

胸骨柄呈前凸后凹的梯形,两侧后方的凹陷为锁骨切迹,与锁骨头形成胸锁关节。胸骨体呈长方形,成人剑突多呈小三角形高密度影。胸椎位于后胸廓中央。肋骨断面呈弧形排列,第1肋软骨钙化突向肺野内,不要误为肺内病灶。肩胛骨于胸廓背侧呈长形斜条状结构,前方可见喙突,后方可见肩峰及肩关节盂的一部分。螺旋CT三维重建可立体显示胸部骨骼。

2. 纵隔

前纵隔位于胸骨后方,心脏大血管之前。前纵隔内有胸腺组织、淋巴组织、脂肪组织和结缔组织。胸腺位于上纵隔血管前间隙内,分左右两叶,形状似箭头,尖端指向胸骨,胸腺边缘光滑或呈波浪状。儿童胸腺外缘常隆起,成年人胸腺外缘平直或凹陷。胸腺的密度取决于其内的脂肪含量,老年人胸腺几乎全部为脂肪组织代替,仅见一些细纤维索条状结构。前纵隔淋巴结包括前胸壁淋巴结和血管前淋巴结,前者 CT 上难以显示。血管前淋巴结位于两侧大血管前方,沿上腔静脉、无名静脉及颈总动脉前方排列。

中纵隔为心脏、主动脉及气管所占据的部位。中纵隔结构多,包括气管与支气管、大血管及其分支、膈神经及喉返神经、迷走神经、淋巴结及心脏等。心脏各房室之间有少量脂肪组织,所以 CT 上可大致区分各房室。左、右心膈角区可见三角形脂肪密度影,常对称性出现,右侧多大于左侧,为心包外脂肪垫,注意不要误为病变。中纵隔淋巴结多数沿气管、支气管分布,主要有气管旁淋巴结、气管支气管淋巴结、奇静脉淋巴结、支气管肺淋巴结(肺门淋巴结)、隆突下淋巴结。CT 不能显示走行于纵隔内的神经。

后纵隔为食管前缘之后,胸椎前及椎旁沟的范围。后纵隔内有食管、降主动脉、胸导管、奇静脉、半奇静脉及淋巴结。后纵隔淋巴结沿食管及降主动脉分布,与隆突下淋巴结交通。

纵隔淋巴结接受纵隔、两肺、胸壁及横膈的淋巴引流,右侧汇入支气管淋巴干,左侧汇入胸导管。

3. 肺

常规 CT 只能从某横断面上观察某一个断面的肺野或肺门。两肺野可见由中心向外围走行的肺血管分支,由粗渐细,上下走行或斜行的血管则表现为圆形或椭圆形的断面影。有时中老年人两肺下叶后部近胸膜下区血管纹理较粗,系仰卧位扫描时肺血的坠积效应所致,勿误为异常。肺叶及肺段支气管与肺动脉分支血管的相对位置、伴行关系及管径的大小较为恒定,肺动脉的管径与伴行的支气管管径相近。

右肺门:右肺动脉在纵隔内分为上、下肺动脉,上肺动脉常很快分为分支分别伴行于右上叶的尖、后、前段支气管。下肺动脉在中间段支气管前外侧下行中,先分出回归动脉参与供应右上叶后段。然后有右中叶动脉、右下叶背段动脉分出,最后分出 2~4 支基底动脉供应相应的基底段。右肺静脉为两支静脉干,即引流右上叶及右中叶的右上肺静脉干和引流右下叶的右下肺静脉干。

左肺门:左上肺动脉通常分为尖后动脉和前动脉分别供应相应的肺段。左肺动脉跨过左主支气管后即延续为左下肺动脉,左下肺动脉先分出左下叶背段动脉和舌叶动脉,然后分出多支基底动脉供应相应的基底段。左肺静脉也为两支静脉干,即引流左上叶的静脉进入纵隔后与左中肺静脉汇合形成左上肺静脉干,引流左下叶的左下肺静脉干。

叶间裂:由于叶间裂处实际是其两侧相邻肺叶的边缘部分,普通 CT 图像上其边缘部分的微细血管、支气管等结构已不能显示,所以在肺窗上表现为透明带。当叶间裂走行与扫描平面接近垂直或略倾斜时,则可显示为细线状影。高分辨力 CT 图像上,叶间裂可清楚显示为线状影。横断面上斜裂可见于第 4 胸椎平面以下的层面,表现为从纵隔至侧胸壁的横行透明带影;水平叶间裂因其与扫描平面平行,可表现为三角形或椭圆形无血管透明区。多层螺旋 CT 冠状面或矢状面成像易于显示叶间胸膜。

叶间裂是识别肺的标志,左侧以斜裂前方为上叶,后方为下叶。右侧在中间段支气管以上层面,斜裂前方为上叶,后方为下叶;在中间段支气管以下层面,斜裂前方为中叶,后方为下叶。

肺段:肺段的基本形态为尖端指向肺门的锥体状。CT 图像上不能显示肺段间的界限,只能根据肺段支气管及血管的走行定位。发生肺段范围内的病变时,则可显示肺段的形态。

肺小叶:普通 CT 难以显示肺小叶结构。高分辨力 CT 可显示肺小叶呈不规则的多边形或截头锥体形。底朝向胸膜,尖指向肺门,其直径为 10~25mm。CT 显示构成小叶核心的小叶肺动脉和细支气管,其管径约 1mm。小叶实质为小叶核心的外围结构,主要为肺腺泡结构,其内可见高密度的斑点状微小血管断面影。小叶间隔构成肺小叶的边缘,主要由来自胸膜基质的结缔组织构成, 表现长 10~25mm 的均匀线状致密影, 易见于胸膜下,且与胸膜垂直。小叶间隔内的小静脉多可显示,表现为点状或伸向胸膜的线状影。

4. 横膈

横膈为圆顶状的肌性结构,大部分紧贴于相邻脏器如心脏、肝脾等,且密度与相邻器官相似,CT 常难以显示这些部位的横膈影。膈肌前方附着于剑突与两侧肋软骨上,多呈光滑的或轻微波浪状线形影,少数呈不规则或边缘不清的宽肌肉带影。横膈后下部形成两侧膈肌脚,为膈肌与脊柱前纵韧带相连续而形成,简称膈脚。

三、MRI 检查

正常胸部结构的 MRI 表现取决于不同组织的 MR 信号强度特点。肺组织、脂肪组织、肌肉组织、骨组织具有不同的 MR 信号强度,在 MR 图像上表现为不同的黑、白亮度。

1. 胸壁

胸壁肌肉在 T1WI 和 T2WI 上均呈较低信号,显示为黑影或灰黑影。肌腱、韧带、筋膜氢质子含量很低,在 T1WI 和 T2WI 上均呈低信号。肌肉间可见线状的脂肪影及流空的血管影。脂肪组织在 T1WI 上呈高信号,显示为白影,T2WI 上呈较高信号,显示为灰白影。

胸骨、胸椎、锁骨和肋骨的周边骨皮质在 T1WI 和 T2WI 上均显示为低信号,中心部的海绵状松质骨含有脂肪,显示为较高信号。肋软骨信号高于骨皮质信号,低于骨松质信号。

2. 纵隔

胸腺呈均质的信号影,T1WI 上信号强度低于脂肪,T2WI 上信号强度与脂肪相似。

气管与主支气管腔内无信号,气管和支气管壁由软骨、平滑肌纤维和结缔组织构成且较薄,通常也不可见,管腔由周围脂肪的高信号所衬托而勾画出其大小和走行。纵隔内的血管也是由周围脂肪的高信号所衬托而勾画。胸段食管多显示较好,食管壁的信号强度与胸壁肌肉相似。

淋巴结多易于显示,T1WI 上表现为均质圆形或椭圆形结构。通常前纵隔淋巴结、右侧气管旁淋巴结、右气管支气管淋巴结、左上气管旁淋巴结、主、肺动脉淋巴结及隆突下淋巴结较易显示,左下气管旁淋巴结及左主支气管周围淋巴结不易显示。

迷走神经、交感神经和左喉返神经通常不能显示。胸导管有时在横断面可显示。

3. 肺

正常肺野基本呈黑影。肺纹理显示不及 CT,不呈树枝状,而呈稍高信号的横带状影,近肺门处可见少数由较大血管壁及支气管壁形成的支状结构。由于肺血管的流空效应,肺动、静脉均呈管状的无信号影,而肺门部的支气管也呈无信号影,所以两者只能根据其解剖学关系进行分辨,但应用快速梯度回波序列,肺动、静脉均呈高信号,则可鉴别。在肺血管与支气管之间,由脂肪、结缔组织及淋巴组织融合而成的小结节状或条片状高信号影,其直径一般不超过 5mm。

4. 横膈

膈脚在横断面显示清楚,呈一较纤细、向后凹陷的曲线状软组织信号影,前方绕过主动脉,止于第 1 腰椎椎体的外侧缘。冠状面及矢状面能较好显示横膈的高度和形态,横膈的信号强度低于肝脾的信号强度,表现为弧形线状影。

(张 帆 郭奇虹)

第二节 基本病变表现

胸部疾病可表现为不同形态、大小、密度或信号及数目的异常影像学表现,这些异常影像学表现是胸部病变的大体病理改变在影像学上的反映。一种疾病在发展的不同时期可出现不同的异常影像学表现,不同病变又可发生相同或类似的异常影像学表现。认识基本病变的影像学表现是进行诊断和鉴别诊断的基础。

一、肺部病变

1. 支气管阻塞

支气管阻塞由腔内阻塞或外在性压迫所致。腔内阻塞的病因可以是异物、肿瘤、炎性狭窄、分泌物瘀积、水肿,也可以是血块等。外压性阻塞主要由邻近肿瘤或肿大淋巴结压迫所致。阻塞的病因、程度和时间的不同。可引起不同的阻塞改变。支气管阻塞可引起阻塞性肺气肿、阻塞性肺炎和阻塞性肺不张。

(1)阻塞性肺气肿(obstructive emphysema):肺气肿是指终末细支气管以远的含气腔隙过度充气、异常扩大,可伴有不可逆性肺泡壁的破坏,分局限性和弥漫性阻塞性肺气肿。局限性阻塞性肺气肿系因支气管部分性阻塞产生活瓣作用,吸气时支气管扩张空气进入,呼气时空气不能完全呼出,致使阻塞远侧肺泡过度充气。弥漫性阻塞性肺气肿则为终末细支气管慢性炎症及狭窄,形成活瓣性呼气性阻塞,终末细支气管以远的肺泡过度充气伴有肺泡壁破坏。

X 线检查:局限性阻塞性肺气肿表现为肺部局限性透明度增加,其范围取决于阻塞的部位。一侧肺或一个肺叶的肺气肿表现为一侧肺或一叶肺的透明度增加,肺纹理稀疏,纵隔移向健侧,病侧横膈下降。支气管异物引起者透视下可有纵隔摆动,即呼气时纵隔移向健侧,吸气时恢复正常位置。弥漫性阻塞性肺气肿表现为两肺野透明度增加,常有肺大泡出现,肺纹理稀疏。肺气肿晚期,肺组织及毛细血管床破坏加重,气肿区小血管变细减少,肺野透明度明显增加;胸廓前后径及横径均增大,肋间隙增宽,横膈低平且活动减弱;心影狭长呈垂位心形,中心肺动脉可以增粗,外围肺血管纹理变细,严重者出现肺动脉高压及肺心病。

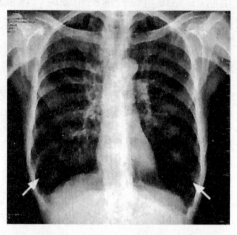

图2-3 双下肺阻塞性肺气肿

CT检查:局限性阻塞性肺气肿表现为某断面上肺局限性透明度增加,肺纹理稀疏。CT对局限性肺气肿的检出比X线检查敏感,可显示阻塞的部位,甚至阻塞的原因。弥漫性阻塞性肺气肿表现为肺纹理稀疏、变细、变直。在肺的边缘部常可见大小不等的肺大泡影。高分辨力CT可显示肺小叶的结构及异常改变,可发现早期肺气肿。

(2)阻塞性肺不张:阻塞性肺不张为支气管腔内完全阻塞、腔外压迫或肺内瘢痕组织收缩引起,以支气管阻塞最为多见。支气管突然完全阻塞后(如支气管异物或血块),肺泡内气体多在18~24h内被吸收,相应的肺组织萎陷。阻塞性肺个张的影像学表现与阻塞的部位和时间有关,也与不张的肺内有无已经存在的病变有关。阻塞可以在主支气管、叶或段支气管、细支气管,而导致一侧性、肺叶、肺段和小叶的肺不张。

X线检查:①一侧性肺不张:患侧肺野均匀敛密,肋间隙变窄,纵隔向患侧移位,横膈升高。健侧有代偿性肺气肿表现。②肺叶不张:不张肺叶缩小,密度均匀增高,相邻叶间裂呈向心性移位。纵隔及肺门可有不同程度向患部移位。邻近肺叶可出现代偿性肺气肿。③肺段不张:单纯肺段不张较少见,后前位一般呈三角形致密影,基底向外,尖端指向肺门,肺段缩小。④小叶不张:为多数终末细支气管被黏液阻塞所致,表现为多数小斑片状。

CT检查:①一侧性肺不张:不张的肺缩小,呈边界清楚锐利的软组织密度结构,增强扫描可见明显强化,常可发现支气管阻塞的部位和原因。②肺叶不张:右肺上叶不张表现为上纵隔右旁的三角形或窄带状软组织密度影,尖端指向肺门,边缘清楚。左肺上叶不张表现为三角形软组织密度影,底部与前外胸壁相连,尖端指向肺门,其后外缘向前内方凹陷。右肺中叶不张较常见,表现为右心缘旁三角形软组织密度影,其尖端指向外侧。肺下叶不张 CT 表现为脊柱旁的三角形软组织密度影,尖端指向肺门,其前外缘锐利,患侧横膈升高,肺门下移。③肺段不张:常见于右肺中叶的内、外段,表现为右心缘旁三角形软组织密度影,边缘内凹。④小叶不张:CT 表现与 X 线表现则似。

MRI 检查:不张肺的肺叶或肺段在 T1WI 上表现为较高信号影,T2WI 上为略高信号影。

2. 肺实变

肺实变指终末细支气管以远的含气腔隙内的空气被病理性液体、细胞或组织所替代。病变累及的范围可以是腺泡、小叶、肺段或肺叶,也可以是多个腺泡、小叶受累而其间隔以正常的肺组织。常见的病理改变为炎性渗出、水肿液、血液、肉芽组织或肿瘤组织。肺实变常见于大叶性肺炎、支气管肺炎及其他各种肺炎;也见于肺泡性肺水肿、肺挫伤、肺出血、肺梗死、肺结核、肺泡癌及真菌病等。肺实质的急性炎症主要变化为渗出(exudation),肺泡内的气体被渗出的液体、蛋白及细胞所代替,多见于各种急性炎症、渗出性肺结核、肺出血及肺水肿。肺泡内的渗出液可通过肺泡孔向邻近肺泡蔓延,病变区与正常肺组织间无截然分界,呈逐渐移行状态。

X 线检查:X 线胸片上实变范围可大可小,多数连续的肺泡发生实变,则形成单一的片状致密影;多处不连续的实变,隔以含气的肺组织,则形成多个灶性影,边界模糊。如实变占据一个肺段或整个肺叶,则形成肺段或大叶性阴影。实变中心区密度较高,边缘区较淡,但当其边缘至叶间胸膜时,可表现为锐利的边缘。当实变扩展至肺门附近,较大的含气支气管与实变的肺组织常形成对比,在实变区中可见含气的支气管分支影,称支气管气像或空气支气管征(air bronchogram)。炎性实变经治疗后,可在 1~2 周内消散,在吸收过程中,病变常失去均匀性。肺出血或肺泡性水肿所形成的实变,其演变较炎性实变快,经适当治疗,可在数小时或 1~2d 内完全消失。

CT 检查:以渗出为主的急性实变在肺窗上表现为均匀性高密度影,大的病灶内常可见空气支气管征。病灶密度均匀,边缘不清楚,靠近叶间胸膜的边缘可清楚。渗出性病变的早期或吸收阶段,实变区可表现为较淡薄的毛玻璃样影,其内常可见肺血管纹理。纵隔窗上急性渗出性病变可完全不显示。慢性过程的实变密度多高于急性病变所引起的实变密度,病灶的边缘也多较清楚。实变小而局限于腺泡时,实变影则表现为数毫米至1cm 大小的结节状,形似梅花瓣状,边缘常较清楚。

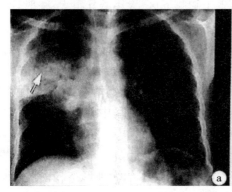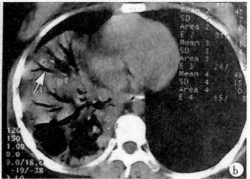

图 2-4　肺实变

MRI 检查:由于 MRI 对液体的成像效果好,因此对于显示肺泡的渗出性病变很有帮助。渗出性实变通常 T1WI 上显示为边缘不清的片状略高信号影,T2WI 上显示较高信号影。有时在病变区内可见含气的支气管影和血液流空的血管影像,类似 CT 图像上的空气支气管征。渗出物所含蛋白质的量不同,所表现的信号强度也就不同,如肺泡蛋白沉积症是以蛋白质和脂质沉积于肺泡为特征,在 MRI 上可显示脂肪的信号特点,与其他渗出性病变的表现明显不一样。

3. 空洞与空腔

空洞(cavity)为肺内病变组织发生坏死后经引流支气管排出后而形成的。空洞壁可由坏死组织、肉芽组织、纤维组织、肿瘤组织所形成,多见于结核、肺癌。根据洞壁的厚度可分厚壁空洞与薄壁空洞。厚壁空洞的洞壁厚度等于或超过 3mm,薄壁空洞的洞壁厚度小于 3mm。空腔(intrapulmonary air containing space)与空洞不同,是肺内生理腔隙的病理性扩大,肺大泡、含气肺囊肿及肺气囊等部属于空腔。

X 线检查:薄壁上洞的洞壁为薄层纤维组织、肉芽组织及干酪组织,呈圆形、椭圆形或不规则的环形,空洞壁内外光滑清楚,多无液面,其周围无大片状阴影,可有斑点状病灶。多见于肺结核,肺转移瘤也可呈薄壁空洞。厚壁空洞的洞壁厚度多在 5mm 以上,空洞周围有高密度实变区,内壁光滑或凹凸不平,多见于肺结核及周围型肺癌。结核性空洞壁外面整齐清楚,空洞内常无或仅有少量液体。周围型肺癌的空洞壁外面呈肿瘤形态,洞壁内面凹凸不平,有时可见壁结节。空腔的壁薄而均匀,周围无实变,腔内无液体。合并感染时,腔内可见气—液面,空腔周围可见实变影。寄生虫囊肿如包虫囊肿穿破后,当囊液及内囊完全咳出可形成含气囊腔,如部分囊液排出则囊腔内可形成气液面以及内囊塌陷漂浮于液面上的水上浮莲征。

CT 检查:结核性空洞多见于上叶尖段、后段或下叶背段,癌性空洞多位于上叶前段及下叶基底段。空洞直径大 3cm 者多为肿瘤,空洞外壁不规则或呈分叶状,内壁凹凸不平或呈结节状,多为癌性空洞。洞壁壁厚小于 4mm 者多为良性病变,大于 15mm 者多为恶性病变。偏心性空洞与壁之间形成半月形空气影,称为空气半月征,为空洞内曲菌球的特征性表现。结核性空洞周围多可见纤维条索影、结节状或斑片状卫星病灶以及与肺门相连的支气管壁的增厚。癌性空洞有时可见支气管狭窄或阻塞,可见阻塞性肺炎征象。先天性肺囊肿的囊壁多较薄且较均匀,厚度在 1mm 左右。肺大泡的壁较先天性肺囊肿的壁更薄,不到 1mm,厚度均匀。肺大泡多发生于胸膜下区,大小差异很大,一般较小,大者可占据一个肺叶或更大。

MRI 检查:空洞内多有空气,在 T1WI 和 T2WI 上空洞均呈低信号影。空洞壁的信号强度依病变的性质、病程的长短及洞壁的厚薄而不同。如结核性空洞形成早期,洞壁厚而内壁不光整。洞壁在 T1WI、T2WI 上呈中等或中等偏高信号。随病情发展,干酪性物质继续溶解排出,洞壁变薄且较光整,洞壁在 T1WI 上和 T2WI 上均呈中等偏低信号。空腔的壁薄,内多无液体,周边多无实变,MRI 上显示不满意。

4. 结节与肿块

结节与肿块是病灶以结节或肿块(nodule or mass)为基本的病理形态,其直径小于或等于 2cm 的称结节,大于 2cm 的为肿块。结节或肿块可单发,也可多发。单发者常见于肺癌、结核球、炎性假瘤等,多发者最常见于肺转移瘤,其他可见于血源性金黄色葡萄球菌肺炎、坏死性肉芽肿、多发性肺囊肿及寄生虫囊肿等。结节与肿块除了其大小不同外,其他表现相同。因此以肿块为代表予于叙述。

X 线检查:肺良性肿瘤多有包膜,是边缘锐利光滑的球形肿块。错构瘤可有"爆玉米花"样的钙化。含液囊肿密度较淡,透视下囊肿随深呼吸而有形态的变化。肺恶性肿瘤多呈浸润性生长,边缘不锐利,常有短细毛刺向周围伸出,靠近胸膜时可有线状、幕状或星状影与胸膜相连而形成胸膜凹陷征。较大的恶性肿瘤特别是鳞癌,中心易发生坏死而形成厚壁空洞。结核球常为圆形,其内可有点状钙化,周围常有卫星病灶。炎性假瘤多为5cm 以下类圆形肿块,肿块上方或侧方常有尖角状突起,病变近叶间胸膜或外围时可见邻近胸膜的粘连、增厚。转移瘤常多发,大小不一,以中下野较多,密度均匀,边缘整齐。

CT 检查:肿块的轮廓可呈多个弧形凸起,弧形相间则为凹入而形成分叶形肿块,称为分叶征,多见于肺癌。瘤体内有时可见直径 1~3mm 的低密度影,称为空泡征;瘤体边缘可有不同程度的棘状或毛刺状突起,称为棘状突起或毛刺征;邻近胸膜的肿块其内成纤维反应收缩牵拉胸膜可形成胸膜凹陷征,多见于周围型肺癌。肿块内如发现脂肪密度影则有助于错构瘤的诊断。结核球周围常有多少不一、大小不等的小结节状卫星病灶及厚壁的引流支气管。癌性肿块可见引流到肺门的癌性淋巴管炎。增强扫描结核球仅周边环形轻度强化;肺良性肿瘤可不强化或轻度均匀性强化;肺恶性肿瘤常为均匀强化或中心强化,且常呈一过性强化。肺部炎性假瘤可呈环状强化或轻度均匀性强化。结节可为腺泡状结节(直径在 1cm 以下),边缘较清楚,呈梅花瓣状的结节,即相当于腺泡范围的实变,也可为粟粒状结节影(4mm 以下)。粟粒型肺结核的结节具有大小一致,分布均匀的特点。癌性淋巴管炎所形成的粟粒结节,分布可不均匀。

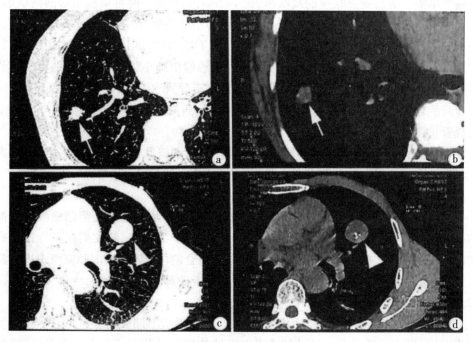

图 2-5　结节与肿块

MRI检查:肿块内的血管组织、纤维结缔组织、肌组织及脂肪组织等成分不同,MRI信号也不同。慢性肉芽肿、干酪样结核或错构瘤等由于其内含有较多的纤维组织与钙质,在T2WI上呈低信号。恶性病变如肺癌或肺转移癌在T2WI上是高信号。肿块内坏死腔T1WI上呈低信号,T2WI上呈高信号。囊性病变在T1WI呈低信号,在T2WI上呈高信号。血管性肿块如动静脉瘘。由于流空效应表现为无信号。

5. 网状、细线状及条索状影

肺部的网状、细线状及条索状影是间质性病变的反映。肺间质病变是指以侵犯肺间质为主的病变,实际上常同时伴有肺实质的改变。肺间质的病理改变可以是渗出或漏出,炎性细胞或肿瘤细胞浸润。纤维结缔组织或肉芽组织增生。常见的肺间质病变有慢性支气管炎,特发性肺纤维化、癌性淋巴管炎、全肺及结缔组织病等。肺间质病理改变的性质不同、范围不同、时间不同,影像学表现可有所不同;应用不同的影像学检查方法,其影像学表现也可有不同。

X线检查:较大的支气管、血管周围间隙的病变表现为肺纹理增粗、模糊。发生于小支气管、血管周围间隙及小叶间隔的病变,表现为网状与细线状影或蜂窝状影。局限性线条状影可见于肺内病变沿肺间质引向肺门或向外围扩散,如肺癌肿块与肺门之间或与胸膜之间的细条状影;肺结核愈合后,其周围肺间质可发生纤维化,表现为条索状影,走行不规则,粗细不一。小叶间隔内有液体或组织增生,可表现为不同部位的间隔线。常见的有间隔B线,表现为两下肺野近肋膈角处的外带,有数条垂直于胸膜的线状影,长约2cm,也可见中上肺野外带,多见于肺静脉高压、肺间质水肿。

CT检查:CT检查对肺间质病变的检出很敏感,尤其是高分辨力CT可以发现早期轻微肺纤维化,显示小叶间隔增厚等微细改变,对肺间质病变的诊断具有重要的价值。小叶间隔增厚表现为与胸膜相连的线状影,长1~2cm,病变明显时可呈多角形的网状影。肺纤维化时,由于广泛的小叶间隔增厚,相邻增厚的小叶间隔相连,在胸膜下1cm以内,可见与胸壁平行的弧形线状影,长2~5cm,称为胸膜下线。肺纤维化后期,在两中、下肺野的胸膜下区可见蜂窝状影。高分辨力CT不但可敏感检出肺小结节,还可鉴别实质结节与间质结节。间质结节时常分布在肺门邻近的血管支气管束、小叶间隔、胸膜下及叶间裂处。肺间质较广泛的纤维化,可见肺组织扭曲变形、病变区肺组织容积缩小,亦可见牵拉性支气管扩张。

MRI检查:由于正常情况下肺野信号很低,网状、细线状病灶显示不满意,比较大的条索状病灶多能在黑色的肺野背景上显示,在T1WI上和T2WI上均呈中等信号影。

6. 钙化

钙化(calcification)在病理上属于变质性病变,受到破坏的组织局部脂肪酸分解而引起酸碱度变化时,钙离子以磷酸钙或碳酸钙的形式沉积下来,一般发生在退行性变或坏死组织内。多见于肺或淋巴结干酪性结核病灶的愈合阶段。某些肺内肿瘤组织内或囊肿壁也可发生钙化。两肺多发钙化除结核外还可见于矽肺、骨肉瘤肺内转移、肺泡浆菌病及肺泡微石症。

X线检查:表现为密度很高、边缘清楚锐利、大小形状不同的阴影,可为斑点状、块状及球形,呈局限或弥散分布。肺结核或淋巴结结核钙化呈单发或多发斑点状;矽肺约化多表现为两肺散在多发结节状或环状钙化,淋巴结钙化是蛋壳样。

CT 检查:在纵隔窗上钙化的密度类似于骨骼密度,CT 值常可达 100Hu 以上。层状钙化多为良性病灶,多见于肉芽肿性病变。错构瘤的钙化呈爆米花样;周围型肺癌的钙化呈单发点状或局限性多发颗粒状、斑片状钙化。肺门淋巴结蛋壳状钙化常见于肺尘埃沉着症。通常钙化在病灶中所占的比例越大,良性的可能性就越大。弥漫性小结节状钙化多见于肺泡微石症、含铁血黄素沉着症和矽肺。

MRI 检查:钙化无信号,较大的钙化灶表现为信号缺损区。

二、胸膜病变

1. 胸腔积液

多种疾病可累及胸膜产生胸腔积液。病因不同,可以是感染性、肿瘤性、变态反应性,也可以是化学性或物理性。液体性质也不同,可以是血性、乳糜性、胆固醇性,也可以是脓性。可以是渗出液,也可以是漏出液。

X 线检查:①游离性胸腔积液(free pleural effusion):少量积液最先积聚于位置最低的后肋膈角,因而站立后前位检查多难以发现。液量达 250ml 左右时,于站立后前位检查也仅见肋膈角变钝,变浅或填平。随液量增加可依次闭塞外侧肋膈角,掩盖膈顶,其上缘在第 4 肋前端以下, 呈外高内低的弧形凹面。中量积液上缘在第 4 肋前端平面以上,第 2 肋前端平面以下,中下肺野呈均匀致密影。大量积液上缘达第 2 肋前端以上,患侧肺野呈均匀致密阴影。有时仅见肺尖部透明,可见肋间隙增宽,横膈下降,纵隔向健侧移位。②局限性胸腔积液 (localized pleural effusion):包裹性积液(encapsulated effusion)为胸膜炎时,脏、壁层胸膜发生粘连使积液局限于胸膜腔的某一部位,多见于胸下部侧后胸壁。切线位片上,包裹性积液表现为自胸壁向肺野突出之半圆形或扁丘状阴影,其上下缘与胸壁的夹角呈钝角, 密度均匀, 边缘清楚, 常见于结核。③叶间积液(interlobar effusion)为局限于水平裂或斜裂的叶间裂积液,可单独存在,也可与游离性积液并存。发生于斜裂者,正位 X 线检查多难以诊断,侧位则易于发现,典型表现是叶间裂部位的梭形影,密度均匀,边缘清楚。游离性积液进入叶间裂时多局限于斜裂下部,表现为尖端向上的三角形密度增高影。叶间积液可由心衰或结核引起,少数肿瘤转移也可表现为叶间积液。④肺底积液(subpulmonary effusion)为位于肺底与横膈之间的胸腔积液,右侧较多见。被肺底积液向上推挤的肺下缘呈圆顶形,易误诊为横膈升高。肺底积液所致的"横膈升高"圆顶最高点位于偏外 1/3,且肋膈角深而锐利,可资鉴别。

CT 检查:少量、中等量游离性积液表现为后胸壁下弧形窄带状或新月形液体样密度影,边缘光滑整齐,俯卧位检查可见液体移至前胸壁下。大量积液则整个胸腔为液体样密度影占据,肺被压缩于肺门呈软组织影,纵隔向对侧移位。包裹性积液表现为自胸壁向肺野突出的凸镜形液体样密度影,基底宽而紧贴胸壁,与胸壁的夹角多呈钝角,边缘光滑,邻近胸膜多有增厚,形成胸膜尾征。叶间积液表现为叶间片状或带状的高密度影,有时呈梭状或球状,积液量多时可形似肿瘤,易误诊为肺内实质性肿块。

MRI 检查:一般非出血性积液在 T1WI 上多呈低信号;结核性胸膜炎及外伤等所致的积液,由于内含较高蛋白质和细胞成分,在 T1WI 上可呈中–高信号。胸腔积液不论其性质如何，在 T2WI 上均为很高信号，说明积液的性质主要影响 T1WI 上的信号强度。MRI 有利于胸、腹水的鉴别。

2. 气胸与液气胸

空气进入胸膜腔内为气胸（pneumothorax）。空气进入胸腔是因脏层或壁层胸膜破裂。前者多在胸膜下肺部病变的基础上发生，称自发性气胸，如严重肺气肿、胸膜下肺大泡、肺结核及肺脓肿等，当胸膜裂口具活瓣作用时，气体只进不出或进多出少，可形成张力性气胸。后者为壁层胸膜直接损伤破裂，体外空气进入胸腔，如胸壁穿通伤、胸部手术及胸腔穿刺。胸膜腔内液体与气体同时存在为液气胸（hydropneumothorax）。外伤、手术后及胸腔穿刺后均可产生液气胸。

X 线检查：气胸区无肺纹理，为气体密度。少量气胸时，气胸区呈线状或带状，可见被压缩肺的边缘，呼气时显示较清楚。大量气胸时，气胸区可占据肺野的中外带，内带为压缩的肺，呈密度均匀软组织影。同侧肋间隙增宽，横膈下降，纵隔向健侧移位，对侧可见代偿性肺气肿。如脏、壁店胸膜粘连，可形成局限性或多房局限性气胸。液气胸时立位片可见气液面，严重时，气液面横贯胸腔。如脏、壁层胸膜粘连，上可形成局限性或多房性液气胸。

CT 检查：肺窗上气胸表现为肺外侧带状无纹理的高透亮区，其内侧可见弧形的脏层胸膜呈细线状软组织密度影，与胸壁平行。肺组织有不同程度的受压萎陷，严重时整个肺被压缩至肺门成球状，伴纵隔向对侧移位，横膈下降。液气胸由于重力关系，液体分布于背侧，气体分布于腹侧。可见明确的液气平向及萎陷的肺边缘。液气胸由于胸膜粘连可局限于胸腔的一部。

MRI 检查：不能显示气胸，只能显示液气胸的液体信号。

3. 胸膜肥厚、粘连及钙化

胸膜炎性纤维素渗出、肉芽组织增生、外伤出血机化均可引起胸膜增厚、粘连及钙化（pleural chickening，adhesion and calcification）。胸膜增厚与粘连常同时存在。轻度局限性胸膜增厚粘连多发生在肋膈角区。胸膜钙化多见于结核性胸膜炎、出血机化、肺尘埃沉着症。

X 线检查：胸膜肥厚、粘连表现为肋膈角变浅、变平、膈运动轻度受限。广泛胸膜增厚粘连时，可见患侧胸廓塌陷，肋间隙变窄，肺野密度增高，肋膈角近似直角或闭锁，横膈升高且顶变平。横膈运动微弱或不动，纵隔可向患侧移位。胸膜钙化时在肺野边缘呈片状、不规则点状或条状高密度影。包裹性胸膜炎时，胸膜钙化可呈弧线形或不规则环形。

CT 检查：胸膜肥厚表现为沿胸壁的带状软组织影，厚薄不均匀，表面不光滑，与肺的交界面多可见小的粘连影。胸膜肥厚可达 1cm 以上，胸膜增厚达 2cm 时多为恶性。胸膜钙化多呈点状、带状或块状的高密度影，其 CT 值接近骨骼。

MRI 检查：对胸膜肥厚、粘连与钙化的显示不如普通 X 线和 CT。

4. 胸膜肿块

胸膜肿块（pleural mass）见于胸膜原发或转移性肿瘤，多为胸膜间皮瘤，少数为来自结缔组织的纤维瘤、平滑肌瘤、神经纤维瘤等。也可见于机化性脓胸及石棉肺形成的胸膜斑块等。胸膜肿瘤可为局限性或弥漫性，弥漫性均为恶性。可伴或不伴有胸腔积液，肿块合并胸水多为恶性。

X 线检查：表现为半球形、扁丘状或不规则形肿块、密度均匀，边缘清楚，与胸壁呈钝角相交，胸膜外脂肪层完整。弥漫性间皮瘤可伴胸腔积液，转移瘤可伴有肋骨破坏。

CT 检查：除 X 线检查所见外，有时可见肿块周边与胸膜相延续而形成胸膜尾征。增强扫描肿块多有较明显强化。弥漫性胸膜肿瘤多呈弥漫性，胸膜增厚，表面高低不平，呈结节状或波浪状，范围较广者可累及整个一侧胸膜。机化性脓胸或石棉肺斑块多伴有钙化。

MRI 检查：在 T1WI 上在肿瘤呈中等信号，T2WI 上信号强度增高。

三、纵隔病变

纵隔本身病变及/或肺内病变对引起纵隔形态、位置改变。纵隔的形态改变多表现为纵隔增宽。纵隔增宽分为局限性和非对称性。引起纵隔增宽的病变时为肿瘤性、炎症性、出血性、淋巴性和血管性，以纵隔肿瘤最常见。胸腔、肺内及纵隔病变均可使纵隔移位，肺不张及广泛胸膜增厚可牵拉纵隔向患侧移位；胸腔积液、肺内巨大肿瘤及偏侧生长的纵隔肿瘤可推压纵隔向健侧移位。

X 线检查：纵隔内肿瘤、淋巴结增大、动脉瘤均可表现为纵隔肿块，纵隔相应部分变形。畸胎瘤所含牙齿、动脉瘤壁钙化、淋巴结结核钙化均表现为纵隔内更高密度影。腹腔组织或脏器疝入胸腔也可使纵隔增宽、变形，空腔脏器疝入时，可见空气影。一侧肺气肿时，过度膨胀肺连同纵隔向健侧移位。一侧主支气管内异物引起不完全阻塞时，两侧胸腔压力失去平衡，呼气时患侧胸腔内压升高，纵隔向健侧移位，吸气时纵隔恢复原位，称此为纵隔摆动。

CT 检查：根据 CT 值可将纵隔病变分为四类：脂肪密度、实性、囊性及血管性病变。脂肪瘤以右心膈角多见。实性病变可见于良、恶性肿瘤、淋巴结肿大等。囊性病变表现为圆形或类圆形液体样密度影，心包囊肿多位于右心膈角。支气管囊肿好发于支气管周围部、气管或食管旁及肺门部。主动脉瘤可见血管中的弧形钙化。CT 增强检查对鉴别血管性与非血管性、良性与恶性肿块很有价值。血管性病变增强检查可明确显示动脉瘤、动脉夹层及附壁血栓。实性病变中，良性病变多均匀轻度强化，恶性病变多不均匀较明显强化。囊性病变仅见囊壁轻度强化，脂肪密度病变仅见其内的血管强化。

MRI 检查：实性肿瘤在 T1WI 信号强度常略高于正常肌肉组织，T2WI 信号强度多有所增高。肿瘤内发生变性坏死，瘤灶的则不均匀，坏死区在 T1WI 上呈低信号，T2WI 上呈明显高信号。畸胎瘤在 T1WI 和 T2WI 上时见脂肪信号。单纯性浆液性囊肿 T1WI 呈低信号，T2WI 上呈显著高信号。黏液性囊肿或囊内含丰富的蛋白时，在 T1WI 和 T2WI 上均为高信号。囊内含胆固醇结晶或出血时，T1WI 上也呈高信号。脂肪性肿块在 T1WI 和 T2WI 上均为高信号，应用脂肪抑制技术，脂肪性肿块则呈低信号。动脉瘤的瘤壁弹性差，血流在该处流速减慢或形成涡流，涡流产生的信号多不均匀。动脉夹层依其血流速度不同，易分辨真假腔。通常假腔大于真腔，假腔的血流较缓慢，信号较高，且常有附壁血栓形成致腔壁增厚。真腔血流快，通常无信号。

（郭奇虹　张　帆）

第三节　比较影像学

一、胸部影像检查的比较

X 线检查:X 线胸片经济简便、应用广泛、整体感强,是胸部疾病诊断的基本方法。X 线检查的目的主要是:明确胸部是正常还是异常,随访复查可对肺部病变进行动态观察或判断疗效,了解术后改变或术后病变的复发情况。健康普查可早期发现症状不明显的疾病。X 线的不足之处是微细病灶易漏诊,对病变的定位及定性诊断均较难。

CT 检查:CT 检查易于发现胸部病变和显示病变特征, 可用于 X 线胸片诊断困难的所有病变的检查。应用增强扫描、动态扫描以了解病变的血供情况。可显示心影后及后肋膈角等处隐匿性病灶,减少漏诊,提高病变检出率。多层 CT 的低剂量扫描可用于肺癌的普查。

MRI 检查:MRI 检查多用于纵隔和肺门病变的诊断,主要是了解肺部病变对纵隔的侵袭情况,了解纵隔病变对心脏大血管的侵袭情况。鉴别纵隔或肺门病变是血管性还是非血管性, 不使用对比剂也可显示纵隔或/和肺门的淋巴结肿大。根据肺泡渗出病变 T1WI、T2WI 信号推测渗出的成分,根据胸腔积液 T1WI、T2WI 信号表现推测胸水的成分。肺部 MR 信号弱,难以显示肺的微细结构;显示病灶的钙化不敏感,也难以显示胸部骨折及气胸;心跳和呼吸运动易引起伪影,影响图像的观察与分析。

超声检查:超声为无创伤性检查,且操作简便,效果快捷、易为患者所接受。主要适应证为胸壁良、恶性肿瘤、胸壁感染、胸膜病变及浅表的肺肿物。介入超声应用于超声引导经皮穿刺胸壁、胸膜、肺及纵隔占位病变组织活检及细胞学检查;胸腔积液、脓胸和肺癌定位穿刺抽液、置管引流及注药治疗;肺脓肿超声引导穿刺抽吸及引流等。超声不足之处是在胸部的应用历史不长,尚缺乏经验。含气的肺组织和胸部骨骼时将入射超声全反射,所以其应用受到较大的限制。

二、胸部影像检查的优选

诸多医学成像技术都可用于胸部疾病的诊断,但如何合理利用这些成像技术,做到既经济又省时、既简便又准确,是临床上经常遇到的问题。一个临床医师掌握影像成像原理和各影像成像技术在胸部应用的优势和限度十分必要。X 线、CT、MRI 和超声检查在胸部的应用各有其优势和限度,彼此间可以互相补充、互相印证,进行胸部影像检查时要进行优选,其原则是:

因地而异:尽管用于胸部影像学检查的成像技术有 X 线、CT、MRI 和超声检查,但目前由于各地经济发展不平衡,并不是每个医疗单位或医疗部门均具备前述这些成像设备,比如 MRI 设备尚未普及。因此进行检查优选的时候,要因地制宜,根据本地区、本单位的实际情况出发,进行优选。

因时而异：疾病的发生发展是有其过程和规律的，比方说大叶性肺炎的充血期，如用 X 线检查多无异常所见，但应用高分辨力 CT 多能发现异常。如胸部严重创伤的患者，时间性很强，那么应首选 X 线检查。对于肺内小结节转移灶的显示，CT 有优势。

因病而异：什么疾病选用什么检查这一问题非常重要。比如 MRI 不能观察慢性支气管炎、肺气肿；气胸、肺粟粒性病变等。CT 观察肋骨骨折还不如 X 线胸片。疑肺门淋巴结肿大可直接选用 MRI。行胸腔穿刺引流时，可首选超声检查。对胸膜肥厚、粘连与钙化的显示，MRI 和超声不如 X 线和 CT。MRI 显示纵隔病变与血管性病变、鉴别横膈上、下病变明显有优势。

因人而异：一般来说，影像学检查的选择原则应该先简单后复杂，先经济后昂贵。由于患者间的经济状况有很大的不同，患者的需求也不一样，各种影像学检查的费用差别也较大，所以在进行检查优选的时候，必须同时考虑患者的经济承受能力。同时，也可在向患者充分说明各种影像成像技术的优势与限度的基础上，让患者选择检查方法。

（张　帆　郭奇虹）

第三章 疾病诊断

第一节 支气管扩张症

支气管扩张症(bronchiectasis)是指支气管内径呈不同程度异常增宽。少数为先天性,多数为后天性,男女发病无明显差异,好发于儿童及青壮年。

【临床与病理】

后天性支气管扩张的主要发病机制是:①慢性感染引起支气管壁组织的破坏;②支气管内分泌物瘀积与长期剧烈咳嗽,引起支气管内压增高;③肺不张及肺纤维化对支气管壁产生的外在性牵拉。这三个因素互为因果,促成并加剧支气管扩张。先天性支气管扩张病理改变为管壁平滑肌、腺体和软骨减少或缺如,同时有支气管上皮脱落,支气管壁内炎性细胞浸润,管壁肿胀和周围纤维组织增生。

支气管扩张一般发生在 3~6 级分支,根据形态可分为:①柱状型支气管扩张;②曲张型支气管扩张;③囊状型支气管扩张。三种类型可同时混合存在或以其中一种形态为主出现。支气管扩张可两肺同时存在,两肺呈广泛者较少见,尤以右肺下叶、左肺下叶和左肺舌叶多见。咳嗽、咳痰和咯血为支气管扩张三大主要症状。合并感染时,可发热,畏寒和白细胞增高,反复感染者,可出现呼吸困难和杵状指。

【影像学表现】

目前常规 X 线检查仅作为初选,确定支气管扩张的存在、类型和范围主要依靠 CT,尤其是高分辨力 CT。

其主要 CT 表现为：①柱状型支气管扩张时, 当支气管水平走行而与 CT 层面平行时可表现为"轨道征";当支气管和 CT 层面呈垂直走行时可表现为管壁圆形透亮影,呈"戒指征"。②囊状型支气管扩张时,支气管远端呈囊状膨大,成簇的囊状扩张可形成葡萄串状阴影,合并感染时囊内可出现液平及囊壁增厚。③曲张型支气

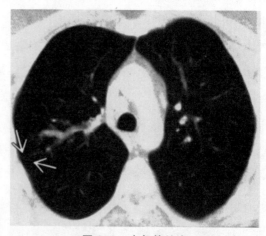

图 2-6 支气管扩张

管扩张可表现支气管径呈粗细不均的囊柱状改变,壁不规则,可呈念珠状。④当扩张的支气管腔内充满黏液栓时,表现为律状或结节状高密度阴影,类似"指状征"改变。

(郭奇虹 张 帆)

第二节 肺 炎

肺炎(pneumonia)为肺部常见病、多发病,肺炎可按病因学和解剖学分类。按病因学可分为感染性、理化性、免疫和变态反应性,其中感染性最常见。按病变的解剖分布可分为大叶性、小叶性及间质性肺炎。实际上单从影像学观察来判断肺炎是由何种病原体所致常有困难,但影像学能真实反映肺炎的有无、所处部位、分布形态以及动态变化,从而为临床诊断和治疗提供重要的影像学信息。

一、大叶性肺炎

大叶性肺炎(lobar pneumonia)是细菌性肺炎中最常见的一种。多为肺炎链球菌致病。炎症累及整个肺叶或多个整肺叶,也可呈肺段分布。

【临床与病理】

典型的病理变化分为四期,即充血期、红色肝样变期、灰色肝样变期及消散期。早期为充血期,病变部位毛细血管充血扩张,肺泡内仍有空气但可有少量浆液性渗出。此后肺泡内充满黏稠的渗出液,其中有纤维素和许多红细胞,使肺组织切面呈红色,为红色肝样变期。随病变发展,肺泡内红细胞减少,代之以大量白细胞,肺组织切面呈灰色,为灰色肝样变期。经及时治疗,1周后开始转入消散期,肺泡内纤维蛋白渗出物溶解、吸收,肺泡重新充气。

多数患者发病前有受凉、过度劳累或上呼吸道感染。起病急,寒战高热、胸痛、咳较黏稠或为典型铁锈色痰。下叶肺炎可刺激隔胸膜,疼痛放射至腹部。血白细胞总数及中胜粒细胞明显增高。

【影像学表现】

(1)X线表现:大叶性肺炎充血期,可无阳性发现,或仅肺纹理增多,透明度略低。至实变期(包括红色肝样变及灰色肝样变期)表现为密度均匀的致密影,炎症累及肺段表现为片状或三角形致密影;累及整个肺叶,呈以叶间裂为界的大片致密阴影,有时致密阴影内,可见透亮支气管影,即支气管充气征。消散期时实变区密度逐渐减低,由于病变的消散不均,表现为大小不等、分布不规则的斑片状阴影。炎症最终可完全吸收,或只留少量索条状阴影,偶可机化演变为机化性肺炎。

(2)CT表现:由于CT密度分辨力高,在充血期即可发现病变区呈磨玻璃样阴影,边缘模糊。病变区血管仍隐约可见。实变期时可见呈大叶或肺段分布的致密阴影,在显示空气支气管征方面CT较X线胸片更清晰。消散期随病变的吸收,实变阴影密度减低,呈

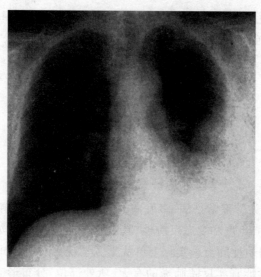

图 2-7　大叶性肺炎

散在、大小不等的斑片状阴影,最后可完全吸收。消散期的表现易与肺结核或小叶性肺炎相混淆,了解患者的发病经过和临床表现、体征与实验室检查有助于诊断。

【诊断与鉴别诊断】

急性大叶性肺炎有典型临床表现,结合胸部 X 线片即可确诊。CT 检查的目的:①早期肺炎(实变前期)的检出;②对不典型病例,如消散缓慢、反复发作,年龄较大患者,应与阻塞性肺炎鉴别。

二、支气管肺炎

支气管肺炎(bronchopneumonia),亦称小叶性肺炎(lobuar pneumonia);多见于婴幼儿、青少年和老年及极度衰弱的患者,或为手术后并发症。

【临床与病理】

病理变化为支气管周围的肺实质炎症, 以小叶支气管为中心经过终末细支气管延及肺泡,在支气管和肺泡内产生炎性渗出物。病变范围是小叶性的,呈散在性两侧分布,但可融合成大片。由于细支气管炎性充血、水肿,易致细支气管不同程度的阻塞,可出现小叶性肺气肿或肺不张。

临床表现发病急骤,有高热寒战、咳嗽、咳泡沫黏液脓性痰,常有胸痛,呼吸困难。

【影像学表现】

(1)X 线表现:病变多在两肺中下野的内、中带。肺纹理增多、增粗、模糊。沿肺纹理分布有斑片状模糊致密影,密度不均。密集的病变可融合成较大的片状。

(2)CT 表:CT 扫描,见两肺中下部支气管血管束增粗,大小不同的结节状及片状阴影,边缘模糊,多个小片状阴影可融合成大片状。有时在小片状影间,可见 1~2cm 的类圆形透亮阴影,系小叶支气管部分性阻塞引起的小叶性过度充气。

【诊断与鉴别诊断】

支气管肺炎有明显的临床症状,典型病例通常 X 线胸片即可诊断,一般不需 CT 检查。对迁延或反复发作者,CT检查旨在了解有无并发支气管扩张。

三、间质性肺炎

间质性肺炎(interstitial pneumonia)系以肺间质炎症为主的肺炎,包括支气管壁、支气管周围的间质组织和肺泡壁。

多见于小儿,常继发于麻疹、百日咳或流行性感冒等急性传染病。

【临床与病理】

病变主要为小支气管壁及肺间质的炎性细胞浸润, 炎症可沿淋巴管扩展引起淋巴管炎及淋巴结炎。小支气管的炎症、充血及水肿可引起部分性或完全性阻塞。

临床上除原发急性传染病的症状外,常同时出现气急、紫组、咳嗽。但体征较少。

【影像学表现】

(1)X线表现:两肺门及中下肺野纹理增粗、模糊,并可见网状及小斑片状影。由于细支气管的部分阻塞,有时伴有弥漫性肺气肿。肺门周围间质内炎性浸润,可使肺门密度增高、轮廓模糊、结构不清。

(2)CT表现:间质性肺炎的早期或轻症病例,高分辨力CT见两侧支气管血管束增粗,呈不规则改变,并伴有磨玻璃样阴影,代表支气管周围间质内炎性浸润并伴有肺泡内炎性浸润及少量渗出。较重者可伴有小叶性实变,表现为小斑片状阴影。肺门及纵隔淋巴结可有增大。

【诊断与鉴别诊断】

间质性肺炎应与支气管肺炎鉴别。支气管肺炎以两肺中下野散在小片状影为主要表现。

(郭奇虹　张　帆)

第三节　肺　脓　肿

肺脓肿(lung abscess)系由多种病原菌引起的肺部化脓性感染,早期为化脓性肺炎,继而发生坏死、液化和脓肿形成。

【临床与病理】

病理变化为化脓性肺炎导致细支气管阻塞, 小血管炎性栓塞,肺组织坏死继而液化,经支气管咳出后形成脓腔。有时肺脓肿发展迅速,脓液破溃到胸腔形成脓气胸和支气管胸膜瘘。急性期经体位引流和抗生素治疗,脓腔可缩小而消失。如治疗不彻底,脓肿周围纤维组织增生,脓肿壁变厚而转变为慢性肺脓肿。

急性肺脓肿有急性肺炎的表现,如有高热寒战、咳嗽咳痰、胸痛,全身中毒症状较明显。咳嗽逐渐加重,并吐大量脓臭痰/慢性肺脓肿者,经常咳嗽、咳脓痰和血痰,不规则发热伴贫血和消瘦等,并可有杵状指(趾)。

【影像学表现】

(1)X线表现:病灶呈浓密的团状阴影,占据一个或多个肺段,病灶中有厚壁的透亮空洞。急性期,由于脓肿周围炎性浸润存在,使空洞壁相当厚且外缘模糊,空洞常为中心性,亦可为偏心性,壁虽厚,但内壁常较光整,底部常见液平。慢性期,空洞周围炎性浸润逐渐吸收减少,空洞壁逐渐变薄,腔也慢慢缩小,周围有较多紊乱的条索状纤维病灶。

(2)CT表现:CT较易显示实变阴影内的早期坏死后液化,从而可早期确立肺脓肿的诊断。CT对脓肿壁的显示也较胸部平片清晰,同时易于判断脓腔周围情况、鉴别脓肿位于肺内或胸膜腔内、是否伴有少量胸腔积液、脓肿处有无局部胸膜增厚。也可正确判断肺脓肿是否破入胸腔而引起的局限性脓胸或脓气胸等。

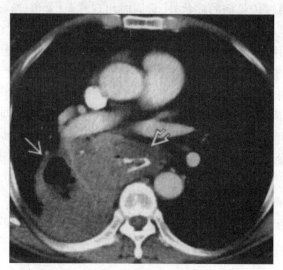

图2-8 肺脓肿

【诊断与鉴别诊断】

肺脓肿空洞主要应与肺结核空洞和肺癌空洞进行鉴别。结核性空洞多发生在肺上叶尖段、后段和下叶背段,通常较小,壁薄,壁内缘光滑,外壁也较光整与清晰,周围常有多发小斑片状或索条状卫星病灶,或有其他肺野的播散病灶。癌性空洞多见于老年,厚壁空洞,空洞常呈偏心胜,空洞内壁缘高低不平,可有癌结节,空洞外壁可有分叶及毛刺征。

(郭奇虹 张 帆)

第四节 肺 结 核

肺结核(pulmonary tuberculosis)是由人型或牛型结核杆菌引起的肺部慢性传染病。

【临床与病理】

基本病理变化是渗出、增殖和变质。渗出性为主的病变表现为浆液性或纤维素肺泡炎。该变化发生在病变早期,或机体免疫力低下,或菌量少却毒力强,或变态反应较强情况下。若菌量少、毒力较低,或人体抵抗力较强,对结核杆菌产生一定免疫力时,病变则以增殖为主的结核性结节肉芽肿为特征。增殖性病变周围也可出现渗出性病变,两者常混合存在。当人体抵抗力增强或经正规抗结核药物治疗,细菌可逐渐被控制、消灭,病变可吸收、纤维化、纤维包裹或钙化。变质为主的病变多由渗出性或增生性病变发展而来,常常以菌量大、毒力强、机体抵抗力低、变态反应增高或未适当治疗时发生。细菌增殖,病灶可扩大、溶解、液化和空洞形成,并可经血行发生肺内及全身性播散,也可经支气管发生肺内播散。

肺结核的临床表现不一,可无明显症状,或有低热、盗汗、疲乏、消瘦、食欲不振、咳嗽、咯血、胸痛和气促等。急性血行播散者,可有高热、寒战、咳嗽、昏睡和神志不清等全身中毒的症状。肺结核以临床症状、影像学表现和痰菌为依据进行综合诊断。

肺结核的临床分类,目前以中华结核病学会于 1998 年制定新的中国结核病分类标准。由于其内容较多,因而主要介绍其与影像学密切相关的内容。

(1)原发性肺结核(代号:Ⅰ型):原发性肺结核为原发结核感染所致的临床病症,包括原发综合征和胸内淋巴结结核。

(2)血行播散型肺结核(代号:Ⅱ型):包括急性血行播散型肺结核(急性粟粒型肺结核)及亚急性、慢性血行播散型肺结核。

(3)继发性肺结核(代号:Ⅲ型):继发性肺结核是肺结核中的一个主要类型,包括浸润性肺结核与慢性纤维空洞性肺结核。

(4)结核性胸膜炎(代号:Ⅳ型):临床上已排除其他原因引起的胸膜炎。包括结核性干性胸膜炎、结核性渗出性胸膜炎、结核性脓胸。

(5)其他肺外结核(代号:Ⅴ型):其他肺外结核按部位及脏器命名,如骨关节结核、结核型脑膜炎、肾结核、肠结核等。

【影像学表现】

1. 原发性肺结核:原发性肺结核(Ⅰ型)(primary pulmonary tuberculosis)又名原发综合征(primary complex),多见于儿童和青少年,少数为成人。

X 线表现:原发性肺结核的典型表现有三个 X 线征。①原发浸润:肺近胸膜处原发病灶,多位于中上肺野,其他肺野则少见。为局限性斑片状阴影,中央较浓密,周边较淡而模糊,当周边炎症吸收后则边缘略清晰。②淋巴管炎:从原发病灶向肺门走行的条索状阴影,不规则,此阴影仅一过性出现,一般不易见到。③肺门、纵隔淋巴结肿大:结核菌沿淋巴管引流至肺门和纵隔淋巴结,引起肺和纵隔淋巴结肿大。表现为肺门增大或纵隔边缘肿大淋巴结突向肺野。增大的淋巴结有时可压迫支气管,引起相应肺叶的不张。

原发病灶经治疗后易于吸收,少数原发病灶可以干酪样变,形成空洞。

但淋巴结炎常伴不同程度的干酪样坏死,愈合较慢,愈合后可残留钙化。当原发病灶吸收后,原发性肺结核则表现为胸内或纵隔内淋巴结结核。淋巴结内部干酪灶可破溃至血管和支气管产生血行或支气管播散。

CT 表现:CT 扫描可更清晰发现肺门及纵隔淋巴结增大,显示其形态、大小、边缘轮廓和密度等。对隆突下淋巴结增大,X 线片不易显示,而 CT 可以清晰显示。同时 CT 可早

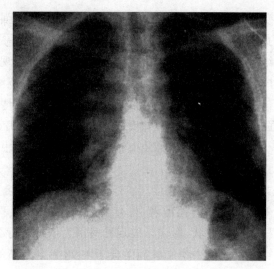

图 2-9　肺结核

期发现原发灶内的干酪样坏死,表现为病灶中心相对低密度区。

2. 血行播散型肺结核(Ⅱ型)(hemo-disseminated pulmonary tuberculosis):此型为结核菌经血行播散的结核。由于结核菌的毒力不同,菌的数量以及机体免疫功能状况等因素,可分为急性、亚急性及慢性血行播散型肺结核。

X 线表现:①急性血行播散型肺结核又称急件粟粒型肺结核(acute miliary tuberculosis):表现两肺弥漫性粟粒状阴影。粟粒大小为 1~2mm,边缘清晰。粟粒影像特点主要为三均匀,即分布均匀、大小均匀和密度均匀。②亚急性血行播散型肺结核:病灶多见于两肺上、中肺野,粟粒状阴影大小不一、密度不均、分布不匀;病灶可融合,或增殖硬结和钙化,也可纤维化呈索条阴影,甚至部分病灶可形成空洞透亮区;同时,常伴两下肺透过度增高的代偿性肺气肿,双膈降低,心影垂直,上可见胸膜增厚与粘连。③慢性血行播散型肺结核:病变类似于亚急性血行播散型肺结核表现,只是大部分病变呈增殖性改变,病灶边缘基本清晰,纤维索条状影更明显,或者病灶钙化更多见,胸膜增厚和粘连更显著等。同时,两肺纹理增粗紊乱更明显。

CT 表现:CT 扫描,特别高分辨力 CT,因为分辨力提高,更易清晰显示粟粒性病灶,尤其对早期急性粟粒型肺结核显示优于胸片,利于确诊。表现为两肺广泛 1~2mm 大小的点状阴影,密度均匀、边界清楚、分布均匀,与支气管走行无关。亚急性或慢性血行播散型肺结核 CT 与 X 线胸片所见相似,主要表现为多发大小不一的结节影,上肺结节多,且大于下肺结节。同时对部分病灶的小空洞或钙化、胸膜增厚或钙化显示更清晰。

3. 继发性肺结核(Ⅲ型):继发性肺结核(secondary pulmonary tuberculosis)为成年结核中最常见的类型。包括浸润病变、干酪病变、增殖病变、空洞病变、结核球以及纤维、钙化等多种不同性质的病变。

(1)浸润性肺结核(inflitrative pulmonary tuberculosis):多为已静止的原发病灶的重新活动,或为外源性再感染。由于机体对结核菌已产生特异性免疫力,病变常局限于肺的一部,多在肺上叶尖段、后段及下叶背段。

　　X线表现：多种多样，可以一种为主或多种征象混合并存，主要可见以下8种征象。①局限性斑片阴影：见于两肺上叶尖段、后段和下叶背段，右侧多于左侧。②大叶性干酪性肺炎：为一个肺段或肺叶呈大片致密性实变，密度中心较高，边缘模糊。③增殖性病变：呈斑点状阴影，边缘较清晰，排列成"梅花瓣"或"树芽"状阴影，为结核病的典型表现。④结核球（tuberculoma）：圆形、椭圆形阴影，大小0.5~4cm不等，常见2~3cm，边缘清晰，轮廓光滑，偶有分叶，密度较高，内部常见斑点、层状或环状钙化。结核球周围常见散在的纤维增殖性病灶，称"卫星灶"。⑤结核性空洞：圆形或椭圆形病灶内，见透亮区。空洞壁薄，内壁一般较规则，有时可呈厚壁不规则空洞。常见一条或数条粗大条状阴影与空洞相连，表示引流大气管与空洞相通。⑥支气管播散病变：结核空洞干酪样物质经引流支气管排出，引起同侧或对侧的支气管播散。表现为沿支气管分布的斑片状阴影，呈腺泡排列，或相互融合成小叶阴影。⑦硬结钙化：增殖性病灶好转后可有钙盐沉着，病灶呈边缘锐利的高密度影，完全钙化者，呈骨样密度的斑片状或小块状阴影。致密阴影长期无变化，表现结核病痊愈。钙化也可产生在支气管壁或胸膜以及淋巴结内。⑧小叶间隔增厚：表现为索条及网状阴影。

　　CT表现：CT表现与X线表现相似，但显示病变大小、形态、范围、轮廓、密度及其与周围结构间关系更清晰、客观和准确，从而更易确立诊断和了解病变的转归。例如：①发现病灶内小空洞和小钙化。②准确了解空洞壁的情况，包括厚壁或薄壁空洞，内壁是否规则等。③了解结核球形态、密度和轮廓等，从而与肺内其他肿块进行鉴别。尤其增强扫描时，结核球常不强化或表现为边缘环状强化。④CT可显示由空洞或淋巴结结核破溃所致的支气管内膜结核改变，表现支气管内壁黏膜不规则，管壁同心脏增厚，局部管腔狭窄或扩张。

　　（2）慢性纤维空洞性肺结核（chronic fibro-cavitary pulmonary tuberculosis）：属于继发性肺结核晚期类型，肺组织受结核病灶破坏，形成慢性纤维空洞，肺内有多种不同性质的病变，病程达数年或数十年之久。是由于未经彻底治疗，病变恶化，反复进展演变而来。

　　X线表现：①单侧或双侧肺上中部不规则透亮区。②空洞壁厚，壁周有大量纤维粘连，使洞壁固定而坚硬。③多支引流支气管与空洞相通，呈索条轨道状阴影。④空洞周围有大片渗出和干酪病变，也可见不同程度的钙化。⑤双肺上叶收缩，双肺门上抬，肺纹理紊乱，呈垂柳状。⑥双肺中下叶透过度增加。⑦纵隔变窄，呈滴状心。⑧肋间隙增宽，双膈变平下降，呈桶状胸。⑨胸膜增厚及粘连。⑩常见支气管播散性结核病灶。

　　CT表现：基本同X线表现。

　　4. 结核性胸膜炎（Ⅳ型）（pleuritis, tuberculous）：结核性胸膜炎或单独发生，或与肺部结核病变同时出现。病因为：胸膜下肺结核灶或胸壁结核直接侵犯或为肺结核和肺门纵隔淋巴结结核中结核菌经淋巴管逆流至胸膜所致，也可为结核菌的血行播散，机体变态反应增强，结核菌与其代谢产物的刺激使胸膜产生炎症。胸膜结核可分为结核性干性胸膜炎（dry pleurisy）和结核性渗出性胸膜炎（exsudative pleurisy），后者临床多见，常为单侧胸腔渗液，偶尔两侧胸腔渗液，一般为浆液性，偶为血性。

　　X线及CT检查：均可见不同程度的胸腔积液表现，慢性者可见胸膜广泛或局限性增厚表现,但有时为叶间、肺底积液或包裹性积液,CT诊断更优。

【诊断与鉴别诊断】

肺结核的影像学表现复杂繁多,结合病史、影像学表现的特点以及痰液检查结果,一般不难做出诊断。但不同性质的病变与其他非结核病变有相似之处,应注意鉴别。①结核球与周围型肺癌的鉴别,结核球多数为圆形,边界整齐,无毛刺,少有胸膜凹陷征,内部常有环形、弧形或斑状钙化,周围多有卫星灶。周围型肺癌多为分叶状肿块,有短细毛刺,钙化少见,多有胸膜凹陷征。②结核性空洞与癌性空洞的鉴别,结核性空洞通常空洞壁薄,壁内、外缘较光滑,空洞周围常有不同性质的结核病灶。癌性空洞由肿瘤发生坏死液化后形成,多为厚壁空洞,常为偏心脏,外壁多呈分叶状,可有毛刺,壁内缘多高低不平,有结节状突起。

常规X线胸片可以解决肺结核的大部诊断问题。CT扫描可以发现胸片难以显示的隐蔽性病灶,对于急性粟粒型肺结核可早于X线片发现。CT可提供结核病灶的细节,有助于鉴别诊断。肺结核治疗后的复查,摄胸片简单、经济,无疑为主要方法。

(张　帆　郭奇虹)

第五节　肺　肿　瘤

肺肿瘤分原发性与继发性两类。原发性肿瘤又分良性及恶性,其中良性肿瘤少见,恶性肺肿瘤中98%为原发性支气管肺癌(primary bronchogenic carcinoma),少数为肺肉瘤。

一、原发性支气管肺癌

近20年来,肺癌的发病率与死亡率急剧上升。吸烟、大气污染及工业致癌物质为发病率升高的最主要因素。

【临床与病理】

肺癌起源于支气管上皮、腺体或细支气管及肺泡上皮。从临床角度考虑,目前国内外主要根据其生物学行为不同,将肺癌粗分为小细胞肺癌(small cell lung cancer)及非小细胞肺癌(non-small cell lung cancer)两大类,后者又主要包括鳞癌(squamous carcinoma)、腺癌(adenocarcinoma)、腺鳞癌(adenosquamous carcinoma)和大细胞癌(large cell carcinoma)等。

影像学上常按照肺癌的发生部位分为三型:①中央型:肿瘤发生在肺段和段以上支气管;②周围型:肿瘤发生于肺段以下支气管;③弥漫型:肿瘤发生在细支气管或肺泡,弥漫分布两肺。

肺癌的临床表现多种多样,最常见有咳嗽、咳痰、咯血、胸痛及发热等。有时无临床症状,仅在查体中偶然发现。其临床症状和体征取决于原发肿瘤的部位和大小、周围结构侵犯、转移灶的部位以及副肿瘤综合征等。

【影像学表现】

1. X线表现

中央型肺癌:其病理类型按发生率高低依次为鳞癌、小细胞癌、腺癌和大细胞癌。X线上,肺门影增深、增大和肺门区块影为其直接征象,同时常伴有间接征象,包括局限性肺气肿、阻塞性肺炎和肺不张等表现。

周围型肺癌:病理类型最常见为腺癌,其次为鳞癌和腺鳞癌等。如发生于肺尖的癌,特称肺沟癌(pancoast tumor)。其主要表现为肺内球形肿块。肿块常见不规则的分叶、短细的毛刺和不规则的厚壁空洞等,肿块内钙化很少见。

弥漫型肺癌:病理类型最常见为细支气管肺泡细胞癌(bronchioalveo carcinoma)。表现为两肺广泛分布的细小结节,较多为不对称分布。病变呈进行性发展,有融合倾向。融合病灶呈团块状,甚至发展为整个肺叶的实变,在融合病灶内可出现不规则支气管充气征。

2. CT表现

中央型肺癌:①支气管改变:主整包括支气管壁增厚和支气管腔狭窄。正常支气管壁厚度均匀,为1~3mm,但肿瘤浸润时,在周围充气的肺组织衬托下,可清晰显示支气管壁的个规则增厚、狭窄等改变。②肺门肿块:表现为分叶状或边缘不规则的肿块,常同时伴有阻塞性肺炎或肺不张。阻塞性肺炎表现为受累支气管远侧肺组织实变,多为散在分布。发生肺不张时则表现为肺叶或肺段的均匀性密度增高并伴有容积缩小。③侵犯纵隔结构:中央型肺癌常直接侵犯纵隔结构,特别是受侵犯的血管可表现受压移位、管腔变窄或闭塞、管壁个规则等改变。④纵隔肺门淋巴结转移:增强扫描可明确显示肺门、纵隔淋巴结增大的部位、大小及数量。

周围型肺癌:CT扫描特别是高分辨力CT扫描能提供较X线胸片更清晰的图像,有利于显示结节或肿块的边缘、形态、瘤周表现、内部结构特点及密度变化等,从而更易明确诊断。如不规则的分叶、放射状毛刺和偏心性厚壁空洞等,同时更易见到胸膜凹陷征。直径3cm以下的肺癌,肿块内可见小圆形及管状低密度影的空泡征或支气管充气征。增强扫描时,肿块呈密度均匀的中等或以上增强,更有助于肺癌的诊断。另外增强CT对发现肺门纵隔淋巴结转移更敏感。

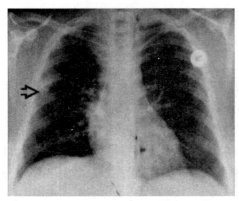
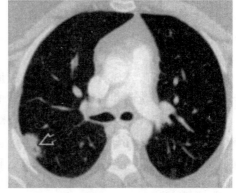

图2-10 肺癌

弥漫型肺癌:CT 表现两肺弥漫不规则分布的结节，多在 1cm 以下，边缘模糊，常伴有肺门、纵隔淋巴结转移。病变融合后可见大片肺炎样实变影，近肺门部可见支气管充气征。细支气管肺泡细胞癌由于癌细胞分泌多量黏液，实变区密度较低呈毛玻璃样改变，并可见到其中高密度的隐约血管影，为其重要特征。

3. MRI 表现

MRI 目前主要用于检查中央型肺癌，由于 MRI 可同时直接行冠状、矢状及横断面扫描，对确定肺门部肿块与支气管的关系以及纵隔血管受累等更为直观清楚。肺癌肿块在 T1WI 上呈与肌肉相似的中等均匀信号。在 T2WI 上为高信号，信号多不均匀。纵隔大血管在 MRI 上因其流空效应而呈黑影，与肿瘤很易区分。MRI 上，正常纵隔大血管、气管和支气管周围常有一层高信号脂肪带，当肿瘤侵及时，这一高信号带消失，血管、气管和支气管与肿瘤接触面内壁不光滑，表现管壁增厚及狭窄。对肺门纵隔淋巴结转移，MRI 易于识别，T1WI 上呈中等信号，T2WI 上呈略高信号。

【诊断与鉴别诊断】

中央型肺癌:中央型肺癌诊断要点是发现支气管腔内结节或肿块，支气管壁增厚、狭窄或完全闭塞以及肺门肿块和并发的阻塞性肺炎及肺不张。纵隔结构受侵及淋巴结转移也是诊断的重要依据。主要与支气管内膜结核鉴别。支气管内膜结核也可见阻塞性肺炎和肺不张，同时支气管壁内缘不规则而外缘光滑，一般不形成管壁肿块，管壁增厚较轻。确诊需经支气管镜活检。

周围型肺癌:周围型肺癌诊断要点是外围肺组织内发现结节或肿块，直径 3cm 以下者多有空泡征、支气管充气征、分叶征、毛刺征以及胸膜凹陷征。直径较大者可有分叶征，肿块内可发现癌性空洞。CT 增强扫描时，肿块可有中等以上强化。如果同时发现肺门和纵隔淋巴结肿大，则更有助于肺癌的诊断。周围型肺癌应与炎性假瘤(inflammatory pseudotumor)结核球及肺错构瘤(pulmonary hamartoma)鉴别。炎性假瘤一般边缘光滑，无毛刺，无或偶有分叶。结核球边缘清楚，无毛刺，偶有分叶，肿块内可有环状或斑片状钙化，病变周围常有"卫星灶"。肺错构瘤常边缘光滑锐利，无毛刺，如果 CT 上见到骨骼或脂肪成分，则可明确诊断。

二、继发性肺肿瘤

人体许多部位的恶性肿瘤可以经血行、淋巴或直接蔓延等途径转移至肺部成为肺转移瘤(pulmonary metastasis)。

【临床与病理】

肺转移瘤的临床表现不一，多数患者以原发肿瘤的症状为主，常伴有恶病质。某些患者可无呼吸道症状而在查体时发现，也有时原发肿瘤尚未被发现而已有肺部转移，有时原发肿瘤切除后数年又发生肺转移。身体大多数恶性肿瘤细胞经静脉回流至右心通过肺动脉迁移至肺部，也可自肺门及纵隔淋巴结的转移瘤逆行播散至肺内淋巴管，或纵隔、胸壁的恶性肿瘤可直接蔓延侵及肺部。肺转移瘤可引起咳嗽、咳痰、胸痛、咯血等症状。

【影像学表现】

X线表现:常表现为两肺多发棉球样结节,密度均匀,大小不一,轮廓清楚。以两肺中、下野外带较多,也可局限于一侧肺野。少数可为单发球形病灶。血供丰富的原发肿瘤可以发生粟粒状转移,较多分布在中、下肺野。偶可表现为多数小片状浸润。淋巴道转移可表现为两肺门或(和)纵隔淋巴结增大,同时自肺门有向外呈放射状分布的条索状影,沿条索状影可见串珠状小点影。

CT表现:CT扫描对发现肺部转移灶较X线胸片敏感。表现为两肺弥漫性结节或多发球形病灶,边缘光滑,密度均匀,以中下肺野及胸膜下区较多。某些转移瘤中可发生空洞和出现钙化或骨化。高分辨力CT,尤其对淋巴道转移的诊断,有其独特的优势,除见肺门及纵隔淋巴结增大外,还见支气管血管束增粗、小叶间隔增厚,并且沿支气管血管束、小叶间隔可见多数细小结节影。

【诊断与鉴别诊断】

肺转胞肿瘤的诊断根据原发肿瘤的病史及影像学表现并不困难。少数无原发癌病史的肺部单发转移瘤常不易确诊,应结合病史,详细检查各脏器,必要时行肺部肿块穿刺活检。

(张　帆　郭奇虹)

第六节　纵隔原发肿瘤

纵隔原发肿瘤(primary mediastinal tumor)种类繁多,但各类肿瘤在纵隔内均有好发或特定的部位,因此,了解纵隔内肿瘤的准确部位,从而能够明确诊断。CT和MRI较胸片具有明显的优势,尤其在判断肿瘤与周围结构间关系,如肿瘤是否侵犯周围结构等方面有十分重要的价值。

【临床与病理】

纵隔肿瘤早期无明显症状,或仅有胸骨后不适及隐痛。肿瘤逐渐长大,压迫或侵及邻近器官,可出现相应压迫症状。上腔静脉受压可出现颈静脉增粗,头颈面部及上胸部水肿;气管受压可出现刺激性干咳、气急;喉返神经受压可出现声音嘶哑;交感神经受压可出现Horner综合征;迷走神经受压可出现心率慢,恶心、呕吐;膈神经受压可出现呃逆及膈麻痹;食管受压可出现吞咽困难。皮样囊肿或畸胎瘤破入支气管时可咳出毛发及皮脂物。1/3胸腺瘤患者又重症肌无力,并常因重症肌无力而就诊。临床表现有重症肌无力的患者10%可有胸腺瘤。少数胸骨后甲状腺肿患者可有甲状腺功能亢进的症状。

【影像学表现】

1. 纵隔内肿块定性诊断原则

(1)肿块位置与定性诊断:①胸腔入口区,伴有气管受压移位和变形。成年多为甲状腺肿瘤(thyriod mass),儿童常为淋巴瘤。②前纵隔区,心脏大血管交界区之前常见为胸腺瘤(thymoma)和畸胎瘤(teratoma),前心膈区的肿块多为心包脂肪垫、脂肪瘤和心包囊肿。③中纵隔区,淋巴组织丰富,故淋巴瘤(lymphoma)最常见,其次为气管支气管囊肿。④后纵隔区,神经组织丰富,故神经源性肿瘤多见,可伴有局部脊柱骨质异常。⑤其他,主动脉走行区,常为主动脉迂曲扩张,动脉瘤和主动脉夹层;食管走行区,食管钡餐检查异常者,多为食管肿瘤。

(2)纵隔肿块组织特性分析:①CT检查能鉴别实性、囊性和脂肪性病变,实性病变CT值常为30~40Hu或以上;囊性病变CT值常为0~20Hu,但囊液内含有蛋白成分或囊内出血可提高到30~40Hu,不易与实性成分区别;脂肪性病变CT值一般为负值,其范围常为-80~-100Hu。而且高密度钙化或骨化的发现率高于普通X线检查。②MRI在鉴别组织特方面更优。通常在SE序列中,实性病变,T1WI和T2WI上常为灰白色;脂肪性病变,在T1WI和T2WI上常为白色,并且行脂肪抑制技术,白色高信号明显被抑制而呈低信号;囊性病变,T1WI上为黑色,T2WI上为白色;血管内流动血液为无信号黑色区。③CT和MRI还可以进行动态增强扫描,从而了解肿瘤的血供情况。如气管支气管囊肿和心包囊肿常无强化,或仅有边缘轻中度环形强化;相反神经源性肿瘤常强化明显。同时增强扫描能够对主动脉迂曲、主动脉瘤和主动脉夹层进行鉴别。

(3)纵隔肿块良恶性鉴别:①肿块边缘状态:良性肿瘤边缘光滑锐利清晰,与邻近结构界限清楚,脂肪层存在。恶性肿瘤边界摸出不清,与邻近结构的脂肪层消类,附近的骨骼呈侵蚀性破坏。良性肿瘤如果影响骨骼,则表现骨质破坏区规则并边缘硬化改变。②恶性肿瘤常并发胸腔和心包腔转移积液,并可见胸膜或心包膜上的多发转移结节。如侵袭性胸腺瘤和胸腺癌常可出现此种表现。③纵隔内结构受累情况:良性肿瘤多表现为纵隔结构的压迫移位。恶性肿瘤可致上腔静脉受累梗阻或内有血栓、癌栓;喉返神经和膈神经受累则分别表现声带麻痹与膈肌升高、矛盾运动;远处转移征象,如多发转移等。

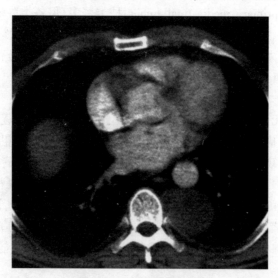

图2-11 纵膈原发肿瘤

2. 纵隔内肿块的诊断要点

(1)前纵隔肿块诊断要点:①甲状腺肿瘤在胸片上常发现气管向一侧移位或变形狭窄,并且CT或MRI尤其是增强扫描可清楚显示肿块与颈部甲状腺相连。淋巴管瘤形态常不规则，但边缘轮廓清晰,CT 扫描其密度均匀呈水样,MRI T1WI 上为黑色低信号，T2WI 上白色高信号。CT 和 MRI 动态增强扫描,肿块边缘或肿块内细条状间隔呈轻中度强化。②胸腺瘤和畸胎瘤均发生在前纵隔中部。如果 CT 和 MRI 上发现骨化和/或脂肪成分,则为畸胎瘤诊断的有力依据。③心包囊肿位于前肋膈角区,胸片上呈泪滴状,右侧较左侧多见。CT 扫描为水样密度,T1WI 为低信号,T2WI 为高信号。④心包脂肪垫和脂肪瘤也常位于前肋膈角区,CT 显示其密度为负值,T1WI 和 T2WI 上均为高信号。

(2)中纵隔肿块诊断要点:①淋巴结病变是中纵隔最常见的病变,主要包括纵隔淋巴结结核、结节病、转移性淋巴结和淋巴瘤等。如果右上纵隔气管旁淋巴结肿大合并肺内区域性结核病变,同时 CT 上显示部分淋巴结有环状或斑片状钙化,MRI T2WI 显示肿大淋巴结信号偏低,增强 CT 或 MRI 显示肿大淋巴结边缘环状轻度强化,则纵隔淋巴结结核可能性很大。结节病主要表现两侧肺门对称性增大和气管支气管旁的淋巴结肿大。淋巴瘤和转移性淋巴结肿大单凭影像学难以区别,须结合临床表现和实验室检查综合判断,确诊依靠病理诊断。②气管、支气管囊肿也是中纵隔常见的肿块,其 CT 和 MRI 表现类似于心包囊肿,主要依据部位进行鉴别。

(3)后纵隔肿块诊断要点:①神经源性肿瘤是后纵隔肿块最常见的肿瘤,主要包括神经鞘瘤和神经纤维瘤。CT 和 MRI 增强扫描常显示肿瘤大部或部分强化十分明显,同时可见局部脊柱或肋骨的骨质改变等，如果可见肿瘤伸入椎管内，并且致同侧椎间孔扩大,肿瘤形态呈"哑铃状(dumbbell shape)"改变,则常常为神经鞘瘤。②食管肿瘤也可表现为后纵隔肿块,食管癌常伴有吞咽困难;食管平滑肌瘤可能吞咽困难不明显,但行食管钡餐检查,一般可明确诊断。

(郭奇虹 张 帆)

第三篇

呼吸常用药物

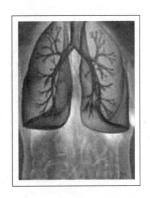

第一章 抗感染药物

第一节 抗菌药物临床应用的基本原则

抗菌药物是治疗细菌性感染最主要的手段。根据患者的症状、体征及血、尿常规等实验室检查结果,初步临床诊断为细菌性感染者,以及经病原检查确诊为细菌性感染者方有指征应用抗菌药。

临床诊断为细菌性感染者,应在开始抗菌治疗前,留取相关标本送培养、分离、鉴定及药敏试验(以尽早明确感染病原菌及获知药敏试验结果)。在未获知病原菌及药敏结果前,可根据患者的发病场所、临床表现、基础疾病等推断最可能的病原菌,结合当地细菌耐药状况先给予抗菌药经验治疗;在获知病原检查及药敏试验结果后,根据临床情况调整给药方案。

应依据抗菌药物的抗菌谱,以及药物在人体内的吸收、分布、代谢和排泄等特点,按照其临床适应证选择用药;同时按照患者的生理情况(如老年、新生儿、孕妇、乳妇)、病理情况(如肝功能减退、肾功能减退、导致免疫功能减退的各种基础疾病)选择用药,并制订合理的给药方案。

通常按各种抗菌药物的常用治疗剂量给药,治疗重症感染(如血流感染、感染性心内膜炎等)和抗菌药物不易到达部位的感染(如中枢神经系统感染等)时,可选用组织通透性药物,或加大药物剂量(用最大治疗剂量)。如剂量过小可能导致治疗失败或细菌产生耐药性;剂量过大则可能引起不良反应增多。治疗单纯性下尿路感染时,由于多数抗菌药物的尿药浓度远高于其血药浓度,可应用较小剂量。轻症感染并可接受口服给药的患者,应选用口服吸收完全的抗菌药,不需采用静脉或肌内注射给药。如有脓性感染应先行外科治疗(切开引流),再使用抗菌药。重症感染、全身性感染的患者初始治疗应予静脉给药,以确保药效。病情好转能口服时应及时改为口服给药。应根据各种抗菌药物的药代动力学特点决定一日给药次数,时间依赖性抗菌药(如 β 内酰胺类)消除半衰期短者,应一日多次给药;浓度依赖性抗菌药(如氨基糖苷类、喹诺酮类)可一日剂量 1 次给药,但重症感染者例外。抗菌药物的疗程因不同感染而异,通常宜用至体温正常,症状消退后72~96h,但血流感染、心内膜炎、化脓性脑膜炎、溶血性链球菌咽峡炎等以及结核病、布鲁菌病等的疗程需较长。

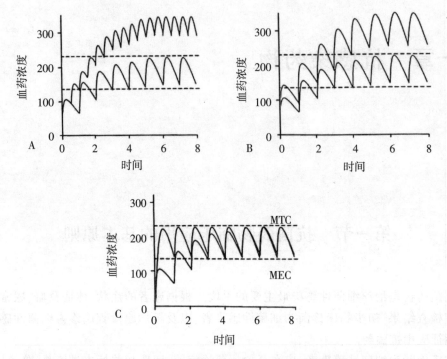

图 3-1 三种不同给药方案对稳态血药浓度的影响

注:A.缩短给药时间;B.增加给药剂量;C.负荷量给药;MEC:最小有效浓度;MTC:最小中毒浓度

　　治疗全身性感染或脏器感染时应避免局部应用抗菌药,因为皮肤或黏膜局部应用抗菌药后,很少被吸收,在感染部位不能达到有效浓度,反易引起过敏反应或导致耐药菌产生。抗菌药的局部应用只限于少数情况,如全身给药后在感染部位难以达到有效治疗浓度时可加用局部给药作为辅助治疗,例如治疗中枢神经系统感染某些药物可加用鞘内给药,包裹性厚壁脓肿脓腔内注入抗菌药,以及眼科感染的局部用药等。某些皮肤表层及口腔、阴道等黏膜的浅表感染亦可采用抗菌药局部应用或外用,但应避免将主要治疗全身性感染的品种局部应用。局部用药宜采用刺激性小,不易吸收,不易致敏和不易导致耐药性产生的杀菌剂。青霉素类、头孢菌素类等易产生过敏反应的药物不可局部应用,氨基糖苷类耳毒性药不可局部滴耳。

　　某些细菌性感染需要联合应用抗菌药物,联合应用的指征为:①病原菌尚未查明的严重感染;②单一抗菌药不能有效控制的重症感染,如感染性心内膜炎;③单一抗菌药不能控制的需氧菌及厌氧菌混合感染(如腹腔感染、盆腔感染),或 2 种及 2 种以上病原菌感染;④需长程治疗,但病原菌易对某些抗菌药产生耐药的感染,如结核病;⑤联合用药可减少毒性较大的抗菌药的剂量,如两性霉素 B 与氟胞嘧啶联合治疗隐球菌脑膜炎时前者的剂量可适当减少,从而减少其毒性反应。联合用药通常采用 2 种具有协同抗菌作用的药物联合,3 种及 3 种以上药物联合仅适用于个别情况(如结核病的治疗)。此外应注意联用药后药物相互作用和不良反应亦将增多。

　　近年来,临床上抗菌药物用于预防各种感染极为普遍,但应注意预防性应用抗菌药物需有明确指征,即必须有足够的临床资料证实该药对某种感染具有预防作用。抗菌药物在内科及儿科领域中预防应用应遵循以下原则：①用于预防一种或两种特定病原菌入侵体内引起的感染可能有效；如目的在于防止任何细菌入侵，则往往无效。②预防在一段时间内发生的感染可能有效；长期预防用药常不能达到目的。③患者基础疾病可以治疗或缓解者，预防用药可能有效；基础疾病不能治愈或缓解者，预防用药应尽量不用或少用。④对普通感冒、麻疹、脊髓炎质炎、水痘等病毒性疾病伴发热的患者，各种原因引起的昏迷、休克、心力衰竭、免疫抑制剂与规格应用等患者，预防用药既缺乏指征，也无效果，并易导致耐药菌感染。

围手术期预防用药目的是预防手术部位感染，包括切口感染和手术所涉及的器官和腔隙感染。应根据手术野有否污染或污染可能，决定是否预防应用抗菌药。下列情况可考虑预防用药：①手术范围大，手术时间长，污染机会增加。②手术涉及重要脏器，一旦发生感染将造成严重后果者。③异物植入手术。④高龄、免疫缺陷患者等高危人群。抗菌药的选用视预防目的而定。为预防术后切口感染，应针对金葡菌选用药物，预防器官-腔隙感染，则需依据手术野污染或可能的污染菌种类选用，例如结肠或直肠手术前应选用对大肠埃希菌和脆弱拟杆菌有效的抗菌药。选用的抗菌药应疗效肯定、安全、使用方便以及价格相对较低的品种。

（雷泽林　魏　萍）

第二节　青霉素类抗菌药物

本类药物包括：①天然窄谱青霉素类，有青霉素 G、青霉素 V，主要作用于革兰阳性菌、革兰阴性球菌和某些革兰阴性杆菌如嗜血杆菌属。②耐青霉素酶窄谱青霉素类，包括甲氧西林、苯唑西林、氯唑西林、氟氯西林等，本组青霉素对产 β 内酰胺酶葡萄球菌属亦有良好作用。③广谱青霉素类，如氨苄西林、阿莫西林等。此组青霉素主要作用于对青霉素敏感的革兰阳性菌以及部分革兰阴性杆菌如大肠埃希菌、奇异变形杆菌、沙门菌属、志贺菌属和流感嗜血杆菌等。④抗假单胞菌青霉素类，如哌拉西林、替卡西林、阿洛西林、美洛西林等，本组药物对革兰阳性菌的作用较天然青霉素或氨基青霉素为差，但对某些革兰阴性杆菌包括铜绿假单胞菌有抗菌活性。⑤本节还列入了青霉素类与 β 内酰胺酶抑制剂与规格的复方制剂与规格，如阿莫西林克拉维酸、氨苄西林舒巴坦、哌拉西林他唑巴坦等。这类复方对革兰阳性菌、革兰阴性菌以及脆弱拟杆菌等均具有良好抗菌活性。

注意事项：①无论采用何种给药途径，用青霉素类药物或含青霉素类的复方制剂与规格前必须详细询问患者有无青霉素类过敏史、其他药物过敏史及过敏性疾病史，并须先做青霉素皮肤试验；②过敏性休克一旦发生，必须就地抢救，并立即给患者皮下注射肾上腺素，并给予吸氧、应用升压药、肾上腺皮质激素等抗休克治疗；③全身应用大剂量青霉素可引起腱反射增强、肌肉痉挛、抽搐、昏迷等中枢神经系统反应（青霉素脑病），此反应易出现于老年和肾功能减退患者,青霉素不可用于鞘内注射;④青霉素钾盐不可快速静脉滴注及静注;⑤应新鲜配制使用,输注时间不宜超过 1h;⑥溶媒体积不宜超过 200ml。

一、青霉素(Benzylpenicillin)

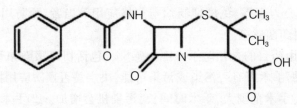

图 3-2 青霉素分子式

【适应证】

(1)适用于敏感细菌所致各种感染,如脓肿、菌血症、肺炎和心内膜炎等。

(2)青霉素为以下感染的首选药物:①溶血性链球菌感染,如咽炎、扁桃体炎、猩红热、丹毒、蜂窝织炎和产褥热等;②肺炎链球菌感染如肺炎、中耳炎、脑膜炎和菌血症等;③不产青霉素酶葡萄球菌感染;④炭疽;⑤破伤风、气性坏疽等梭状芽孢杆菌感染;⑥梅毒(包括先天性梅毒);⑦钩端螺旋体病;⑧回归热;⑨白喉;⑩青霉素与氨基糖苷类药物联合用于治疗草绿色链球菌心内膜炎。

(3)青霉素亦可用于治疗:①流行性脑脊髓膜炎;②放线菌病;③淋病;④奋森咽峡炎;⑤莱姆病;⑥多杀巴斯德菌感染;⑦鼠咬热;⑧李斯特菌感染;⑨除脆弱拟杆菌以外的许多厌氧菌感染;⑩风湿性心脏病或先天性心脏病患者进行口腔、牙科、胃肠道或泌尿生殖道手术和操作前;⑪可用青霉素预防感染性心内膜炎发生。

【注意事项】

(1)应用前询问药物过敏史并进行青霉素皮肤试验。皮试液为每 1ml 含 500U 青霉素,皮内注射 0.05~0.1ml,经 20min 后,观察皮试结果,呈阳性反应者禁用。必须使用者经脱敏后应用,应随时作好过敏反应的急救准备。

(2)对一种青霉素过敏者可能对其他青霉素类药物、青霉胺过敏,有哮喘、湿疹、枯草热、荨麻疹等过敏性疾病患者应慎用。

(3)青霉素水溶液在室温不稳定,20U/ml 青霉素溶液 30℃放置 24h 效价下降56%,青霉烯酸含量增加 200 倍,因此应用本品须新鲜配制。

(4)大剂量使用时应定期检测电解质。

(5)孕妇及哺乳期妇女用药:动物生殖试验未发现本品引起胎儿损害。但尚未在孕妇进行严格对照试验以除外这类药物对胎儿的不良影响,所以孕妇应仅在确有必要时使用。少量本品从乳汁中分泌,哺乳期妇女用药时宜暂停哺乳。

【禁忌证】

有青霉素类药物过敏史或青霉素皮肤试验阳性患者禁用。

【不良反应】

(1)过敏反应:青霉素过敏反应较常见,包括荨麻疹等各类皮疹、白细胞减少、间质性肾炎、哮喘发作等和血清病型反应;过敏性休克偶见,一旦发生,必须就地抢救,予以保持气道畅通、吸氧及使用肾上腺素、糖皮质激素等治疗措施。

(2)毒性反应:少见,但静脉滴注大剂量本品或鞘内给药时,可因脑脊液药物浓度过高导致抽搐、肌肉阵挛、昏迷及严重精神症状等(青霉素脑病)。此种反应多见于婴儿、老年人和肾功能不全患者。

(3)赫氏反应和治疗矛盾:用青霉素治疗梅毒、钩端螺旋体病等疾病时可由于病原体死亡致症状加剧,称为赫氏反应;治疗矛盾也见于梅毒患者,系治疗后梅毒病灶消失过快,而组织修补相对较慢或病灶部位纤维组织收缩,妨碍器官功能所致。

(4)二重感染:可出现耐青霉素金葡菌、革兰阴性杆菌或念珠菌等二重感染。

(5)应用大剂量青霉素钠可因摄入大量钠盐而导致心力衰竭。

【用法和剂量】

肌内注射:每 50 万 U 青霉素钠溶解于 1ml 灭菌注射用水,超过 50 万 U 则需加灭菌注射用水 2ml,不应以氯化钠注射液为溶剂。

(1)成人:一日 80 万~200 万 U,分 3~4 次给药。

(2)小儿:肌内注射,按体重 2.5 万 U/kg,每 12h 给药 1 次。

静脉滴注:

(1)成人:一日 200 万~2000 万 U,分 2~4 次给药。

(2)小儿:一日按体重 5 万~20 万 U/kg,分 2~4 次给药。

(3)新生儿(足月产):一次按体重 5 万 U/kg,肌内注射或静脉滴注给药;出生第一周每 12h 1 次,一周以上者每 8h 1 次,严重感染每 6h 1 次。

(4)早产儿:一次按体重 3 万 U/kg,出生第 1 周每 12h 1 次,2~4 周者每 8h 1 次;以后每 6h 1 次。

(5)肾功能减退者:轻、中度肾功能损害者使用常规剂量不需减量,严重肾功能损害者应延长给药间隔或调整剂量。当内生肌酐清除率为 10~50ml/min 时,给药间期自 8h 延长至 8~12h 或给药间期不变、剂量减少 25%;内生肌酐清除率小于 10ml/min 时,给药间期延长至 12~18h 或一次剂量减至正常剂量的 25%~50%而给药间期不变。

(6)静脉滴注时给药速度不能超过每分钟 50 万 U,以免发生中枢神经系统毒性反应。

【制剂与规格】

注射用青霉素钠:①0.12g(20 万 U);②0.24g(40 万 U);③0.48g(80 万 U);④0.6g(100 万 U);⑤0.96g(160 万 U);⑥2.4g(400 万 U)。

注射用青霉素钾:①0.125g(20 万 U);②0.25g(40 万 U);③0.5g(80 万 U);④0.625g(100 万 U)。

二、普鲁卡因青霉素(Procaine Benzylpenicillin)

【适应证】

(1)由于普鲁卡因青霉素血药浓度较低,故其应用仅限于青霉素高度敏感病原体所致的轻、中度感染,如 A 组链球菌所致的扁桃体炎、猩红热、丹毒、肺炎链球菌肺炎、青霉素敏感金葡菌所致疖、痈以及奋森咽峡炎等。

(2)可用于治疗钩端螺旋体病、回归热和早期梅毒。

【注意事项】

(1)应用前需详细询问药物过敏史并进行青霉素、普鲁卡因皮肤试验。

(2)对一种青霉素过敏者可能对其他青霉素类药物、青霉胺过敏。有哮喘、湿疹、枯草热、荨麻疹等过敏性疾病患者应慎用。

(3)应用时须新鲜配制。

(4)对诊断的干扰:见青霉素的(5)之①和③。

(5)孕妇及哺乳期妇女用药:见青霉素。

【禁忌证】

(1)有青霉素类药物或普鲁卡因过敏史者禁用。

(2)青霉素或普鲁卡因皮肤试验阳性患者禁用。

【不良反应】

见青霉素(1)、(3)、(4)。

【用法和剂量】

供肌内注射,临用前加适量灭菌注射用水使成混悬液,一次 40 万~80 万 U,一日1~2次。

【制剂与规格】

注射用普鲁卡因青霉素:①40 万 U〔普鲁卡因青霉素 30 万 U,青霉素钠(钾)10 万 U〕;②80 万 U〔普鲁卡因青霉素 60 万 U,青霉素钠(钾)20 万 U〕

三、苄星青霉素(Benzathine Benzylpenicillin)

【适应证】

用于预防风湿热复发和控制链球菌感染的流行。

【注意事项】

(1)见青霉素(1)、(2)、(3)。

(2)对诊断的干扰以及孕妇和哺乳期妇女用药:见青霉素。

【禁忌证】

有青霉素类药物过敏史者或青霉素皮肤试验阳性患者禁用。

【不良反应】

(1)过敏反应:见青霉素。

(2)二重感染:见青霉素。

【用法和剂量】

临用前加适量灭菌注射用水使成混悬液。

肌内注射,成人,一次 60 万~120 万 U,2~4 周 1 次;小儿,一次 30 万~60 万 U,2~4 周 1 次。

【制剂与规格】

注射用苄星霉素:①30 万 U;②60 万 U;③120 万 U。

四、青霉素V(Phenoxymethylpenicillin)

【适应证】

(1)青霉素敏感菌株所致的轻、中度感染,包括链球菌所致的扁桃体炎、咽喉炎、猩红热、丹毒等。

(2)肺炎球菌所致的支气管炎、肺炎、中耳炎、鼻窦炎及敏感葡萄球菌所致的皮肤软组织感染等。

(3)螺旋体感染和作为风湿热复发和感染性心内膜炎的预防用药。

【注意事项】

(1)患者一次开始服用前,必须先进行青霉素皮试。

(2)对头孢菌素类药物过敏者及有哮喘、湿疹、枯草热、荨麻疹等过敏性疾病史者慎用。

(3)本品与其他青霉素类药物之间有交叉过敏性。若有过敏反应产生,则应立即停用,并采取相应措施。

(4)肾功能减退者应根据血浆肌酐清除率调整剂量或给药间期。

(5)治疗链球菌感染时疗程需10d,治疗结束后宜作细菌培养,以确定链球菌是否已清除。

(6)对怀疑为伴梅毒损害之淋病患者,在使用前应进行暗视野检查,并至少在4个月内,每月接受血清试验一次。

(7)长期或大剂量服用者,应定期检查肝、肾、造血系统功能和检测血清钾或钠。

(8)对孕妇和哺乳期妇女用药:见青霉素。

(9)老年用药:老年患者应根据肾功能情况调整用药剂量或用药间期。

【禁忌证】

青霉素皮试阳性反应者、对本品及其他青霉素类药物过敏者及传染性单核细胞增多症患者禁用。

【不良反应】

(1)常见恶心、呕吐、上腹部不适、腹泻等胃肠道反应及黑毛舌。

(2)过敏反应:皮疹(尤其易发生于传染性单核细胞增多症者)、荨麻疹及其他血清病样反应、喉水肿、药物热和嗜酸粒细胞增多等。

(3)二重感染:长期或大量服用本品可致耐青霉素金葡菌、革兰阴性杆菌或白念珠菌感染(舌苔呈棕色甚至黑色)。

(4)少见溶血性贫血、AST及ALT一过性升高、白细胞减少、血小板减少、神经毒性和肾毒性等。

【用法和剂量】

口服。

(1)成人:链球菌感染:一次125~250mg(20万~40万U),每6~8h 1次,疗程10d。肺炎球菌感染:一次250~500mg(40万~80万U),每6h 1次,疗程至退热后至少2d。葡萄球菌感染、螺旋体感染(奋森咽峡炎):一次250~500mg,每6~8h 1次。预防风湿热复发:一次250mg(40万U),一日2次。预防心内膜炎:在拔牙或上呼吸道手术前1h口服本品

2g(320万U),6h后再加服1g(27kg以下小儿剂量减半)。

(2)小儿:按体重,一次2.5~9.3mg(4000~15 000U)/kg,每4h 1次;或一次3.75~14mg(4000~22 000U)/kg,每6h 1次;或一次5~18.7mg(8000~30 000U)/kg,每8h 1次。

【制剂与规格】

青霉素V钾片:①100万U;②60万U;③250mg(40万U);④125mg(20万U)。

五、苯唑西林(Oxacillin)

【适应证】

(1)用于治疗产青霉素酶葡萄球菌感染,包括败血症、心内膜炎、肺炎和皮肤、软组织感染等。

(2)化脓性链球菌或肺炎球菌与耐青霉素葡萄球菌所致的混合感染。

【注意事项】

(1)见青霉素。

(2)儿童用药:新生儿尤其早产儿应慎用。

【禁忌证】

有青霉素类药物过敏史者或青霉素皮肤试验阳性患者禁用。

【不良反应】

(1)过敏反应:见青霉素。

(2)静脉使用偶可产生恶心、呕吐和AST及ALT升高。

(3)大剂量静脉滴注本品可引起抽搐等中枢神经系统毒性反应。

(4)有报道婴儿使用大剂量后出现血尿、蛋白尿和尿毒症。

【用法和剂量】

(1)肌内注射,成人每0.5g加灭菌注射用水2.8ml。一日4~6g,分4次给药;静脉滴注一日4~8g,分2~4次给药,严重感染一日剂量可增加至12g。

(2)小儿肌内或静脉注射时,体重40kg以下者,每6h按体重给予12.5~25mg/kg,体重超过40kg者予以成人剂量。新生儿体重低于2kg者,日龄1~14d者每12h按体重25mg/kg,日龄15~30d者每8h按体重25mg/kg;体重超过2kg者,日龄1~14d者每8h按体重25mg/kg,日龄15~30d者每6h按体重25mg/kg。

(3)轻、中度肾功能减退患者不需调整剂量,严重肾功能减退患者应避免应用大剂量,以防中枢神经系统毒性反应发生。

【制剂与规格】

注射用苯唑西林钠(按苯唑西林计算):①0.5g;②1.0g。

六、氯唑西林(Cloxacillin)

【适应证】

(1)用于治疗产青霉素酶葡萄球菌感染,包括败血症、心内膜炎、肺炎和皮肤、软组织感染等。

(2)也可用于化脓性链球菌或肺炎球菌与耐青霉素葡萄球菌所致的混合感染。

【注意事项】

(1)见青霉素:(1)、(2)。

(2)本品降低患者胆红素与血清蛋白结合能力,新生儿尤其是有黄疸者慎用。

(3)对孕妇和哺乳期妇女用药:见青霉素。

(4)儿童用药:新生儿尤其早产儿应慎用。

【禁忌证】

有青霉素类药物过敏史者或青霉素皮肤试验阳性患者禁用。

【不良反应】

(1)过敏反应:见青霉素。

(2)静脉注射偶可产生恶心、呕吐和 AST 及 ALT 升高。

(3)大剂量注射可引起抽搐等中枢神经系统毒性反应。

(4)有报道婴儿使用大剂量后出现血尿、蛋白尿和尿毒症。

(5)个别病例发生粒细胞缺乏症或瘀胆型黄疸。

【用法和剂量】

肌内注射:注射时可加 0.5%利多卡因减少局部疼痛。

(1)成人,一日 2g,分 4 次。

(2)小儿,一日按体重 25~50mg/kg,分 4 次。

静脉滴注:

(1)成人,一日 4~6g,分 2~4 次。

(2)小儿,一日按体重 50~10mg/kg,分 2~4 次。

(3)体重低于 2kg 的新生儿:日龄 1~14d 者每 12h 按体重予 25mg/kg;日龄 15~30d 者每 8h 按体重予 25mg/kg;体重超过 2kg 的新生儿,日龄 1~14d 者,每 8h 按体重予 25mg/kg。日龄 15~30d 者,每 6h 按体重予 25mg/kg。

(4)轻、中度肾功能减退患者不需调整剂量,严重肾功能减退患者应避免应用大剂量,以防中枢神经系统毒性反应发生。

【制剂与规格】

注射用氯唑西林钠(按氯唑西林计算,下同):①0.5g;②1.0g。

氯唑西林钠胶囊:①0.125g;②0.25g;③0.5g。

氯唑西林钠颗粒:①0.125g;②50mg。

七、氟氯西林(Flucloxacillin)

【适应证】

(1)葡萄球菌所致的各种周围感染,但对耐甲氧西林的金葡菌(MRSA)感染无效。

(2)产青霉素酶葡萄球菌所致的各种感染,包括软组织感染如脓肿、疖痈、蜂窝织炎、创口感染、烧伤、中/外耳炎、皮肤移植保护、皮肤溃疡、湿疹、痤疮、手术预防用药。

(3)呼吸道感染如肺炎、脓胸、肺脓肿、鼻窦炎、咽炎及扁桃腺炎。

(4)其他感染如心内膜炎、脑膜炎、败血症、奈瑟氏菌感染、败血症性流产、产褥期感染、骨髓炎。

【注意事项】

(1)与青霉素有交叉过敏反应,应用前须作本品或青霉素过敏试验,方法同青霉素。过敏者禁用。

(2)可加入到常用的静脉注射液体中,如氯化钠注射液、5%葡萄糖或复方乳酸钠注射液。但勿与血液、血浆、水解蛋白、氨基酸以及脂肪乳配伍注射。

(3)本品可使氨基糖苷类降低疗效,不可配伍。

(4)慢性、复发和严重感染或吸收不良时,宜选用非胃肠道给药。非胃肠道给药溶液最好在药液配制后数小时内使用,使用前充分振摇,缓慢注射。

(5)传染性单核细胞增多症和淋巴细胞性白血病患者常出现药疹。

(6)青霉素类与头孢菌素类合用可以出现交叉过敏或交叉抗药性。

(7)本品不宜结膜下和鞘膜内注射。

(8)长期用药偶见导致非敏感细菌过度生长。

(9)由于本品可少量分泌入乳汁,因此有引起婴儿致敏的危险,但这种危险很小。

【禁忌证】

对青霉素或本品其他成分过敏者。

【不良反应】

(1)与青霉素相似,可发生各种过敏反应,但较少。

(2)偶见胃肠道不良反应,如轻度而短暂的恶心、呕吐、腹泻、肝炎和胆汁郁积性黄疸。

(3)可见典型的过敏反应,如荨麻疹、紫癜、斑疹和斑丘疹。

(4)大剂量非肠道给药可出现神经毒性中性粒细胞减少症和白细胞减少症。

(5)静脉给药曾观察到血栓性静脉炎。

(6)食物会干扰本品在胃肠吸收,宜空腹口服给药,饭前1h为宜。

【用法和剂量】

肌内注射或静脉推注:

(1)成人:肌内注射常用量一次250mg,一日3次;重症一次500mg,一日4次;静脉注射:一次500mg,一日4次,将药物溶于10~20ml注射用水或葡萄糖输液中静脉推注,每4~6h 1次。一日量不超过8g。

(2)儿童:2岁以下按成人量的1/4;2~10岁按成人量的1/2,根据体重适当调整。也可按照一日25~50mg/kg,分次给予。

口服:

(1)成人一次0.25g,一日4次,应于饭前至少半小时服用重症感染剂量加倍。

(2)儿童参考用量:据文献资料记载2岁以下按成人口服剂量的1/4给药;2~10岁按成人剂量的1/3给药。

【制剂与规格】

氟氯西林片:0.125g。

氟氯西林胶囊:①0.25g;②0.5g。

注射用氟氯西林钠:①0.5g;②1g。

八、氨苄西林(Ampicillin)

【适应证】

用于敏感菌所致的呼吸道感染、胃肠道感染、尿路感染、软组织感染、心内膜炎、脑膜炎、败血症等。

【注意事项】

(1)应用本品前需详细询问药物过敏史并进行青霉素皮肤试验。

(2)传染性单核细胞增多症、巨细胞病毒感染、淋巴细胞白血病、淋巴瘤患者应用本品时易发生皮疹,应避免使用。

(3)本品须新鲜配制。氨苄西林钠溶液浓度愈高,稳定性愈差。在5℃时1%氨苄西林钠溶液能保持其生物效价7d,但5%的溶液则为24h。浓度为30mg/ml的氨苄西林钠静脉滴注液在室温放置2~8h仍能至少保持其90%的效价,放置冰箱内则可保持90%的效价至72h。稳定性可因葡萄糖、果糖和乳酸的存在而降低,亦随温度升高而降低。

(4)孕妇及哺乳期妇女用药:尚无本品在孕妇应用的严格对照试验,所以孕妇应仅在确有必要时使用本品。少量本品从乳汁中分泌,哺乳期妇女用药时宜暂停哺乳。

【不良反应】

不良反应与青霉素相仿,以过敏反应较为常见。

(1)皮疹是最常见的反应,多发生于用药后5d,呈荨麻疹或斑丘疹。

(2)亦可发生间质性肾炎。

(3)过敏性休克偶见,一旦发生,必须就地抢救,予以保持气道畅通、吸氧及给用肾上腺素、糖皮质激素等治疗措施。

(4)偶见粒细胞和血小板减少。

(5)少见抗生素相关性肠炎。

(6)少数患者出现 AST 及 ALT 升高。

(7)大剂量氨苄西林静脉给药可发生抽搐等神经系统毒性症状。

(8)婴儿应用氨苄西林后可出现颅内压增高,表现为前囟隆起。

【禁忌证】

有青霉素类药物过敏史或青霉素皮肤试验阳性患者禁用。

【用法和剂量】

口服:宜空腹口服。

(1)成人一次0.5g,一日3次。

(2)儿童6~12岁0.25g,2~6岁0.17g,一日3次。1岁以下儿童一日按体重0.05~0.15g/kg,分3~4次服用。或遵医嘱。

肌内注射:注射时将氨苄西林钠125mg、500mg和1g分别溶解于0.9~1.2ml、1.2~1.8ml和2.4~7.4ml灭菌注射用水。

(1)成人:一日2~4g,分4次给药。

(2)儿童:一日按体重50~100mg/kg,分4次给药。

静脉滴注或注射:氨苄西林钠静脉滴注液的浓度不宜超过30mg/ml。

(1)成人：一日 4~8g，分 2~4 次给药。重症感染患者一日剂量可以增加至 12g，一日最高剂量为 14g。

(2)儿童：一日按体重 100~200mg/kg，分 2~4 次给药。一日最高剂量为按体重300mg/kg。

(3)足月新生儿：按体重一次 12.5~25mg/kg，出生第 1、2d 每 12h 1 次，第 3d 至 2 周每 8h 1 次，以后每 6h 1 次。

(4)早产儿：出生第 1 周、1~4 周和 4 周以上按体重一次 12.5~50mg/kg，分别为每 12h、8h 和 6h 1 次，静脉滴注给药。

(5)肾功能不全者：内生肌酐清除率为 10~50ml/min 或小于 10ml/min 者，给药间期应分别延长至 6~12h 和 12~24h。

【制剂与规格】

氨苄西林钠胶囊：①0.125g；②0.25g；③0.5g。

注射用氨苄西林钠：①0.5g；②1.0g；③2.0g。

九、阿莫西林(Amoxicillin)

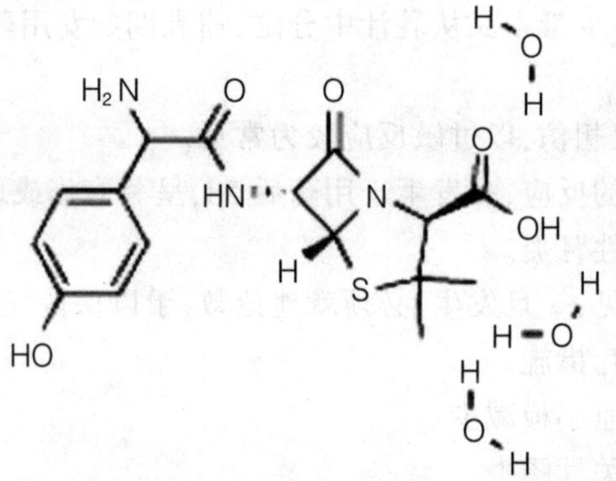

图 3-3　阿莫西林结构式

【适应证】

用于敏感菌(不产 β 内酰胺酶菌株)所致的下列感染：

(1)溶血链球菌、肺炎链球菌、葡萄球菌或流感嗜血杆菌所致中耳炎、鼻窦炎、咽炎、扁桃体炎等上呼吸道感染。

(2)大肠埃希菌、奇异变形杆菌或粪肠球菌所致的泌尿生殖道感染。

(3)溶血链球菌、葡萄球菌或大肠埃希菌所致的皮肤软组织感染。

(4)溶血链球菌、肺炎链球菌、葡萄球菌或流感嗜血杆菌所致急性支气管炎、肺炎等下呼吸道感染。

(5)急性单纯性淋病。

(6)伤寒、伤寒带菌者及钩端螺旋体病；亦可与克拉霉素、兰索拉唑三联口服用药根除胃、十二指肠幽门螺杆菌，降低消化道溃疡复发率。

【注意事项】

(1)青霉素类药物偶可致过敏性休克，尤多见于有青霉素或头孢菌素过敏史的患者。用药前必须详细询问药物过敏史并作青霉素皮肤试验。如发生过敏性休克，应就地抢救,予以保持气道畅通、吸氧及应用肾上腺素、糖皮质激素等治疗措施。

(2)传染性单核细胞增多症患者应用本品易发生皮疹,应避免使用。

(3)疗程较长患者应检查肝、肾功能和血常规。

(4)对诊断的干扰:导致采用 Benedit 或 Fehling 试剂的尿糖试验出现假阳性。

(5)下列情况应慎用:①有哮喘、湿疹、枯草热、荨麻疹等过敏性疾病史者。②老年人和肾功能严重损害时可能须调整剂量。

(6)孕妇及哺乳期妇女用药:①动物生殖试验显示,10 倍于人类剂量的阿莫西林未损害大鼠和小鼠的生育力和胎儿。但在人类尚缺乏足够的对照研究,鉴于动物生殖试验不能完全预测人体反应,孕妇应仅在确有必要时应用本品。②由于乳汁中可分泌少量阿莫西林,乳母服用后可能导致婴儿过敏。

(7)类似其他广谱抗生素,有可能发生由白念珠菌等非敏感微生物引起的二重感染,尤其是慢性病患者和自身免疫功能失调者。

【禁忌证】

青霉素过敏及青霉素皮肤试验阳性患者禁用。

【不良反应】

(1)恶心、呕吐、腹泻及抗生素相关性肠炎等胃肠道反应。

(2)皮疹、药物热和哮喘等过敏反应。

(3)贫血、血小板减少、嗜酸性粒细胞增多等。

(4)AST 及 ALT 可轻度增高。

(5)由念珠菌或耐药菌引起的二重感染。

(6)偶见兴奋、焦虑、失眠、头晕以及行为异常等中枢神经系统症状。

【用法和剂量】

口服:

(1)成人一次 0.5g,每 6~8h 1 次,一日剂量不超过 4g。

(2)小儿一日 20~40mg/kg,每 8h 1 次服用。

(3)3 个月以下婴儿一日剂量按体重 30mg/kg,每 12h 1 次。

肌内注射或稀释后静脉滴注给药:

(1)成人一次 0.5~1g,每 6~8h 1 次。

(2)小儿一日剂量按体重 50~100mg/kg,分 3~4 次给药。

肾功能严重损害患者需调整给药剂量:

(1)内生肌酐清除率为 10~30ml/min 者每 12h 0.25~0.5g。

(2)内生肌酐清除率小于 10ml/min 者每 24h 0.25~0.5g。

(3)血液透析可清除本品,一次血液透析后应给予 1g。

【制剂与规格】

阿莫西林片:①0.125g;②0.25g。阿莫西林胶囊:①0.125g;②0.25g;③0.5g。阿莫西林干混悬剂:袋装:①0.125g;②0.25g;瓶装:①1.25g;②2.5g。

阿莫西林颗粒剂:0.125g。

注射用阿莫西林钠:①0.5g;②1.0g;③2.0g。

十、阿莫西林克拉维酸钾(Amoxicillin and Clavulanate Potassium)

【适应证】

(1)上呼吸道感染:鼻窦炎、扁桃体炎、咽炎。

(2)下呼吸道感染:急性支气管炎、慢性支气管炎急性发作、肺炎、肺脓肿和支气管扩张合并感染。

(3)泌尿系统感染:膀胱炎、尿道炎、肾盂肾炎、前列腺炎、盆腔炎、淋病奈瑟菌尿路感染。

(4)皮肤和软组织感染:疖、脓肿、蜂窝组织炎、伤口感染、腹内脓毒病等。

(5)其他感染:中耳炎、骨髓炎、败血症、腹膜炎和手术后感染。

(6)还可用于预防大手术感染,如胃肠、盆腔、头、颈、心脏、肾、关节移植和胆道手术。

【注意事项】

(1)一次开始使用前,必须先进行青霉素皮试。

(2)对头孢菌素类药物过敏者、严重肝功能障碍者、中度或严重肾功能障碍者及有哮喘、湿疹、枯草热、荨麻疹等过敏性疾病史者慎用。

(3)与其他青霉素类和头孢菌素类药物之间有交叉过敏性。若有过敏反应产生,则应立即停用本品,并采取相应措施。

(4)和氨苄西林有完全交叉耐药性,与其他青霉素类和头孢菌素类有交叉耐药性。

(5)肾功能减退者应根据血浆肌酐清除率调整剂量或给药间期;血液透析可影响阿莫西林克拉维酸钾中阿莫西林的血药浓度,因此在血液透析过程中及结束时应加用本品1次。

(6)对怀疑为伴梅毒损害之淋病患者,在使用本品前应进行暗视野检查,并至少在4个月内,每月接受血清试验一次。

(7)长期或大剂量使用阿莫西林克拉维酸钾者,应定期检查肝、肾、造血系统功能和检测血清钾或钠。

(8)对诊断的干扰:①见阿莫西林,糖酶试验法不受影响;②可使血清 AST 及 ALT 升高。

(9)溶解后应立即给药,剩余药液应废弃,不可再用。制备好的本品溶液不能冷冻保存。

(10)不能与含有葡萄糖、葡聚糖或酸性碳酸盐的溶液混合。也不可与血制品、含蛋白质的液体(如水解蛋白等)、静脉脂质乳化液混合。也不能与氨基糖苷类抗生素混合。

(11)哺乳期妇女用药:哺乳期妇女慎用或用药期间暂停哺乳。

(12)老年患者用药:老年患者应根据肾功能情况调整用药剂量或用药间期。

【禁忌证】

青霉素皮试阳性反应者、对本品及其他青霉素类药物过敏者及传染性单核细胞增多症患者禁用。孕妇禁用。

【不良反应】

(1)少数患者可见恶心、呕吐、腹泻等胃肠道反应,对症治疗后可继续给药。

(2)偶见荨麻疹和皮疹(尤易发生于传染性单核细胞增多症者),若发生,应停药,并对症治疗。

(3)可见过敏性休克、药物热和哮喘等。

(4)偶见 AST 及 ALT 升高、嗜酸性粒细胞增多、白细胞减少及念珠菌或耐药菌引起的二重感染。

(5)个别患者注射部位出现静脉炎。

【用法和剂量】

口服:

(1)片剂,成人和 12 岁以上小儿,一次 1.0g,一日 3 次。严重感染时剂量可加倍。未经重新检查,连续治疗期不超过 14d。

(2)干混悬剂、颗粒剂、咀嚼片、分散片,成人,肺炎及其他中重度感染:一次 625mg,每8h 1 次,疗程 7~10d。其他感染:一次 375mg,每 8h 1 次,疗程 7~10d。小儿,①新生儿及 3 个月以内婴儿。按阿莫西林计算(下同),按体重一次 15mg/kg,每 12h 1 次。②体重≤40kg 的小儿,一般感染:按体重一次 25mg/kg,每 12h 1 次;或按体重一次 20mg/kg,每8h 1 次。较重感染:按体重一次 45mg/kg,每 12h 1 次;或按体重一次 40mg/kg,每 8h 1次。疗程7~10d。其他感染剂量减半。40kg 以上的儿童可按成人剂量给药。

肾功能减退者:肌酐清除率>30ml/min 者不需减量;肌酐清除率 10~30ml/min 者每12h 口服本品 250~500mg(以阿莫西林计,下同);肌酐清除率<10ml/min 者每 24h 口服本品250~500mg。血液透析患者　根据病情轻重,每 24h 口服本品 250~500mg;在血液透析过程中及结束时各加服 1 次。

静脉注射或静脉滴注:

(1)成人或 12 岁以上儿童,一次 1.2g,每 8h 1 次,严重感染可每 6h 1 次。

(2)小儿,3 个月至 12 岁,一次 30mg/kg,每 8h 1 次;严重感染可每 6h 1 次。

(3)新生儿与 3 月以内婴儿,一次 30mg/kg,每 12h 1 次;随后每 8h 1 次。

肾功能不全患者:①肌酐清除率大于 30ml/min 时不需减量;②肌酐清除率 10~30ml/min 者,静脉滴注首剂 1.2g,随后每 12h 0.6g;③肌酐清除率小于 10ml/min 者,静脉滴注首剂1.2g,继以每 24h 0.6g;④血液透析患者在血液透析结束后补充 0.6g。

成人预防手术感染用量:于诱导麻醉时静脉给予本品 1.2g。对于有高感染危险性的手术。如结肠手术患者,可在 24h 内给予 3~4 次本品,一次 1.2g,可于 0、8、16、24h 给药。如果手术中感染的危险性增加,可继续按此方案给药数日。如果术中有明显的感染迹象,术后需继续静脉注射本品或口服给予阿莫西林克拉维酸钾片一个疗程。

【制剂与规格】

阿莫西林克拉维酸钾片:①1.0g〔阿莫西林 0.875g,克拉维酸钾(以克拉维酸计,下同)0.125g〕;②0.375g(阿莫西林 0.25g,克拉维酸钾 0.125g);③0.643g(阿莫西林 0.6g,与克拉维酸钾 0.043g)。

阿莫西林克拉维酸钾分散片:①156.25mg(阿莫西林 125mg,克拉维酸钾 31.25mg);

②0.5g(阿莫西林 0.4375g,克拉维酸钾 0.0625g);③643mg(阿莫西林 0.6g,克拉维酸钾 43mg);④187.5mg(阿莫西林 125mg,克拉维酸钾 62.5mg)。

阿莫西林克拉维酸钾咀嚼片:①156.25mg(阿莫西林 0.125g,克拉维酸钾 31.25mg);②281.25mg(阿莫西林 250mg,克拉维酸钾 31.25mg);③187.5mg(阿莫西林0.125g,克拉维酸钾62.5mg)。

阿莫西林克拉维酸钾混悬液:5ml:0.228g(阿莫西林 0.20g,克拉维酸钾0.0285g)。

阿莫西林克拉维酸钾干混悬剂:①0.6429g(阿莫西林 600mg,克拉维酸钾 42.9mg);②1g:156.25mg(阿莫西林 125mg,克拉维酸钾 31.25mg);③30.5mg(阿莫西林 0.2g,克拉维酸钾 28.5mg)。

阿莫西林克拉维酸钾颗粒剂:①0.12g(阿莫西林 0.125g,克拉维酸钾 31.25mg);②156.25mg(阿莫西林 125mg,克拉维酸 31.25mg)

注射用阿莫西林钠克拉维酸钾:①0.6g(阿莫西林钠 0.5g,克拉维酸钾 0.1g);②1.2g(阿莫西林钠 1.0g,克拉维酸钾 0.2g)。

十一、氨苄西林-舒巴坦钠(Ampicillin-Sulbactam Sodium)

【适应证】

(1)敏感细菌所引起的感染:鼻窦炎、中耳炎、会厌炎、细菌性肺炎等上、下呼吸道感染;肾盂肾炎;腹膜炎、胆囊炎、子宫内膜炎;细菌性菌血症;皮肤、软组织、骨关节感染;淋球菌感染。

(2)围手术期注射本品以降低腹部和盆腔手术后患者伤口感染的发生率。在终止妊娠或行剖腹产手术时,作为预防用药以减少手术后发生脓毒血症的危险。

【注意事项】

(1)有发生严重的或偶发致死过敏反应的报告。在应用前,应仔细询问患者对青霉素类、头孢菌素类抗生素,以及其他过敏原的既往过敏反应史。一旦发生过敏反应,应停药并给予妥善处理。严重过敏反应时,须立即给予肾上腺素紧急治疗,根据病情采取吸氧、静脉注射激素,及包括气管插管在内的通气治疗措施。

(2)用药时应持续观察患者是否存在不敏感微生物,包括真菌过度生长的征象。一旦发生二重感染,应停药并给予妥善处理。

(3)建议在延长治疗期间,应定期检查患者是否存在器官、系统的功能障碍,包括肾脏、肝脏和造血系统。这点对于新生儿,特别是早产儿和其他婴儿尤其重要。

(4)传染性单核细胞增多症患者接受氨苄西林治疗后可使皮疹的发生率升高。

(5)用前需做青霉素钠皮内敏感试验,阳性反应者禁用。

(6)由于在体外任何氨基青霉素均可使氨基糖苷类抗生素灭活,因此注射用氨苄西林钠舒巴坦钠不应与氨基糖苷类抗生素在同一容器中混合。

(7)注射用氨苄西林钠舒巴坦钠在葡萄糖或其他含糖溶液中的稳定性较差。

(8)不应与血液制品或蛋白质的水解产物混合。

(9)肌内注射液应在配制后 1h 内使用。各种稀释后静脉注射液的使用期限见表 3-1。

表 3-1　各种稀释后静脉注射液的使用期限

稀释用溶液	稀释后药物浓度 （mg/ml）	存放温度 （℃）	使用期限 （h）
灭菌注射用水或等渗氯化钠溶液	45	25	8
	45	4	8
	30	4	72
复方乳酸钠注射液	45	25	8
	45	4	8
5%葡萄糖水溶液	15~30	25	2
	15~30	4	4
	3	25	4
5%葡萄糖+0.45%氯化钠溶液	3	25	4
	15	4	4
10%转化糖水溶液	3	25	4
	30	4	3
乳酸钠林格氏溶液	45	25	8
	45	4	24

　　(10)孕妇及哺乳期妇女用药：动物生殖研究结果表明，氨苄西林-舒巴坦不会对生育能力和胎儿造成损害，舒巴坦可通过胎盘屏障。尚无本品用于孕妇和哺乳妇女方面的资料。

　　【禁忌证】
　　禁用于对任何青霉素类抗生素有过敏反应史的患者。

　　【不良反应】
　　(1)注射部位疼痛，尤其是肌肉注射部位的疼痛。少数患者静脉注射后可发生静脉炎或注射部位反应。
　　(2)免疫系统：过敏反应和过敏性休克。
　　(3)神经系统：罕有报道发生惊厥。
　　(4)胃肠道：恶心、呕吐、腹泻、小肠结肠炎和抗生素相关性肠炎。
　　(5)血液和淋巴系统：有报道，应用氨苄西林钠舒巴坦钠治疗期间，可出现贫血、溶血性贫血、血小板减少、嗜酸细胞增多和白细胞减少。停药后可恢复正常，已证实上述情况为过敏反应所致。
　　(6)实验室检查：一过性 ALT 及 AST 升高。
　　(7)肝胆系统：胆红素血症，肝功能异常和黄疸。
　　(8)皮肤和皮下组织：皮疹、瘙痒和其他皮肤反应，罕有报告发生 Stevens-Johnson 综合征，表皮坏死和多形性红斑。

(9)肾脏和泌尿道:罕有报道发生间质性肾炎。

【用法和剂量】

深部肌肉注射、静脉注射或静脉滴注。将一次药量溶于 50~100ml 稀释液中,于10~15min 内静脉滴注。成人一次 1.5~3g(包括氨苄西林钠和舒巴坦钠),每 6h 1 次。肌肉注射一日剂量不超过 6g;静脉用药一日剂量不超过 12g(舒巴坦钠一日剂量最高不超过 4g)。儿童按体重一日 100~200mg/kg,分次给药。肾功能受损患者的患者(肌酐清除率≤30ml/min),应减少给药次数。

【制剂与规格】

注射用氨苄西林钠舒巴坦钠:①0.75g(氨苄西林 0.5g,舒巴坦钠 0.25g);②1.5g(氨苄西林 1.0g,舒巴坦钠 0.5g);③1g(舒巴坦 0.5g,氨苄西林钠 0.5g)(钠盐);④3g(氨苄西林 2g,舒巴坦钠 1g)。

氨苄西林舒巴坦钠片:375mg(氨苄西林 250mg,舒巴坦钠 125mg)。

十二、替卡西林(Ticarcillin)

【适应证】

革兰阴性菌感染,包括变形杆菌、大肠杆菌、肠杆菌属、淋球菌、流感杆菌等所致全身感染。铜绿假单胞菌感染,对于铜绿假单胞菌所致的下呼吸道感染、骨关节感染、腹腔感染、盆腔感染、尿路感染、败血症和皮肤、软组织感染等,常需与氨基糖苷类或氟喹诺酮类药物联合应用。

【注意事项】

见青霉素。与青霉素有交叉过敏反应,应用前应须作青霉素过敏试验,方法同青霉素,过敏者禁用。对头孢菌素过敏者,严重肝、肾功能损害患者及凝血功能异常者慎用本品。肾功能减退者需根据内生肌酐清除率调整给药剂量。肾功能不全的患者,使用本品的双钠盐,可使钠负荷增加。肌内注射后偶有局部疼痛和静脉滴注后发生静脉炎等。亦有 AST 及 ALT 增高,但停药后会恢复。本品与庆大霉素合用时,不宜放于同一滴注瓶内应用。

【禁忌证】

对本品或其他青霉素类过敏者禁用。

【不良反应】

(1)低钾血症及出血时间延长。应用丙磺舒可减少钾从尿中排出。

(2)皮疹、瘙痒、药物热等过敏反应较多见。大剂量用于肾功能减退者可出现凝血功能异常而发生紫癜、黏膜和注射部位出血,一旦出血发生,立即停药。

【用法和剂量】

成人,一日量 200~300mg/kg,分次给予,或一次 3g,根据病情每 3、4 或 6h 1 次。按每克药物用 4ml 溶剂溶解后缓缓静注或加入适量溶剂中静滴 0.5~1h。泌尿系感染可肌内注射给药,一次 1g,一日 4 次,用 0.25%~0.5%利多卡因注射液 2~3ml 溶解后深部肌内注射。肾功能减退者首剂 3g,维持剂量,肌酐清除率为 30~60ml/min 者,每 4h 2g;为 10~30ml/min 者,每 8h 2g;小于 10ml/min 者,每 12h 2g。儿童一日用量为 200~300mg/kg。婴儿一日量为225mg/kg,7d 龄以下婴儿则为一日 150mg/kg，均分次给予。儿童一日 200~300mg/kg,每3~6h 静脉滴注 1 次。

【制剂与规格】

注射用替卡西林钠:①0.5g;②1g;③3g;④6g。

十三、替卡西林-克拉维酸钾(Ticarcillin-Clavulanate Potassium)

【适应证】

用于各种敏感菌感染:

(1)严重感染:败血症、菌血症、腹膜炎 腹腔内脓肿、特殊人群(继发于免疫系统抑制或受损)的感染、术后感染、骨及关节感染、皮肤及软组织感染、呼吸道感染、严重的或复杂的泌尿道感染(如肾盂肾炎)。

(2)耳、鼻、喉感染。

【注意事项】

(1)见替卡西林。

(2)注射用溶液应随用随配,配制好的注射液应立即使用。替卡西林钠克拉维酸钾在碳酸氢钠溶液中不稳定。替卡西林钠-克拉维酸钾不可与血制品或蛋白质水溶液(如水解蛋白或静注脂质乳剂)混合使用。

(3)与氨基糖贰类抗生素合用治疗(包括铜绿假单胞菌感染),两种药物应分别给药。

【不良反应】

见替卡西林。但可发生胃肠道反应,如恶心、呕吐和腹泻并罕见低钾血症。

【禁忌证】

对 β-内酰胺类抗生素过敏者禁用。

【用法和剂量】

用法:

(1)静脉滴注,不用于肌内注射。

(2)使用时,将 1.6g 或 3.2g 用 10ml 无菌注射用水相应的 50ml 或 100ml,或 5%葡萄糖注射液相应的 100ml 或 100~150ml 溶解,然后再移至输液容器中,稀释成相应容积溶液后于 30~40min 内静脉滴注。

用量:

(1)成人(包括老年人)常用剂量:一次 1.6~3.2g,每 6~8h 给药 1 次,最大剂量:一次 3.2g,每 4h 给药 1 次。

(2)肾功能不全患者的推荐剂量:轻度受损(肌酐清除率>30ml/min)每 8h 3.2g;中度受损(肌酐清除率 10~13ml/min)每 8h 1.6g;严重受损(肌酐清除率<10ml/min)每12h 1.6g。

(3)儿童:常用剂量:按体重,一次 80mg/kg 体重,每 6~8h 给药 1 次;新生儿期的用量,一次 80mg/kg,每 12h 给药 1 次,继而可增至每 8h 给药 1 次。肾功能不全患儿的用量:须参照成人肾功能不全患者的推荐剂量进行调整。

【制剂与规格】

注射用替卡西林克拉维酸钾:①1.6g(替卡西林 1.5g 与克拉维酸 0.1g);②3.2g(替卡

西林 3.0g 与克拉维酸 0.2g)。

十四、哌拉西林(Piperacillin)

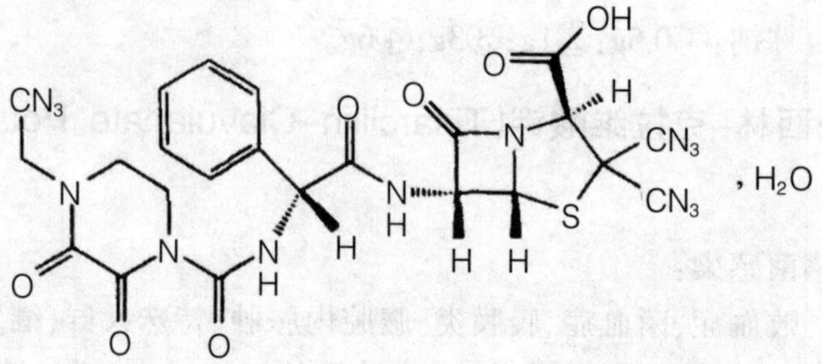

图 3-4　哌拉西林结构式

【适应证】

(1)敏感肠杆菌科细菌、铜绿假单胞菌、不动杆菌属所致的败血症、上尿路及复杂性尿路感染、呼吸道感染、胆道感染、腹腔感染、盆腔感染以及皮肤、软组织感染等。

(2)与氨基糖苷类联合可用于有粒细胞减少症免疫缺陷患者的感染。

【注意事项】

(1)使用前需详细询问药物过敏史并进行青霉素皮肤试验,呈阳性反应者禁用。

(2)对一种青霉素过敏者可能对其他青霉素类药物过敏;对头孢菌素类、头孢霉素类、灰黄霉素或青霉胺过敏者,对本品也可能过敏。

(3)哌拉西林在少数患者尤其是肾功能不全患者可导致出血,发生后应及时停药并予适当治疗;肾功能减退者应适当减量。

(4)有过敏史、出血史、溃疡性结肠炎、克隆病或抗生素相关肠炎者皆应慎用。

(5)哌拉西林不可加入碳酸氢钠溶液中静滴。

(6)孕妇及哺乳期妇女用药:①动物生殖试验未发现本品有损害,但尚未在孕妇中进行严格对照试验以排除这类药物对胎儿的不良影响,所以孕妇应仅在确有必要时使用本品。②少量本品从乳汁中分泌,哺乳期妇女用药时宜暂停哺乳。

【不良反应】

(1)过敏反应:青霉素类药物过敏反应较常见,包括荨麻疹等各类皮疹、白细胞减少、间质性肾炎、哮喘发作和血清病型反应,严重者如过敏性休克偶见;过敏性休克一旦发生,必须就地抢救,予以保持气道畅通、吸氧及给用肾上腺素、糖皮质激素等治疗措施。

(2)局部症状:局部注射部位疼痛、血栓性静脉炎等。

(3)消化道症状:腹泻、稀便、恶心、呕吐等;抗生素相关性肠炎罕见。

(4)个别患者可出现胆汁瘀积性黄疸。

(5)中枢神经系统症状:头痛、头晕和疲倦等。

(6)肾功能减退者应用大剂量时,因脑脊液浓度增高,出现青霉素脑病,故此时应按肾功能进行剂量调整。

(7)其他:念珠菌二重感染、出血等。

【禁忌证】

有青霉素类药物过敏史或青霉素皮肤试验阳性患者禁用。

【用法和剂量】

本品可供静脉滴注和静脉注射。

(1)成人:中度感染一日 8g,分 2 次静脉滴注;严重感染一次 3~4g,每 4~6h 静脉滴注或注射。一日总剂量不超过 24g。

(2)儿童:婴幼儿和 12 岁以下儿童的剂量为一日按体重 100~200mg/kg。新生儿体重低于 2kg 者,出生后第 1 周每 12h 50mg/kg,静脉滴注;第 2 周起 50mg/kg,每 8h 1 次。新生儿体重 2kg 以上者出生后第 1 周每 8h 50mg/kg,静脉滴注;1 周以上者每 6h 50mg/kg。

【制剂与规格】

注射用哌拉西林钠(按哌拉西林计):①0.5g;②1.0g;③2.0g。

十五、哌拉西林钠–他唑巴坦钠(Piperacillin Sodium and Tazobatam)

【适应证】

(1)对哌拉西林耐药,但对哌拉西林他唑巴坦敏感的产内酰胺酶的细菌引起的中、重度感染。如大肠埃希菌和拟杆菌属(脆弱拟杆菌、卵形拟杆菌、多形拟杆菌或普通拟杆菌)所致的阑尾炎(伴发穿孔或脓肿)和腹膜炎;金葡菌所致的中、重度医院获得性肺炎、非复杂性和复杂性皮肤及软组织感染,包括蜂窝织炎、皮肤脓肿、缺血性或糖尿病性足部感染;大肠埃希菌所致的产后子宫内膜炎或盆腔炎性疾病;流感嗜血杆菌所致的社区获得性肺炎(仅限中度)。

(2)敏感细菌所致的全身和(或)局部细菌感染。

【注意事项】

(1)见哌拉西林。用药前须做青霉素皮肤试验,阳性者禁用。

(2)哌拉西林–他唑巴坦含钠,需要控制盐摄入量的患者使用时,应定期检查血清电解质水平;对于同时接受细胞毒药或利尿药治疗的患者,要警惕发生低血钾症的可能。

(3)发生抗生素相关性肠炎者应进行粪便检查、艰难梭菌培养以及此菌的细胞毒素分析。

(4)用药期间应定期检查造血功能,特别是对疗程≥21d 的患者。

(5)现有的临床研究资料表明哌拉西林–他唑巴坦对于医院内下呼吸道感染及复杂性尿路感染的疗效不佳。

【禁忌证】

对青霉素类、头孢菌素类抗生素或内酰胺酶抑制药过敏者禁用。

【不良反应】

(1)皮肤反应:皮疹、瘙痒等。

(2)消化道反应:如腹泻、恶心、呕吐等。

(3)过敏反应。

(4)局部反应:如注射局部刺激反应、疼痛、静脉炎、血栓性静脉炎和水肿等。

(5)其他反应:如血小板减少、胰腺炎、发热、发热伴嗜酸粒细胞增多、AST 及 ALT 升高等,但这些反应常发生在本品与氨基糖苷类药物联合治疗时。

【用法和剂量】

用法:

用 20ml 稀释液(氯化钠注射液或灭菌注射用水)充分溶解后,立即加入250ml 液体(5%葡萄糖注射液或氯化钠注射液)中,静脉滴注,至少 30min,疗程为 7~10d。医院获得性肺炎疗程为 7~14d。并可根据病情及细菌学检查结果进行调整。

用量:

(1)成人及 12 岁以上儿童,静脉滴注,一次 4.5g,每 8h 1 次;或一次 3.375g,每6h 1 次。治疗获得性肺炎时,起始剂量为一次 3.375g,每 4h 1 次,同时合并使用氨基糖苷类药物;如果未分离出铜绿假单胞菌,可根据感染程度及病情考虑停用氨基糖苷类药物。

(2)对于肾功能不全患者:

表 3-2　肾功能不全患者用法与用量

肌酐清除率 (ml/min)	推荐用法和用量		
	一次	间隔时间 (h)	一日总量 (哌拉西林/他巴唑坦钠)
40~90	3.375g	6	12g/1.5g
20~40	2.25g	6	8g/1.0g
<20	2.25g	8	6g/0.75g

(3)对于血液透析患者,一次最大剂量为 2.25g,每 8h 1 次,并在一次血液透析后追加 0.75g。

【制剂与规格】

注射用哌拉西林钠他唑巴坦钠:①4.5g(哌拉西林钠 4g,他唑巴坦 0.5g);②3.375g(哌拉西林钠 3g,他唑巴坦钠 0.375g);③2.25g(哌拉西林钠 2g,他唑巴坦钠 0.25g);④1.125g(哌拉西林钠 1g,他唑巴坦钠 0.125g)。

十六、美洛西林(Mezlocillin)

【适应证】

用于大肠埃希菌、肠杆菌属、变形杆菌等革兰阴性杆菌中敏感菌株所致的呼吸系统、泌尿系统、消化系统、妇科和生殖器官等感染,如败血症、化脓性脑膜炎、腹膜炎、骨髓炎、皮肤及软组织感染及眼、耳、鼻、喉科感染。

【注意事项】

(1)用药前须做青霉素皮肤试验,阳性者禁用。

(2)交叉过敏反应:对一种青霉素类抗生素过敏者可能对其他青霉素类抗生素也过敏。也可对青霉胺或头孢菌素类过敏。

(3)肾功能减退患者应适当降低用量。

(4)下列情况应慎用:有哮喘、湿疹、枯草热、荨麻疹等过敏性疾病史者。

(5)对诊断的干扰:①用药期间,以硫酸铜法进行尿糖测定时可出现假阳性,用葡萄糖酶法者则不受影响;②大剂量注射给药可出现高钠血症;③可使血清丙氨酸氨基转移酶或门冬氨酸氨基转移酶升高。

(6)应用大剂量时应定期检测血清钠。

(7)孕妇及哺乳期妇女用药:美洛西林可透过胎盘屏障进入胎儿血循环,并有少量随乳汁分泌,哺乳期妇女应用本品虽尚无发生严重问题的报告,但孕妇及哺乳期妇女应用仍须权衡利弊,因其应用后可使婴儿致敏和引起腹泻、皮疹、念珠菌属感染等。

(8)老年用药:老年患者肾功能减退,须调整剂量。

【禁忌证】

对青霉素类抗生素过敏者禁用。

【不良反应】

(1)食欲缺乏、恶心、呕吐、腹泻、肌内注射局部疼痛和皮疹,且多在给药过程中发生,大多程度较轻,不影响继续用药,重者停药后上述症状迅速减轻或消失。

(2)少数病例可出现 AST 及 ALT、碱性磷酸酶升高及嗜酸性粒细胞一过性增多。

(3)中性粒细胞减少、低钾血症等极为罕见。

【用法和剂量】

用法:肌内注射、静脉注射或静脉滴注。

(1)肌内注射:临用前加注射用水溶解,静脉注射通常加入 5%葡萄糖氯化钠注射液或5%~10%葡萄糖注射液溶解后使用。

(2)肌内注射:一日 2~4 次,静脉滴注按需要每 6~8h 1 次,其剂量根据病情而定,严重者可每 4~6h 静脉注射 1 次。

用量:

(1)成人一日 2~6g,严重感染者可增至 8~12g,最大可增至 15g。

(2)儿童,按体重一日 0.1~0.2g/kg,严重感染者可增至 0.3g/kg。

【制剂与规格】

注射用美洛西林钠:①0.5g;②1.0g;③2g;④2.5g;⑤3g;⑥4g。

十七、阿洛西林(Azlocillin)

【适应证】

用于敏感的革兰阳性菌及阴性菌所致的各种感染以及铜绿假单胞菌感染,包括败血症、脑膜炎、心内膜炎、化脓性胸膜炎、腹膜炎及下呼吸道、胃肠道、胆道、泌尿道、骨及软组织和生殖器官等感染,妇科、产科感染,恶性外耳炎,烧伤,皮肤及手术感染等。

【注意事项】

(1)~(7)同美洛西林(1)~(7)。

(8)静脉滴注时注意速度不宜太快。

【禁忌证】

对青霉素类抗生素过敏者禁用。

【不良反应】

(1)恶心、呕吐、腹泻及抗生素相关性肠炎等胃肠道反应。

(2)皮疹、药物热和哮喘等过敏反应。

(3)贫血,血小板减少,嗜酸性粒细胞增多等。

(4)AST 及 ALT 可轻度增高。

(5)由念珠菌或耐药菌引起的二重感染。

(6)偶见兴奋、焦虑、失眠、头晕以及行为异常等中枢神经系统症状。

【用法和剂量】

加入适量 5%葡萄糖氯化钠注射液或 5%~10%葡萄糖注射液中,静脉滴注。

(1)成人:一日 6~10g,严重病例可增至 10~16g,一般分 2~4 次滴注。

(2)儿童:按体重一日 75mg/kg,婴儿及新生儿按体重一日 100mg/kg,分 2~4 次滴注。

【制剂与规格】

注射用阿洛西林钠:①0.5g;②1.0g;③2.0g;④3.0g。

(白　雪　张彦军)

第三节　头孢菌素类

根据抗菌谱、抗菌活性、对 β 内酰胺酶的稳定性以及肾毒性的不同,目前将头孢菌素分为四代。

第一代头孢菌素主要作用于需氧革兰阳性球菌, 仅对少数肠杆菌科细菌有一定抗菌活性;常用品种有头孢唑啉和头孢拉定注射剂,口服制剂与规格有头孢拉定、头孢氨苄和头孢羟氨苄等。

第二代头孢菌素对革兰阳性球菌的活性与第一代头孢菌素相仿或略差, 对部分肠杆菌科细菌亦具有抗菌活性。常用的注射剂有头孢呋辛和头孢替安,口服制剂与规格有头孢克洛、头孢呋辛酯和头孢丙烯等。

第三代头孢菌素对肠杆菌科细菌有良好抗菌作用, 其中头孢他啶和头孢哌酮对铜绿假单胞菌及某些非发酵菌亦有较好作用。注射品种有头孢噻肟、头孢曲松、头孢他啶和头孢哌酮等。口服制剂与规格有头孢克肟、头孢泊肟酯等。

第四代头孢菌素常用者为头孢吡肟,对肠杆菌科细菌和铜绿假单胞菌的活性与头孢他啶大致相仿;但对产 Ampc 酶的阴沟肠杆菌、产气肠杆菌、柠檬酸杆菌和沙雷菌属的作用优于头孢他啶等第三代头孢菌素。

头孢菌素类药物像青霉素类药物那样,可与一些 β 内酰胺酶抑制剂与规格(克拉维酸、舒巴坦、他唑巴坦)组成复方制剂与规格使用。

应用头孢菌素类前应仔细询问患者有否对青霉素类和其他 β 内酰胺类药物过敏史,有上述药物过敏史者有明确应用头孢菌素类指征时慎用本类药物,有青霉素过敏性休克史者避免应用头孢菌素类。

一、头孢唑林(Cefazolin)

【适应证】

(1)敏感细菌所致的中耳炎、支气管炎、肺炎等呼吸道感染、尿路感染、皮肤软组织感染、骨和关节感染、败血症、感染性心内膜炎、肝胆系统感染及眼、耳、鼻、喉科等感染。

(2)外科手术前的预防用药。

【注意事项】

(1)对青霉素过敏或过敏体质者慎用。

(2)交叉过敏反应:患者对一种头孢菌素或头霉素(cephamycin)过敏者对其他头孢菌素或头霉素也可能过敏。患者对青霉素类、青霉素衍生物或青霉胺过敏者也可能对头孢菌素或头霉素过敏。对青霉素过敏患者应用头孢菌素时临床发生过敏反应者达 5%~7%;如作免疫反应测定时,则青霉素过敏患者对头孢菌素过敏者达 20%。

(3)对诊断的干扰:①约 1%的用药患者可出现直接和间接 Coombs 试验阳性;②尿糖假阳性反应(硫酸铜法),用葡萄糖酶法者则不受影响;③可使血清 AST 及 ALT、碱性磷酸酶和血尿素氮升高,如采用 Jaffe 反应进行血清和尿肌酐值测定时可有假性增高。

(4)患者有胃肠道疾病史者,特别是溃疡性结肠炎、局限性肠炎或抗生素相关性结肠炎(头孢菌素类很少产生抗生素相关性肠炎)者和患者有肾功能减退者应慎用头孢菌素。

(5)头孢唑林与庆大霉素或其他肾毒性抗生素合用有增加肾损害的危险性;对肾功能减退患者应在减少剂量情况下谨慎使用;因头孢唑林部分在肝脏代谢,因此肝功能损害患者也应慎用。

(6)静脉滴注:将本品用灭菌注射用水、氯化钠注射液或葡萄糖注射液溶解后使用,当静脉滴注体积超过 100ml 时不要用注射用水。

(7)配制后的药液应避光保存。室温保存不得超过 48h。

(8)按照处方或遵医嘱使用。

(9)常温不溶时,可微热至 37℃使其溶解。

(10)孕妇及哺乳期妇女用药:头孢菌素类可经乳汁排出,哺乳期妇女应用本品虽尚无发生问题的报告,但其应用仍须权衡利弊后决定。

(11)儿童用药:早产儿及 1 个月以下的新生儿不推荐应用本品。

(12)老年患者用药:头孢唑林在老年人中血消除半衰期($t_{1/2}$)较年轻人明显延长,应按肾功能适当减量或延长给药间期。

【禁忌证】

对头孢菌素过敏者及有青霉素过敏性休克或即刻反应者禁用。

【不良反应】

(1)静脉注射发生的血栓性静脉炎和肌内注射区疼痛均较头孢噻吩少而轻。

(2)药疹发生率为 1.1%,嗜酸粒细胞增高的发生率为 1.7%,偶有药物热。

(3)个别患者可出现暂时性 AST 及 ALT、碱性磷酸酶升高。

(4)肾功能减退患者应用高剂量(一日 12g)的本品时可出现脑病反应。

(5)白念珠菌二重感染偶见。

【用法和剂量】

用法:可静脉缓慢推注、静脉滴注或肌内注射。

(1)肌内注射:临用前加灭菌注射用水或氯化钠注射液溶解后使用。

(2)静脉注射:临用前加适量注射用水完全溶解后于 3~5min 静脉缓慢推注。

(3)静脉滴注:加适量注射用水溶解后,再加入氯化钠或葡萄糖注射液 100ml 稀释后静脉滴注。

用量:

(1)成人常用剂量:一次 0.5~1g,一日 2~4 次。严重感染可增加至一日 6g,分 2~4 次静脉给予。

(2)儿童常用剂量:一日 50~100mg/kg,分 2~3 次静脉缓慢推注,静脉滴注或肌内注射。

(3)肾功能减退者按其肌酐清除率调节用量:大于 50mL/min 时,可按正常剂量给药;大于 20~50ml/min 时,每 8h 0.5g;为 11~34ml/min 时,每 12h 0.25g;小于 10ml/min 时,每 18~24h 0.25g。所有不同程度肾功能减退者的首次剂量为 0.5g。

(4)小儿肾功能减退者应用头孢唑林时,先给予 12.5mg/kg,继而按其肌酐清除率调节维持量:大于 70ml/min 时,可按正常剂量给予;为 40~70ml/min 时,每 12h 按体重 12.5~30mg/kg;为 20~40ml/min 时,每 12h 按体重 3.1~12.5mg/kg;为 5~20ml/min 时,每 24h 按体重 2.5~10mg/kg。

(5)用于预防外科手术后感染时,一般为术前 0.5~1h 肌内注射或静脉给药 1g,手术时间超过 6h 者术中加用 0.5~1g,术后每 6~8h 0.5~1g,至手术后 24h 止。

【制剂与规格】

注射用头孢唑啉钠:①0.5g;②1.0g;③1.5g;④2.0g。

二、头孢拉定(Cefradine)

【适应证】

用于敏感菌所致的急性咽炎、扁桃体炎、中耳炎、支气管炎和肺炎等呼吸道感染、泌尿生殖道感染及皮肤软组织感染等。

【注意事项】

(1)在应用前须详细询问患者对头孢菌素类、青霉素类及其他药物过敏史,有青霉素类药物过敏性休克史者不可应用本品,其他患者应用本品时必须注意头孢菌素类与青霉素类存在交叉过敏反应的概率为 5%~7%,需在严密观察下慎用。一旦发生过敏反应,立即停用药物。如发生过敏性休克,须立即就地抢救,包括保持气道通畅、吸氧和肾上腺素、糖皮质激素的应用等措施。

(2)头孢拉定主要经肾排出,肾功能减退者须减少剂量或延长给药间期。

(3)应用头孢拉定的患者以硫酸铜法测定尿糖时可出现假阳性反应。

(4)儿童、孕妇及哺乳期妇女慎用,因头孢拉定可透过血-胎盘屏障进入胎儿血循环,孕妇用药需有确切适应证。头孢拉定可少量进入乳汁,虽至今尚无哺乳期妇女应用头孢菌素类发生问题的报告,但应用时仍须权衡利弊。

【禁忌证】

对头孢菌素过敏者及有青霉素过敏性休克或即刻反应史者禁用本品。

【不良反应】

(1)恶心、呕吐、腹泻、上腹部不适等胃肠道反应较为常见。

(2)药疹发生率1%~3%,抗生素相关性肠炎、嗜酸粒细胞增多。偶见阴道念珠菌病。

(3)直接Coombs试验阳性反应、周围血象白细胞及中性粒细胞减少等见于个别患者。

(4)少数患者可出现暂时性血尿素氮升高,AST及ALT、血清碱性磷酸酶一过性升高。

(5)肌内注射疼痛明显,有静脉注射后发生静脉炎的报道。

(6)罕见血尿、精神异常、听力减退、迟发性变态反应、过敏性休克、排尿困难、药物性溶血、心律失常等。

【用法和剂量】

用法:口服、静脉滴注、静脉注射或肌内注射。

(1)配制肌内注射用药时,将2ml注射用水加入0.5g装瓶内,须作深部肌内注射。

(2)配制静脉注射液时,将至少10ml注射用水或5%葡萄糖注射液分别注入0.5g装瓶内。于5min内注射完毕。

(3)配制静脉滴注液时,将适宜的稀释液10ml分别注入0.5g装瓶内,然后再以氯化钠注射液或5%葡萄糖液作进一步稀释。

(4)干混悬剂加饮用水至瓶上刻度线后摇匀成混悬液,混悬液室温贮放,7d内服用完;冰箱内贮放,14d内服用完。

用量:

(1)成人一次0.25~0.5g,每6h 1次,感染较严重者一次可增至1.0g,但一日总量不超过4g。

(2)儿童按体重一次6.25~12.5mg/kg,每6h 1次。

静脉滴注、静脉注射或肌内注射。

(1)成人,一次0.5~1.0g,每6h 1次,一日最高剂量为8g。

(2)儿童(1周岁以上)按体重一次12.5~25mg/kg,每6h 1次。

(3)肌酐清除率大于20ml/min、5~20ml/min或小于5ml/min时,剂量宜调整为每6h 0.5g、0.25g和每12h 0.25g。

【制剂与规格】

头孢拉定胶囊:①0.25g;②0.5g。头孢拉定干混悬剂:①0.125g;②0.25g;③1.5g;④3g。头孢拉定片:①0.25g;②0.5g。头孢拉定颗粒:①0.125g;②0.25g。注射用头孢拉定:①0.5g;②1.0g。

三、头孢氨苄(Cefalexin)

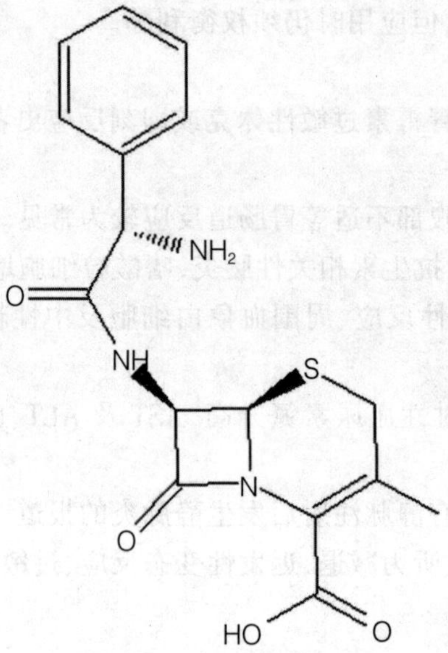

图 3-5　头孢氨苄结构式

【适应证】

用于金葡菌、溶血性链球菌、肺炎球菌、大肠杆菌、肺炎杆菌、流感杆菌、痢疾杆菌等敏感菌株引起的下列部位的轻、中度感染：

(1)扁桃体炎、扁桃体周炎、咽喉炎、支气管炎、肺炎、支气管肺炎、哮喘和支气管扩张感染以及手术后胸腔感染。

(2)急性及慢性肾盂肾炎、膀胱炎、前列腺炎及泌尿生殖系感染。

(3)中耳炎、外耳炎、鼻窦炎。

(4)上颌骨周炎、上颌骨骨膜炎、上颌骨骨髓炎、急性腭炎、牙槽脓肿、根尖性牙周炎、智齿周围炎、拔牙后感染。

(5)睑腺炎、眼睑炎、急性泪囊炎。

(6)毛囊炎、疖、丹毒、蜂窝组织炎、脓疱、痈、痤疮感染、皮下脓肿、创伤感染、乳腺炎、淋巴管炎等。

【注意事项】

(1)在应用前须详细询问患者对头孢菌素类、青霉素类及其他药物过敏史,有青霉素类药物过敏性休克史者不可应用,其他患者应用时必须注意头孢菌素类与青霉素类存在交叉过敏反应的概率为5%~7%,需在严密观察下慎用。一旦发生过敏反应,立即停用药物。如发生过敏性休克,须立即就地抢救,包括保持气道通畅、吸氧和肾上腺素、糖皮质激素的应用等措施。

(2)有胃肠道疾病史的患者,尤其有溃疡性结肠炎、局限性肠炎或抗菌药物相关性结肠炎(头孢菌素很少产生抗生素相关性肠炎)者以及肾功能减退者应慎用。

(3)对诊断的干扰:应用头孢氨苄时可出现直接 Coombs 试验阳性反应和尿糖假阳

性反应(硫酸铜法);少数患者的碱性磷酸酶、血清丙氨酸氨基转移酶和门冬氨酸氨基转移酶皆可升高。

(4)当每天口服剂量超过 4g 时,应考虑改用注射用头孢菌素类药物。

(5)头孢氨苄主要经肾排出,肾功能减退患者应用须减量。

(6)孕妇及哺乳期妇女用药:头孢氨苄可透过胎盘,故孕妇应慎用;头孢氨苄可经乳汁排出,虽至今尚无哺乳期妇女应用头孢菌素类发生问题的报告,但其应用仍须权衡利弊后应用。

【禁忌证】

对头孢菌素过敏者及有青霉素过敏性休克或即刻反应史者禁用。

【不良反应】

(1)恶心、呕吐、腹泻和腹部不适较为多见。

(2)皮疹、药物热等过敏反。偶可发生过敏性休克。

(3)头晕、复视、耳鸣、抽搐等神经系统反应。

(4)应用期间偶有出现肾损害。

(5)偶有患者出现 AST 及 ALT 升高、Coombs 试验阳性。溶血性贫血罕见,中性粒细胞减少和抗生素相关性肠炎也有报告。

【用法和剂量】

口服:

片剂、颗粒剂、干混悬剂、胶囊剂:

(1)成人剂量:口服,一般一次 250~500mg,一日 4 次,最高剂量一日 4g。单纯性膀胱炎、皮肤软组织感染及链球菌咽峡炎患者每 12h 500mg。

(2)儿童剂量:口服,一日按体重 25~50mg/kg,一日 4 次。皮肤软组织感染及链球菌咽峡炎患者,一次 12.5~50mg/kg,一日 2 次。

(3)肾功能减退的患者,应根据肾功能减退的程度,减量用药。

缓释胶囊:(1)成年人及体重 20kg 以上儿童,常用量一日 1~2g,分 2 次于早、晚餐后口服。

(2)20kg 体重以下儿童,一日 40~60mg/kg,分 2 次于早、晚餐后口服。

【制剂与规格】

头孢氨苄胶囊:①0.125g;②0.25g。头孢氨苄干悬混剂:1.5g。头孢氨苄片:①0.125g;②0.25g。头孢氨苄颗粒:①50mg;②125mg。头孢氨苄缓释胶囊:0.25g。头孢氨苄泡腾片:0.125g。

四、头孢羟氨苄(Cefadroxil)

【适应证】

用于敏感细菌所致的尿路感染、皮肤软组织感染以及急性扁桃体炎、急性咽炎、中耳炎和肺部感染等。

【注意事项】

(1)~(5)同头孢氨苄的(1)~(5)。

(6)孕妇及哺乳期妇女用药:孕妇用药需有确切适应证。本品亦可进入乳汁,虽至今尚无哺乳期妇女应用头孢菌素类发生问题的报告,但仍须权衡利弊后应用。

【禁忌证】

对有头孢菌素类药物过敏史者和有青霉素过敏性休克史者或即刻反应史者禁用。

【不良反应】

(1)以恶心、上腹部不适等胃肠道反应为主。

(2)少数患者尚可发生皮疹等过敏反应,偶可发生过敏性休克。

(3)也可出现尿素氮、AST 及 ALT、血清碱性磷酸酶一过性升高。见头孢唑啉。

【用法和剂量】

口服:

胶囊剂、片剂:

(1)成人:一次 0.5~1.0g,一日 2 次。

(2)儿童:按体重一次 15~20mg/kg,一日 2 次;A 组溶血性链球菌咽炎及扁桃体炎每 12h 15mg/kg;疗程至少 10d。

(3)成人肾功能减退者首次剂量为 1g 饱和量,然后根据肾功能减退程度予以延长给药间期。肌酐清除率为 25~50ml/min、10~25ml/min 和 0~10ml/min 时,分别每 12h、24h 和 36h 服药 500mg。

颗粒剂:溶于 40℃以下的温开水内口服。

(1)成人:一日 1~2g,分 2~3 次服。

(2)小儿一日 30mg/kg 体重,分 2 次服。或遵医嘱。

【制剂与规格】

头孢羟氨苄胶囊:①0.125g;②0.25g;③0.5g。头孢羟氨苄片:①0.125g;②0.25g;③0.5g。头孢羟氨苄颗粒:①0.125g;②0.25g。

五、头孢呋辛(Cefuroxime)

【适应证】

用于敏感细菌所致的下列感染:

(1)呼吸道感染:由肺炎链球菌、流感嗜血杆菌(含氨苄西林耐药菌)、克雷白杆菌属、金葡菌(青霉素酶产酶菌及非青霉素酶产酶菌)、化脓性链球菌及大肠杆菌所引起的呼吸道感染,如中耳炎、鼻窦炎、扁桃体炎、咽炎和急、慢性支气管炎、支气管扩张合并感染、细菌性肺炎、肺脓肿和术后肺部感染。

(2)泌尿道感染:由大肠杆菌及克雷白杆菌属细菌所致的尿道感染,如肾盂肾炎、膀胱炎和无症状性菌尿症。

(3)皮肤及软组织感染:由金葡菌(青霉素酶产酶菌及非青霉素酶产酶菌、化脓性链球菌、大肠杆菌、克雷白杆菌属及肠道杆菌属细菌所致的皮肤及软组织感染,如蜂窝组织炎、丹毒、腹膜炎及创伤感染。

(4)败血症:由金葡菌(青霉素酶产酶菌及非青霉素酶产酶菌)、肺炎链球菌大肠杆菌、流感嗜血杆菌(含氨苄西林耐药菌)及克雷白杆菌属细菌所引起的败血症。

(5)脑膜炎:由肺炎链球菌、流感嗜血杆菌(含氨苄西林耐药菌)、脑膜炎奈瑟氏菌及金葡菌(青霉素酶产酶菌及非青霉素酶产酶菌)所引起的脑膜炎。

(6)淋病:由淋病奈瑟菌(青霉素酶产酶菌及非青霉素酶产酶菌)所引起的单纯性(无并发症)及有并发症的淋病,尤其适用于不宜用青霉素治疗者。

(7)骨及关节感染:由金葡菌(青霉素酶产酶菌及非青霉素酶产酶菌)所引起的骨及关节感染。

(8)可用于术前或术中防止敏感致病菌的生长,减少术中及术后因污染引起的感染。如腹部骨盆及矫形外科手术、心脏、肺部、食管及血管手术、全关节置换手术中的预防感染。

【注意事项】

(1)对青霉素类药物过敏者,慎用。

(2)使用时应注意监测肾功能,特别是对接受高剂量的重症患者。

(3)肾功能不全者应减少一日剂量。

(4)头孢呋辛能引起抗生素相关性肠炎,应警惕。抗生素相关性肠炎诊断确立后,应给予适宜的治疗。轻度者停药即可,中、重度者应给予液体、电解质、蛋白质补充,并需选用对梭状芽孢杆菌有效的抗生素类药物治疗。

(5)有报道少数患儿使用本品时出现轻、中度听力受损。

(6)相容性和稳定性:①肌肉注射:用灭菌注射用水配制时,在室温24h,冰箱5℃保存48h可保持活性。过了这个期限,任何未用的溶液都应丢弃。②静脉注射:用灭菌注射用水配制时,0.75g、1.5g配制后的溶液在室温24h,冰箱5℃保存48h可保持活性。③在室温下与以下一些溶液可以24h内保持相容性,肝素(10~50U/ml),氯化钾(10~40mEq/L),碳酸氢钠,0.9%氯化钠。④0.75g和1.5g本品,用50ml或100ml 5%葡萄糖注射液、0.9%氯化钠注射液、0.45%氯化钠注射液稀释,可以在室温存放24h,冰箱存放7d。

(7)孕妇及哺乳期妇女用药:孕妇应权衡利弊。本品能在乳汁分泌,哺乳期妇女慎用。

(8)儿童用药:有报道新生儿对头孢菌素有蓄积作用,3个月以下儿童的安全有效性尚未确定,因而,不推荐使用。

【禁忌证】

对头孢菌素类药物过敏者禁用本品。

【不良反应】

(1)局部反应:如血栓性静脉炎等。

(2)胃肠道反应:如腹泻、恶心、抗生素相关性肠炎等。

(3)过敏反应:常见为皮疹、瘙痒、荨麻疹等。偶见过敏症、药物热、多形红斑、间质性肾炎、毒性表皮剥脱性皮炎、斯-约综合征。

(4)血液:可见血红蛋白和红细胞压积减少、短暂性嗜酸粒细胞增多症、短暂性的嗜中性白细胞减少症及白细胞减少症等,偶见血小板减少症。

(5)肝功能:可见ALT及AST、碱性磷酸酶、乳酸脱氢酶及血清胆红素一过性升高。

(6)其他:尚见呕吐、腹痛、结肠炎、阴道炎(包括阴道念珠球菌病),肝功能异常(包括胆汁郁积),再生障碍性贫血,溶血性贫血,出血,引发癫痫,凝血酶原时间延长,各类血细胞减少,粒细胞缺乏症等。

【用法和剂量】

深部肌内注射：

(1)肌内注射前,必需回抽无血才可注射。

(2)肌内注射时每0.25g用10ml无菌注射用水溶解,缓慢摇匀得混悬液后,方可深部肌内注射。

静脉注射或滴注：

静脉注射每0.25g至少用2.0ml无菌注射用水溶解。摇匀后再缓慢静脉注射,也可加入静脉输注管内滴注。

用量：

(1)成人常用量为每8h 0.75~1.5g,疗程5~10d。对于生命受到威胁的感染或罕见敏感菌所引起的感染,每6h 1.5g。对于细菌性脑膜炎,剂量每8h不超过3.0g。对于单纯性淋病应肌内注射单剂量1.5g,可分注于两侧臀部,同时口服1g丙磺舒。

(2)预防手术感染：术前0.5~1h静脉注射1.5g,若手术时间过长,则每隔8h静脉或肌内注射0.75g。若为开胸手术应随着麻醉剂的引入,静脉注射1.5g,以后每隔12h 1次,总剂量为6g。

(3)儿童：3个月以上的患儿,按体重一日50~100mg/kg,分3~4次给药。重症感染,按体重一日用量不低于0.1g/kg,但不能超过成人使用的最高剂量。骨和关节感染,按体重一日0.15g/kg(不超过成人使用的最高剂量),分3次给药。脑膜炎患者按体重一日0.2~0.24g/kg,分3~4次给药。

(4)肾功能不全患者应根据肌酐清除率调整：①>20ml/min时,每8h 0.75~1.5g；②10~20ml/min时,每12h 0.75g；③<10ml/min时,每24h 0.75g。

肾功能不全的患儿,应参照肾功能不全成人患者用药量进行调整。

【制剂与规格】

注射用头孢呋辛钠：①0.25g；②0.5g；③0.75g；④1.0g；⑤1.5g；⑥2.0g；⑦2.25g；⑧2.5g；⑨3.0g。

六、头孢呋辛酯(Cefuroxime Axetil)

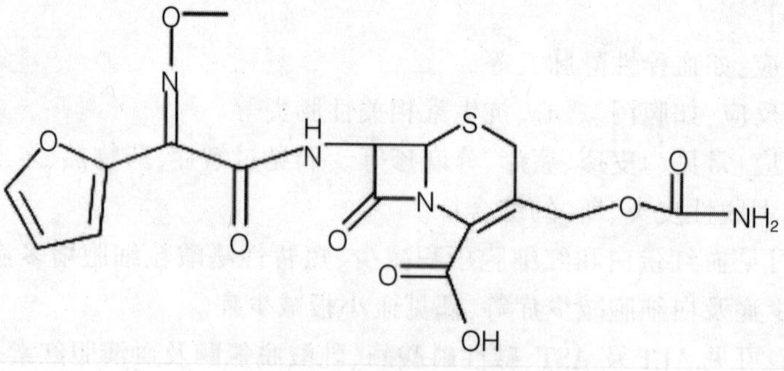

图3-6 头孢呋辛酯结构式

【适应证】

用于溶血性链球菌、金葡菌(耐甲氧西林株除外)及流感嗜血杆菌、大肠埃希菌、肺炎克雷伯菌、奇异变形杆菌等肠杆菌科细菌敏感菌株所致的感染。

（1）成人急性咽炎或扁桃体炎、急性中耳炎、上颌窦炎、慢性支气管炎急性发作、急性支气管炎、单纯性尿路感染、皮肤软组织感染及无并发症淋病奈瑟菌性尿道炎和宫颈炎。

（2）儿童咽炎或扁桃体炎、急性中耳炎及脓疱病等。

【注意事项】

（1）头孢呋辛酯与青霉素类或头孢霉素类有交叉过敏反应，因此对青霉素类、青霉素衍生物、青霉胺及头孢霉素类过敏者慎用。

（2）肾功能减退及肝功能损害者慎用。

（3）有胃肠道疾病史者，特别是溃疡性结肠炎、局限性肠炎或抗生素相关性结肠炎者慎用。

（4）长期服用可致菌群失调，引发继发性感染。如发生轻度抗生素相关性肠炎，停药即可，但对于中、重度抗生素相关性肠炎患者，须对症处理并给予抗艰难梭菌的抗菌药物。

（5）应于餐后服用，以增加吸收，提高血药浓度，并减少胃肠道反应。

（6）片剂、胶囊剂不宜压碎后使用，应整片吞服，因此，5岁以下小儿禁用胶囊剂、片剂，宜服用头孢呋辛酯干混悬液。

（7）对实验室检查指标的干扰：①抗球蛋白（Coombs）试验可出现阳性；②硫酸铜尿糖试验可呈假阳性，但葡萄糖酶试验法不受影响；③高铁氰化物血糖试验可呈假阴性，但葡萄糖酶试验法和抗坏血酸氧化酶试验法不受影响；④血清丙氨酸氨基转移酶、门冬氨酸氨基转移酶、碱性磷酸酶和血尿素氮可升高；⑤采用Jaffe反应进行血清和尿肌酐值测定时可有假性增高。

（8）孕妇及哺乳期妇女用药：①动物试验中未发现对胎儿的有害证据，但在人类研究中缺乏足够的资料，因此仅在有明确指征时，孕妇方可慎用。②头孢呋辛酯可经乳汁排出，故哺乳期妇女应慎用或暂停哺乳。

（9）老年用药：85岁以上的老年患者的血浆消除半衰期可延至约3.5h，因此应在医生指导下根据肾功能情况调整用药剂量或用药间期。

（10）本品应贮放于不超过30℃的环境内。

【禁忌证】

对本品及其他头孢菌素类过敏者、有青霉素过敏性休克或即刻反应史者及胃肠道吸收障碍者禁用。

【不良反应】

（1）常见腹泻、恶心和呕吐等胃肠反应。

（2）少见皮疹、药物热等过敏反应。

（3）偶见抗生素相关性肠炎、嗜酸粒细胞增多、血胆红素升高、血红蛋白降低、肾功能改变、Coombs试验阳性和一过性肝酶升高。

【用法和剂量】

口服。

（1）成人：一般一日0.5g；下呼吸道感染患者：一日1g；单纯性下尿路感染患者：一日0.25g。均分2次服用。单纯性淋球菌尿道炎单剂疗法剂量为1g。

(2)儿童:小儿急性咽炎或急性扁桃体炎:按体重一日 20mg/kg,分 2 次服用,一日不超过 0.5g;急性中耳炎、脓疱病:按体重一日 30mg/kg,分 2 次服用,一日不超过 1g。

(3)对注射头孢呋辛钠治疗获得一定疗效,尚需继续治疗的患者,可改为口服本品治疗。

(4)分散片可加入适量温开水中搅拌均匀后服用。

【制剂与规格】

头孢呋辛酯片:①0.125g;②0.25g。头孢呋辛酯干混悬液:0.125g。头孢呋辛酯胶囊0.125g。

七、头孢克洛(Cefaclor)

【适应证】

用于敏感菌株引起的感染:

(1)中耳炎:由肺炎双球菌、流感嗜血杆菌、葡萄球菌、化脓性链球菌(A 组 β 溶血性链球菌)和卡他莫拉菌引起。

(2)下呼吸道感染(包括肺炎):由肺炎双球菌、流感嗜血杆菌、化脓性链球菌(A 组 β 溶血性链球菌)和卡他莫拉菌引起。

(3)上呼吸道感染(包括咽炎和扁桃体炎):由化脓性链球菌(A 组 β 溶血性链球菌)和卡他莫拉菌引起。

(4)尿道感染(包括肾盂肾炎和膀胱炎):由大肠杆菌、奇异变形杆菌、克雷白杆菌属和凝固酶阴性的葡萄球菌引起。

(5)皮肤和皮肤组织感染:由金葡球菌和化脓性链球菌(A 组 β 溶血性链球菌)引起。

(6)鼻窦炎。

(7)淋球菌性尿道炎:应进行适当的组织培养和敏感性研究,以测定致病菌对头孢克洛的敏感性。

【注意事项】

(1)一般注意事项:长期使用的患者应细心观察,如发生二重感染,必须采取适当措施。

(2)用头孢菌素类抗生素治疗期间,Coombs 试验呈直接阳性。在血液学研究或在输血的交叉配血过程中(当进行抗球蛋白试验时)或对其母亲在分娩前服过头孢菌素的新生儿进行 Coombs 试验,呈阳性可能与药物有关。

(3)存在严重肾功能不全时要慎用,因本品在无尿症患者体内的半衰期为 2.3~2.8h。对于中度至严重肾功能受损患者,应进行仔细的临床和实验室监测。

(4)对于有胃肠道病史(特别是结肠炎)的患者,使用抗生素(包括头孢菌素)要慎重。

(5)在使用前,要注意确定患者以前是否对其他头孢菌素、青霉素或其他药物过敏。如果用于对青霉素过敏患者,要加以注意,因为在 β 内酰胺类抗生素中会产生交叉过敏(包括过敏反应)。

(6)如果发生过敏反应,应立即停药。如果有必要,应使用适当的药物(例如抗组胺药或皮质激素类药)来治疗。

(7)对于显示某种类型过敏(尤其对药物)的患者,应慎用。

(8)使用过程中若发生腹泻,应考虑到会产生抗生素相关性肠炎。轻微者,常停药即可,中度至严重病例,应采取适当治疗。

(9)对孕妇尚无适当的临床研究,除非急需,孕期不宜使用。

(10)哺乳妇女一次口服 500mg 后,在母乳中可测出少量的头孢克洛,故哺乳妇女慎用。

【禁忌证】

禁用于已知对头孢菌素类过敏者。

【不良反应】

(1)过敏反应:①约占患者的 1.5%,包括荨麻疹样皮疹(1%)、瘙痒、荨麻疹和Coombs试验阳性,发生率均在 0.5%以下。②血清病样反应:这种反应的特点是出现多形性红斑、皮疹及其他伴有关节炎/关节痛的皮肤表现,发热或无发热。与典型的血清病不同之处在于很少与淋巴结病和蛋白尿有关,没有进入循环的免疫复合物,并且无反应后遗症的迹象。常常发生于头孢克洛第二疗程期间或正在进入第二疗程时,儿童比成年人更常发生此类反应,未见有严重后遗症的报道。③罕见 Stevens-Johnson 综合征、毒性上皮坏死溶解和过敏症。④有青霉素过敏史的患者,可能更常发生过敏反应。

(2)胃肠道综合征:发生率约 2.5%,其中包括腹泻。在治疗期间或之后有出现抗生素相关性肠炎综合征的报告。

(3)暂时性肝炎和胆汁郁积性黄疸,罕见。

(4)其他:嗜酸性粒细胞增多、生殖器瘙痒或阴道炎,罕见血小板减少或可逆性间质性肾炎。

(5)罕见中枢神经系统不良反应:神经过敏、失眠、精神错乱、高血压、头晕、幻觉和嗜睡。

(6)临床实验室试验结果存在暂时异常值,AST、ALT 或碱性磷酸酶值稍微升高。

(7)造血系统:可引起短暂性淋巴细胞增多、白细胞减少。罕见引起溶血性贫血、再障性贫血、粒细胞缺乏症和可能有临床重要性的可逆性中性粒细胞减少。

(8)肾脏:BUN 或血清肌酐水平稍微升高或尿分析异常(人数不到 0.5%)。

【用法和剂量】

口服:

(1)成人:①常用剂量是 0.25g,每 8h 1 次。②支气管炎和肺炎的剂量是一次 0.25g,一日 3 次。③鼻窦炎推荐剂量为一次 0.25g,一日 3 次,共 10d。④较重的感染(如肺炎)或敏感性稍差的细菌引起的感染,剂量可加倍,但一日总量不宜 4g,可连服 28d。⑤治疗男性和女性急性淋球菌尿道炎,可给予了一次 3g 的剂量,与丙磺舒合用。

(2)儿童:①常用剂量:一日 20~40mg/kg,分 3 次口服。②轻微的尿路感染、中耳炎,剂量应为一日 20mg/kg,分 2~3 次口服。③严重感染,如严重的中耳炎或严重的细菌感染,剂量应为一日 40mg/kg,分 3 次口服。6 岁或 6 岁以下儿童一日最大剂量不宜超过 1g。

【制剂与规格】

头孢克洛胶囊:①0.125g;②0.25g。头孢克洛缓释胶囊:0.1875g。头孢克洛混悬剂:

①0.125g/5ml;②25mg/ml。头孢克洛分散片:①0.125g;②0.375g。头孢克洛片:0.25g。头孢克洛缓释片:0.375g。头孢克洛颗粒:①0.1g;②0.125g;③0.25g。

八、头孢丙烯(Cefprozil)

【适应证】

用于敏感菌所致的轻、中度感染:

(1)上呼吸道感染:①化脓性链球菌性咽炎/扁桃体炎。②肺炎链球菌、嗜血流感杆菌(包括产 β-内酰胺酶菌株)和卡他莫拉菌(包括产 β-内酰胺酶菌株)性中耳炎。③肺炎链球菌、嗜血流感杆菌(包括产 β-内酰胺酶菌株)和卡他莫拉菌(包括产 β-内酰胺酶菌株)性急性鼻窦炎。

(2)下呼吸道感染:由肺炎链球菌、嗜血流感杆菌(包括产 β-内酰胺酶菌株)和卡他莫拉菌(包括产 β-内酰胺酶菌株)引起的急性支气管炎继发细菌感染和慢性支气管炎急性发作。

(3)皮肤和皮肤软组织金葡菌(包括产青霉素酶菌株)和化脓性链球菌引起的非复杂性皮肤和皮肤软组织感染,但脓肿通常需行外科引流排脓。适当时应进行细菌培养和药敏试验以确定病原菌对头孢丙烯的敏感性。

【注意事项】

(1)使用治疗前,应仔细询问患者是否有本品和其他头孢菌素类药物、青霉素类及其他药物的过敏史。有青霉素过敏史者应慎用。对有青霉素类药物所致过敏性休克史或其他严重过敏反应者不宜使用。

(2)如发生过敏反应,应停止用药。严重过敏反应需使用肾上腺素并采取其他紧急措施,包括给氧、静脉输液、静注抗组胺药、皮质激素、升压药及人工呼吸。

(2)长期使用可引起非敏感性微生物的过度生长,改变肠道正常菌群,诱发二重感染,尤其是抗生素相关性肠炎。因此应仔细观察用药患者服药后的反应,特别注意对继发腹泻患者的诊断。如在治疗期间发生二重感染,应采取适当的措施。对抗生素相关性肠炎患者,轻度病例仅需停用药物,而中至重度病例,根据临床症状采取调节水和电解质平衡,补充蛋白,和用对耐药菌有效的抗菌药物治疗。

(3)确诊或疑有肾功能损伤的患者在治疗前和治疗时,应严密观察临床症状并进行适当的实验室检查。在这些患者中,常规剂量时血药浓度较高或/和排泄减慢,故应减少一日用量(见用法用量)。

(4)同时服用强利尿剂治疗的患者使用头孢菌素应谨慎,因为这些药物可能会对肾功能产生有害影响。

(5)患有胃肠道疾病,尤其是肠炎患者应慎用。

(6)哺乳期妇女一次口服头孢丙烯 1g,可在乳汁中测得少量药物。由于尚不明确对婴儿的影响,故哺乳期妇女服用时应谨慎。

(7)儿童慎用。

(8)在老年人(≥65 岁),本品的平均药-时曲线下面积(AUC)相对于年轻成人增高35%~60%。老年患者宜在医师指导下根据肾功能情况调整用药剂量或用药间期。

(9)对实验室检查指标的干扰:抗球蛋白(Coombs)试验可出现阳性;尿糖还原试验可呈假阳性,但尿糖酶学试验不产生假阳性;高铁氰化物血糖试验可呈假阴性,但葡萄糖酶试验法和抗坏血酸氧化酶试验法不受影响;血清 ALT 及 AST、碱性磷酸酶和血尿素氮可升高。

【禁忌证】

对头孢丙烯及其他头孢菌素类过敏患者禁用。

【不良反应】

(1)胃肠道反应:包括软便、腹泻、胃部不适、食欲减退、恶心、呕吐、嗳气等。

(2)过敏反应,常见为皮疹、荨麻疹、嗜酸性粒细胞增多、药物热等。儿童发生过敏反应较成人多见,多在开始治疗后几日内出现,停药后几日内消失。

(3)肝胆系统:少见 AST 和 ALT 升高;偶见碱性磷酸酶和胆红素升高;胆汁瘀积性黄疸罕见。

(4)中枢神经系统:眩晕,多动,头痛,精神紧张,失眠,偶见神志混乱和嗜睡。所有这些反应均呈可逆性。

(5)血液系统:白细胞减少,嗜酸性粒细胞增多较少见。

(6)肾脏:血清尿素氮增高,血清肌酐增高。蛋白尿、管型尿等。

(7)其他:血红蛋白降低、抗生素相关性肠炎、尿布皮炎样皮疹、生殖器瘙痒和阴道炎。

【用法和剂量】

口服:

(1)成人(13 岁或以上)上呼吸道感染,一次 0.5g,一日 1 次;下呼吸道感染,一次 0.5g,一日 2 次;皮肤或皮肤软组织感染,一日 0.5g,分 1 次或 2 次,严重病例一次 0.5g,一日 2 次。疗程一般 7~14d,但 β 溶血性链球菌所致急性扁桃体炎、咽炎的疗程至少 10d。

(2)儿童:小儿(2~12 岁)上呼吸道感染:按体重一次 7.5mg/kg,一日 2 次;皮肤或皮肤软组织感染:按体重一次 20mg/kg,一日 1 次。小儿(6 个月至 12 岁)中耳炎:按体重一次 15mg/kg,一日 2 次;急性鼻窦炎:按体重一次 7.5mg/kg,一日 2 次,严重病例,一次 15mg/kg,一日 2 次。疗程一般 7~14d,但 β 溶血性链球菌所致急性扁桃体炎、咽炎的疗程至少 10d。

(3)肾功能不全患者服用本品应调整剂量:肌酐清除率 30~120ml/min 时,给予常用剂量;肌酐清除率 0~29ml/min 时,给予 50%的常用剂量。血液透析可清除体内部分头孢丙烯,因此应在血液透析完毕后服用。肝功能受损患者无需调整剂量。

(4)配制方法:干混悬剂先摇松颗粒,分 2 次加水配制,摇匀后服用。

【制剂与规格】

头孢丙烯片:①0.25g;②0.5g。

头孢丙烯分散片:0.25g。

头孢丙烯咀嚼片:0.25g。

头孢丙烯颗粒剂:0.125g。

头孢丙烯胶囊:①0.25g;②0.125g。

头孢丙烯干混悬剂：①3.0g；②1.5g；③0.75g；④0.125g。

九、头孢噻肟(Cefotaxime)

【适应证】

(1)敏感细菌所致的肺炎及其他下呼吸道感染、尿路感染、脑膜炎、败血症、腹腔感染、盆腔感染、皮肤软组织感染、生殖道感染、骨和关节感染等。

(2)头孢噻肟可以作为小儿脑膜炎的选用药物。

【注意事项】

(1)用药前需进行过敏试验。

(2)交叉过敏反应：对一种头孢菌素或头霉素过敏者对其他头孢菌素类或头霉素也可能过敏。对青霉素或青霉胺过敏者也可能对本品过敏。

(3)对诊断的干扰：应用本品的患者抗球蛋白(Coombs)试验可出现阳性；孕妇产前应用本品，此反应可出现于新生儿。用硫酸铜法测定尿糖可呈假阳性。血清碱性磷酸酶、血尿素氮、丙氨酸氨基转移酶、门冬氨酸氨基转移酶或血清乳酸脱氢酶值可增高。

(4)头孢噻肟钠 1.05g 约相当于 1g 头孢噻肟，每 1g 头孢噻肟钠含钠量约为2.2mmol(51mg)。1g 头孢噻肟溶于 14ml 灭菌注射用水形成等渗溶液。

(5)肾功能减退者应在减少剂量情况下慎用；有胃肠道疾病或肾功能减退者慎用。

(6)本品与氨基糖苷类抗生素不可同瓶滴注。

(7)本品可经乳汁排出，哺乳期妇女应用本品时虽无发生问题的报告，但应用本品时宜暂停哺乳。本品可透过血胎盘屏障进入胎儿血循环，孕妇应限用于有确切适应证的患者。

(8)老年患者用药根据肾功能适当减量。

(9)婴幼儿不宜作肌内注射。

【禁忌证】

对头孢菌素过敏者及有青霉素过敏性休克或即刻反应史者禁用本品。

【不良反应】

不良反应发生率低，为 3%~5%。

(1)有皮疹和药物热、静脉炎、腹泻、恶心、呕吐、食欲减退等。

(2)碱性磷酸酶或 AST 及 ALT 轻度升高、暂时性血尿素氮和肌酐升高等。

(3)白细胞减少、酸性粒细胞增多或血小板减少少见。

(4)偶见头痛、麻木、呼吸困难和面部潮红。

(5)极少数患者可发生黏膜念珠菌病。

【用法和剂量】

溶液配制：①肌内注射：本品 0.5g、1.0g 或 2.0g 分别加入 2ml、3ml 或 5ml 灭菌注射用水。②静脉注射：加至少 10~20ml 灭菌注射用水于上述不同量的本品内，于 5~10min 内徐缓静脉注入。③静脉滴注：将静脉注射液再用适当溶剂稀释至 100~500ml。肌内注射剂量超过 2g 时，应分不同部位注射。

剂量：

(1)成人：单次肌内注射 0.5~1.0g，中至重度感染一次肌内 1~2.0g，每 8~12h 1次。静脉注射或静脉滴注,一日 2~6g,分 2~3 次;严重感染者每 6~8h 2~3g,一日最高剂量不超过12g。治疗无并发症的肺炎链球菌肺炎或急性尿路感染,每 12h 1g。

(2)儿童:新生儿日龄小于等于 7d 者每 12h 50mg/kg,出生大于 7d 者,每 8h 50mg/kg。治疗脑膜炎患者剂量可增至每 6h 75mg/kg,均以静脉给药。

(3)严重肾功能减退患者应用本品时须适当减量。血清肌酐值超过 424μmol/L(4.8mg)或肌酐清除率低于 20ml/min 时,本品的维持量应减半;血清肌酐超过 751μmol/L(8.5mg)时,维持量为正常量的 1/4。需血液透析者一日 0.5~2g。但在透析后应加用 1 次剂量。

【制剂与规格】

注射用头孢噻肟钠:①0.5g;②1.0g;③2.0g。

十、头孢曲松(Ceftriaxone)

【适应证】

用于敏感致病菌引起的:

(1)脓毒血症,脑膜炎,播散性莱姆病(早、晚期),腹部感染(腹膜炎、胆道及胃肠道感染)。

(2)骨、关节、软组织、皮肤及伤口感染。

(3)免疫机制低下患者之感染。

(4)肾脏及泌尿道感染。

(5)呼吸道感染,尤其是肺炎、耳鼻喉感染。

(6)生殖系统感染,包括淋病。

(7)术前预防感染。

【注意事项】

(1)交叉过敏反应:对一种头孢菌素或头霉素过敏者对其他头孢菌素或头霉素也可能过敏。对青霉素类、青霉素衍生物或青霉胺过敏者也可能对头孢菌素或头霉素过敏。对青霉素过敏患者应用头孢菌素时发生过敏反应者达 5%~10%;如作免疫反应测定时,则对青霉素过敏患者对头孢菌素过敏者达 20%。

(2)对青霉素过敏患者应用本品时应根据患者情况充分权衡利弊后决定。有青霉素过敏性休克或即刻反应者,不宜再选用头孢菌素类。

(3)有胃肠道疾病史者,特别是溃疡性结肠炎、局限性肠炎或抗生素相关性结肠炎(头孢菌素类很少产生抗生素相关性肠炎)者应慎用。

(4)由于头孢菌素类毒性低,所以有慢性肝病患者应用时不需调整剂量。患者有严重肝肾损害或肝硬化者应调整剂量。

(5)肾功能不全患者肌酐清除大于 5ml/min,一日应用剂量少于 2g 时,不需作剂量调整。血液透析清除的量不多,透析后无需增补剂量。

(6)对诊断的干扰:应用头孢曲松的患者以硫酸铜法测尿糖时可获得假阳性反应,以葡萄糖酶法则不受影响;血尿素氮和血清肌酐可有暂时性升高;血清胆红素、碱性磷酸酶、ALT 及 AST 皆可升高。

(7)头孢曲松的保存温度为不超过 20℃。

(8)不能加入含钙的溶液中使用。

(9)与氨苯蝶啶、万古霉素、氟康唑以及氨基糖苷类抗生素具有不相容性。

(10)头孢曲松溶液,可在室温下保持其理化稳定性6h;在2℃~8℃条件下保持24h。

(11)孕妇及哺乳期妇女用药:孕妇和哺乳期妇女应用头孢菌素类虽尚未见发生问题的报告,其应用仍须权衡利弊。

(12)儿童用药:新生儿(出生体重小于2kg者)的用药安全尚未确定。有黄疸的新生儿或有黄疸严重倾向的新生儿应慎用或避免使用本品。

(13)老年患者用药:除非老年患者虚弱、营养不良或有重度肾功能损害时,老年人应用头孢曲松一般不需调整剂量。

【禁忌证】

(1)禁用于对本品及其他头孢菌素抗生素过敏的患者。有青霉素过敏性休克史的患者避免应用本品。

(2)头孢曲松不得用于高胆红素血的新生儿和早产儿的治疗。体外研究显示头孢曲松可从血清蛋白结合部位取代胆红素,从而引起这些患者的胆红素脑病。

(3)在新生儿中,不得与补钙治疗同时进行,否则可能导致头孢曲松的钙盐沉降的危险。

【不良反应】

(1)全身性不良反应:①胃肠道不适(约占病例数的2%):稀便或腹泻、恶心、呕吐、胃炎和舌炎。②血液学改变(约2%):嗜酸细胞增多,白细胞减少,粒细胞减少,溶血性贫血,血小板减少等。曾经报道过粒细胞缺乏($<500/mm^3$)的独立病例,其中多数都发生在治疗10d后,且总剂量为20g以上。③皮肤反应(约1%):皮疹、过敏性皮炎、瘙痒、荨麻疹、水肿、多形性红斑等。曾经报道过严重皮肤反应(多形性红斑,Stevens Johnson综合征或Lyell综合征/中毒性表皮坏死松解症)的独立病例。

(2)其他罕见不良反应:①头痛和眩晕,症状性头孢曲松钙盐之胆囊沉积,肝脏氨基转移酶增高,少尿,血肌酐增加,生殖道霉菌病,发热,寒战以及过敏性或过敏样反应。②头孢曲松与钙结合,可致新生儿和早产儿肾、肺内沉积,可致严重不良性反应,不得与含钙注射剂配伍。③抗生素相关性肠炎及凝血障碍是极其罕见的不良反应。④极为罕见的肾脏沉积病例,多见于3岁以上儿童,他们曾接受一日大剂量(如一日≥80mg/kg)治疗,或总剂量超过10g,并有其他威胁因素(如限制液体、卧床等)。这一事件可以是有症状的或无症状的,会导致肾功能不全,但停药后可以逆转。

(3)局部不良反应:①在极少的情况下,静脉用药后发生静脉炎,可通过减慢静脉注射速度(2~4min)以减少此现象的发生。②肌内注射时,如不加用利多卡因会导致疼痛。

【用法和剂量】

用法:肌内注射或静脉注射、滴注。

(1)新配制的溶液能在室温下保持其物理及化学稳定性达6h或在5℃环境下保持24h。但按一般原则,配制后的溶液应立刻使用。

(2)肌内注射:0.25g或0.5g溶于1%盐酸利多卡因注射液2ml(1g则溶于3.5ml)中用于肌内注射,以注射于相对大些的肌肉为好,不主张在一处的肌肉内注射1g以上剂量。加入利多卡因的本品溶液禁用于静脉注射。

(3)静脉注射:0.25g 或 0.5g 溶于 5ml 注射用水中,1g 溶于 10ml 中用于静脉注射,注射时间不能少于 2~4min。

(4)静脉滴注:2g 溶于 40ml 以下其中一种无钙静脉注射液中如:氯化钠溶液,0.45%氯化钠+2.5%葡萄糖注射液,5%葡萄糖,10%葡萄糖,5%葡萄糖中加 6%葡聚糖,6%~10%羟乙基淀粉静脉注射液,注射用水等。由于可能会产生药物间的不相容性,故不能将头孢曲松混合或加入含有其他抗菌药物之溶液中。亦不能将其稀释于以上列出的溶液之外的其他液体中。静脉滴注时间至少要 30min。

用量:

(1)成人及 12 岁以上儿童:剂量 l~2g,一日 1 次(每 24h)。危重病例或由中度敏感菌引起之感染,剂量可增至 4g,一日 1 次。

(2)儿童:建议以下剂量一日使用 1 次。①新生儿(14d 以下)一日剂量为按体重20~50mg/kg,不超过 50mg/kg,无需区分早产儿及足月婴儿。②婴儿及儿童(15d 至 12 岁)一日剂量按体重 20~80mg/kg。③体重 50kg 或以上的儿童,应使用通常成人剂量。

(3)静脉用量按体重 50mg/kg 以上时,输注时间至少要 30min 以上。

(4)疗程:疗程取决于病程。与一般抗生素治疗方案一样,在发热消退或得到细菌被清除的证据以后,应继续使用至少 48~72h。

(5)肾功能衰竭患者(肌肝清除率<10ml/min)一日用量不能超过 2g。严重的肝、肾功能障碍者,应定期监测头孢曲松的血药浓度。

(6)正在接受透析治疗的患者,无须在透析后另加剂量,但由于这类患者的药物清除率可能会降低,故应进行血药浓度监测,以决定是否需要调整剂量。

【制剂与规格】

注射用头孢曲松钠:①0.25g;②0.5g;③0.75g;④1.0g;⑤1.5g;⑥2.0g;⑦3.0g;⑧4.0g。

十一、头孢哌酮(Cefoperazone)

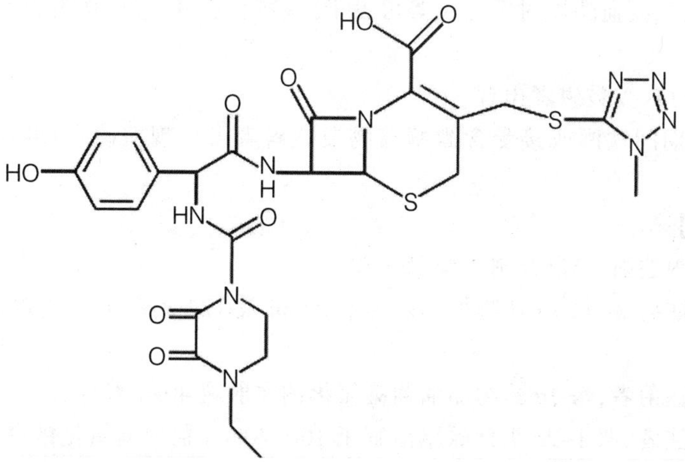

图 3-7　头孢哌酮结构式

【适应证】

用于敏感菌所致的各种感染如肺炎及其他下呼吸道感染、尿路感染、胆道感染、皮肤软组织感染、败血症、腹膜炎、盆腔感染等,后两者宜与抗厌氧菌药联合应用。

【注意事项】

(1)治疗婴儿感染也获较好疗效,但对早产儿和新生儿的研究尚缺乏资料。

(2)对诊断的干扰:用硫酸铜法进行尿糖测定时可出现假阳性反应,直接抗球蛋白(Coombs)试验呈阳性反应。产妇临产前应用头孢哌酮,新生儿此试验亦可为阳性。偶有碱性磷酸酶、血清丙氨酸氨基转移酶、血清门冬氨酸氨基转移酶、血清肌酐和血尿素氮增高。

(3)肝病和(或)胆道梗阻患者,半衰期延长(病情严重者延长 2~4 倍),尿中头孢哌酮排泄量增多;但肝病、胆道梗阻严重或同时有肾功能减退者,胆汁中仍可获得有效治疗浓度;给药剂量须予适当调整,且应进行血药浓度监测。如不能进行血药浓度监测时,一日给药剂量不应超过 2g。

(4)部分患者可引起维生素 K 缺乏和低凝血酶原血症,用药期间应进行出血时间、凝血酶原时间监测。同时应用维生素 K$_1$ 可防止出血现象的发生。

(5)长期应用头孢哌酮可引起二重感染。

(6)交叉过敏:对任何一种头孢菌素过敏者对本品也可能过敏。

(7)乳汁中头孢哌酮的含量少,哺乳期妇女应用本品时宜暂停哺乳。

(8)新生儿和早产儿应用本品时,应权衡利弊,谨慎考虑。

【禁忌证】

对头孢菌素类过敏及有青霉素过敏休克和即刻反应史者禁用本品。

【不良反应】

(1)皮疹较为多见。

(2)少数患者尚可发生腹泻、腹痛、嗜酸粒细胞增多,轻度中性粒细胞减少。

(3)暂时性 AST 及 ALT、碱性磷酸酶、尿素氮或血肌酐升高。

(4)血小板减少、凝血酶原时间延长等可见于个别病例。偶有出血者,可用维生素 K 预防或控制。

(5)菌群失调可在少数患者出现。

(6)应用本品期间饮酒或接受含酒精药物或饮料者可出现双硫仑(disulfiram)样反应。

【用法和剂量】

用法:可供肌内注射、静脉注射或静脉滴注。

(1)制备肌内注射液,每 1g 药物加注射用水 2.8ml 及 12%利多卡因注射液 1ml,其浓度为 250mg/ml。

(2)静脉徐缓注射者,每 1g 药物加葡萄糖氯化钠注射液 40ml 溶解。

(3)供静脉滴注者,取 1~2g 头孢哌酮溶解于 100~200ml 葡萄糖氯化钠注射液或其他稀释液中,最后药物浓度为 5~25mg/ml。每 1g 头孢哌酮的钠含量为 1.5mmol(34mg)。

用量：

(1)成人：一般感染，一次 1~2g，每 12h 1 次；严重感染，一次 2~3g，每 8h 1 次。接受血液透析者，透析后应补给 1 次剂量。成人一日剂量不超过 9g，但在免疫缺陷患者有严重感染时，剂量可加大至一日 12g。

(2)儿童：一日 50~200mg/kg，分 2~3 次静脉滴注。

【制剂与规格】

注射用头孢哌酮钠：①0.5g；②1.0g；③1.5g；④2.0g。

十二、头孢哌酮舒巴坦(Cefoperazone and Sulbactam)

【适应证】

用于治疗敏感菌所引起的下列感染：

(1)上、下呼吸道感染。

(2)上、下泌尿道感染。

(3)腹膜炎、胆囊炎、胆管炎和其他腹腔内感染。

(4)败血症。

(5)脑膜炎。

(6)皮肤和软组织感染。

(7)骨骼及关节感染、盆腔炎。

(8)子宫内膜炎、淋病及其他生殖系统感染。

【注意事项】

(1)过敏反应：接受 β-内酰胺类或头孢菌素类抗生素治疗的患者可发生严重的及偶可发生的致死性过敏反应。这些过敏反应更易发生在对多种过敏原有过敏史的患者中。一旦发生过敏反应，应立即停药并给予适当的治疗。

发生严重过敏反应的患者须立即给予肾上腺素紧急处理，必要时应吸氧、静脉给予激素，并采用包括气管内插管在内的畅通气道等治疗措施。

(2)肝功能障碍患者的用药：头孢哌酮主要经胆汁排泄。当患者有肝脏疾病和/或胆道梗阻时，头孢哌酮的血浆半衰期通常延长并且由尿中排出的药量会增加。即使患者有严重肝功能障碍时，头孢哌酮在胆汁中仍能达到治疗浓度且其半衰期延长 2~4 倍。遇到严重胆道梗阻、严重肝脏疾病或同时合并肾功能障碍时，可能需要调整用药剂量。

同时合并有肝功能障碍和肾功能损害的患者，应监测头孢哌酮的血清浓度，根据需要调整用药剂量。对这些患者如未密切监测本品的血清浓度，头孢哌酮的一日剂量不应超过 2g。

(3)一般注意事项：①少数患者使用头孢哌酮治疗后出现了维生素 K 缺乏、营养不良、吸收不良(如肺囊性纤维化患者)和长期静脉输注高营养制剂与规格在内的患者存在上述危险。应监测上述这些患者以及接受抗凝血药治疗患者的凝血酶原时间，需要时应另外补充维生素 K。②长期使用本品可引起不敏感细菌过度生长。在治疗过程中应仔细观察患者的病情变化。③建议在疗程较长时应定期检查患者是否存在各系统器官的功能障碍，其中包括肾脏、肝脏和血液系统。对新生儿，尤其是早产儿和其他婴儿特别重要。

(4)配伍禁忌:①与乳酸钠林格注射液混合后有配伍禁忌,因此应避免在最初溶解时使用该溶液。在两步稀释法中,先用注射用水进行最初的溶解,再用乳酸钠林格注射液做进一步稀释,从而得到能够相互配伍的混合药液。②与氨基糖苷类抗生素之间有物理性配伍禁忌,因此两种药液不能直接混合。如确需本品与氨基糖苷类抗生素合用时,可采用序贯间歇静脉输注给药,但必须使用不同的静脉输液管,或在输注间歇期用一种适宜的稀释液充分冲洗先前使用过的静脉输液管。另外,建议在全天用药过程中本品与氨基糖苷类抗生素两者给药的间隔时间尽可能长一点。③与2%盐酸利多卡因注射液混合后有配伍禁忌,因此应避免在最初溶解时使用此溶液。在两步稀释法中,先用注射用水进行最初的溶解,再用2%盐酸利多卡因注射液作进一步稀释,从而得到能够相互配伍的混合药液。

(5)动物实验中没有发现本品对生殖能力和胎儿的损害,但在人类中尚缺乏足够的对照研究资料。因此孕妇应慎用,只有在明确指征时使用本品。

(6)头孢哌酮和舒巴坦可少量在乳汁中分泌,对哺乳期妇女慎用。

(7)对早产儿和新生儿尚未进行过广泛的研究,故在用于新生儿和早产儿前必须权衡利弊后谨慎应用。

(8)老年人呈生理性的肝、肾功能减退,因此应慎用本品并需调整剂量。

【禁忌证】

已知对青霉素类,舒巴坦、头孢哌酮及其他头孢菌素类抗生素过敏者禁用。

【不良反应】

(1)胃肠道反应:腹泻/稀便最为常见,其次为恶心和呕吐。

(2)皮肤反应:表现为斑丘疹和荨麻疹。

(3)血液系统:长期使用本品可发生可逆性中性粒细胞减少症;可出现 Coombs 阳性反应;可降低血红蛋白和红细胞压积;一过性嗜酸细胞增多和血小板减少症;低凝血酶原血症。

(4)其他:头痛、发热、注射部位疼痛和寒战。

(5)实验室检查异常:血清天冬氨酸氨基转移酶,血清丙氨酸氨基转移酶,碱性磷酸酶,胆红素一过性升高。

(6)局部反应:偶有注射后注射部位出现一过性疼痛。当通过静脉插管注射头孢哌酮/舒巴坦时,可在注射部位发生静脉炎。

(7)一般不良反应:过敏反应(包括休克)、低血压、抗生素相关性肠炎、淋巴细胞减少症、皮肤瘙痒、Stevens-Johnson 综合征、血尿、血管炎等。

【用法和剂量】

用法:静脉给药。

(1)间歇静脉滴注时,每瓶头孢哌酮/舒巴坦用适量的 5%葡萄糖溶液或 0.9%注射用氯化钠溶液或灭菌注射用水溶解,然后再用上述相同溶液稀释至 50~100ml,静脉滴注时间应至少为 30~60min。尽管乳酸钠林格注射液可作为头孢哌酮舒巴坦静脉注射液的溶媒,但不能用于本品最初的溶解过程。

(2)静脉推注时,每瓶头孢哌酮舒巴坦应按上述方法溶解,静脉推注时间至少应超过3min。

用量:

(1)成人:一日 2.0~4.0g,分 2 次给予,每 12h 给药 1 次。在严重感染或难治性感染时,一日剂量可增加到 8g。病情需要时,可另外单独增加头孢哌酮的用量,所用剂量应等分,每 12h 给药 1 次。舒巴坦一日推荐最大剂量为 4g。

(2)儿童:常用量一日 40~80mg/kg,分 2~4 次滴注。严重或难治性感染可增至一日160mg/kg。分 2~4 次滴注。

新生儿出生第一周内,应每隔 12h 给药 1 次。舒巴坦一日最高剂量不超过 80mg/kg。

(3)肝功能障碍患者用药:参见【注意事项】部分。

(4)肾功能障碍患者用药:肾功能明显降低的患者,舒巴坦清除减少。肌酐清除率为15~30ml/min 的患者,一日舒巴坦的最高剂量为 1g,分等量,每 12h 注射 1 次。肌酐清除率<15ml/min 的患者一日舒巴坦的最高剂量为 0.5g,分等量,每 12h 注射 1 次。对严重感染者,必要时可单独增加头孢哌酮的用量。

(5)在血液透析患者中,舒巴坦的药动学特性有明显改变。头孢哌酮在血液透析患者中的血清半衰期轻微缩短。因此在血液透析后,应给予一剂头孢哌酮舒巴坦。

【制剂与规格】

(1)头孢哌酮钠舒巴坦钠(1:1):①1.0g(头孢哌酮钠 0.5g:舒巴坦钠 0.5g);②2.0g(头孢哌酮钠 1.0g:舒巴坦钠 1.0g)。

(2)头孢哌酮钠舒巴坦钠(2:1):①1.5g(头孢哌酮钠 1.0g:舒巴坦钠 0.5g);②2.25g(头孢哌酮钠 1.5g:舒巴坦钠 0.75g);③3g(头孢哌酮钠 2.0g:舒巴坦钠 1.0g);④4.5g(头孢哌酮钠3.0g:舒巴坦钠 1.5g)。

十三、头孢他啶(Ceftazidime)

【适应证】

(1)敏感细菌所引起的单一感染及由两种或两种以上的敏感菌引起的混合感染。全身性的严重感染;呼吸道感染;耳鼻喉感染;尿路感染;皮肤及软组织感染;胃肠、胆及腹部感染;骨骼及关节感染;与血液透析和腹膜透析及持续腹膜透析(CAPD)有关的感染。

(2)脑膜炎。仅在得到敏感试验结果后,才能应用单一的头孢他啶治疗。

(3)耐其他抗生素(包括氨基糖苷类和多数头孢菌素)的感染。如果合适,可联同氨基糖苷类或其他 β-内酰胺类抗生素使用,例如在严重中性粒细胞减少时,或在怀疑是脆弱拟杆菌感染时,与另一种抗厌氧菌抗生素合用。

(4)经尿道前列腺切除手术的预防治疗。

【注意事项】

(1)过敏反应:在应用头孢他啶治疗前应仔细询问对头孢菌素类、青霉素类或其他药物的过敏反应史。对青霉素或 β-内酰胺类抗生素曾有过敏反应的患者应给予特别关注。只在备有特别谨慎措施时才可在对青霉素有 I 型或即发过敏反应的患者应用头孢他啶,如果对头孢他啶发生过敏反应,应停止用药,严重的过敏反应可能需要采用肾上腺素、氢化可的松、抗组胺药或其他紧急措施。

（2）肾功能：①正在接受肾毒性药物（如氨基糖苷类抗生素，或强效的利尿剂如呋噻米）的患者，同时使用高剂量头孢菌素类抗生素时应谨慎，因这些药合用会影响肾功能。头孢他啶的临床经验证明推荐的剂量一般不会发生这些问题。②肾功能不全的患者使用时，剂量需根据肾功能的降低程度而相应地减少。当剂量没有得到适当降低时，偶有神经性后遗症报道。

（3）非敏感菌的过度生长：长期使用头孢他啶可能会引起非敏感菌过度生长（如念珠菌属，肠球菌），可能需要终止治疗或采取适当的措施。必须反复判断患者的病情。

（4）敏感菌耐药：在使用头孢他啶治疗的过程中，一些原本对本品敏感的菌属如大肠杆菌属和沙雷氏菌属可能会产生耐药。因此使用本品对上述菌属感染治疗的过程中，应定期进行敏感性测试。

（5）配伍禁忌：①头孢他啶在碳酸氢钠注射液内的稳定性较次于其他的静脉注射液。②头孢他啶与氨基糖苷类抗生素不应混合在同一给药系统或注射器内。③万古霉素加入已制成的头孢他啶注射液后，会出现沉淀。因此在先后给予两种药物的过程中，必须谨慎冲洗给药系统和静脉系统。

（6）妊娠初期和妊娠前3个月妇女应慎用。对于孕妇，应权衡预期的益处大于可能的危险时，才可使用。

（7）低浓度的头孢他啶可经乳腺排入乳汁中，哺乳期妇女应用头孢他啶时应谨慎。

【禁忌证】

禁用于对本品及其他头孢菌素过敏的患者。

【不良反应】

（1）感染和侵袭性疾病：不常见念珠菌病（包括阴道炎和口腔鹅口疮）。

（2）血液和淋巴系统紊乱：常见嗜酸粒细胞增多和血小板增多；不常见白细胞减少、中性粒细胞减少和血小板减少；非常罕见：淋巴细胞增多，溶血性贫血和粒细胞缺乏。

（3）免疫系统紊乱：非常罕见过敏反应（包括支气管痉挛或低血压）。

（4）神经系统紊乱：不常见头痛、眩晕；非常罕见皮肤感觉异常。

当有肾脏损害的患者使用头孢他啶没有适当减量时，曾有神经后遗症的报告，包括：震颤、肌阵挛、惊厥、脑病和昏迷。

（5）血管系统紊乱：常见因静脉给药引起的静脉炎或血栓性静脉炎。

（6）胃肠道紊乱：常见腹泻；偶见恶心、呕吐、腹痛和结肠炎；罕见味觉障碍。与其他头孢菌素一样，结肠炎可能与艰难梭状芽孢杆菌有关，并可能会表现为抗生素相关性肠炎。

（7）肝胆紊乱：常见一项或多项肝酶短暂升高，包括 ALT、AST、乳酸脱氢酶（LDH）、谷氨酰转移酶（GGT）和碱性磷酸酯酶；非常罕见黄疸。

（8）皮肤及皮下组织紊乱：常见斑丘疹或荨麻疹；不常见瘙痒症；非常罕见血管性水肿、多形性红斑、Stevens-Johnson 综合征和中毒性表皮坏死松解症的报告。

（9）全身性紊乱和注射部位反应：常见在肌内注射后注射部位疼痛和/或发炎；不常见发热。

(10)实验室检查:常见 Coombs'试验阳性;不常见:与其他的头孢菌素类一样,观察到血尿素,血尿素氮和/或血清肌酐的短暂升高。

【用法和剂量】

用法:

(1)静脉给药或深部肌内注射给药。

(2)最好使用新配制的注射液。如果不能实现,存放在 2℃~8℃冰箱中保存 24h 可保持药效。

(3)肌内注射用时可用 0.5%或 1%盐酸利多卡因注射液配制。

用量:剂量依感染的严重程度、微生物敏感性及患者年龄、体重和肾功能而定。

(1)成人:①一日 1~6g 分每 8h 或每 12h 作静脉注射或肌内注射给药。对于大多数感染,每 8h 1g 或每 12h 2g。②尿路感染及许多较轻的感染,一般每 12h 500mg 或 1g。③非常严重的感染,特别是免疫抑制的患者,包括患有嗜中性粒细胞减少症者,每 8h 或12h 2g 或每 12h 3g。④当用作前列腺手术预防治疗时,第 1 次 1g(从 1g 瓶中)用于诱导麻醉期间,第 2 次用于撤除导管时。⑤肾功能正常而患有假单孢菌类肺部感染的纤维囊性成年患者,按体重一日 100~150mg/kg,分 3 次给药。肾功能正常的成年人,一日剂量可达9g。

(2)儿童:①2 个月以上的儿童,一般的剂量范围是按体重一日 30~100mg/kg,分 2 或 3 次给药。②对于免疫受抑制或患有纤维化囊肿的感染或患有脑膜炎的儿童,按体重一日 150mg/kg(最高剂量一日 6g),分 3 次给药。③新生儿至 2 个月龄的婴儿,按体重一日25~60mg/kg,分 2 次给药。新生婴儿的头孢他啶血清半衰期是成人的 3~4 倍。

(3)老年患者的头孢他啶的清除率有所减低,尤其在年龄大于 80 岁的患者,一日不超过 3g。

(4)肾功能损害者:①首次给予 1g,然后,根据肾小球滤过率来决定合适的维持剂量。②对于严重感染的患者,特别是中性粒细胞减少症的患者,可依据肾功能不全推荐的剂量的一次剂量增加 50%或适当增加给药频率。用药过程中一定要监测头孢他啶的血清浓度,谷浓度不应超过 40mg/L。③正在监护室接受连续动静脉或高流量血透的肾衰竭的患者,推荐剂量为一日 1g,分次给药。④对于低流量血透法的患者,因参照肾功能不全推荐的剂量。⑤在血透过程中,头孢他啶的血清半衰期为 3~5h。一次血透结束后,应重复给予适当的头孢他啶的维持剂量。

肾功能不全者根据肌酐清除率的剂量:肌酐清除率 50~31ml/min,用量一次 1g,用法12h 一次;肌酐清除率 30~16ml/min,用量一次 1g,用法 24h 1 次;肌酐清除率 15~6ml/min,用量一次 0.5g,用法 24h 1 次;肌酐清除率<5ml/min,用量 1 次 0.5g,用法 48h 1 次。

【制剂与规格】

注射用头孢他啶:①0.25g;②0.5g;③1.0g;④2.0g。

十四、头孢克肟(Cefixime)

【适应证】

用于对头孢克肟敏感的链球菌属(肠球菌除外)、肺炎球菌、淋球菌、卡他布壮汉球菌、大肠球菌、克雷白杆菌属、沙雷菌属、变形杆菌属、流感杆菌等引起的感染。

(1)慢性支气管炎急性发作、急性支气管炎并发细菌感染、支气管扩张合并感染、肺炎。

(2)肾盂肾炎、膀胱炎、淋球菌性尿道炎。

(3)急性胆道系统细菌性感染(胆囊炎、胆管炎)。

(4)猩红热。

(5)中耳炎,鼻窦炎。

【注意事项】

(1)由于有可能出现休克,给药前应充分询问病史。

(2)为防止耐药菌株的出现,在使用前原则上应确认敏感性,将剂量控制在控制疾病所需最小剂量。

(3)对于严重肾功能障碍患者,由于药物在血液中可维持浓度,因此应根据肾功能状况适当减量,给药间隔应适当增大。

(4)下列患者慎重给药:①对青霉素类药物有过敏史的患者。②本人或父母、兄弟中,具有易引起支气管哮喘、皮疹、荨麻疹等过敏症状体质的患者。③严重的肾功能障碍患者。④经口给药困难或非经口营养患者,全身恶病质状态患者(因时有出现维生素 K 缺乏症状,应注意观察)。

(5)对临床检验结果的影响:①除试纸反应以外,对 Benedict 试剂、Fehling 试剂、尿糖试药丸进行尿糖查,有假阳性出现的可能性,应予以注意。②有出现直接 Coombs 试验阳性的可能性。

(6.)不要将牛奶、果汁等与药混合后放置。

(7)关于妊娠用药的安全性尚未确定,故对孕妇或有妊娠可能性的妇女用药时,需权衡利弊。未研究头孢克肟对分娩的影响,只有在明确需要使用时方可使用。头孢克肟是否经人乳排泄尚不清楚,在使用时应考虑暂停授乳。

(8)头孢克肟对小于 6 个月的儿童的安全性和有效性尚未确定。

(9)在老年人中的血药峰浓度和 AUC 可较年轻人分别高 26% 和 20%,老年患者可以使用本品。

(10)肾功能不全患者应调整给药剂量。肌酐清除率≥60ml/min 的患者可按普通剂量及疗程使用;肌酐清除率为 21~60ml/min 或血液透析患者可按标准剂量的 75%(标准给药间隔)给予;肌酐清除率<20ml/min 或长久卧床腹膜透析患者可按标准剂量的一半(标准给药间隔)给予。

【禁忌证】

对头孢克肟及其成分或其他头孢菌素类药物过敏者禁用。

【不良反应】

主要不良反应有腹泻等消化道反应、皮疹等皮肤症状、临床检查值异常,包括肝功能升高、嗜酸细胞增多等。

可能发生的严重不良反应有:①休克。②过敏样症状(包括呼吸困难、全身潮红、血管性水肿、荨麻疹等)。③皮肤病变:(Stevens-Johnson 综合征群;,中毒性表皮坏死症。④血液障碍:粒细胞缺乏症、溶血性贫血、血小板减少;⑤急性肾功能不全;⑥抗生素相关性肠炎;⑦间质性肺炎。

【用法和剂量】

口服:

(1)成人和体重 30kg 以上的儿童:一次 50~100mg(效价),一日 2 次。此外,可以根据年龄、体重、症状进行适当增减,对重症患者,可一次口服 200mg(效价),一日 2 次。

(2)小儿:按体重一次 1.5~3mg(效价)/kg,一日 2 次。此外,可以根据症状进行适当增减,对于重症患者,可一次口服 6mg(效价)/kg,一日 2 次。

【制剂与规格】

头孢克肟片:①50mg;②0.1g。头孢克肟咀嚼片:①50mg;②0.1g。头孢克肟分散片:0.1g。头孢克肟胶囊:①50mg;②0.1g。头孢克肟颗粒:50mg。

十五、头孢泊肟酯(Cefpodoxime Proxetil)

【适应证】

用于对本品敏感的葡萄球菌属、链球菌属(包括肺炎链球菌)、淋球菌、卡他莫拉菌、克雷白杆菌属、大肠杆菌、变形杆菌属、枸橼酸杆菌属、肠杆菌属、流感嗜血杆菌等引起的轻、中度感染。

(1)呼吸道感染:包括咽喉炎、咽喉脓肿、扁桃体炎、扁桃体周围炎、扁桃体周围脓肿、急性气管支气管炎、慢性支气管炎急性发作、支气管扩张症继发感染、肺炎。

(2)泌尿生殖系统感染:包括肾盂肾炎、膀胱炎、前庭大腺炎、前庭大腺脓肿、淋菌性尿道炎等。

(3)皮肤及软组织感染:包括毛囊炎、疖、疖肿症、痈、丹毒、蜂窝织炎、淋巴管(结)炎、瘭疽、化脓性甲沟炎、皮下脓肿、汗腺炎、感染性粉瘤、肛门周围脓肿等。

(4)中耳炎、副鼻窦炎。

(5)乳腺炎。

【注意事项】

(1)避免与抗酸剂、H_2 受体拮抗剂、质子泵抑制剂同时服用。

(2)严重肾功能损害患者应慎用,如必须使用时,应调节给药剂量和给药间隔。

(3)对青霉素类抗生素有过敏史的患者慎用。

(4)易引起支气管哮喘、荨麻疹、湿疹等过敏症状体质的患者慎用。

(5)全身营养状态不佳者慎用。

(6)孕妇只有在确实需要时才能使用;尚无在分娩中使用的经验,所以,只有在确实需要时才能使用;头孢泊肟酯可在人乳中分泌,由于本品对哺乳的婴儿有潜在的严重反应,所以应权衡对母亲的利弊后,再确定是中断哺乳或停药。

(7)老年患者与其他成年人之间未见不良反应差异,但通常老年患者多见生理功能降低,易出现不良反应及维生素 K 缺乏引起的出血倾向,应慎用。

【禁忌证】

对头孢菌素过敏者及有青霉素过敏性休克或即刻反应史者禁用。

【不良反应】

(1)严重不良反应:①休克:偶可引起休克反应。②偶可出现 Stevens-Johnson 综合征和中毒性表皮坏死症。③偶可出现假膜性大肠炎等伴有血便的严重肠炎。④偶可引起全血细胞减少症、粒细胞缺乏症、溶血性贫血、急性肾衰竭、间质性肺炎等。

(2)其他不良反应:①过敏反应:皮疹、荨麻疹、瘙痒、发热、淋巴结肿大、关节痛等。②消化系统:有时出现恶心、呕吐、腹泻、胃痛、腹痛、食欲减退、胃部不适感。③血液系统:有时出现嗜酸粒细胞增多、血小板减少,偶见粒细胞减少。④肝功能:偶见 AST、ALT、ALP、LDH 等升高。⑤肾功能:有时出现 BUN、Cr 升高。⑥维生素缺乏症:偶可出现维生素K 缺乏症状(低凝血酶原血症、出血倾向等)、维生素 B 族缺乏症状(舌炎、口内炎、食欲减退、神经炎等)。⑦其他:偶尔眩晕、头痛、水肿。

【用法和剂量】

用法:餐后口服。

用量:

(1)成人:①上呼吸道感染包括急性中耳炎、鼻窦炎、扁桃体炎和咽喉炎等,一次100mg,一日 2 次,疗程 5~10d。②下呼吸道感染:慢性支气管炎急性发作,一次200mg,一日 2 次,疗程10d。③急性社区获得性肺炎,一次 200mg,一日 2 次,疗程 14d。④单纯性泌尿道感染,一次 100mg,疗程 7d。⑤急性单纯性淋病,单剂量200mg。⑥皮肤和皮肤软组织感染,一次 400mg,一日 2 次,疗程 14d。

(2)儿童:①急性中耳炎,一次 10mg/kg,一日 1 次,或一次 5mg/kg,一日 2 次(一日最大剂量不超过 400mg,或一次 200mg,一日 2 次),疗程 10d。②扁桃体炎、鼻窦炎,一日 10mg/kg(最大剂量不超过 200mg/d,分 2 次服用),疗程 5~10d。

【制剂与规格】

头孢泊肟酯片剂:①0.1g;②0.2g。头孢泊肟酯分散片:0.1g。头孢泊肟酯胶囊:①0.1g;②50mg。头孢泊肟酯干混悬剂:0.1g:50mg。头孢泊肟酯颗粒剂:40mg。

十六、头孢吡肟(Cefepime)

【适应证】

用于对头孢吡肟敏感的需氧革兰阴性菌中的肠杆菌,包括阴沟肠杆菌、产气肠杆菌、肺炎克雷白杆菌、沙雷菌、埃希菌、铜绿假单胞杆菌、奇异变形杆菌、普通变形杆菌、聚团肠杆菌属、柠檬酸杆菌、不动杆菌属、嗜血流感杆菌(包括产 β-内酰胺酶株)、沙门菌属、蜂房哈尼夫菌、摩氏摩根菌、志贺菌属、淋球菌和革兰阳性球菌,包括肺炎链球菌(包括耐青霉素菌)、溶血性链球菌、化脓性链球菌、无乳链球菌、草绿色链球菌等链球菌属细菌、甲氧西林敏感金葡菌、甲氧西林敏感表皮葡萄球菌等葡萄球菌,以及厌氧菌中的类杆菌(包括产黑色素类杆菌和其他经口感染的类杆菌)、产气荚膜梭状菌、梭状菌、动弯杆菌属菌,消化链球菌和丙酸杆菌引起的中重度感染。

(1)下呼吸道感染(肺炎和支气管炎)。

(2)单纯性下尿路感染和复杂性尿路感染(包括肾盂肾炎)。

(3)非复杂性皮肤和皮肤软组织感染。

(4)复杂性腹腔内感染(包括腹膜炎和胆道感染)。

(5)妇产科感染。

(6)败血症。

(7)中性粒细胞减少伴发热患者的经验治疗。

(8)儿童细菌性脑脊髓膜炎。

【注意事项】

(1)使用本品前,应该确定患者是否有头孢吡肟、其他头孢菌素类药物,青霉素或其他β-内酰胺类抗生素过敏史。对于任何有过敏,特别是药物过敏史的患者应谨慎。

(2)可诱发抗生素相关性肠炎。

(3)有胃肠道疾患,尤其是肠炎患者慎用。

(4)可能会引起凝血酶原活性下降。如肝、肾功能不全,营养不良以及延长抗菌治疗的患者应监测凝血酶原时间。必要时给予外源性维生素K。

(5)本品所含精氨酸在所用剂量为最大推荐剂量的33倍时会引起葡萄糖代谢紊乱和一过性血钾升高。较低剂量时精氨酸的影响尚不明确。

(6)对肾功能不全的患者,用量应根据肾功能调整。

(7)头孢吡肟与氨基糖苷类药物或强效利尿剂合用时,应加强临床观察。并监测肾功能,避免引发肾毒性或耳毒性。

(8)尚无用于孕妇和分娩时妇女的临床资料,孕妇谨慎。头孢吡肟在人乳汁中有极少量排出(浓度约0.5μg/ml),哺乳期妇女慎用。

(9)老年患者肾功能正常时使用一般推荐剂量;肾功能不全老年患者,使用时应根据肾功能调整。

【禁忌证】

禁用于对头孢吡肟或L-精氨酸,头孢菌素类药物,青霉素或其他β-内酰胺类抗生素有过敏反应的患者。

【不良反应】

(1)常见腹泻、皮疹和注射局部反应,如静脉炎、注射部位疼痛和炎症。

(2)其他包括恶心、呕吐、过敏、瘙痒、发热、感觉异常和头痛。

(3)肾功能不全患者而未相应调整头孢吡肟剂量时,可引起脑病、肌痉挛、癫痫。

(4)治疗儿童脑膜炎患者,偶有惊厥、嗜睡、神经紧张和头痛,主要是脑膜炎引起,与本品无明显关系。

(5)偶见肠炎(抗生素相关性肠炎)、口腔念珠菌感染。

(6)实验室检查异常多为一过性,停药即可恢复,包括血清磷升高或减少,ALT或AST升高,嗜酸性粒细胞增多,部分凝血酶原时间和凝血酶原时间延长。碱性磷酸酶、血尿素氮、肌酐、血钾、总胆红素升高,血钙降低,红细胞压积减少。与其他头孢菌素类抗生素类似,也有白细胞减少,粒细胞减少,血小板减少的报道。

(7)还可引起Stevens-Johnson综合征,多形性红斑,毒性表皮坏死,肾功能紊乱,毒性肾病,再生障碍性贫血,溶血性贫血,出血,肝功能紊乱(胆汁瘀积)和血细胞减少。

【用法和剂量】

用法:静脉滴注或深部肌内注射给药。

(1)静脉给药:

静脉滴注时,将 1~2g 溶于 50~100ml 氯化钠注射液,5%或 10%葡萄糖注射液,复方乳酸钠注射液,5%葡萄糖和 0.9%氯化钠混合注射液,乳酸林格和 5%葡萄糖混合注射液中,药物浓度不应超过 40mg/ml,于 30min 滴毕。

(2)肌内注射:将 0.5g 加 1.5ml 注射用水,或 1g 加 3.0ml 溶解后,经深部肌群(如臀肌群或外侧股四头肌)注射。

用量:

(1)成人:①成人和 16 岁以上儿童或其体重 40kg 以上者,一次 1~2g,每 12h 1 次,静脉滴注,疗程 7~10d;②轻中度尿路感染,一次 0.5~1g,静脉滴注或深部肌内注射,疗程 7~10d;③重度尿路感染,一次 2g,每 12h 1 次,静脉滴注,疗程 10d;④严重感染并危及生命时,可以每 8h 2g 静脉滴注;⑤用于中性粒细胞减少伴发热的经验治疗,一次 2g,每 8h 1 次,静脉滴注,疗程7~10d 或至中性粒细胞减少缓解。如虽缓解但中性粒细胞仍处于异常低水平,应重新评价是否继续使用。

(2)儿童:①2 月龄至 12 岁儿童,最大剂量不可超过成人剂量(即一次 2g)。按体重一次 40mg/kg,每 12h 静脉滴注 1 次,疗程 7~14d。②对细菌性脑脊髓膜炎儿童患者,可为 50mg/kg,每 8h 1 次,静脉滴注。③对儿童中性粒细胞减少伴发热经验治疗:50mg/kg,每 12h 1 次(中性粒细胞减少伴发热的治疗为每 8h 1 次),疗程与成人相同。④2 月龄以下儿童按体重 30mg/kg,每 8 或 12h 1 次。2 月龄以下儿童慎用。

(3)肝功能不全患者,无调节剂量的必要。

(4)肾功能不全患者,其初始剂量与肾功能正常的患者相同,但维持剂量和给药间隔需按肌酐清除率(CCr)调整:CCr 为 30~60ml/min 者,一次 0.5~1.0g,每 12h 1 次,或一次 2g,每 8~12h 1 次;CCr 为 11~29ml/min 者,一次 0.5~1.0g,每 24h 1 次,或一次 2g,每 12~24h 1 次;CCr<11ml/min 者,一次 0.25g,每 24h 1 次,或一次 0.5~1g,每 24h 1 次。

(5)接受持续性腹膜透析患者应每隔 48h 给予常规剂量。

(6)肾功能不全儿童患者的用法与成人类似。

【制剂与规格】

注射用盐酸头孢吡肟:①0.5g;②1.0g。

(白 雪 许 婷)

第四节 其他 β 内酰胺类

其他 β 内酰胺类抗生素尚有:①头孢霉素类,亦有将其列入第二代头孢菌素者,但头孢霉素类对大多数超广谱 β 内酰胺酶稳定,且对拟杆菌属等厌氧菌具有抗菌活性,主要品种有头孢西丁、头孢美唑。②碳青霉烯类,具有抗菌谱广,抗菌活性强和对 β 内酰胺酶高度稳定的特点,主要品种为亚胺培南、美罗培南、帕尼培南、厄他培南等。这类药物常与可减轻其肾毒性的药物,如西司他汀或倍他米隆,制成复方制剂与规格应用。③单酰胺菌素类,代表品种氨曲南,仅对需氧革兰阴性菌具有良好抗菌活性,不良反应少,与其他 β 内酰胺类药物交叉过敏少。④氧头孢烯类,代表品种为拉氧头孢和氟氧头孢等,目前临床上趋于少用。

上述药物与青霉素类、头孢菌素类药物可能存在交叉过敏反应,应用前必须详细询问患者对该品种、头孢菌素类、青霉素类或其他药物的过敏史。有青霉素过敏史患者,必须充分权衡利弊在确有适应证且严密观察下应用;有青霉素过敏性休克史患者宜避免应用。发生过敏性休克时的抢救参阅青霉素类。

一、头孢美唑(Cefmetazole)

【适应证】

头孢美唑钠敏感的金葡菌、大肠埃希菌、肺炎杆菌、变形杆菌属、摩氏摩根菌、普罗威登斯菌属、消化链球菌属、拟杆菌属、普雷沃菌属(双路普雷沃菌除外)所引起的下述感染:

(1)败血症。

(2)急性支气管炎、肺炎、肺脓肿、脓胸、慢性呼吸道疾病。

(3)继发感染。

(4)膀胱炎、肾盂肾炎。

(5)腹膜炎。

(6)胆囊炎、胆管炎。

(7)前庭大腺炎、子宫内感染、子宫附件炎、子宫旁组织炎。

(8)颌骨周围蜂窝组织炎、颌炎。

【注意事项】

(1)下述患者应慎重用:①对青霉素类抗生素有过敏史者。②本人或双亲、兄弟姐妹等亲属属于过敏体质者。③严重肾损害者(有可能出现血药浓度升高、半衰期延长)。④经口摄食不足患者或非经口维持营养者、全身状态不良者(通过摄食,可能出现维生素 K 缺乏)。⑤高龄者。⑥对本品所含成分或头孢类抗生素有过敏史患者原则上不给药,不得不使用时应慎用。

(2)重要注意事项:使用前应充分询问病史,尤其必须确认对抗生素的过敏史。

(3)给药期间及给药后至少 1 周内避免饮酒。

(4)孕妇或可能妊娠的妇女,仅在治疗的有益性超过危险性时方可给药。

(5)老年人慎用。

【禁忌证】

对本剂成分有过敏性休克史患者禁用。

【不良反应】

(1)罕见休克。

(2)有可能出现皮肤黏膜-眼综合征(Stevens-Johnson 综合征)、中毒性表皮坏死症(Lyell 综合征)。

(3)罕见出现伴有便血的抗生素相关性肠炎(低于 0.01%)。

(4)过敏反应:皮疹、瘙痒、荨麻疹、红斑、发热。

(5)血液系统:粒细胞减少、嗜酸性细胞增多,红细胞减少,血小板减少。

(6)肝脏功能:AST、ALT 升高、肝功能异常,ALP 升高。

(7)消化系统:恶心及呕吐、腹泻,食欲减退。

(8)菌群失调:口腔炎、念珠菌病。

(9)维生素缺乏症:维生素 K 缺乏(低凝血酶原血症、出血倾向等),维生素 B 群缺乏(舌炎、口腔炎、食欲减退、神经炎等)。

(10)其他:头痛。

【用法和剂量】

用法:

(1)静脉注射,1g(效价)溶于灭菌注射用水、氯化钠注射液或葡萄糖注射液 10ml 中,缓慢注入。

(2)静脉滴注时,溶解静脉滴注剂时,不得用注射用水溶解(因溶液不呈等张)。

(3)给药:静脉内大量给药时,可能会引起血管刺激性痛,故应充分注意注射液的配制、注射部位及注射方法等并尽量缓慢注入。

(4)室温条件下溶解后的药品应 24h 内用完。

用量:

(1)成人,一日 1~2g(效价),分 2 次静脉注射或静脉滴注。

(2)小儿,一日 25~100mg(效价)/kg 体重,分 2~4 次静脉注射或者静脉滴注。

(3)难治性或严重感染,可随症状将一日量成人增至 4g(效价)、小儿增至按体重 150mg(效价)/kg,分 2~4 次。

(4)肾功能损害患者:按肌酐清除率调整。>60ml/min 者,一次 1g,每 12h 给药 1 次;30~60ml/min 者,一次 1g,每 24h 给药 1 次,或一次 0.5g,每 12h 给药 1 次;10~30ml/min 者,一次 1g,每 48h 给药 1 次,或一次 0.25g,每 12h 给药 1 次;<10ml/min 者,一次 1g,每 120h 给药 1 次,或一次 0.1g,每 12h 给药 1 次。

【制剂与规格】

注射用头孢美唑钠:①1g;②2g。

二、氨曲南(Aztreonam)

【适应证】

(1)适用于治疗敏感需氧革兰阴性菌所致的各种感染,如:尿路感染、下呼吸道感染、败血症、腹腔内感染、妇科感染、术后伤口及烧伤、溃疡等皮肤软组织感染等。

(2)亦用于治疗医院内感染中的上述类型感染(如免疫缺陷患者的医院内感染)。

【注意事项】

(1)氨曲南与青霉素之间无交叉过敏反应,但对青霉素、头孢菌素过敏及过敏体质者仍需慎用。

(2)氨曲南肝毒性低,但对肝功能已受损的患者应观察其动态变化。

(3)氨曲南可与氯霉素磷酸酯、硫酸庆大霉素、硫酸妥布霉素、头孢唑啉钠、氨苄西林钠联合使用,但和萘夫西林、头孢拉定、甲硝唑有配伍禁忌。

(4)有不同程度的抗生素相关性肠炎。

(5)氨曲南能通过胎盘进入胎儿循环,虽然动物实验显示其对胎儿无影响、无毒性和无致畸作用,但缺乏在妊娠妇女中进行的充分良好对照的临床研究,对妊娠妇女或有妊娠可能性的妇女,仅在必要时方可给药。

(6)氨曲南可经乳汁分泌,浓度不及母体血药浓度的1%,哺乳妇女使用时应暂停哺乳。

(7)婴幼儿的安全性尚未确立,应慎用。

(8)老年人用药剂量应按其肾功能减退情况酌情减量。

【不良反应】

(1)消化道反应:常见为恶心、呕吐、腹泻及皮肤过敏反应。

(2)其他:白细胞计数降低、血小板减少、难辨梭菌腹泻、胃肠出血、剥脱性皮炎、低血压、一过性心电图变化、肝胆系统损害、中枢神经系统反应及肌肉疼痛等较罕见。

(3)静脉给药偶见静脉炎,肌内注射可产生局部不适或肿块,发生率分别为1.9%~2.4%。

【禁忌证】

对氨曲南有过敏史者禁用。

【用法和剂量】

用法:静脉滴注、静脉注射、肌内注射。

(1)静脉滴注:每1g氨曲南至少用注射用水3ml溶解,再用适当输液(0.9%氯化钠注射液、5%或10%葡萄糖注射液或林格注射液)稀释,氨曲南浓度不得超过2%,滴注时间20~60min。

(2)静脉推注:每瓶用注射用水6~10ml溶解,于3~5min内缓慢注入静脉。

(3)肌内注射:每1g至少用注射用水或氯化钠注射液3ml溶解,深部肌内注射。

成人用量:

(1)尿路感染:一次0.5g或1g,每8h或12h 1次。

(2)中重度感染:一次1g或2g,每8h或12h 1次。

(3)危及生命或铜绿假单胞菌严重感染:一次2g,每6或8h 1次。

(4)单次剂量大于1g时或患败血症、其他全身严重感染或危及生命的感染,应静脉给药,最高剂量一日8g。

(5)患者有短暂或持续肾功能减退时:宜根据肾功能情况,酌情减量。对肌酐清除率小于10~30ml/min的肾功能损害者,首次用量1g或2g,以后用量减半。依靠血液透析的肾功能严重衰竭者,首次用量0.5g、1g或2g,维持量为首次剂量的1/4,间隔时间为6、8或12h。对严重或危及生命的感染者,一次血液透析后,在原有的维持量上增加首次用量的1/8。

【制剂与规格】

注射用氨曲南：①0.5g；②1.0g；③2.0g。

三、亚胺培南–西司他丁(ImipeneM–Cilastatin)

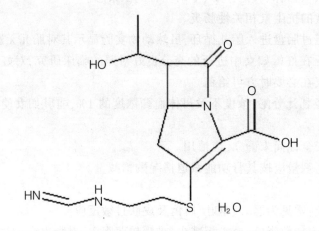

图 3–8　亚胺培南结构式

【适应证】

亚胺培南–西司他丁为一非常广谱的抗生素，适用于多种病原体所致和需氧/厌氧菌引起的混合感染以及在病原菌未确定前的早期治疗。适用于由敏感细菌所引起的下列感染：

(1)腹腔内感染。

(2)下呼吸道感染。

(3)妇科感染。

(4)败血症。

(5)泌尿生殖道感染。

(6)骨关节感染。

(7)皮肤软组织感染。

(8)心内膜炎。

(9)不适用于脑膜炎的治疗。

(10)适用于预防已经污染或具有潜在污染性外科手术患者的术后感染。

【注意事项】

(1)使用前，应详细询问患者过去有无对 β–内酰胺抗生素的过敏史。亚胺培南–西司他丁静脉滴注不能与其他抗生素混合或直接加入其他抗生素中使用。

(2)患过胃肠道疾病尤其是结肠炎的患者，需慎用。对在使用过程中出现腹泻的患者，应考虑抗生素相关性肠炎的可能。

(3)中枢神经系统：静脉滴注制剂与规格可产生中枢神经系统的不良反应，如肌肉阵挛、精神错乱或癫痫发作。大多发生于已有中枢神经系统疾患的患者(如脑损害或有癫痫病史)和/或肾功能损害者。

(4)肌酐清除率≤5ml/min 的患者不应使用,除非在 48h 内进行血液透析。血液透析患者亦仅在使用亚胺培南西司他丁的益处大于诱发癫痫发作的危险性时才可考虑。

(5)尚无足够的怀孕妇女使用本品的研究资料,只有考虑在对胎儿益处大于潜在危险的情况下,才能在妊娠期间给药。

(6)在人乳中可测出亚胺培南,如确定有必要对哺乳期妇女使用本品时,患者需停止授乳。

(7)尚无足够的临床资料可推荐用于 3 个月以下的婴儿或肾功能损害(血肌酐>2mg/dl)的儿科患者。

【不良反应】

(1)局部反应:红斑、局部疼痛和硬结,血栓性静脉炎。

(2)过敏反应/皮肤:皮疹、瘙痒、荨麻疹、多形性红斑、约翰逊综合征、血管性水肿、中毒性表皮坏死(罕见)、表皮脱落性皮炎(罕见)、念珠菌病、包括药物热及过敏反应。

(3)胃肠道反应:恶心、呕吐、腹泻、牙齿和/或舌色斑。已报道使用其他所有广谱抗生素均可引起抗生素相关性肠炎。

(4)血液:嗜酸细胞增多症、白细胞减少症、中性白细胞减少症,包括粒细胞缺乏症、血小板减少症、血小板增多症和血红蛋白降低,以及凝血酶原时间延长均有报道。

(5)肝功能:AST 及 ALT、胆红素和/或血清碱性磷酶升高;肝炎(罕见)。

(6)肾功能:少尿/无尿、多尿、急性肾衰竭(罕见)。由于这些患者通常已有导致肾前性氮质血症或肾功能损害的因素,因此难以评估本品对肾功能改变的作用。

(7)可引起血清肌酐和血尿毒氮升高的现象;尿液变色的情况是无害的,不应与血尿混淆。

(8)神经系统/精神疾病:已有报道静脉滴注本品可引起中枢神经系统的不良反应,如肌阵挛、精神障碍,包括幻觉、错乱状态或癫痫发作,感觉异常亦有报道。

(9)特殊感觉:听觉丧失,味觉异常。

(10)在粒细胞减少的患者中使用,常出现药物相关性的恶心和/或呕吐症状。

(11)静脉滴注用的亚胺培南西司他丁 250mg 内含钠 18.8mg(0.8mEq);而静脉滴注用的本品 500mg 则含钠 37.5mg(1.6mEq)。

【禁忌证】

本品禁用于对本品任何成分过敏的患者。

【用法和剂量】

静脉滴注:

(1)成人:轻度感染:一次 250mg,每 6h 1 次,一日总量 1g。中度感染:一次 0.5~1g,每 12h 1 次,一日总量 1.5~2.0g。严重感染:一次 0.5g,每小时 1 次,一日总量 2g。不太敏感菌所引起的严重感染:一次 1g,每 6~8h 1 次,一日总量 3~4g。

一次静脉滴注的剂量低于或等于 500mg 时,静脉滴注时间应不少于 20~30min,如剂量大于 500mg 时,静脉滴注时间应不少于 40~60min。

肾功能损害和体重轻的患者需按肌酐清除率调整剂量和用药间隔时间:41~70ml/min 者,一次 250mg,每 6~8h 1 次,一日总量 1~1.5g;或一次 500mg,每 6~8h 1 次,一日总量 2~3g;或一次 750mg,每 8h 1 次,一日总量 4g。21~40ml/min 者,一次 250mg,每 8~12h 1 次,一日总量 2g、1.5g、1g;或一次 500mg,每 6~8h 1 次,一日总量 4~3g。6~20ml/min 者,一次 250mg,每 12h 1 次,一日总量 1~2g;或一次 500mg,每 12h 1 次,一日总量 3~4g。≤5ml/min/1.73m² 时,除非患者在 48h 内进行血液透析,否则不应给予本品。

预防成人的手术后感染,可在诱导麻醉时给予本品静脉滴注 1000mg,3h 后再给予 1000mg。对预防高危性(如结肠直肠)外科手术的感染,可在诱导后 8h 和 16h 分别再给予 500mg 静脉滴注。

(2)儿童:①儿童体重≥40kg,可按成人剂量给予。②儿童和婴儿体重<40kg 者,可按 15mg/kg,每 6h 1 次给药。每天总剂量不超过2g。③对 3 个月以内的婴儿或肾功能损害的儿科患者(血清肌酐>2mg/dl),尚无足够的临床资料作为推荐依据。

【制剂与规格】
注射用亚胺培南西司他丁钠(1:1):①0.5g;②1.0g;③2.0g。

四、美罗培南(Meropenem)

【适应证】
用于由单一或多种敏感细菌引起的成人及儿童的下列感染:
(1)肺炎及院内获得性肺炎。
(2)尿路感染。
(3)腹腔内感染。
(4)妇科感染(例如子宫内膜炎)。
(5)皮肤及软组织感染。
(6)脑膜炎。
(7)败血症。

【注意事项】
(1)美罗培南与其他碳青霉烯类和 β-内酰胺类抗生素、青霉素和头孢菌素局部交叉过敏反应。

(2)严重肾功能障碍的患者,需根据其肌酐清除率调节用量;严重肝功能障碍的患者,有可能加重肝功能障碍。

(3)进食不良或全身状况不良的患者,有可能引起维生素 K 缺乏症状。

(4)有癫痫史或中枢神经系统功能障碍的患者,发生痉挛、意识障碍等中枢神经系统症状的可能性增加。

(5)有时会出现 AST 及 ALT 升高,连续给药一周以上或有肝脏疾病的患者,应进行肝功能检查。

(6)尚未确立本品在妊娠期给药的安全性,当判断利大于弊时,才可用于妊娠期或有可能妊娠的妇女。给药期间应避免哺乳。

(7)用于老年人时,可因生理功能下降或维生素 K 缺乏而应慎用。

【禁忌证】
(1)对本品及其他碳青霉烯类抗生素有过敏史的患者。

(2)使用丙戊酸钠的患者。

【不良反应】

(1)严重不良反应(发生率<0.1%):可能有过敏性休克,急性肾衰等严重肾功能障碍,抗生素相关性肠炎等,间质性肺炎、PIE 综合征、痉挛、意识障碍等中枢神经系统症状,中毒性表皮坏死症(Lyell 综合征)(<0.1%)、皮肤黏膜眼综合征(Stevens-Johnson 综合征)、全血细胞减少、无粒细胞症、溶血性贫血、白细胞减少、血小板减少、肝功能障碍、黄疸(<0.1%),血栓性静脉炎。

(2)其他不良反应有:①过敏反应:皮疹、荨麻疹、红斑、瘙痒、发热、发红等及发热感;②血液系统:粒细胞减少、嗜酸性粒细胞增多、血小板增多或减少、红细胞减少、血红蛋白降低等,嗜碱性粒细胞增多、红细胞压积降低、淋巴细胞增多等;③肝:AST(GOT)、ALT(GPT)、LDH、Al-P、LAP、γ-GTP、胆红素、尿胆素原升高、胆碱酯酶降低等,黄疸;④肾:BUN、Cr 升高,尿中 β_2-微球蛋白升高;⑤消化系统:腹泻,恶心、呕吐;腹痛、食欲减退;⑥二重感染:口腔黏膜炎;念珠菌感染;⑦维生素缺乏症:维生素 K 缺乏症状(低凝血酶原血症、出血倾向等)、维生素 B 族缺乏症状(舌炎、口腔黏膜炎、食欲下降、神经炎等);⑧其他:血清钙升高,头痛、倦怠感、不稳;肌阵挛、谵妄。

【用法和剂量】

成人剂量:根据感染的类型和严重程度而决定:肺炎、尿路感染、妇科感染例如子宫内膜炎、皮肤及附属器感染:0.5g/次,每 8h 1 次。院内获得性肺炎、腹膜炎、推定有感染的中性粒细胞减低患者及败血症:一次 1.0g,每 8h 1 次。脑膜炎:一次 2g,每 8h 1 次。肾功能障碍患者,肌酐清除率小于 50ml/min 者,应减少给药剂量或延长给药间隔。

儿童剂量:3 个月至 12 岁的儿童,一次 10~20mg/kg,每 8h 1 次。体重大于 50kg 的儿童,按照成人剂量给药。脑膜炎一次 40mg/kg,每 8h 1 次。

【制剂与规格】

注射用美罗培南:①0.25g;②0.5g。

五、帕尼培南-倍他米隆(PanipeneM-Betamipron)

本品为复方制剂,其组分为帕尼培南和倍他米隆。帕尼培南为抗菌成分,倍他米隆通过阻断帕尼培南向肾皮质转运减少其肾毒性。

【适应证】

对本品敏感的葡萄球菌属、链球菌属、肠球菌属、消化链球菌属、黏膜炎、卡他布兰汉氏球菌、大肠杆菌、柠檬酸细杆菌属、克雷伯杆菌属、肠杆菌属、沙雷菌属、变形杆菌属、摩根菌属、普罗威登斯菌属、假单孢菌属、流感杆菌类杆菌属所引起的感染:

(1)败血症感染性心内膜炎。

(2)丹毒蜂窝织炎、淋巴管(结)炎。

(3)肛门周围脓肿、外伤和烧伤以及手术创伤等的表面性二次感染、骨髓炎、关节炎。

(4)咽喉炎(咽喉脓肿)、急性支气管炎、扁桃体炎(扁桃体周围炎扁桃体周脓肿)、慢性支气管炎、支气管扩张症(感染时)、慢性呼吸道疾患继发感染、肺炎、肺化脓症脓胸。

(5)肾盂肾炎、膀胱炎、前列腺炎、附睾炎、胆囊炎、胆管炎、肝脓肿。

(6)腹膜炎、盆腔腹膜炎、道格拉斯脓肿。

(7)子宫附件炎、子宫内感染、子宫旁结合组织炎、前庭大腺炎。

(8)脑膜炎、眼窝感染、全眼球炎(包括眼内炎)。

(9)中耳炎、副鼻窦炎、化脓性唾液腺炎。

(10)颌炎、颚骨周围蜂窝组织炎。

【注意事项】

(1)既往对碳青霉烯类、青霉素类以及头孢菌素类等抗生素生素有过敏体质者,严重肾功能损害患者,经口摄食品不足患者或非经口维持营养患者,全身状态不良者需慎用。此外,推荐使用前进行皮试。

(2)老年人使用本品时血中浓度有增高趋势,并可能发生因维生素 K 缺乏而致的出血倾向。

(3)早产儿、新生儿及孕妇不宜应用。

(4)本品禁止与丙戊酸钠合并使用。

(5)帕尼培南分解后可能使尿呈茶色。

(6)本品溶解后应立即使用。溶解液呈无色至澄明微黄色,这对于药效无影响。此外,在不得已需要保存时,应在室温下保存 6h 之内使用。

【禁忌证】

既往对本品的成分发生过休克反应或正在使用丙戊酸钠的患者。

【不良反应】

(1)腹泻、恶心、呕吐,肝功能损害,皮疹,抽搐等。

(2)临床检验值异常如 AST 及 ALT 上升以及嗜酸性粒细胞增多等。偶见较严重的不良反应,如休克、皮肤黏膜综合征、中毒性表皮坏死症、急性肾功能不全、意识障碍、假膜性大肠炎、嗜酸粒细胞增多、粒细胞缺乏症、全血细胞减少症、溶血性贫血、间质性肺炎等。

【用法和剂量】

供静脉滴注,成人:一日 1g(按帕尼培南计,下同),分 2 次给药,一次静脉滴注30min以上;重症或难治愈的感染症患者可增至一日 2g,分 2 次用药。儿童:一日按体重 30~60mg/kg,按帕尼培南计,下同,分 3 次给药,一次静脉滴注 30min 以上。重症或难治愈的感染症患者可增至一日 100mg/kg,分 3~4 次给药,一日不得超过 2g。

【制剂与规格】

注射用帕尼培南–倍他米隆(1:1):①0.5g;②1.0g。

六、厄他培南(Ertapenem)

【适应证】

成人由下述细菌的敏感菌株引起的下列中度至重度感染。

(1)继发性腹腔感染:由大肠埃希菌、梭状芽孢杆菌、迟缓真杆菌、消化链球菌属、脆弱拟杆菌、吉氏拟杆菌、卵形拟杆菌、多形拟杆菌或单形拟杆菌引起者。

(2)复杂性皮肤及附属器感染:由金葡菌(仅指对甲氧西林敏感菌株)、化脓性链球菌、大肠埃希菌或消化链球菌属引起者。

(3)社区获得性肺炎:由肺炎链球菌(仅指对青霉素敏感的菌株,包括合并菌血症的病例)、流感嗜血杆菌(仅指 β-内酰胺酶阴性菌株)或卡他莫拉球菌引起者。

(4)复杂性尿道感染,包括肾盂肾炎由大肠埃希菌或肺炎克雷白杆菌引起者。

(5)急性盆腔感染,包括产后子宫内膜炎、流产感染和妇产科术后感染由无乳链球菌、大肠埃希菌、脆弱拟杆菌、不解糖卟啉单胞菌、消化链球菌属或双路普雷沃氏菌属引起者。

(6)菌血症。

【注意事项】

(1)治疗以前,必须向患者仔细询问有关对青霉素、头孢菌素、其他 β-内酰胺类抗生素及其他过敏原的过敏情况。

(2)延长使用时间可能会导致非敏感细菌的过量生长。发生二重感染,如引发抗生素相关性肠炎等。

(3)肌内注射本品时应避免误将药物注入血管。

(4)有可能出现癫痫发作。这种现象在患有神经系统疾患(如脑部病变或有癫痫发作史)和/或肾功能受到损害的患者中最常发生。

(5)尚未在孕妇中进行过对照的研究。只有当潜在的益处超过对母亲和胎儿的潜在危险时,才能在妊娠期间使用。哺乳期妇女慎用。

(6)对儿童的安全性和疗效尚不明确,不推荐小于 18 岁的患者使用。

(7)厄他培南经肠外给药治疗的患者中有 ≥1.0%出现实验室检查结果异常(CLSA):①ALT、AST、血清直接胆红素、血清碱性磷酸酶、血清肌酐、血清总胆红素、嗜酸性细胞、血清间接胆红素、PTT、尿中的细菌、BUN、血清葡萄糖、单核细胞、尿中的上皮细胞和尿中的红细胞升高;②多形核中性粒细胞、白细胞、红细胞比积、血红蛋白及血小板计数下降。

【禁忌证】

(1)对本品中任何成分或对同类的其他药物过敏者。

(2)由于使用盐酸利多卡因作为稀释剂,所以对酰胺类局麻药过敏的患者、伴有严重休克或心脏传导阻滞的患者禁止肌内注射本品。

【不良反应】

(1)最常见有:腹泻、输药静脉的并发症、恶心和头痛。

(2)常见的有:头痛;静脉炎、血栓性静脉炎;腹泻、恶心、呕吐;皮疹;阴道炎。

(3)偶见的有:头晕,嗜睡,失眠,癫痫发作,精神错乱,低血压,呼吸困难,口腔念珠菌病,便秘,反酸,与艰难梭菌相关的腹泻,口干,消化不良,食欲减退,红斑,瘙痒,全身不适及给药部位的异常(如腹痛,味觉倒错,无力/疲劳,念珠菌病,水肿/肿胀,发热,疼痛,胸痛),阴道瘙痒,变态反应,真菌感染。

罕见的有:过敏样反应、幻觉。

【用法和剂量】

静脉滴注,肌内注射。

静脉滴注:不得与其他药物混合滴注,不得使用含有葡萄糖的稀释液。应在药物溶解后 6h 内用完。

肌内注射:必须在给药前用 1.0%盐酸利多卡因注射液 3.2ml(不得含有肾上腺素)溶解后,立即作深部肌内注射。须在药物溶解后 1h 内使用,此溶液不得静脉给药。

成人:为一次 1g,一日 1 次。继发性腹腔内感染,疗程 5~14d;复杂性皮肤及附属器感染:疗程 7~14d;社区获得性肺炎和复杂性尿路感染:每天 1g,一日 1 次,疗程 10~14d;急性盆腔感染(包括产后子宫内膜炎、流产感染和妇产科术后感染):疗程 3~10d。

严重肾功不全患者(肌酐清除率≤30ml/min)及终末期肾功能不全(肌酐清除率<10ml/min 患者),需将剂量调整为一日 500mg。

【制剂与规格和规格】

注射用厄他培南钠:1g。

(白 雪 许 婷)

第五节 大环内酯类

目前临床应用的大环内酯类抗生素有红霉素、麦迪霉素、螺旋霉素、乙酰螺旋霉素、交沙霉素、吉他霉素等;新品种有阿奇霉素、克拉霉素、罗红霉素等,新品种对流感嗜血杆菌、肺炎支原体、肺炎衣原体等的抗微生物活性增强、口服后生物利用度提高、给药剂量减少、胃肠道及肝脏不良反应也较少,临床适应证有所扩大。

一、红霉素(Erythromycin)

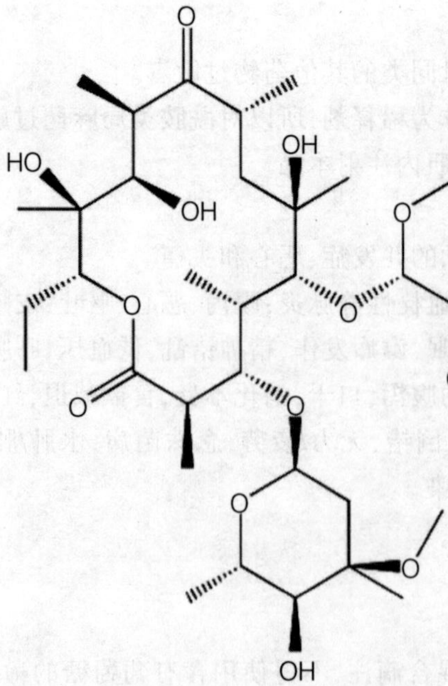

图 3-9 红霉素结构式

【适应证】

(1)作为青霉素过敏患者治疗下列感染的替代用药:溶血性链球菌、肺炎链球菌等所致的急性扁桃体炎、急性咽炎、鼻窦炎;溶血性链球菌所致的猩红热、蜂窝织炎;白喉及白喉带菌者;气性坏疽、炭疽、破伤风;放线菌病;梅毒;李斯特菌病等。

(2)军团菌病。

(3)肺炎支原体肺炎。

(4)肺炎衣原体肺炎。

(5)其他衣原体属、支原体属所致泌尿生殖系感染。

(6)沙眼衣原体结膜炎。

(7)淋球菌感染。

(8)厌氧菌所致口腔感染。

(9)空肠弯曲菌肠炎。

(10)百日咳。

【注意事项】

(1)溶血性链球菌感染用本品治疗时,至少需持续10d,以防止急性风湿热的发生。

(2)肾功能减退患者一般无需减少用量。

(3)用药期间定期随访肝功能。肝病患者和严重肾功能损害者红霉素的剂量应适当减少。

(4)患者对一种红霉素制剂与规格过敏或不能耐受时,对其他红霉素制剂与规格也可过敏或不能耐受。

(5)因不同细菌对红霉素的敏感性存在一定差异,故应做药敏测定。

(6)可通过胎盘屏障而进入胎儿循环,浓度一般不高,文献中也无对胎儿影响方面的报道,但孕妇应用时仍宜权衡利弊。

(7)红霉素有相当量进入母乳中,哺乳期妇女应用时应暂停哺乳。

【禁忌证】

对红霉素类药物过敏者禁用。

【不良反应】

(1)胃肠道反应多见,有腹泻、恶心、呕吐、中上腹痛、口舌疼痛、胃纳减退等,其发生率与剂量大小有关。

(2)肝毒性少见,患者可有乏力、恶心、呕吐、腹痛、发热及肝功能异常,偶见黄疸等。

(3)大剂量($\geq$4g/d)应用时,尤其肝、肾疾病患者或老年患者,可能引起听力减退,主要与血药浓度过高(>12mg/L)有关,停药后大多可恢复。

(4)过敏反应表现为药物热、皮疹、嗜酸粒细胞增多等,发生率0.5%~1%。

(5)其他:偶有心律失常、口腔或阴道念珠菌感染。

【用法和剂量】

口服:

(1)成人:一日0.75~2g,分3~4次;军团菌病,成人,一次0.5~1.0g,一日4次。预防风湿热复发,一次0.25g,一日2次。预防感染性心内膜炎,术前1h口服1g,术后6h再服用0.5g。

(2)儿童:一日按体重 20~40mg/kg,分 3~4 次。

静脉滴注:

(1)成人:一次 0.5~1.0g,一日 2~3 次。军团菌病,一日 3~4g,分 4 次。一日不超过 4g。

(2)儿童:一日按体重 20~30mg/kg,分 2~3 次。

(3)乳糖酸红霉素滴注液的配制:先加灭菌注射用水 10ml 至 0.5g 乳糖酸红霉素粉针瓶中,或加 20ml 至 1g 乳糖酸红霉素粉针瓶中,用力震摇至溶解。然后加入氯化钠注射液或其他电解质溶液中稀释,缓慢静脉滴注,注意红霉素浓度在 1%~5%以内。溶解后也可加入含葡萄糖的溶液稀释,但因葡萄糖溶液偏酸性,必须每 100ml 溶液中加入 4%碳酸氢钠注射液 1ml。

红霉素栓剂直肠给药:

(1)成人:一次 0.1g,一日 2 次,用送药器将药栓塞入肛门 2cm 深处为宜。

(2)儿童:按体重一日 20~30mg/kg。

【制剂与规格】

注射用乳糖酸红霉素:①0.25g(25 万 U);②0.3g(30 万 U)。

硬脂酸红霉素片:①0.05g(5 万 U);②0.125g(12.5 万 U);③0.25g(25 万 U)。硬脂酸红霉素胶囊:①0.1g(10 万 U);②0.125g(12.5 万 U)。硬脂酸红霉素颗粒:50mg(5 万 U)。红霉素片:①0.125g(12.5 万 U);②0.25g(25 万 U)红霉素栓:①0.1g;②0.2g。红霉素软膏:1%。红霉素眼膏:0.5%。

二、阿奇霉素(Azithromycin)

【适应证】

(1)化脓性链球菌引起的急性咽炎、急性扁桃体炎。

(2)敏感细菌引起的鼻窦炎、中耳炎、急性支气管炎、慢性支气管炎急性发作。

(3)肺炎链球菌、流感嗜血杆菌以及肺炎支原体所致的肺炎。

(4)沙眼衣原体及非多种耐药淋病奈瑟菌所致的尿道炎和宫颈炎。

(5)敏感细菌引起的皮肤软组织感染。

【注意事项】

(1)轻度肾功能不全患者(肌酐清除率>40ml/min)不需作剂量调整,但阿奇霉素对较严重肾功能不全患者中的使用尚无资料,给这些患者使用阿奇霉素时应慎重。

(2)肝功能不全者慎用,严重肝病患者不应使用。用药期间定期随访肝功能。

(3)用药期间如果发生过敏反应(如血管神经性水肿、皮肤反应、Stevens-Johnson 综合征及毒性表皮坏死等),应立即停药,并采取适当措施。

(4)治疗期间,可能出现抗生素相关性肠炎。

(5)一次静脉滴注时间不得少于 60min,滴注液浓度不得高于 2.0mg/ml。

(6)治疗盆腔炎时若怀疑合并厌氧菌感染,应合用抗厌氧菌药物。

(7)进食可影响阿奇霉素的吸收,口服用药需在饭前 1h 或餐后 2h 服用。

(8)孕妇和哺乳期妇女慎用。

(9)治疗小于 6 个月小儿中耳炎、社区获得性肺炎及小于 2 岁小儿咽炎或扁桃体炎的疗效与安全性尚未确定。

【禁忌证】

对阿奇霉素、红霉素或其他任何一种大环内酯类药物过敏者禁用。

【不良反应】

(1)常见:①胃肠道反应:腹泻、腹痛、稀便、恶心、呕吐等。②局部反应:注射部位疼痛、局部炎症等。③皮肤反应:皮疹、瘙痒。④其他反应:如畏食、头晕或呼吸困难等。

(2)也可引起下列反应:①消化系统:消化不良、胃肠胀气、黏膜炎、口腔念珠菌病、胃炎等。②神经系统:头痛、嗜睡等。③过敏反应:发热、皮疹、关节痛、支气管痉挛、过敏性休克和血管神经性水肿等。④其他反应:味觉异常,实验室检查:AST 及 ALT、肌酐、乳酸脱氢酶、胆红素及碱性磷酸酶升高,白细胞、中性粒细胞及血小板计数减少。

【用法和剂量】

口服:饭前 1h 或餐后 2h 服用。

(1)成人用量:①沙眼衣原体或敏感淋病奈瑟菌所致性传播疾病,仅需单次口服本品 1.0g;②对其他感染的治疗:第 1d,0.5g 顿服,第 2~5d,一日 0.25g 顿服;或一日 0.5g 顿服,连服 3d。

(2)小儿童:①中耳炎、肺炎,第 1d,按体重 10mg/kg 顿服(一日最大量不超过0.5g),第 2~5d,一日按体重 5mg/kg 顿服(一日最大量不超过 0.25g);②咽炎、扁桃体炎,一日按体重 12mg/kg 顿服(一日最大量不超过 0.5g),连用 5d。

静脉滴注:

成人:①社区获得性肺炎:一次 0.5g,一日 1 次,至少连续用药 2d,继之换用口服制剂与规格,一日 0.5g,7~10d 为 1 个疗程。②盆腔炎:成人一次 0.5g,一日 1 次,用药 1d 或 2d 后,改用口服制剂与规格,一日0.25g,7d 为 1 个疗程。

静脉滴注的配制:将 0.5g 用适量注射用水充分溶解,配制成 0.1g/ml 后,再加入至 250ml 或 500ml 的氯化钠注射液或 5%葡萄糖注射液中,最终阿奇霉素浓度为 1.0~2.0mg/ml,然后静脉滴注。浓度为 1.0mg/ml 者,滴注时间 3h;浓度为 2.0mg/ml 者,滴注时间 1h。

【制剂与规格】

注射用乳糖酸阿奇霉素:①0.125g(12.5 万 U,以阿奇霉素计);②0.25g(25 万 U);③0.5g(50 万 U)。阿奇霉素注射液:①2ml:0.25g;②2ml:0.125g;③5ml:0.5g。阿奇霉素葡萄糖注射液:100ml:①阿奇霉素 0.2g:葡萄糖 5.0g;②100ml:阿奇霉素 0.125g:葡萄糖 5g。

阿奇霉素糖浆:25ml:0.5g(50 万 U)。

阿奇霉素片:①0.25g(25 万 U);②0.5g(50 万 U)。阿奇霉素分散片:①0.125g(25 万 U);②0.25g(50 万 U)。阿奇霉素颗粒:①0.125g(12.5 万 U);②0.25g(25 万 U);③0.5g(50 万U)。阿奇霉素胶囊:①0.125g(12.5 万 U);③0.25g(25 万 U)。阿奇霉素混悬剂:①0.125g(12.5 万 U);②0.25g(25 万 U)。阿奇霉素干混悬剂:2g:0.1g(10 万 U)。

三、克拉霉素(Clarithromycin)

【适应证】

用于敏感菌所引起的感染：

(1)鼻咽感染：扁桃体炎、咽炎、鼻窦炎。

(2)下呼吸道感染：急性支气管炎、慢性支气管炎急性发作和肺炎。

(3)皮肤软组织感染：脓疱病、丹毒、毛囊炎、疖和伤口感染。

(4)急性中耳炎、肺炎支原体肺炎、沙眼衣原体引起的尿道炎及宫颈炎等。

(5)与其他药物联合用于鸟分枝杆菌感染、幽门螺杆菌感染的治疗。

【注意事项】

(1)肝功能损害、中度至严重肾功能损害者慎用。

(2)肾功能严重损害(肌酐清除率小于 30ml/min)者,须作剂量调整：一次 0.25g,一日 1 次;重症感染者首剂 0.5g,以后一次 0.25g,一日 2 次。

(3)与红霉素及其他大环内酯类药物之间有交叉过敏和交叉耐药性。

(4)可能出现真菌或耐药细菌导致的严重感染。

(5)可空腹口服,也可与食物或牛奶同服,与食物同服不影响其吸收。

(6)血液或腹膜透析不能降低克拉霉素的血药浓度。

(7)6 个月以下儿童的疗效和安全性尚未确定。

【禁忌证】

(1)对克拉霉素或大环内酯类药物过敏者禁用。

(2)孕妇、哺乳期妇女禁用。

(3)严重肝功能损害者、水电解质紊乱患者、服用特非那丁者禁用。

(4)某些心脏病(包括心律失常、心动过缓、Q-T 间期延长、缺血性心脏病、充血性心力衰竭等)患者禁用。

【不良反应】

(1)主要有口腔异味,腹痛、腹泻、恶心、呕吐等胃肠道反应,头痛,AST 及 ALT 短暂升高。

(2)可能发生过敏反应,轻者为药疹、荨麻疹,重者为过敏及 Stevens-Johnson 综合征。

(3)偶见肝毒性、艰难梭菌引起的抗生素相关性肠炎。

(4)可能发生短暂性中枢神经系统不良反应,包括焦虑、头昏、失眠、幻觉、噩梦或意识模糊。

【用法和剂量】

口服：

(1)成人：一次 0.25g,每 12h 1 次;重症感染者一次 0.5g,每 12h 1 次。根据感染的严重程度应连续服用 6~14d。

(2)儿童：6 个月以上者按体重一次 7.5mg/kg,每 12h 1 次。根据感染的严重程度应连续服用 5~10d。

【制剂与规格】

克拉霉素片：①0.125g(12.5 万 U)；②0.25g(25 万 U)。克拉霉素胶囊：①0.125g(12.5 万U)；②0.25g(25 万 U)。克拉霉素分散片：①50mg；②125mg；③250mg。

克拉霉素颗粒：2g:0.125g(12.5 万 U)

克拉霉素干混悬剂：①1g:0.125g(12.5 万 U)；②2g:0.125g(12.5 万 U)；③2g:0.25g(25万 U)。

(谭恩丽　黄志宏)

第六节　氨基糖苷类

常用的氨基糖苷类抗生素主要有：链霉素、庆大霉素、妥布霉素、奈替米星、阿米卡星等。其共同特点为：①抗菌谱广，除链霉素外对葡萄球菌属、需氧革兰阴性杆菌均有良好抗菌作用，多数品种对铜绿假单胞菌亦具抗菌活性；其中链霉素、阿米卡星对结核分枝杆菌和其他分枝杆菌属亦有良好作用。②主要作用机制为抑制细菌蛋白质的合成。③细菌对不同品种间有部分或完全交叉耐药。④具有不同程度的肾毒性和耳毒性，后者包括前庭功能损害及/或听力减退，并可有神经肌肉接头阻滞作用。⑤胃肠道吸收差，用于治疗全身性感染时必须注射给药。应根据肾功能损害的程度调整剂量，因大部分药物经肾脏以原形排出，肾功能减退时其消除半衰期显著延长。有条件时可经血药浓度监测，调整给药方案。⑥治疗急性感染通常疗程不宜超过 7~14d。本类药物静脉给药时不宜与其他药物同滴注。

一、链霉素(Streptomycin)

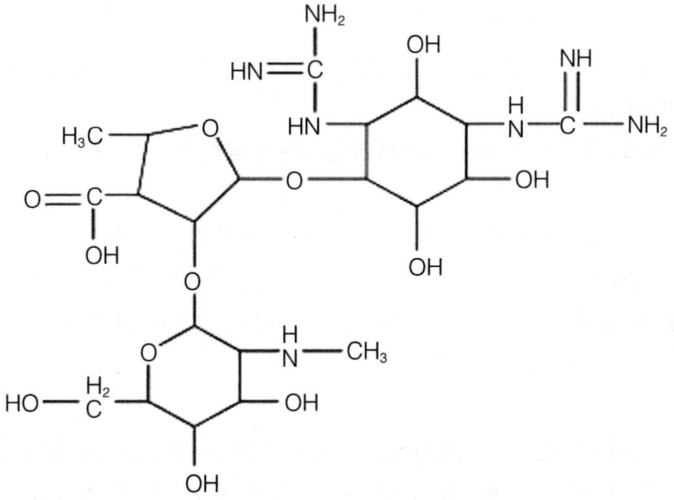

图 3-10　链霉素结构式

【适应证】

(1)与其他抗结核药联合用于结核分枝杆菌所致各种结核病的初治病例,或其他敏感分枝杆菌感染。

(2)单用于治疗土拉菌病,或与其他抗菌药物联合用于鼠疫、腹股沟肉芽肿、布鲁菌病、鼠咬热等的治疗。

(3)与青霉素或氨苄西林联合治疗草绿色链球菌或肠球菌所致的心内膜炎。

【注意事项】

(1)交叉过敏:对一种氨基糖苷类过敏的患者可能对其他氨基糖苷类也过敏。

(2)下列情况应慎用链霉素。①失水,可使血药浓度增高,易产生毒性反应。②第8对脑神经损害,因本品可导致前庭神经和听神经损害。③重症肌无力或帕金森病,因本品可引起神经肌肉阻滞作用,导致骨骼肌软弱。④肾功能损害,因本品具有肾毒性。

(3)疗程中应注意定期进行下列检查。①尿常规和肾功能测定,以防止出现严重肾毒性反应。②听力检查或高频听力测定,尤其是老年患者。

(4)对诊断的干扰:本品可使 ALT 及 AST、血清胆红素浓度及乳酸脱氢酶浓度的测定值增高;血钙、镁、钾、钠浓度的测定值可能降低。

(5)链霉素虽对孕妇有危害,但用药后有时可能利大于弊;链霉素可穿过胎盘进入胎儿组织,可能引起胎儿听力损害。因此妊娠妇女在使用前必须充分权衡利弊。哺乳期妇女用药期间宜暂停哺乳。

(6)在儿科中应慎用,尤其早产儿及新生儿的肾脏组织尚未发育完全,使本类药物的半衰期延长,药物易在体内积蓄而产生毒性反应。

(7)老年患者的肾功能有一定程度生理性减退,即使肾功能测定值在正常范围内仍应采用较小治疗量。老年患者应用氨基糖苷类后易产生各种毒性反应,应尽可能在疗程中监测血药浓度。

【禁忌证】

对链霉素或其他氨基糖苷类过敏的患者禁用。

【不良反应】

(1)血尿、排尿次数减少或尿量减少、食欲减退、口渴等肾毒性症状,少数可产生血液中尿素氮及肌酐值增高。

(2)影响前庭功能时可有步履不稳、眩晕等症状;影响听神经出现听力减退、耳鸣、耳部饱满感。

(3)部分患者可出现面部或四肢麻木、针刺感等周围神经炎症状。

(4)偶可发生视力减退(视神经炎),嗜睡、软弱无力、呼吸困难等神经肌肉阻滞症状。

(5)偶可出现皮疹、瘙痒、红肿。少数患者停药后仍可发生听力减退、耳鸣、耳部饱满感等耳毒性症状,应引起注意。

【用法和剂量】

(1)成人常用量:①肌内注射,一次 0.5g,每 12h 1 次,与其他抗菌药物合用;细菌性(草绿链球菌)心内膜炎,肌内注射,每 12h 1g,与青霉素合用,连续 1 周,继以每 12h 0.5g,连续1 周;60 岁以上的患者应减为每 12h 0.5g,连续 2 周。②肠球菌性心内膜炎,肌内注射,与青霉素合用,每 12h 1g,连续 2 周,继以每 12h 0.5g,连续 4 周。③鼠疫,肌内注射,一次0.5~1g,每 12h 1 次,与四环素合用,疗程 10d。④土拉菌病,肌内注射,每 12h 0.5~1g,连续 7~14d。⑤结核病,肌内注射,每 12h 0.5g,或一次 0.75g,一日 1 次,与其他抗结核药合用;如采用间歇疗法,即一周给药 2~3 次,一次 1g;老年患者肌内注射,一次 0.5~0.75g,一日 1 次。⑥布鲁菌病,一日 1~2g,分 2 次肌内注射,与四环素合用,疗程 3 周或 3 周以上。

(2)小儿常用量:①肌内注射,按体重一日 15~25mg/kg,分 2 次给药;②治疗结核病,按体重 20mg/kg,一日 1 次,一日最大剂量不超过 1g,与其他抗结核药合用。

(3)肾功能减退患者:按肾功能正常者的剂量为一次 15mg/kg,一日 1 次,根据其肌酐清除率进行调整:50~90ml/min 者,每 24h 给予正常剂量的 50%;10~50ml/min 者,每 24~72h 给正常剂量的 50%;<10ml/min 者,每 72~96h 给予正常剂量的 50%。

【制剂与规格】

注射用硫酸链霉素(按链霉素计):①0.75g(75 万 U,按链霉素计,下同);②1g(100 万 U);③2g(200 万 U);④5g(500 万 U)。

二、庆大霉素(Gentamycin)

【适应证】

(1)敏感革兰阴性杆菌,如大肠埃希菌、克雷伯菌属、肠杆菌属、变形杆菌属、沙雷菌属、铜绿假单胞菌以及葡萄球菌甲氧西林敏感株所致的严重感染,如败血症、下呼吸道感染、肠道感染、盆腔感染、腹腔感染、皮肤软组织感染、复杂性尿路感染等。治疗腹腔感染及盆腔感染时应与抗厌氧菌药物合用。与青霉素(或氨苄西林)合用可治疗肠球菌属感染。

(2)敏感细菌所致中枢神经系统感染,如脑膜炎、脑室炎时,可同时用本品鞘内注射作为辅助治疗。

【注意事项】

(1)~(7)见链霉素的【注意事项】之(1)~(7)。

(8)有条件时疗程中应监测血药浓度,并据以调整剂量,尤其对新生儿、老年和肾功能减退患者。每 8h 1 次给药者有效血药浓度应保持在 4~10μg/ml,避免峰浓度超过12μg/ml,谷浓度保持在 1~2μg/ml;每 24h 1 次给药者血药峰浓度应保持在 16~24μg/ml,谷浓度应<1μg/ml。接受鞘内注射者应同时监测脑脊液内药物浓度。不能测定血药浓度时,应根据测得的肌酐清除率调整剂量。

(9)给予首次饱和剂量(1~2mg/kg)后,有肾功能不全、前庭功能或听力减退的患者所用维持量应酌减。

(10)长期应用可能导致耐药菌过度生长。

(11)不宜用于皮下注射。

(12)本品有抑制呼吸作用,不得静脉推注。

【禁忌证】

对本品或其他氨基糖苷类过敏者禁用。

【不良反应】

(1)用药过程中可能引起听力减退、耳鸣或耳部饱满感等耳毒性反应,影响前庭功能时可发生步履不稳、眩晕。也可能发生血尿、排尿次数显著减少或尿量减少、食欲减退、极度口渴等肾毒性反应。发生率较低者有因神经肌肉阻滞或肾毒性引起的呼吸困难、嗜睡、软弱无力等。偶有皮疹、恶心、呕吐、肝功能减退、白细胞减少、粒细胞减少、贫血、低血压等。

(2)少数患者停药后可发生听力减退、耳鸣或耳部饱满感等耳毒性症状,应引起注意。

(3)全身给药合并鞘内注射可能引起腿部抽搐、皮疹、发热和全身痉挛等。

【用法和剂量】

口服:

(1)成人,一日 240~640mg,分 4 次服用。

(2)儿童,按体重一日 5~10mg/kg,分 4 次服用。

肌内注射或稀释后静脉滴注:

(1)成人,一次 80mg(8 万 U),或按体重一次 1~1.7mg/kg,每 8h 1 次;或一次 5mg/kg,每24h 1 次。疗程为 7~14d。滴注时将一次剂量加入 50~200ml 的氯化钠注射液或 5%葡萄糖注射液中,一日 1 次滴注时加入的液体量应不少于 300ml,使药液浓度不超过0.1%,该溶液应在 30~60min 内缓慢滴入,以免发生神经肌肉阻滞作用。

(2)儿童:肌内注射或稀释后静脉滴注,一次 2.5mg/kg,每 12h 1 次;或一次 1.7mg/kg,每 8h 1 次,疗程为 7~14d,期间应尽可能监测血药浓度,尤其新生儿或婴儿。

(3)鞘内及脑室内给药:成人,一次 4~8mg,小儿(3 个月以上),一次 1~2mg,每 2~3d 1 次。注射时将药液稀释至不超过 0.2%的浓度,抽入 5ml 或 10ml 的无菌针筒内,进行腰椎穿刺后先使相当量的脑脊液流入针筒内,边抽边推,将全部药液于 3~5min 内缓缓注入。

(4)肾功能减退患者的用量:按肾功能正常者每 8h 1 次,一次的正常剂量为 1~1.7mg/kg,肌酐清除率为 10~50ml/min 时,每 12h 1 次,一次为正常剂量的 30%~70%;肌酐清除率<10ml/min 时,每 24~48h 给予正常剂量的 20%~30%。

(5)血液透析后可按感染严重程度,成人按体重一次补给剂量 1~1.7mg/kg,小儿(3 个月以上)一次补给 2~2.5mg/kg。

【制剂与规格】

硫酸庆大霉素注射液(按庆大霉素计):①1ml:2 万 U(按庆大霉素计,下同);②1ml:4 万 U;③2ml:8 万 U。

庆大霉素片:①20mg(2 万 U);②40mg(4 万 U)。

庆大霉素颗粒:10mg(1 万 U)。

三、妥布霉素(Tobramycin)

【适应证】

(1)铜绿假单胞菌、变形杆菌属、大肠埃希菌、克雷伯菌属、肠杆菌属、沙雷菌属所致的新生儿脓毒症、败血症、中枢神经系统感染(包括脑膜炎)、泌尿生殖系统感染、肺部感

染、胆道感染、腹腔感染及腹膜炎、骨骼感染、烧伤、皮肤软组织感染、急性与慢性中耳炎、鼻窦炎等，

(2)与其他抗菌药物联合用于葡萄球菌感染(耐甲氧西林菌株无效)。

【注意事项】

(1)肾功能不全、肝功能异常、前庭功能或听力减退者、失水、重症肌无力或帕金森病及老年患者慎用。

(2)本品 1 个疗程不超过 7~14d。

(3)交叉过敏：对一种氨基糖苷类抗生素如链霉素、庆大霉素过敏的患者，可能对本品过敏。

(4)对患者(尤其对肾功能减退者、早产儿、新生儿、婴幼儿或老年患者、休克、心力衰竭、腹水或严重失水等患者)应注意监测：①听电图，对老年患者须在用药前、用药过程中定期及长期用药后用以检测高频听力损害。②温度刺激试验，在用药前、用药过程中定期及长期用药后用以检测前庭毒性。③尿常规检查和肾功能测定，在用药前、用药过程上中定期测定肾功能，以防止严重肾毒性反应。④在用药过程中应注意监测本品的血清浓度，一般于静脉滴注后 30min 到 1h 测血清峰浓度，于下次用药前测血清谷浓度，当峰浓度超过 12μg/ml、谷浓度超过 2μg/ml 时易出现毒性反应。⑤肌酐清除率<70ml/min 者其维持剂量须根据测得的肌酐清除率进行调整。

(5)本品静脉滴注时必须经充分稀释。可将一次用量加入 50~200ml 5%葡萄糖注射液或氯化钠注射液稀释成浓度为 1mg/ml(0.1%)的溶液，在 30~60min 内滴完(滴注时间不可少于 20min)，小儿用药时稀释的液量应相应减少。

(6)本品不能静脉注射，以免产生神经肌肉阻滞和呼吸抑制作用。不宜皮下注射，因可引起疼痛。

(7)对实验室检查指标的干扰：本品可使丙氨酸氨基转移酶、门冬氨酸氨基转移酶、血清胆红素浓度及血清乳酸脱氢酶浓度的测定值增高；血钙、镁、钾、钠浓度的测定值可能降低。孕妇禁用。

(8)妥布霉素亦可在人乳中少量分泌，故哺乳期妇女慎用或用药期间暂停哺乳。

(9)年龄对于妥布霉素的血药浓度有显著影响。剂量相同时，5 岁以下小儿的平均血药峰浓度约为成人的一半，5~10 岁儿童约为成人的 2/3。按体表面积计算给药剂量可消除年龄造成的差异。小儿应慎用。在小儿使用过程中，要注意监测听力和肾功能，以防产生肾毒性和耳毒性。

(10)老年患者应用后可产生各种毒性反应，因此在疗程中监测肾功能极为重要。肾功能正常者用药后亦可能产生听力减退。此外，老年患者应采用较小剂量或延长给药间隔，以与其年龄、肾功能和第 8 对脑神经的功能相适应。

【禁忌证】

(1)对本品或其他氨基糖苷类过敏者、本人或家族中有人因使用链霉素引起耳聋或其他耳聋者禁用。

(2)肾衰竭者禁用。

(3)孕妇禁用。

【不良反应】

发生率较多者有听力减退、耳鸣或耳部饱满感(耳毒性)、血尿、排尿次数显著减少或尿量减少、食欲减退、极度口渴(肾毒性)、步履不稳、眩晕(耳毒性、影响前庭、肾毒性)。发生率较低者有呼吸困难、嗜睡、极度软弱无力(神经肌肉阻滞或肾毒性)。本品引起肾功能减退的发生率较庆大霉素低。

【用法和剂量】

肌内注射或静脉滴注。

(1)成人,按体重,一次 1~1.7mg/kg,每 8h 1 次,疗程 7~14d。

(2)儿童,按体重,早产儿或出生 0~7d 小儿,一次 2mg/kg,每 12~24h 1 次。其他小儿,一次 2mg/kg,每 8h 1 次。

【制剂与规格】

硫酸妥布霉素注射液:80mg(8 万 U,按妥布霉素计)。

四、阿米卡星(Amikacin)

【适应证】

(1)铜绿假单胞菌及部分其他假单胞菌、大肠埃希菌、变形杆菌属、克雷伯菌属、肠杆菌属、沙雷菌属、不动杆菌属等敏感革兰阴性杆菌与葡萄球菌属(甲氧西林敏感株)所致严重感染,如菌血症或败血症、细菌性心内膜炎、下呼吸道感染、骨关节感染、胆道感染、腹腔感染、复杂性尿路感染、皮肤软组织感染等。

(2)对卡那霉素、庆大霉素或妥布霉素耐药菌株所致的严重感染。

【注意事项】

(1)~(7)见链霉素的【注意事项】之(1)~(7)。

(8)氨基糖苷类与 β 内酰胺类(头孢菌素类与青霉素类)混合时可致相互失活,与上述抗生素联合应用时须分瓶滴注。阿米卡星亦不宜与其他药物同瓶滴注。

【禁忌证】

对阿米卡星或其他氨基糖苷类过敏的患者禁用。

【不良反应】

(1)患者可发生听力减退、耳鸣或耳部饱满感;少数患者亦可发生眩晕、步履不稳等症状。听力减退一般于停药后症状不再加重,但个别在停药后可能继续发展至耳聋。

(2)有一定肾毒性,患者可出现血尿,排尿次数减少或尿量减少、血尿素氮、血肌酐值增高等。大多系可逆性,停药后即见减轻,但亦有个别报道出现肾衰竭。

(3)软弱无力、嗜睡、呼吸困难等神经肌肉阻滞作用少见。

(4)其他不良反应有头痛、麻木、针刺感染、震颤、抽搐、关节痛、药物热、嗜酸粒细胞增多、肝功能异常、视力模糊等。

【用法和剂量】

肌内注射或静脉滴注。

(1)成人:一日不超过 1.5g,疗程不超过 10d。①单纯性尿路感染对常用抗菌药耐药者,每 12h 0.2g;②用于其他全身感染,每 12h 7.5mg/kg,或每 24h 15mg/kg。

(2)儿童:首剂按体重 10mg/kg,继以每 12h 7.5mg/kg,或每 24h 15mg/kg。

(3)肾功能减退患者:①肌酐清除率 50~90ml/min 者每 12h 给予正常剂量(7.5mg/kg)的 60%~90%;②肌酐清除率 10~50ml/min 者每 24~48h 用 7.5mg/kg 的 20%~30%。

【制剂与规格】

硫酸阿米卡星注射液:①1ml:0.1g(10 万 U);②2ml:0.2g(20 万 U)。注射用阿米卡星:0.2g。

五、奈替米星(Netilmicin)

【适应证】

(1)敏感革兰阴性杆菌所致严重感染。如铜绿假单胞菌、变形杆菌属(吲哚阳性和阴性)、大肠埃希菌、克雷伯菌属、肠杆菌属、沙雷菌属及枸橼酸杆菌属等所致的新生儿脓毒症、败血症、中枢神经系统感染(包括脑膜炎)、尿路生殖系统感染、呼吸道感染、胃肠道感染、腹膜炎、胆道感染、皮肤或骨骼感染、中耳炎、鼻窦炎、软组织感染、李斯特菌病等。

(2)联合治疗葡萄球菌感染,但对耐甲氧西林葡萄球菌感染常无效。

(3)某些耐庆大霉素菌株所致严重感染。

【注意事项】

(1)单纯性尿路感染、上呼吸道感染及轻度皮肤软组织感染的首选药。败血症治疗中需联合应用具协同作用的药物时,腹腔感染治疗,宜加用甲硝唑等抗厌氧菌药物。

(2)失水、第 8 对脑神经损害、重症肌无力或帕金森病及肾功能损害患者慎用。

(3)对一种氨基糖苷类抗生素如链霉素、庆大霉素过敏的患者,可能对奈替米星过敏。

(4)为避免或减少耳、肾毒性反应的发生,疗程一般不宜超过 14d,治疗期间应定期监测尿常规、血尿素氮、血肌酐等,并密切观察前庭功能及听力改变。有条件者应进行血药浓度监测,调整剂量使血药峰浓度在 16mg/L 以下,且不宜持续较长时间(如 2~3h 以上),谷浓度避免超过 4mg/L。

(5)不同情况的患者使用药物后血药浓度可能不同:如严重烧伤患者使用本品时血药浓度可能较低;剂量相同时,在发热患者的血药浓度较无发热者低,但退热后血药浓度可能升高。贫血患者本品的 $t_{1/2}$ 也可能较短。

(6)对实验室检查指标的干扰:可使血糖、血碱性磷酸酶、AST 及 ALT 和嗜酸性粒细胞等的测定值升高,使白细胞、血小板等的测定值降低,多呈一过性。

(7)哺乳期妇女用药尚不明确,若使用本品宜暂停哺乳。

(8)新生儿应禁用。若确有应用指征,给药方案必须在血药浓度监测下进行调整。

(9)老年患者宜按轻度肾功能减退者减量用药。

【禁忌证】

对奈替米星或任何一种氨基糖苷类抗生素过敏或有严重毒性反应者禁用。孕妇和新生儿禁用。

【不良反应】

(1)肾毒性轻微并较少见。常发生于原有肾功能损害者,或应用剂量超过一般常用剂量的感染患者。

(2)神经系统毒性：可发生第 8 对脑神经的毒性反应,但本品的毒性发生率较低,程度亦较轻,易发生在原有肾功能损害者,或治疗剂量过高、疗程过长的感染患者,表现为前庭及听力受损的症状,如出现头晕、眩晕、听觉异常等。

(3)其他：偶可出现头痛、全身不适、视觉障碍、心悸、皮疹、发热、呕吐及腹泻等。

(4)局部反应一般少见,偶有注射区疼痛。

【用法和剂量】

肌内注射或稀释后静脉滴注。

(1)静脉滴注时,取本品用 50~200ml 氯化钠注射液、5%葡萄糖注射液或其他灭菌稀释液稀释,于 1.5~2h 内静脉滴注;小儿的稀释液量应相应减少。于 1.5~2h 内缓慢滴注应用本品宜定期监测血药浓度,使血药峰浓度维持在 6~10mg/L,谷浓度为 0.5~2mg/L。

(2)成人,按体重每 8h 1.3~2.2mg/kg,或每 12h 2~3.25mg/kg。治疗复杂性尿路感染：按体重每 12h 1.5~2mg/kg。一日最高剂量不超过 7.5mg/kg。疗程均为 7~14d。

(3)小儿童：6 周以内者,按体重每 12h 2~3mg/kg;6 周至 12 岁者,按体重每 8h 1.7~2.3mg/kg,或按体重每 12h 2.5~3.5mg/kg。疗程均为 7~14d。

(4)肾功能减退者,必须根据肾功能减退程度调整剂量或给药间隔时间;有条件时宜进行血药浓度监测,据其结果拟订个体化给药方案,使血药浓度调整至上述范围。

【制剂与规格】

注射用硫酸奈替米星：①1ml:5 万 U;②2ml:10 万 U。

六、新霉素(Neomycin)

【适应证】

(1)敏感菌所致的肠道感染。

(2)结肠手术前肠道准备或肝昏迷时作为辅助治疗。

【注意事项】

(1)交叉过敏:对一种氨基糖苷类抗生素如链霉素、庆大霉素、阿米卡星过敏的患者也可能对本品过敏。

(2)在用药过程中仍宜定期进行尿常规和肾功能测定,以防止出现肾毒性,并进行听力测定。

(3)下列情况应慎用:失水、第 8 对脑神经损害、重症肌无力、帕金森病、肾功能损害、溃疡性结肠炎及有口腔牙病患者(新霉素可引起口腔刺激或疼痛)。

(4)长期口服本品的慢性肠道感染患者,尤其伴有肾功能减退或同服其他耳毒性或肾毒性药物者,仍应注意出现肾毒性或耳毒性症状的可能。

(5)妊娠期妇女宜慎用。用药期间哺乳期妇女应暂停哺乳。

(6)缺乏早产儿及新生儿应用新霉素的安全性资料,不宜应用。

(7)老年患者慎用。

【禁忌证】

对新霉素或其他氨基糖苷类抗生素过敏的患者禁用本品。

【不良反应】

(1)可引起食欲减退、恶心、腹泻等。

(2)较少发现听力减退、耳鸣或耳部饱满感;头昏或步履不稳;尿量或排尿次数显著减少或极度口渴。

(3)偶可引起肠黏膜萎缩而导致吸收不良综合征及脂肪性腹泻,甚至抗生素相关性肠炎。

【用法和剂量】

口服:

(1)成人,一次 0.25~0.5g,一日 4 次。肝性脑病的辅助治疗,一次 0.5~1g,每 6h 1 次,疗程 5~6d。结肠手术前准备,每小时 0.5g,连用 4 次,继以每 4h 0.5g,共 24h。

(2)小儿按体重一日 25~50mg/kg,分 4 次服用。

【制剂与规格】

硫酸新霉素片:①0.1g(10 万 U,按新霉素计,下同);②0.25g(25 万 U)。

(雷泽林　谭恩丽)

第七节　林可霉素类

林可霉素类抗生素包括林可霉素及克林霉素,对需氧革兰阳性菌及厌氧菌具良好抗菌作用,克林霉素的体外抗菌活性优于林可霉素。

一、林可霉素(Lincomycin)

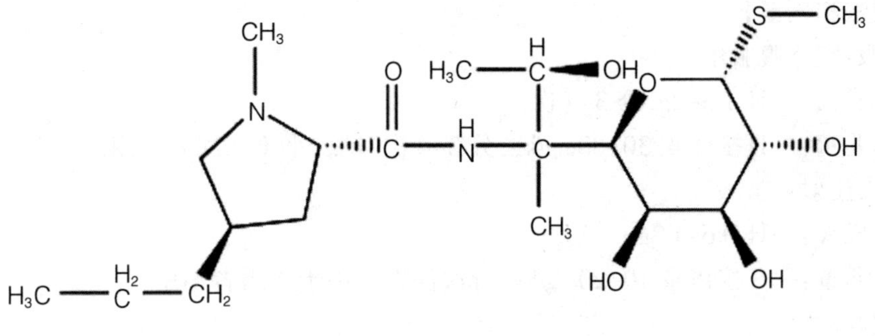

图 3-11　林可霉素结构式

【适应证】

(1)敏感葡萄球菌属、链球菌属、肺炎链球菌及厌氧菌所致的:呼吸道感染、皮肤软组织感染、女性生殖道感染和盆腔感染及腹腔感染等。

(2)对青霉素过敏或不宜用青霉素的患者用作替代药物。

【注意事项】

(1)对林可霉素过敏时有可能对克林霉素类也过敏。

(2)对诊断的干扰：服药后 AST 及 ALT 可增高。

(3)肠道疾病或有既往史者(特别如溃疡性结肠炎、局限性肠炎或抗生素相关肠炎)、肝功能减退和肾功能严重减退者慎用，既往有哮喘或其他过敏史者慎用。

(4)用药期间需密切注意抗生素相关性肠炎的可能。

(5)为防止急性风湿热的发生，用本类药物治疗溶血性链球菌感染时的疗程，至少为10d。

(6)偶可导致二重感染。

(7)疗程长者，需定期检测肝、肾功能和血常规。

(8)孕妇应用时需充分权衡利弊。哺乳期妇女应慎用，如必须采用时应暂停哺乳。

(9)患有严重基础疾病的老年人易发生腹泻或抗生素相关性肠炎等不良反应，用药时需密切观察。

【禁忌证】

对林可霉素和克林霉素有过敏史的患者禁用。

【不良反应】

(1)消化系统反应：恶心、呕吐、腹痛、腹泻等症状；严重者有腹绞痛、腹部压痛、严重腹泻(水样或脓血样)，伴发热、异常口渴和疲乏(抗生素相关性肠炎)；偶可引起黄疸的报道。

(2)血液系统：偶可发生白细胞减少、中性粒细胞减低、中性粒细胞缺乏和血小板减少，再生障碍性贫血罕见。

(3)过敏反应：可见皮疹、瘙痒等，偶见荨麻疹、血管神经性水肿和血清病反应等，罕有表皮脱落、大疱性皮炎、多形红斑和 Steven-Johnson 综合征的报道。

(4)静脉给药可引起血栓性静脉炎。快速滴注本品时可能发生低血压、心电图变化甚至心跳、呼吸停止。

【用法和剂量】

口服：宜空腹服用。

(1)成人：一日 1.5~2g，分 3~4 次。

(2)儿童：一日按体重 30~60mg/kg，分 3~4 次口服，小于 4 周者不用。

肌内注射：

(1)成人：一日 0.6~1.2g。

(2)儿童：一日按体重 10~20mg/kg，分次注射。小于 4 周者不用。

静脉滴注：

(1)成人一次 0.6g，每 8h 或 12h 1 次，每 0.6g 溶于 100~200ml 输液中，滴注 1~2h。

(2)儿童：一日按体重 10~20mg/kg。需注意静脉滴注时每 0.6g 溶于不少于 100ml 的溶液中，滴注时间不少于 1h。小于 4 周者不用。

【制剂与规格】

盐酸林可霉素片：①0.25g；②0.5g。盐酸林可霉素胶囊：①0.25g；②0.5g。

盐酸林可霉素注射液：①2ml：0.6g；②1ml：0.2g。盐酸林可霉素口服溶液：①10ml：

0.5g;②100ml:5g。

二、克林霉素(Clindamycin)

【适应证】

用于革兰阳性菌引起的感染:

(1)扁桃体炎、化脓性中耳炎、鼻窦炎等。

(2)急性支气管炎、慢性支气管炎急性发作、肺炎、肺脓肿和支气管扩张合并感染等。

(3)皮肤和软组织感染:疖、痈、脓肿、蜂窝组织炎、创伤、烧伤和手术后感染等。

(4)泌尿系统感染:急性尿道炎、急性肾盂肾炎、前列腺炎等。

(5)其他:骨髓炎、败血症、腹膜炎和口腔感染等。

用于厌氧菌引起的感染:

(1)脓胸、肺脓肿、厌氧菌性肺炎。

(2)皮肤和软组织感染、败血症。

(3)腹内感染:腹膜炎、腹腔内脓肿。

(4)女性盆腔及生殖器感染:子宫内膜炎、非淋球菌性输卵管及卵巢脓肿、盆腔蜂窝组织炎及妇科手术后感染等。

【注意事项】

(1)~(9)见林可霉素的注意事项之(1)~(9)。

(10)严重肾功能减退和(或)严重肝功能减退,伴严重代谢异常者,采用高剂量时需进行血药浓度监测。

(11)本品不能透过血-脑脊液屏障,故不能用于脑膜炎。

(12)不同细菌对本品的敏感性可有相当大的差异,故药敏试验有重要意义。

【禁忌证】

本品与林可霉素、克林霉素有交叉耐药性,对克林霉素或林可霉素有过敏史者禁用。

【不良反应】

(1)胃肠道反应:常见恶心、呕吐、腹痛、腹泻等;严重者有腹绞痛、腹部压痛、严重腹泻(水样或脓血样),伴发热、异常口渴和疲乏(抗生素相关性肠炎)。腹泻、肠炎和抗生素相关性肠炎可发生在用药初期,也可发生在停药后数周。

(2)血液系统:偶可发生白细胞减少、中性粒细胞减少、嗜酸性粒细胞增多和血小板减少等;罕见再生障碍性贫血。

(3)过敏反应:可见皮疹、瘙痒等,偶见荨麻疹、血管性水肿和血清病反应等,罕见剥脱性皮炎、大疱性皮炎、多形性红斑和 Steven-Johnson 综合征。

(4)肝、肾功能异常,如一过性碱性磷酸酶、AST 及 ALT 升高、黄疸等。

(5)静脉滴注可能引起静脉炎;肌内注射局部可能出现疼痛、硬结和无菌性脓肿。

(6)其他:耳鸣、眩晕、念珠菌感染等。

【用法和剂量】

口服:

(1)成人:一次 0.15~0.3g,一日 4 次,重症感染可增至一次 0.45g,一日 4 次。

(2)儿童:4周或4周以上小儿,一日按体重8~16mg/kg,分3~4次。4周以下者不用。

肌内注射或静脉滴注:

(1)成人:一日0.6~1.2g,分2~4次;严重感染:一日1.2~2.4g,分2~4次静脉滴注。

(2)儿童:4周及4周以上小儿,一日15~25mg/kg,分3~4次应用;严重感染:一日25~40mg/kg,分3~4次应用。小于4周者不用。

深部肌内注射。肌内注射的容量一次不能超过600mg(8ml:600mg),超过此容量应改为静脉给药。

静脉滴注时,每0.3g需用50~100ml氯化钠注射液或5%葡萄糖溶液稀释成小于6mg/ml浓度的药液,滴注速度不宜过快,通常每分钟不超过20mg,1h内输入的药量不能超过1200mg。

【制剂与规格】

盐酸克林霉素胶囊:①0.075g;②0.15g。盐酸克林霉素棕榈酸酯颗粒剂:①1g:37.5mg;②2g:75mg;③24g:0.9g(按克林霉素计)。盐酸克林霉素棕榈酸酯分散片:75mg。

盐酸克林霉素注射液:①4ml:0.3g;②8ml:0.6g;③2ml:0.3g。注射用盐酸克林霉素:0.5g。克林霉素磷酸酯注射液:①2ml:0.3g;②4ml:0.6g。注射用克林霉素磷酸酯:①0.3g;②0.6g;③1.2g。

(谭恩丽 魏 萍)

第八节 四 环 素 类

四环素类抗生素包括四环素、金霉素、土霉素及半合成四环素多西环素、美他环素和米诺环素。本类药物曾广泛用于临床,由于病原菌的耐药性增高及不良反应多见,目前本类药物仅适用于少数敏感细菌及衣原体属、立克次体等不典型病原体所致感染。

一、四环素(Tetracycline)

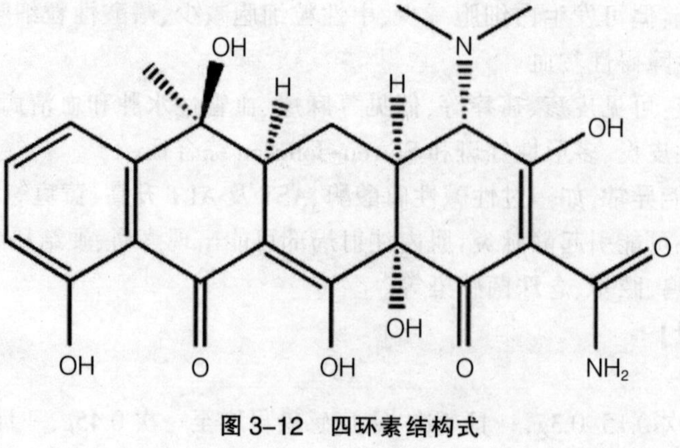

图3-12 四环素结构式

【适应证】

(1)立克次体病,包括流行性斑疹伤寒、地方性斑疹伤寒、落基山热、恙虫病和 Q 热。

(2)支原体属感染。

(3)回归热。

(4)布鲁菌病。

(5)霍乱。

(6)兔热病。

(7)鼠疫。

(8)治疗布鲁菌病和鼠疫时需与氨基糖苷类联合应用。

【注意事项】

(1)交叉过敏反应:对一种四环素类药物呈过敏者可对其他四环素类药物呈现过敏。

(2)长期用药期间应定期随访检查血常规及肾功能。

(3)患者和肾功能损害者不宜应用。如确有指征应用时须慎重考虑,并调整剂量。

(4)治疗性病时,如怀疑同时合并螺旋体感染,用药前须行暗视野显微镜检查及血清学检查,后者每月 1 次,至少 4 次。

(5)由于较长时间静脉给药有发生血栓性静脉炎的可能,故应在病情许可时尽早改为口服给药。

(6)四环素可透过胎盘屏障进入胎儿体内,沉积在牙齿和骨的钙质区内,引起胎儿牙齿变色,牙釉质再生不良及抑制胎儿骨骼生长,该类药物在动物中有致畸胎作用。妊娠期间患者对四环素的肝毒性反应尤为敏感,因此妊娠期妇女应避免使用此类药物。如确有指征应用本品时一日滴注剂量以 1g 为宜,不应超过 1g,其血药浓度应保持在 15mg/L以下。

(7)四环素可自乳汁分泌,乳汁中浓度较高,对乳儿有潜在的发生严重不良反应的可能,哺乳期妇女应用时应暂停授乳。

(8)四环素可在任何骨组织中形成稳定的钙化合物,导致恒齿黄染、牙釉质发育不良和骨生长抑制,故 8 岁以下小儿不宜使用。

(9)老年患者常伴有肾功能减退,因此需调整剂量。应用本品,易引起肝毒性,故老年患者需慎用。

【禁忌证】

有四环素类药物过敏史者禁用。

【不良反应】

(1)胃肠道症状:如恶心、呕吐、上腹不适、腹胀、腹泻等,偶可发生胰腺炎等,偶有食管炎和食管溃疡的报道,多发生于服药后立即上床的患者。

(2)可致肝毒性,通常为脂肪肝变性,妊娠期妇女、原有肾功能损害的患者易发生肝毒性,但肝毒性亦可发生于并无上述情况的患者。本品偶可引起胰腺炎,四环素所致胰腺炎也可与肝毒性同时发生,患者并不伴有原发肝病。

(3)变态反应:多为斑丘疹和红斑,少数患者可出现荨麻疹、血管神经性水肿、过敏性紫癜、心包炎以及系统性红斑狼疮皮疹加重,表皮剥脱性皮炎并不常见。偶有过敏性休克和哮喘发生。某些使用四环素的患者日晒时会有光敏现象。所以,应建议患者不要直接暴露于阳光或紫外线下,一旦皮肤有红斑则立即停药。

(4)血液系统:偶可引起溶血性贫血、血小板减少、中性粒细胞减少和嗜酸粒细胞减少。

(5)中枢神经系统:偶可致良性颅内压增高,可表现为头痛、呕吐、视神经乳头水肿等。

(6)肾毒性:原有显著肾功能损害的患者可能发生氮质血症加重、高磷酸血症和酸中毒。

(7)二重感染:长期应用本品可诱发耐药金葡菌、革兰阴性杆菌和真菌等引起的消化道、呼吸道和尿路感染,严重者可致败血症。

(8)四环素类的应用可使人体内正常菌群减少,导致维生素缺乏、真菌繁殖,出现口干、咽炎、口角炎、舌炎、舌苔色暗或变色等。

(9)四环素静脉应用时,局部可产生疼痛等刺激症状,严重者发生血栓性静脉炎。

【用法和剂量】

静脉滴注:

(1)成人一日 1~1.5g,分 2~3 次给药。滴注药液浓度约为 0.1%。

(2)8 岁以上小儿一日 10~20mg/kg,分 2 次给药,一日剂量不超过 1g。

口服:

(1)成人,一次 0.25~0.5g,每 6h 1 次。

(2)8 岁以上儿童,一日 25~50mg/kg,分 4 次服用。疗程 7~14d;支原体肺炎、布鲁菌病则需 3 周。

【制剂与规格】

盐酸四环素片:①0.125g;②0.25g。

盐酸四环素胶囊:0.25g。

注射用盐酸四环素:①0.125g;②0.25g;③0.5g。

二、多西环素(Doxycycline)

【适应证】

(1)多西环素作为选用药物之一可用于下列疾病:①立克次体病,如流行性斑疹伤寒、地方性斑疹伤寒、落基山热、恙虫病和 Q 热。②支原体属感染。③衣原体属感染,包括鹦鹉热、性病、淋巴肉芽肿、非特异性尿道炎、输卵管炎、宫颈炎及沙眼。④回归热。⑤布鲁菌病。⑥霍乱。⑦兔热病。⑧鼠疫。⑨软下疳。治疗布鲁菌病和鼠疫时需与氨基糖苷类联合应用。

(2)对青霉素类过敏患者的破伤风、气性坏疽、梅毒、淋病和钩端螺旋体病以及放线菌属、李斯特菌感染。

(3)中、重度痤疮患者作为辅助治疗。

【注意事项】

(1)应用本品时可能发生耐药菌的过度繁殖。一旦发生二重感染,即停用本品并予以相应治疗。

(2)治疗性病时,如怀疑同时合并梅毒螺旋体感染,用药前须行暗视野显微镜检查及血清学检查,后者每月 1 次,至少 4 次。

(3)长期用药时应定期随访检查血常规以及肝功能。

(4)肾功能减退患者可以应用,不必调整剂量,应用时通常亦不引起血尿素氮的升高。

(5)多西环素可与食品、牛奶或含碳酸盐饮料同服。

(6)多西环素可透过胎盘屏障进入胎儿体内,沉积在牙齿和骨的钙质区内,引起胎儿牙齿变色、牙釉质再生不良及抑制胎儿骨骼生长,该类药物在动物实验中有致畸胎作用,因此孕妇不宜应用。

(7)多西环素可自乳汁分泌,乳汁中浓度较高,哺乳期妇女应用时应暂停哺乳。

(8)8 岁以下儿童禁用。

【禁忌证】

有四环素类药物过敏史者禁用。

【不良反应】

(1)消化系统:本品口服可引起恶心、呕吐、腹痛、腹泻等胃肠道反应。偶有食管炎和食管溃疡的报道,多发生于服药后立即卧床的患者。

(2)肝毒性:脂肪肝变性患者和妊娠期妇女容易发生,亦可发生于并无上述情况的患者。偶可发生胰腺炎,多西环素所致胰腺炎也可与肝毒性同时发生,患者并不伴有原发肝病。

(3)过敏反应:多为斑丘疹和红斑,少数患者可有荨麻疹、血管神经性水肿、过敏性紫癜、心包炎以及系统性红斑狼疮损伤加重,表皮剥脱性皮炎并不常见。偶有过敏性休克和哮喘发生。某些用多西环素的患者日晒可有光敏现象。所以,建议患者服用期间不要直接暴露于阳光或紫外线下,一旦皮肤有红斑应立即停药。

(4)血液系统:偶可引起溶血性贫血、血小板减少、中性粒细胞减少和嗜酸粒细胞减少。

(5)中枢神经系统:偶可致良性颅内压增高,可表现为头痛、呕吐、视神经乳头水肿等,停药后可缓解。

(6)二重感染:长期应用可发生耐药金葡菌、革兰阴性菌和真菌等引起的消化道、呼吸道和尿路感染,严重者可致败血症。

(7)四环素类的应用可使人体内正常菌群减少,并致维生素缺乏、真菌繁殖,出现口干、咽炎、口角炎和舌炎等。

【用法和剂量】

口服:

(1)成人:①抗菌及抗寄生虫感染:第一日 100mg,每 12h 1 次,继以 100~200mg,一日 1 次,或 50~100mg,每 12h 1 次;②淋病奈瑟菌性尿道炎和宫颈炎:一次 100mg,每 12h 1 次,共 7d;③非淋病奈瑟菌性尿道炎,由沙眼衣原体或解脲脲原体引起者,以及沙眼衣原体所致的单纯性尿道炎、宫颈炎或直肠感染:均为一次 100mg,一日 2 次,疗程至少 7d;

④梅毒:一次 150mg,每 12h 1 次,疗程至少 10d。

(2)儿童:①8 岁以上者按体重一日 2.2mg/kg,每 12h 1 次,继以 2.2~4.4mg/kg,一日 1 次,或 2.2mg/kg,每 12h 1 次。②体重超过 45kg 者用量同成人。

【制剂与规格】

盐酸多西环素片:①0.05;②0.1g。

盐酸多西环素胶囊:①0.25g;②0.1g。

三、米诺环素(Minocycline)

【适应证】

用于对本品敏感的葡萄球菌、链球菌、肺炎球菌、淋病奈瑟菌、痢疾杆菌、大肠埃希菌、克雷伯菌、变形杆菌、绿脓杆菌、梅毒螺旋体及衣原体等引起的感染。

(1)败血症、菌血症。

(2)浅表性化脓性感染:毛囊炎、脓皮症、扁桃体炎、肩周炎、泪囊炎、牙龈炎、外阴炎、创伤感染、疖、疖肿症、痤疮、手术后感染等。

(3)深部化脓性疾病:乳腺炎、淋巴管(结)炎、颌下腺炎、骨髓炎、骨炎。

(4)急慢性支气管炎、喘息型支气管炎、支气管扩张、支气管肺炎、细菌性肺炎、异型肺炎、肺部化脓症。

(5)痢疾、肠炎、感染性食物中毒、胆管炎、胆囊炎。

(6)腹膜炎。

(7)肾盂肾炎、肾盂膀胱炎、尿道炎、膀胱炎、前列腺炎、附睾炎、宫内感染、淋病、男性非淋菌性尿道炎。

(8)中耳炎、副鼻窦炎、颌下腺炎。

(9)梅毒。

【注意事项】

(1)肝、肾功能不全、食道通过障碍者、老年人、口服吸收不良或不能进食者及全身状态恶化患者(因易引发维生素 K 缺乏症)慎用。

(2)由于具有前庭毒性,米诺环素已不作为脑膜炎奈瑟菌带菌者和脑膜炎奈瑟菌感染的治疗药物。

(3)对米诺环素过敏者有可能对其他四环素类也过敏。

(4)由于可致头晕、倦怠等,汽车驾驶员、从事危险性较大的机器操作及高空作业者应避免服用。

(5)米诺环素滞留于食道并崩解时,会引起食道溃疡,故应多饮水,尤其临睡前服用时。

(6)急性淋病奈瑟菌性尿道炎患者疑有初期或二期梅毒时,通常应进行暗视野检查,疑有其他类型梅毒时,每月应进行血清学检查,并至少进行 4 个月。

(7)严重肾功能不全患者的剂量应低于常用剂量,如需长期治疗,应监测血药浓度。

(8)用药期间应定期检查肝、肾功能。

(9)较易引起光敏性皮炎,故用药后应避免日晒。

(10)可与食品、牛奶或含碳酸盐饮料同服。

(11)可透过血-胎盘屏障进入胎儿体内,沉积在牙齿和骨的钙质区中,引起胎儿牙釉质发育不良,并抑制胎儿骨骼生长;在动物实验中有致畸胎作用。故孕妇和准备怀孕的妇女禁用。

(12)在乳汁中浓度较高,虽然可与乳汁中的钙形成不溶性络合物,吸收甚少,但由于本品可引起牙齿永久性变色,牙釉质发育不良,并抑制婴幼儿骨骼的发育生长,故哺乳期妇女用药期间应暂停哺乳。

(13)可引起牙齿永久性变色,牙釉质发育不良,并抑制骨骼的发育生长,8 岁以下小儿禁用。

【禁忌证】

对本品及其他四环素类过敏者禁用。

【不良反应】

(1)菌群失调:米诺环素引起菌群失调较为多见。轻者引起维生素缺乏,也常可见到由于白色念珠菌和其他耐药菌所引起的二重感染。亦可发生难辨梭菌性抗生素相关性肠炎。

(2)消化道反应:食欲减退、恶心、呕吐、腹痛、腹泻、口腔炎、舌炎、肛门周围炎等;偶可发生食管溃疡。

(3)肝损害:偶见恶心、呕吐、黄疸、脂肪肝、AST 及 ALT 升高、呕血和便血等,严重者可昏迷而死亡。

(4)肾损害:可加重肾功能不全者的肾损害,导致血尿素氮和肌酐值升高。

(5)影响牙齿和骨发育:本品可沉积于牙齿和骨中,造成牙齿黄染,并影响胎儿、新生儿和婴幼儿骨骼的正常发育。

(6)过敏反应:主要表现为皮疹、荨麻疹、药物热、光敏性皮炎和哮喘等。罕见全身性红斑狼疮,若出现,应立即停药并作适当处理。

(7)可见眩晕、耳鸣、共济失调伴恶心、呕吐等前庭功能紊乱(呈剂量依耐性,女性比男性多见),常发生于最初几次剂量时,一般停药 24~48h 后可恢复。

(8)血液系统:偶有溶血性贫血、血小板减少、中性粒细胞减少、嗜酸性粒细胞增多等。

(9)维生素缺乏症:偶有维生素 K 缺乏症状(低凝血酶原症、出血倾向等)、维生素 B 族缺乏症状(舌炎、口腔炎、食欲减退、神经炎等)等。

(10)颅内压升高:偶见呕吐、头痛、复视、视神经乳头水肿、前囟膨隆等颅内压升高症状,应立即停药。

(11)休克:偶有休克现象发生,须注意观察,如发现有不适感、口内异常感、哮喘、便意、耳鸣等症状时,应立即停药,并作适当处理。

(12)皮肤:斑丘疹、红斑样皮疹等;偶见剥脱性皮炎、混合性药疹、多形性红斑和Steven-Johnson 综合征。长期服用本品,偶有指甲、皮肤、黏膜处色素沉着现象发生。

(13)其他:偶有头晕、倦怠感等。长期服用本品,可使甲状腺变为棕黑色,甲状腺功能异常少见。罕见听力受损。

【用法和剂量】

口服：成人首次 0.2g，以后每 12h 0.1g；或每 6h 50mg。

【制剂与规格】

盐酸米诺环素片：①50mg(5 万 U)；②100mg(10 万 U)。

盐酸米诺环素胶囊：①50mg(5 万 U)；②100mg(10 万 U)。

(谭恩丽　张彦军)

第九节　氟喹诺酮类

喹诺酮类抗菌药吡哌酸具有一定的抗革兰阴性菌和抗假单胞菌活性，可用于治疗尿路感染和肠道感染。采用氟原子和哌嗪环取代 4-喹诺酮结构后合成第一个氟喹诺酮类药——诺氟沙星，此后，又相继合成一系列含氟喹诺酮类衍生物，统称为氟喹诺酮类。氟喹诺酮类抗菌药物具有下列共同特点：①抗菌谱广，对需氧革兰阳、阴性菌均具良好抗菌作用，尤其对革兰阴性杆菌具强大抗菌活性；②体内分布广，在多数组织体液中药物浓度高于血浆浓度，可达有效抑菌或杀菌水平；③血浆半衰期较长，可减少服药次数，使用方便；④多数品种有口服及注射剂，对于重症或不能口服用药患者可先静脉给药，病情好转后改为口服进行序贯治疗；⑤不良反应大多程度较轻，患者易耐受。

一、诺氟沙星(Norfloxacin)

【适应证】

用于敏感菌所引起的呼吸道、泌尿道、胃肠道感染，如急性支气管炎、慢性支气管炎急性发作、肺炎、急、慢性肾盂肾炎、膀胱炎、伤寒等。

【注意事项】

(1)不宜静脉注射，静脉滴注速度不宜过快。

(2)大肠埃希菌对诺氟沙星耐药者多见，应在给药前留取尿培养标本，参考细菌药敏结果调整用药。

(3)大剂量应用或尿 pH 值在 7 以上时可发生结晶尿。宜多进水，保持 24h 排尿量在 1200ml 以上。

(4)肾功能减退者，根据肾功能调整剂量。

(5)本类药物可引起中、重度光敏反应。应避免过度暴露于阳光，发生后需停药。

(6)严重肝功能减退或肝、肾功能均减退者，其血药浓度增高，故均需权衡利弊后应用，并调整剂量。

(7)原有中枢神经系统疾患者，例如癫痫及癫痫病史者均应避免应用，有指征时需仔细权衡利弊后应用。

(8)老年患者常有肾功能减退，因本品部分经肾排出，需减量应用。

(9)极个别缺乏葡萄糖-6-磷酸脱氢酶(G-6-PD)的患者可能发生溶血反应。

(10)可致重症肌无力症状加重,呼吸肌无力而危及生命,慎用。

(11)不应与茶碱同时使用。

【禁忌证】

(1)对诺氟沙星及任何一种其他喹诺酮类药过敏者禁用。

(2)孕妇、哺乳期妇女、18岁以下儿童禁用。

【不良反应】

(1)胃肠道反应:较为常见,可表现为腹部不适或疼痛、腹泻、恶心或呕吐。

(2)中枢神经系统反应:可有头晕、头痛、嗜睡或失眠。

(3)过敏反应:皮疹、皮肤瘙痒、面部潮红、胸闷等,偶可发生渗出性多形性红斑及血管神经性水肿。少数患者有光敏反应。

(4)偶可发生:①癫痫发作、精神异常、烦躁不安、意识混乱、幻觉、震颤;②血尿、发热、皮疹等间质性肾炎表现;③静脉炎;④结晶尿,多见于高剂量应用时;⑤关节疼痛。

(5)少数患者可发生 AST 及 ALT 升高、血尿素氮增高及周围血象白细胞降低,多属轻度,并呈一过性。

【用法和用量】

口服(用于成人):

(1)大肠埃希菌、肺炎克雷伯菌及奇异变形菌所致的急性单纯性下尿路感染:一次400mg,一日2次,疗程3d。

(2)其他病原菌所致的单纯性尿路感染,剂量同上,疗程7~10d。

(3)复杂性尿路感染,剂量同上,疗程10~21d。

(4)单纯性淋球菌性尿道炎,单次800~1200mg。

(5)急性及慢性前列腺炎,一次400mg,一日2次,疗程28d。

(6)肠道感染,一次300~400mg,一日2次,疗程5~7d。

(7)伤寒沙门菌感染,一日800~1200mg,分2~3次服用,疗程14~21d。

静脉滴注(用于成人):

(1)以0.2g稀释于5%葡萄糖注射液250ml中使用,1.5~2h滴完,一日2次。

(2)严重病例0.4g稀释于5%葡萄糖注射液500ml中使用,3~4h滴完,一日2次。

(3)急性感染一般7~14d为1疗程,慢性感染14~21d为1疗程,或遵医嘱。

阴道给药:

(1)栓剂:每晚临用前清洗外阴部,取栓剂1粒,置入阴道深部,一日1次,连用7d。或遵医嘱。

(2)膜剂:使用前先洗净外阴,将手洗净擦干,取出药膜1片(或2片)经折叠成松软小团后,以食指和中指夹持(或中指)推入阴道深处,早晚各1次,一次20~40mg(1~2片)。

【制剂与规格】

诺氟沙星注射液:①2ml:0.1g;②2ml:0.2g;③10ml:0.2g;④20ml:0.4g。诺氟沙星葡萄糖注射液:100ml:诺氟沙星0.2g与葡萄糖2g。

诺氟沙星片:0.1g。诺氟沙星胶囊:0.1g。

诺氟沙星药膜:20mg。诺氟沙星栓:0.2g。

二、氧氟沙星(Ofloxacin)

【适应证】

用于敏感菌所引起的:

(1)泌尿生殖系统感染,包括单纯性、复杂性尿路感染、细菌性前列腺炎、淋病奈瑟菌尿道炎或宫颈炎(包括产酶株所致者)。

(2)呼吸道感染,包括敏感革兰阴性杆菌所致支气管感染急性发作及肺部感染及结核分枝杆菌引起的感染。

(3)胃肠道感染,由志贺菌属、沙门菌属、产肠毒素大肠埃希菌、亲水气单胞菌、副溶血弧菌等所致。

(4)伤寒。

(5)骨和关节感染。

(6)皮肤软组织感染。

(7)败血症等全身感染。

【注意事项】

(1)每0.2g静脉滴注时间不得少于30min。

(2)~(8)见诺氟沙星(2)~(8)。

【禁忌证】

对本品及喹诺酮类药过敏的患者。妊娠及哺乳期妇女、18岁以下儿童。

【不良反应】

见诺氟沙星。

【用法和用量】

口服或静脉缓慢滴注(成人常用量):

(1)支气管感染、肺部感染:一次0.3g,一日2次,疗程7~14d。

(2)急性单纯性下尿路感染:一次0.2g,一日2次,疗程5~7d;复杂性尿路感染:一次0.2g,一日2次,疗程10~14d。

(3)前列腺炎:一次0.3g,一日2次,疗程6周;衣原体宫颈炎或尿道炎,一次0.3g,一日2次,疗程7~14d。

(4)单纯性淋病:一次0.4g,单剂量。

(5)伤寒:一次0.3g,一日2次,疗程10~14d。

(6)铜绿假单胞菌感染或较重感染:剂量可增至一次0.4g,一日2次。

【制剂与规格】

氧氟沙星片:0.1g。氧氟沙星颗粒剂:0.1g(按氧氟沙星计)。

氧氟沙星注射液:100ml:氧氟沙星0.2g与氯化钠0.9g。氧氟沙星葡萄糖注射液:①200ml:氧氟沙星0.2g与葡萄糖10g;②100ml:氧氟沙星0.2g与葡萄糖5g;③250ml:氧氟沙星0.2g与葡萄糖5g。

三、环丙沙星(Ciprofloxacin)

【适应证】

用于敏感菌感染所引起的:

(1)泌尿生殖系统感染,包括单纯性、复杂性尿路感染、细菌性前列腺炎、淋病奈瑟菌尿道炎或宫颈炎(包括产酶株所致者)。

(2)呼吸道感染,包括敏感革兰阴性杆菌所致支气管感染急性发作及肺部感染。

(3)胃肠道感染,由志贺菌属、沙门菌属、产肠毒素大肠埃希菌、亲水气单胞菌、副溶血弧菌等所致。

(4)伤寒。

(5)骨和关节感染。

(6)皮肤软组织感染。

(7)败血症等全身感染。

【注意事项】

(1)宜空腹服用,食物虽可延迟其吸收,但其总吸收量(生物利用度)未见减少,故也可于餐后服用,以减少胃肠道反应;服用时宜同时饮水 250ml。

(2)~(8)见诺氟沙星(2)~(8)。

【禁忌证】

对环丙沙星及任何一种氟喹诺酮类药过敏的患者禁用。孕妇、哺乳期妇女及 18 岁以下者禁用。

【不良反应】

见诺氟沙星。

【用法和用量】

口服:

(1)成人常用量一日 0.5~1.5g,分 2~3 次。

(2)用于骨和关节感染,一日 1~1.5g,分 2~3 次,疗程 4~6 周或更长。

(3)肺炎和皮肤软组织感染,一日 1~1.5g,分 2~3 次,疗程 7~14d。

(4)肠道感染,一日 1g,分 2 次,疗程 5~7d。

(5)伤寒,一日 1.5g,分 2~3 次,疗程 10~14d。

(6)尿路感染,急性单纯性下尿路感染,一日 0.5g,分 2 次,疗程 5~7d;复杂性尿路感染,一日 1g,分 2 次,疗程 7~14d。

静脉滴注(成人):

(1)常用量一日 0.2g,每 12h 静脉滴注 1 次,滴注时间不少于 30min。严重感染或铜绿假单胞菌感染可加大剂量至一日 0.8g,分 2 次静脉滴注。

(2)注射用环丙沙星使用时,将其于无菌操作下溶于 5%葡萄糖注射液200ml 或 0.9%氯化钠注射液 200ml 中。

(3)疗程:①尿路感染:急性单纯性下尿路感染 5~7d;复杂性尿路感染 7~14d。②肺炎和皮肤软组织感染、伤寒:7~14d。③肠道感染:5~7d。④骨和关节感染:4~6 周或更长。

⑤单纯性淋病：单次口服 0.5g。

阴道给药：患者清洁外阴部后，取仰卧位，垫高臀部，将栓剂或膜剂(0.1g)塞入阴道深部，保留 5~10min。每晚 1 次，一次 1 枚，疗程 7d。

【制剂与规格】

盐酸环丙沙星片：0.25g(按环丙沙星计，下同)。盐酸环丙沙星胶囊：0.25g。

环丙沙星注射液：100ml：0.2g。

环丙沙星葡萄糖注射液：100ml：0.2g。乳酸环丙沙星注射液以环丙沙星计：①100ml：0.1g；②100ml：0.2g；③250ml：0.25g。乳酸环丙沙星 0.9%氯化钠注射液：①100ml：0.2g；②200ml：0.4g。注射用乳酸环丙沙星(以环丙沙星计)：①0.2g；②0.4g。

乳酸环丙沙星阴道泡腾片(按环丙沙星计)：0.1g。盐酸环丙沙星栓：0.2g。

四、左氧氟沙星(Levofloxaci)

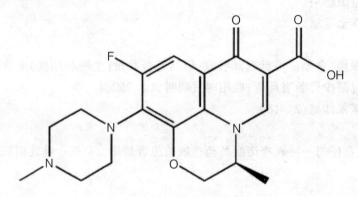

图 3-13　左氧氟沙星结构式

【适应证】

用于敏感细菌感染所引起的中、重度感染：

(1)呼吸系统感染：包括敏感革兰阴性杆菌所致急性支气管炎、慢性支气管炎急性发作、弥漫性支气管炎、支气管扩张合并感染、肺炎、扁桃体炎(扁桃体周围脓肿)。

(2)泌尿系统感染：肾盂肾炎、复杂性尿路感染等。

(3)生殖系统感染：急性前列腺炎、急性附睾炎、宫腔感染、子宫附件炎、盆腔炎(疑有厌氧菌感染时可合用甲硝唑)、淋病奈瑟菌尿道炎或宫颈炎(包括产酶株所致者)。

(4)皮肤软组织感染：传染性脓疱病、蜂窝组织炎、淋巴管(结)炎、皮下脓肿、肛脓肿等。

(5)肠道感染：细菌性痢疾、感染性肠炎、沙门菌属肠炎、伤寒及副伤寒。

(6)败血症、粒细胞减少及免疫功能低下患者的各种感染。

(7)其他感染：乳腺炎、外伤、烧伤及手术后伤口感染、腹腔感染(必要时合用甲硝唑)、胆囊炎、胆管炎、骨与关节感染以及五官科感染等。

【注意事项】

(1)静脉滴注时间为每 100ml 至少 60min。本制剂不宜与其他药物同瓶混合静滴，或在同一根静脉输液管内进行静滴。

(2)~(8)见诺氟沙星(2)~(8)。

(9)肾功能不全者按肌酐清除率应减量或延长给药间隔时间:20~49ml/min 者,首剂 0.4g,以后每 24h 0.2g;10~19ml/min 者,首剂 0.4g,以后每 48h 0.2g。

(10)偶见用药后发生跟腱炎或跟腱断裂的报告,故如有上述症状发生时须立即停药并休息,严禁运动,直到症状消失。

【禁忌证】

对左氧氟沙星及氟喹诺酮类药过敏者。妊娠及哺乳期妇女、18 岁以下儿童。

【不良反应】

见诺氟沙星。

【用法和用量】

口服:

(1)成人常用量为一日 0.3~0.4g,分 2~3 次服。

(2)用于支气管感染、肺部感染:一次 0.2g,一日 2 次,或一次 0.1g,一日 3 次,疗程 7~14d。

(3)用于急性单纯性下尿路感染:一次 0.1g,一日 2 次,疗程 5~7d。

(4)复杂性尿路感染:一次 0.2g,一日 2 次,或一次 0.1g,一日 3 次,疗程为 10~14d。

(5)细菌性前列腺炎:一次 0.2g,一日 2 次,疗程为 6 周。

(6)感染较重或感染病原体敏感性较差者,如铜绿假单胞菌等假单胞菌属细菌感染的治疗剂量也可增至一日 0.6g,分 3 次服。

静脉滴注:

(1)成人一日 0.4g,分 2 次滴注。

(2)重度感染患者及病原菌对本品敏感性较差者(如铜绿假单胞菌),一日最大剂量可增至 0.6g,分 2 次滴注。

【制剂】

左氧氟沙星片:①0.1g;②0.2g;③0.5g。盐酸左氧氟沙星分散片:0.1g(以左氟沙星计,以下同)。盐酸左氧氟沙星胶囊:0.1g。甲磺酸左氧氟沙星片:0.1g。

左氧氟沙星注射液:①100ml:0.3g;②50ml:0.1g;乳酸左氧氟沙星注射液:2ml:0.1g。盐酸左氧氟沙星注射液:①2ml:0.1g;②2ml:0.1g。甲磺酸左氧氟沙星注射液:100ml:0.2g。盐酸左氧氟沙星 0.9%氯化钠注射液:①100ml:氧氟沙星 0.1g,氯化钠 0.9g;②100ml:左氧氟沙星 0.2g,氯化钠 0.9g;③100ml:左氧氟沙星 0.3g,氯化钠 0.9g;④100ml:左氧氟沙星,0.5g 与氯化钠 0.9g。注射用盐酸左氧氟沙星:①0.2g;①0.3g;③0.4g。注射用乳酸左氧氟沙星:①0.2g;②0.3g。乳酸左氧氟沙星 0.9%氯化钠注射液:①100ml:乳酸左氧氟沙星 0.2g,氯化钠 0.9g;②200ml:乳酸左氧氟沙星 0.2g,氯化钠 0.9g;③100ml:乳酸左氧氟沙星 0.3g,氯化钠 0.9g。乳酸左氧氟沙星葡萄糖注射液:100ml:乳酸左氧氟沙星 0.3g,葡萄糖 5.0g。

五、莫西沙星(Moxifloxacin)

【适应证】

用于上呼吸道和下呼吸道感染,如急性窦炎、慢性支气管急性发作、社区获得性肺炎及皮肤和软组织感染。

【注意事项】

(1)可延长一些患者心电图的 QT 间期。其 QT 间期延长的程度随着药物浓度的增加而增加。①应避免用于 QT 间期延长的患者。患有无法纠正的低钾血症及接受 Ia 类(如奎宁丁、普鲁卡因)或 III 类(如胺碘酮、索托落尔)抗心律失常药物者。②慎与可能延长 QT 间期的药物(西沙必利、红霉素、抗精神病药和三环类抗抑郁药)合用。③慎用于有致心律失常的因素存在时(如严重的心动过缓或急性心肌缺血)。

(2)喹诺酮类使用可诱发癫痫的发作,慎用于已知或怀疑有能导致癫痫发作或降低癫痫发作域值的中枢神经系统疾病的患者。

(3)严重肝功能损伤患者慎用。

(4)可能出现肌腱炎和肌腱断裂,特别是在老年患者和使用激素治疗的患者中。

(5)可能出现假膜性肠炎。

(6)建议患者避免在紫外线及日光下过度暴露。

(7)可能首次服用后就可发生过敏反应和变态反应,应立即告知医生

(8)治疗复杂盆腔感染患者(如伴有输卵管-卵巢或盆腔脓肿)时,需考虑经静脉给药进行治疗,不推荐口服。

【禁忌证】

(1)对莫西沙星任何成分或其他喹诺酮类或任何辅料过敏者。

(2)妊娠和哺乳期妇女。

(3)18 岁以下儿童。

【不良反应】

(1)常见腹痛、头痛、恶心、腹泻、呕吐、消化不良、肝功能化验异常、眩晕等。

(2)少见乏力、念珠菌病、不适心动过速、QT 延长、口干、便秘、胃肠失调、白细胞减少、凝血酶原减少、嗜酸细胞增多、肌肉痛、失眠、感觉异常、皮疹等。

(3)偶见过敏反应、外周水肿、胃炎、腹泻(难辨梭状芽孢杆菌)、血小板减少、肝功能异常、肌腱异常、紧张、情绪不稳定、耳鸣、弱视、肾功能异常等。

【用法和用量】

口服:成人一次 400mg,一日 1 次。疗程:慢性气管炎急性发作 5d;社区获得性肺炎 10d;用于急性鼻窦炎,7d;皮肤和软组织感染:7d。

静脉滴注:一次 0.4g,一日 1 次,滴注 90min。

【制剂与规格】

盐酸莫西沙星片:0.4g。

盐酸莫西沙星氯化钠:250ml:含莫西沙星 0.4g、氯化钠 2.25g。

(谭恩丽　张彦军)

第十节 磺胺类药及甲氧苄啶

常用的磺胺类药有磺胺甲噁唑和磺胺嘧啶。甲氧苄啶虽具有一定的抗菌作用,但更重要的是它能增强磺胺类的抗菌作用,因此常将它们制成复方制剂应用,如复方磺胺甲噁唑片和联磺甲氧苄啶片。

一、磺胺甲噁唑(Sulfamethoxazole)

【适应证】

用于敏感细菌及其他敏感病原微生物所致:

(1)敏感细菌所致的急性单纯性尿路感染。

(2)与甲氧苄啶合用可治疗对其敏感的流感嗜血杆菌、肺炎链球菌和其他链球菌所致的中耳炎。

(3)星形奴卡菌病。

(4)对氯喹耐药的恶性疟疾治疗的辅助用药。

(5)与乙胺嘧啶联合用药治疗鼠弓形虫引起的弓形虫病。

(6)治疗沙眼衣原体所致宫颈炎和尿道炎和新生儿包含体结膜炎的次选药物。

(7)治疗杜克雷嗜血杆菌所致软下疳的次选药物。

(8)敏感脑膜炎奈瑟菌所致的流行性脑脊髓膜炎流行时的预防。

【注意事项】

(1)交叉过敏反应。对一种磺胺药呈现过敏不知所措患者对其他磺胺药也可能过敏。

(2)肝脏损害。可发生黄疸、肝功能减退,严重者可发生急性肝坏死。故有肝功能损害患者宜避免磺胺药的全身应用。

(3)肾脏损害。如应用本品疗程长,剂量大量宜同服碳酸氢钠并多饮水,以防止此不良反应。失水、休克和老年患者应用本品易致肾损害,应慎用或避免应用本品。肾功能减退患者不宜应用本品。

(4)对呋塞米、砜类、噻嗪类利尿药、磺脲类、碳酸酐酶抑制药呈现过敏的患者,对磺胺药亦可过敏。

(5)下列情况应慎用 缺乏 G-6-PD、血卟啉症患者。

(6)治疗中须注意检查:①全血象检查,对接受较长疗程的患者尤为重要。②治疗中定期尿液检查。③肝、肾功能检查。

【禁忌证】

对磺胺类药过敏者、巨幼红细胞性贫血患者、孕妇、哺乳期妇女、小于 2 个月的婴儿和重度肝肾功能损害者禁用。

【不良反应】

(1)过敏反应较为常见,可表现为药疹,严重者可发生渗出性多形红斑、剥脱性皮炎和大疱表皮松解萎缩性皮炎等;也有表现为光敏反应、药物热、关节及肌肉疼痛、发热等血清病样反应。

(2)中性粒细胞减少或缺乏症、血小板减少症及再生障碍性贫血。患者可表现为咽痛、发热、苍白和出血倾向。

(3)溶血性贫血及血红蛋白尿。缺乏葡萄糖-6-磷酸脱氢酶患者应用磺胺药后易发生,在新生儿和小儿中较成人为多见。

(4)高胆红素血症和新生儿核黄疸。由于磺胺药与胆红素竞争蛋白结合部位。可致游离胆红素增高。新生儿肝功能不完善,故较易发生高胆红素血症和新生儿黄疸,偶可发生核黄疸。

(5)可发生黄疸、肝功能减退,严重者可发生急性肝坏死。

(6)由于本品在尿中溶解度较高(游离型和乙酰化物),故结晶尿与血尿少见。偶有患者发生间质性肾炎或肾小管坏死等严重不良反应。

(7)恶心、呕吐、胃纳减退、腹泻、头痛、乏力等,一般症状轻微,不影响继续用药。偶有患者发生艰难梭菌肠炎,此时需停药。

(8)甲状腺肿大及功能减退偶有发生。

(9)中枢神经系统毒性反应偶可发生,表现为精神错乱、定向力障碍、幻觉、欣快感或抑郁感。一旦出现均需立即停药。

【用法用量】

口服:

(1)成人常用量,用于治疗一般感染,首剂 2g,以后一日 2g,分 2 次服用。

(2)小儿常用量,用于治疗 2 个月以上婴儿及小儿的一般感染。首剂按体重一日 50~60mg/kg(总剂量不超过一日 2g),以后一日按 50~60mg/kg,分 2 次服用。

【制剂与规格】

磺胺甲噁唑片:0.5g。

复方磺胺甲噁唑片:磺胺甲噁唑 0.4g 和甲氧苄啶 80mg。口服:成人用于细菌性感染,一次 2 片(粒),每 12h 1 次,首次剂量加倍。用于卡氏肺孢子虫肺炎,一次 SMZ 18.75~25mg/kg 和 TMP 3.75~5mg/kg,每 6h 1 次。用于预防,初始剂量一次 2 片(粒),一日 2 次,继以相同剂量一日服 1 次,或一周服 3 次。

小儿复方磺胺甲噁唑片:磺胺甲噁唑 0.1g 和甲氧苄啶 20mg。

用于细菌感染,2 个月以上体重 40kg 以下的儿童, 按体重一次 SMZ 20~30mg/kg 及 TMP 4~6mg/kg,每 12h 1 次;体重≥40kg 的儿童剂量同成人。对 2 个月以下婴儿禁用。

复方磺胺甲噁唑分散片:①磺胺甲噁唑 0.4g 和甲氧苄啶 80mg;②磺胺甲噁唑0.1g 和甲氧苄啶 20mg。见复方磺胺甲噁唑片。

复方磺胺甲噁唑胶囊:①磺胺甲噁唑 0.4g 和甲氧苄啶 80mg。②磺胺甲噁唑0.2g 和甲氧苄啶 40mg。见复方磺胺甲噁唑片。

复方磺胺甲噁唑口服混悬液:①磺胺甲噁唑 4%和甲氧苄啶 0.8%;②磺胺甲噁唑8%和甲氧苄嘧啶 1.6%。

复方磺胺甲噁唑注射液:2ml:磺胺甲噁唑 0.4g 和甲氧苄啶 0.08g。肌内注射,成人一次 2ml(1 支)，一日 1~2 次。

2 个月以下婴儿禁用。儿童 2 个月以上体重 40kg 以下小儿按体重一次 SMZ 8~12mg/kg 及 TMP 1.6~2.4mg/kg，每 12h 1 次；体重 40kg 以上小儿的剂量同成人。

二、磺胺嘧啶(Sulfadiazine)

【适应证】

用于敏感细菌及其他敏感病原微生物所致的感染：

(1)脑膜炎球菌所致的流行性脑脊髓膜炎的治疗和预防。

(2)与甲氧苄啶合用治疗对其敏感的流感嗜血杆菌、肺炎链球菌和其他链球菌所致的中耳炎、皮肤软组织感染、急性支气管炎和肺部感染。

(3)星形奴卡菌病。

(4)对氯喹耐药的恶性疟疾的辅助治疗。

(5)沙眼衣原体所致宫颈炎、尿道炎和新生儿包含体结膜炎。

(6)与乙胺嘧啶联合用药治疗鼠弓形虫引起的弓形虫病。

【注意事项】

(1)缺乏葡萄糖-6-磷酸脱氢酶、血卟啉症、失水、休克和老年患者慎用。

(2)对一种磺胺药呈现过敏的患者对其他磺胺药可能过敏。

(3)对呋塞米、砜类、噻嗪类利尿药、磺酰脲类、碳酸酐酶抑制药呈现过敏的患者，对磺胺药亦可能过敏。

(4)应饮用足量水分，使成人一日尿量至少维持在 1200ml 以上。如疗程长、剂量大时除多饮水外宜同服碳酸氢钠。

(5)治疗中须注意检查：①全血象检查，对接受较长疗程的患者尤为重要。②治疗中定期尿液检查(每 2~3 日查尿常规一次)以发现长疗程或高剂量治疗时可能发生的结晶尿。③肝、肾功能检查。

(6)严重感染者应测定血药浓度，对大多数感染性疾患游离磺胺浓度达 50~150μg/ml(严重感染 120~150μg/ml)可有效。总磺胺血浓度不应超过 200μg/ml，如超过此浓度，不良反应发生率增高。

(7)在尿中溶解度低，易出现结晶尿，不推荐用于尿路感染。

(8)不可任意加大剂量、增加用药次数或延长疗程，以防蓄积中毒。

(9)本品能抑制大肠埃希菌的生长，妨碍 B 族维生素的肠内合成，使用一周以上者，应同时给予维生素 B 预防。

(10)注射液仅供重患者应用，病情改善后应尽早改为口服给药。注射液不宜做皮下或鞘内注射。

【禁忌证】

对磺胺类药过敏者、孕妇、哺乳期妇女、小于 2 个月以下婴儿和肝、肾功能不良者禁用。

【不良反应】

(1)过敏反应较为常见，可表现为药疹，严重者可发生渗出性多形红斑、剥脱性皮炎和大疱表皮松解萎缩性皮炎等;也有表现为光敏反应、药物热、关节及肌肉疼痛、发热等血清病样反应。

(2)中性粒细胞减少或缺乏症、血小板减少症及再生障碍性贫血。患者可表现为咽痛、发热、苍白和出血倾向。

(3)溶血性贫血及血红蛋白尿。缺乏葡萄糖-6-磷酸脱氢酶患者应用磺胺药后易发生,在新生儿和小儿中较成人为多见。

(4)高胆红素血症和新生儿核黄疸。由于磺胺药与胆红素竞争蛋白结合部位。可致游离胆红素增高。新生儿肝功能不完善,故较易发生高胆红素血症和新生儿黄疸,偶可发生核黄疸。

(5)肝脏损害。可发生黄疸、肝功能减退,严重者可发生急性肝坏死。

(6)肾脏损害。可发生结晶尿、血尿和管型尿。偶有患者发生间质性肾炎或肾小管坏死等严重不良反应。

(7)恶心、呕吐、食欲减退、腹泻、头痛、乏力等,一般症状轻微,不影响继续用药。偶有患者发生艰难梭菌肠炎,此时需停药。

(8)甲状腺肿大及功能减退偶有发生。

(9)中枢神经系统不良反应偶可发生,表现为精神错乱、定向力障碍、幻觉、欣快感或抑郁感。

【用法和用量】

口服:用于一般感染。成人一次1g,一日2次,首次剂量加倍。2个月以上婴儿及小儿常用量口服,按体重一次25~30mg/kg,一日2次,首次剂量加倍(总量不超过2g);用于预防流行性脑脊髓膜炎,成人一次1g,一日2次,疗程2d。2个月以上婴儿及小儿,一日0.5g,疗程2~3d。

缓慢静脉注射或静脉滴注:用于严重感染,如流行性脑脊髓膜炎。成人首剂50mg/kg,继以一日100mg/kg,分3~4次静脉滴注或缓慢静脉注射。2个月以上小儿,一般感染,一日50~75mg/kg,分2次应用。流行性脑脊髓膜炎,一日100~150mg/kg,分3~4次静脉滴注或缓慢静脉注射。以注射用水或0.9%氯化钠注射液稀释成5%的溶液,缓慢静脉注射;静脉滴注浓度约为1%。

【制剂与规格】

磺胺嘧啶片:0.5g。

磺胺嘧啶混悬液:10%。

注射用磺胺嘧啶钠:①0.4g;②1g。

联磺甲氧苄啶片:见下文。

三、甲氧苄啶(Trimethoprim)

【适应证】

用于敏感的大肠埃希菌、奇异变形杆菌、肺炎克雷伯菌和某些肠杆菌属和腐生葡萄球菌等细菌所致的急性单纯性下尿路感染初发病例。很少单用,一般均与磺胺药,如磺胺甲噁唑或磺胺嘧啶合用。

【注意事项】

(1)肝或肾功能损害、叶酸缺乏的巨幼红胞性贫血或其他血液系统疾病患者慎用。

(2)用药期间应定期进行周围血象检查,在疗程长、用药量大、老年、营养不良及服用抗紫癜药者易出现叶酸缺乏症,如周围血象中白细胞或血小板等已明显减少则需停用。

(3)本品易产生耐药性,一般不单独使用。

(4)本品可空腹服用,如有胃肠道刺激症状时也可与食物同服。

(5)如因服用本品引起叶酸缺乏时,可同时服用叶酸制剂。如有骨髓抑制征象发生,应即停用本品,并给予叶酸治疗。

(6)孕妇及哺乳期妇女慎用。

【禁忌证】

对本品过敏者、新生儿、早产儿、2个月以下婴儿、严重肝肾疾病、白细胞减少、血小板减少和紫癜症等患者禁用。

【不良反应】

(1)由于本品对叶酸代谢的干扰可产生血液系统不良反应,可出现白细胞减少,血小板减少或高铁血红蛋白性贫血。一般白细胞及血小板减少系轻度,及时停药可望恢复,也可加用叶酸。

(2)过敏反应:可发生瘙痒、皮疹、偶可呈严重的渗出性多形红斑。

(3)恶心、呕吐、腹泻等胃肠道反应,一般症状轻微。

(4)偶可发生无菌性脑膜炎,有头痛、颈项强直、恶心等表现。

【用法和用量】

口服:成人一次0.1g,每12h 1次;或一次0.2g,一日1次,疗程7~10d。肾功能损害患者需按肌酐清除率调节剂量。>30ml/min者仍用成人常用量;15~30ml/min者,每12h 50mg;<15ml/min者不宜用。

静脉滴注:一次30~100mg,一日80~200mg。

【制剂与规格】

甲氧苄啶片:0.1g。

联磺甲氧苄啶片:每片含磺胺甲噁唑200mg、磺胺嘧啶200mg和甲氧苄啶80mg。口服:成人一次2片,一日2次,首剂加倍。用于慢性支气管炎急性发作疗程至少10~14d;尿路感染疗程7~10d;细菌性痢疾5~7d;急性中耳炎10d。

(谭恩丽　许　婷)

第十一节　糖肽类及多肽类

万古霉素、去甲万古霉素和替考拉宁分子中均含有糖及肽链结构,属糖肽类抗生素;多黏菌素类中的某些品种和杆菌肽的分子中也含有多肽结构,属多肽类抗生素;二者又统称为多肽类抗生素。多肽类抗生素具有以下相同之处:抗菌谱窄,抗菌作用强,属杀菌药,并具有不同程度的肾毒性,主要适用于对其敏感的多重耐药菌所致的重症感染。

一、万古霉素(Vancomycin)

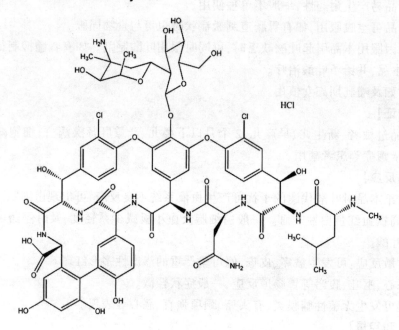

图3-14 万古霉素结构式

【适应证】

(1)对甲氧西林耐药的葡萄球菌引起的感染。

(2)对青霉素过敏的患者及不能使用其他抗生素包括青霉素、头孢菌素类,或使用后治疗无效的葡萄球菌、肠球菌和棒状杆菌、类白喉杆菌属等感染(如心内膜炎、骨髓炎、败血症或软组织感染等)。

(3)防治血液透析患者发生的葡萄球菌属所致的动、静脉血分流感染。

(4)长期服用广谱抗生素所致难辨梭状杆菌引起的抗生素相关性肠炎或葡萄球菌性肠炎。

【注意事项】

(1)快速给药(例如:在数分钟内)可能伴发严重低血压包括休克,罕有心脏停搏现象。应以稀释溶液静脉滴注,滴注时间至少在60min以上。

(2)用药过量的患者,或肾功能不全的患者,或原本有失聪现象或正同时接受其他耳毒性药物的患者,宜连续进行肾功能测定和听力功能试验,以及早发现肾毒性或耳毒性的发生。

(3)有可能引发抗生素相关性肠炎。

(4)口服多剂量本品,治疗由艰难梭菌引起的抗生素相关性肠炎时,有些患者的血清浓度会升高。

(5)给予万古霉素,有发生可逆性嗜中性粒细胞减少症的报告,如果患者进行万古霉素长期疗法或是并用药物会产生嗜中性粒细胞减少症时,应定期监测粒细胞数。

(6)与静脉滴注有关的不良反应(包括低血压、脸红、红斑、荨麻疹及瘙痒)发作频率,可因合并用麻醉药而增加,使用麻醉药前60min滴注,可使这些不良反应减至最少。

(7)不宜肌内注射,静脉滴注时尽量避免药液外漏,且应经常更换注射部位,滴速不宜过快。

(8)在治疗过程中应监测血药浓度,尤其是需延长疗程者或有肾功能、听力减退者和耳聋病史者。血药浓度峰值不应超过20~40μg/ml,谷浓度不应超过10μg/ml。血药浓度高于60μg/ml为中毒浓度。

(9)治疗葡萄球菌性心内膜炎,疗程应不少于4周。

(10)未成熟的新生儿及婴幼儿,最好确定所需的万古霉素血清浓度。并用万古霉素及麻醉剂于儿童,会引起红斑及类似组织胺反应的面红(见不良反应)。

【禁忌证】

对万古霉素过敏者,严重肝、肾功能不全者,孕妇及哺乳期妇女禁用。

【不良反应】

(1)休克、过敏样症状(少于0.1%)(呼吸苦难、全身潮红、浮肿等)。

(2)急性肾功能不全(0.5%),间质性肾炎(频率不明)。

(3)多种血细胞减少(少于0.1%)、无粒细胞血症、血小板减少。

(4)皮肤黏膜综合征(Stevens-Johnson综合征)、中毒性表皮坏死症(Lyell综合征)、脱落性皮炎(频率不明)。

(5)第8对脑神经损伤(少于0.1%)。

(6)假膜性大肠炎(频率不明)。

(7)肝功能损害、黄疸(频率不明)。

【用法和剂量】

口服:用于治疗由难辨梭菌引起的与使用抗生素有关的抗生素相关性肠炎。

(1)成人:一日总剂量为0.5g~2g,分3~4次服,一日量不超过4g,连服7~10d。

(2)儿童:一日总剂量按体重40mg/kg,分3~4次服用,连服7~10d。一日量不超过2g。

静脉滴注:成人用的药物浓度5mg/ml;给药速度不高于10mg/min;对需要限制液体的患者,最高不超过10mg/ml的浓度。

(1)成人(肾功能正常):一日2g,每6h 0.5g或每12h 1g。老年人每12h 500mg或每24h 1g。滴注时间在60min以上。

(2)儿童:一次总量10mg/kg,每6h滴注1次,一次给药时间至少为60min以上;新生儿及婴儿,初用剂量按体重15mg/kg,以后10mg/kg;出生一周的初生儿,每12h给药1次,而出生一周后至一月者,则每8h 1次,一次给药时间至少60min以上。应密切监测其万古霉素的血清浓度。

(3)肾功能不全及老年患者:万古霉素一日剂量以mg为单位,约为肾小球过滤率(ml/min)的15倍。①肾功能有轻度至中度不全的患者,其初次剂量亦应不少于每15mg/kg。以便立即达到治疗血清浓度。维持剂量24h,1.9mg/kg。②对于严重肾功能不全患者,由于给予 0.25~1g 单一剂量较为方便,可能数日才给药 1 次。③无尿患者,7~10d 给予 1g。

配药方法:将一次量的药物先用 10ml 灭菌注射用水溶解,再用 100ml 或 100ml 以上的氯化钠注射液或 5%葡萄糖注射液稀释,滴注时间在 60min 以上。如采取连续滴注给药,则可将一日量药物加到 24h 内所用的输液中给予。

【制剂与规格】

注射用盐酸万古霉素:①0.5g(50 万 U);②1.0g(100 万 U)。盐酸万古霉素胶囊:①0.125g(12.5 万 U);②0.25g(25 万 U)。

二、去甲万古霉素(Norvancomycin)

【适应证】

(1)耐甲氧苯青霉素的金葡菌(MRSA)所致的系统感染和难辨梭菌所致的肠道感染和系统感染。

(2)青霉素过敏者不能应用青霉素类或头孢菌素类,或经上述抗生素治疗无效的严重葡萄球菌感染。

(3)对青霉素过敏患者的肠球菌心内膜炎、棒状杆菌属(类白喉杆菌属)的心内膜炎。

(4)对青霉素过敏与青霉素不过敏的血液透析患者发生葡萄球菌属所致动、静脉分流感染。

【注意事项】

(1)不可肌内注射或静脉推注。

(2)静脉滴注速度不宜过快,一次剂量(0.4~0.8g)应至少用 200ml 5%葡萄糖注射液或氯化钠注射液溶解后缓慢滴注,滴注时间宜在 1h 以上。

(3)肾功能不全患者慎用,如有应用指征时需在治疗药物浓度监测下,根据肾功能减退程度减量应用。

(4)对诊断的干扰:血尿素氮可能增高。

(5)治疗期间应定期检查听力、尿液中蛋白、管型、细胞数及测定尿相对密度等。

(6)妊娠期患者避免应用。哺乳期妇女慎用。

(7)新生儿和婴幼儿中尚缺乏应用的资料。

(8)用于老年患者有引起耳毒性与肾毒性的危险(听力减退或丧失)。老年患者即使肾功能测定在正常范围内,使用时应采用较小治疗剂量。

【禁忌证】

对万古霉素类抗生素过敏者。

【不良反应】

(1)可出现皮疹、恶心、静脉炎等。

(2)可引致耳鸣、听力减退,肾功能损害。

(3)个别患者尚可发生一过性周围血象白细胞降低、AST 及 ALT 升高等。

(4)快速注射可出现类过敏反应血压降低,甚至心搏骤停,以及喘鸣、呼吸困难、皮疹、上部躯体发红(红颈综合征)、胸背部肌肉痉挛等。

【用法和剂量】

静脉缓慢滴注：临用前加适量注射用水溶解。再用 250ml 以上的氯化钠注射液或 5%葡萄糖注射液稀释,滴注时间在 60min 以上。如采取连续滴注给药,则可将一日量药物加到 24h 内所用的输液中给予。

(1)成人：一日 0.8~1.6g(80 万~160 万 U),分 2~3 次静脉滴注。

(2)儿童：小儿一日按体重 16~24mg/kg(1.6 万~2.4 万 U/kg),分 2 次静脉滴注。

【制剂与规格】

注射用盐酸去甲万古霉素：①0.4g(40 万 U);②0.8g(80 万 U)。

三、替考拉宁(Teicoplanin)

【适应证】

(1)各种严重的革兰阳性菌感染,包括不能用青霉素类及头孢素类抗生素治疗或上述抗生素治疗失败的严重葡萄球菌感染,或对其他抗生素耐药的葡萄球菌感染。

(2)敏感菌金葡菌、凝固酶阴性葡萄球菌(包括对甲氧西林敏感及耐药菌)、链球菌、肠球菌、单核细胞增多性李司特菌、棒状杆菌、艰难梭菌、消化链球菌等所致的感染,包括：下呼吸道感染、泌尿道感染、败血症、心内膜炎、腹膜炎、骨关节感染、皮肤软组织感染。

(3)作为万古霉素和甲硝唑的替代药。

【注意事项】

(1)替考拉宁与万古霉素可能有交叉过敏反应,故对万古霉素过敏者慎用。但用万古霉素曾发生"红人综合征"者非本品禁忌证。

(2)治疗期间定期作血液、肝、肾功能的检查。

(3)有下列情况者应对肾、耳功能进行监测：①肾功能不全者长时间用药。②使用神经毒或肾毒性药物〔如氨基糖苷类抗生素、多黏菌素 E、两性霉素 B、环孢素、顺铂、呋塞米(速尿)和依他尼酸〕,之后或与这两类药物联合应用。③液体待其消泡,再抽出液体。④再稀释后静滴。配制好的溶液应立即使用,未用完部分应丢弃。如少数情况下配制好后不能立即使用,则将其配制好的注射用替考拉宁溶液在 4℃条件下保存,但不得超过24h。

(4)肾功能受损者应调整剂量。

(5)怀孕期间以及哺乳期间一般不应用。

(6)可用于 2 月以上儿童的革兰阳性菌感染。

(7)除非有肾损害,否则老年患者无需调整剂量。

【禁忌证】

有替考拉宁过敏史者禁用。

【不良反应】

(1)局部反应：注射部位疼痛、血栓性静脉炎。

(2)过敏反应：皮疹、瘙痒、支气管痉挛、药物热、过敏反应。

(3)胃肠道反应：恶心、呕吐、腹泻。

(4)神经系统反应：嗜睡、头痛。

(5)血常规异常:嗜酸粒细胞增多、白细胞减少、中性粒细胞减少、血小板减少、血小板增多。

(6)肝肾功能异常:AST 及 ALT 碱性磷酸酶增高,一过性血肌酐增高。

(7)其他:轻微听力下降、耳鸣及前庭功能紊乱。

【用法和剂量】

肌内或静脉注射、静脉滴注。

药物配制:用 3ml 注射用水缓慢注入含替考拉宁瓶内,轻轻转动小瓶,直至粉末完全溶解,避免产生泡沫。如有泡沫形成,可放置 15min,待泡沫消失,将液体完全吸入注射器中,配置好的溶液可加入下列注射液中使用:氯化钠注射液或 5%葡萄糖注射液或 5%葡萄糖与 0.9%氯化钠复方注射液或腹膜透析液中。配置好的溶液应立即使用,如少数情况下不能立即使用时可在 4℃条件下保存,但不得超过 24h。

用量:

(1)成人和老年人:①中度:下呼吸道感染、泌尿道感染、皮肤软组织感染。静脉给药首剂:0.4g,以后维持剂量:0.2g,一日 1 次。②重度:骨关节感染、败血症、心内膜炎、腹膜炎等:静脉给药首剂:每 12h 静脉给药 0.4g,连续 3 次,以后维持剂量 0.4g,一日 1 次。③口服给药用于艰难梭菌性抗生素相关性肠炎,剂量为一次 100~500mg,一日 2~4 次,疗程 10d。

(2)儿童:①严重感染和中性粒细胞减少者,10mg/kg,前 3 剂负荷剂量每 12h 静脉注射 1 次,随后剂量为 10mg/kg,静脉或肌内注射,一日 1 次。②中度感染,前 3 剂负荷剂量一次 10mg/kg,每 12h 静脉注射 1 次;随后维持剂量 6mg/kg,静脉或肌内注射,一日 1 次。③小于 2 个月者:第一日的负荷剂量 16mg/kg,只用 1 剂,随后 8mg/kg,一日 1 次。静脉滴注时间不少于 30min。

(3)肾功能不全和老年患者:前 3d 仍然按常规剂量,第 4d 开始减少剂量。①肌酐清除率 40~60ml/min 者,剂量减半,方法是按常规,隔日 1 次;或剂量减半,一日 1 次。②肌酐清除率少于 40ml/min 或血液透析者,剂量为常规剂量的 1/3。或可按常规剂量给药,每 3d 1 次,或按常规剂量 1/3 给药,一日 1 次。本品不能被血透清除。

(4)持续不卧床腹膜透析者:首剂 0.4g,静脉给药,随后第 1~2 周按每升透析液 20mg 的剂量给药,第 3 周按 3L 透析液 20mg 的剂量给药。

【制剂与规格】

注射用替考拉宁:0.2g。

四、黏菌素(Colistin)

【适应证】

用于肠道手术前准备,用于大肠杆菌性肠炎和对其他药物耐药的菌痢。

【注意事项】

(1)严重肾功能损害者慎用。

(2)不宜与其他肾毒性药物合用。

(3)孕妇慎用。

【禁忌证】

对黏菌素过敏者禁用。

【不良反应】

食欲减退、恶心和呕吐等胃肠道反应及皮疹、瘙痒等过敏反应。

【用法和剂量】

口服：

(1)成人一日 100 万~300 万 U，分 3 次服。

(2)儿童：一次 25 万~50 万 U，一日 3~4 次。宜空腹给药。

注射：肌内注射或静脉滴注：成人一日 100 万~150 万 U，儿童一日 2 万~3 万 U/kg，分 2~4 次肌内注射或静脉滴注。

【制剂与规格】

注射用硫酸黏菌素（抗毒素）：50mg。

硫酸黏菌素片：①50 万 U；②100 万 U；③300 万 U。硫酸黏菌素颗粒剂 1g：100 万 U。

（谭恩丽　魏　萍）

第十二节　硝基咪唑类

本类药有甲硝唑与替硝唑同属硝基咪唑类衍生物，对滴虫、阿米巴和兰氏贾第鞭毛虫等原虫，及脆弱拟杆菌等厌氧菌具强大抗菌活性。为治疗肠道和肠外阿米巴病、阴道滴虫病的首选药物；亦广泛用于各种厌氧菌感染；口服也可用于艰难梭菌所致的假膜性肠炎、与其他药物联合用于幽门螺杆菌所致的胃窦炎及消化性溃疡。与其他抗菌药物联合使用也可作为盆腔、肠道、腹腔手术的预防用药。

一、甲硝唑(Metronidazole)

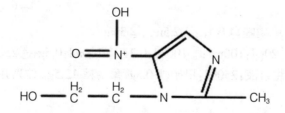

图 3-15　甲硝唑结构式

【适应证】

(1)肠道和肠外阿米巴病（如阿米巴肝脓肿、胸膜阿米巴病等）。

(2)阴道滴虫病、小袋虫病和皮肤利什曼病、麦地那龙线虫感染等。

(3)厌氧菌感染。

【注意事项】

(1)本品的代谢产物可使尿液呈深红色。

(2)原有肝脏疾患者剂量应减少。出现运动失调或其他中枢神经系统症状时应停药。重复一个疗程之前,应做白细胞计数。厌氧菌感染合并肾衰竭者,给药间隔时间应由8h延长至12h。

(3)用药期间应戒酒,饮酒后可能出现腹痛、呕吐、头痛等症状。

【禁忌证】

有活动性中枢神经系统疾患、血液病者、孕妇及哺乳期妇女禁用。

【不良反应】

(1)消化系统:恶心、呕吐、食欲不振、腹部绞痛,一般不影响治疗。

(2)神经系统:头痛、眩晕,偶有感觉异常、肢体麻木、共济失调、多发性神经炎等,大剂量可致抽搐。

(3)少数病例发生荨麻疹、潮红、瘙痒、膀胱炎、排尿困难、口中金属味及白细胞减少等,均属可逆性,停药后自行恢复。

【用法和用量】

口服:

(1)成人:①用于肠道阿米巴病,一次 0.4~0.6g,一日 3 次,疗程 7d;肠道外阿米巴病,一次 0.6~0.8g,一日 3 次,疗程 20d。②贾第虫病,一次 0.4g,一日 3 次,疗程 5~10d。③麦地那龙线虫病,一次 0.2g,疗程 7d。④小袋虫病,一次 0.2g,一日 2 次,疗程 5d。⑤皮肤利什曼病,一次 0.2g,一日 4 次,疗程 10d。间隔 10d 后重复 1 疗程。⑥滴虫病,一次 0.2g,一日 4 次,疗程 7d;可同时用阴道栓剂,每晚 0.5g,连用 7~10d。⑦厌氧菌感染,一日 0.6~1.2g,分 3 次服,疗程 7~10d。

(2)儿童:①阿米巴病,按体重一日 35~50mg/kg,分 3 次服,疗程 10d。②贾第虫病、麦地那龙线虫病、小袋虫病、滴虫病按体重一日 15~25mg/kg,分 3 次服,连服 10d。③厌氧菌感染,按体重一日 20~50mg/kg。

静脉滴注:厌氧菌感染,成人或儿童,首次按体重 15mg/kg(70kg 成人为 1g),维持量按体重 7.5mg/kg,每 6~8h 静脉滴注 1 次。

【制剂】

甲硝唑片:0.2g。甲硝唑口含片:①2.5mg;②3mg。

甲硝唑注射液:①20ml:100mg;②100ml:0.2g;③100ml:0.5g;④250ml:0.5g;⑤250ml:1.25g。甲硝唑葡萄糖注射液:250ml:甲硝唑 0.5g,葡萄糖 12.5g。注射用甲硝唑磷酸二钠:0.915g。

甲硝唑栓:①0.5g;②1g。

二、替硝唑(Tinidazole)

【适应证】

(1)各种厌氧菌感染,如败血症、骨髓炎、腹腔感染、盆腔感染、肺支气管感染、肺炎、鼻窦炎、皮肤蜂窝组织炎、牙周感染及术后伤口感染。

(2)结肠直肠手术、妇产科手术及口腔手术等的术前预防用药。

(3)肠道及肠道外阿米巴病、阴道滴虫病、贾第虫病、加得纳菌阴道炎等的治疗。

(4)也可作为甲硝唑的替代药用于幽门螺杆菌所致的胃窦炎及消化性溃疡的治疗。

【注意事项】

(1)本品具致癌、致突变作用,但人体中尚缺乏资料。

(2)如疗程中发生中枢神经系统不良反应,应及时停药。

(3)用药期间不应饮用含酒精的饮料,因可引起体内乙醛蓄积,干扰酒精的氧化过程,导致双硫仑样反应,患者可出现腹部疼挛、恶心、呕吐、头痛、面部潮红等。

(4)肝功能减退者本品代谢减慢,药物及其代谢物易在体内蓄积,应予减量,并作血药浓度监测。

(5)替硝唑可自胃液持续清除,某些放置胃管作吸引减压者,可引起血药浓度下降。血液透析时,本品及代谢物迅速被清除,故应用时不需减量。

(6)念珠菌感染者应用本品,其症状会加重,需同时给抗真菌治疗。

(7)替硝唑对阿米巴包囊作用不大,宜加用杀包囊药物。

(8)治疗阴道滴虫病时,需同时治疗其性伴侣。

(9)可透过胎盘屏障,迅速进入胎儿循环。动物实验发现腹腔给药对胎仔具毒性,而口服给药无毒性。本品对胎儿的影响尚无足够和严密的对照观察,因此妊娠 3 个月内应禁用。3 个月以上的孕妇只有具明确指征时才选用。

(10)替硝唑在乳汁中浓度与血中浓度相似。动物试验显示本品对幼鼠具致癌作用,故哺乳期妇女应避免使用。若必须用药,应暂停哺乳,并在停药 3d 后方可授乳。

(11)老年人由于肝功能减退,应用本品时药代动力学有所改变,需监测血药浓度。

【禁忌证】

(1)对替硝唑或吡咯类药物过敏患者禁用。

(2)有活动性中枢神经疾病和血液病者禁用。

(3)12 岁以下患者禁用。

【不良反应】

(1)不良反应少见而轻微,主要为恶心、呕吐、上腹痛、食欲下降及口腔金属味,可有头痛、眩晕、皮肤瘙痒、皮疹、便秘及全身不适。此外还可有中性粒细胞减少、双硫仑样反应及黑色尿。

(2)高剂量时也可引起癫痫发作和周围神经病变。

(3)偶见滴注部位轻度静脉炎。

【用法和用量】

口服:

(1)厌氧菌感染:一次 1g,一日 1 次,首剂加倍,一般疗程 5~6d,或根据病情决定。

(2)预防手术后厌氧菌感染:手术前 12h 一次顿服 2g。

(3)原虫感染:①阴道滴虫病、贾第虫病:单剂量 2g 顿服,小儿 50mg/kg 顿服,间隔 3~5d 可重复 1 次。②肠阿米巴病:一次 0.5g,一日 2 次,疗程 5~10d;或一次 2g,一日 1 次,疗程 2~3d;小儿一日 50mg/kg 顿服,连续 3d。③肠外阿米巴病:一次 2g,一日 1 次,疗程 3~5d。

静脉滴注:滴注速度应缓慢,浓度为 2mg/ml 时,一次滴注时间应不少于 1h,浓度大于 2mg/ml 时,滴注速度宜再降低 1~2 倍。药物不应与含铝的针头和套管接触,并避免与其他药物一起滴注。

(1)厌氧菌感染:一次 0.8g,一日 1 次,缓慢静脉滴注,一般疗程 5~6d,或根据病情决定。

(2)预防手术后厌氧菌感染:总量 1.6g,一次或分 2 次滴注,第一次于手术前 2~4h,第二次于手术期间或术后 12~24h 内滴注。

阴道给药:栓剂一次 0.2g,一日 0.4g。

【制剂】

替硝唑片:0.5g。

替硝唑注射液:①100ml:0.4g;②200ml:0.8g。

替硝唑葡萄糖注射液:①100ml:替硝唑 0.2g 与葡萄糖 5g;②100ml:替硝唑 0.4g 与葡萄糖 5g;③200ml:替硝唑 0.4g 与葡萄糖 10g。

替硝唑栓:0.2g。

(雷泽林　黄志宏)

第十三节　其他抗菌药物

一、磷霉素(Fosfomycin)

【适应证】

(1)敏感菌所致的呼吸道感染、尿路感染、皮肤软组织感染等。

(2)其他抗生素合用于由敏感菌所致重症感染如败血症、腹膜炎、骨髓炎等。

【注意事项】

(1)静脉滴注速度宜缓慢,静脉滴注时间 1~2h。

(2)肝、肾功能减退者慎用。应用较大剂量时应监测肝功能。

(3)5 岁以上儿童应减量及慎用。

(4)老年人应酌减剂量并慎用。

【禁忌证】

对磷霉素过敏者、妊娠及哺乳期妇女、5 岁以下儿童。

【不良反应】

(1)主要有恶心、食欲减退、腹部不适、稀便或轻度腹泻。

(2)偶见皮疹,嗜酸性粒细胞增多,红细胞、血小板、白细胞降低,AST 及 ALT 一过性升高,头晕、头痛等反应。

(3)注射部位静脉炎。

(4)极个别患者可能出现休克。

【用法和用量】

口服:

(1)成人一日 2~4g,分 3~4 次服。如服用磷霉素氨丁三醇散:一日单剂量空腹服药 1 次。成人一次 6g(相当于磷霉素 3g),以适量水溶解后服用。

(2)儿童按体重一日 50~100mg/kg,分 3~4 次服。

静脉滴注:

(1)成人一日 4~12g,严重感染可增至一日 16g。分 2~3 次滴注。

(2)儿童按体重一日 0.1~0.3g/kg,分 2~3 次滴注。

【制剂】

磷霉素钙片(以磷霉素计,下同):①0.1g;②0.2g;③0.5g。磷霉素钙胶囊:0.1g。磷霉素钙颗粒剂:0.5g。磷霉素氨丁三醇散:6g(相当于磷霉素 3g)。

注射用磷霉素钠:①1g(100 万 U);②2g(200 万 U);③4g(400 万 U)。

二、夫西地酸(Fusidic Acid)

【适应证】

用于敏感细菌,尤其是葡萄球菌引起的各种感染,如骨髓炎、败血症、心内膜炎,反复感染的囊性纤维化、肺炎、皮肤及软组织感染,外科及创伤性感染等。

【注意事项】

(1)肝功能不全和胆道异常的患者长期大剂量用药或联合其他排泄途径相似的药物(如林可霉素或利福平)时,应定期检查肝功能。

(2)早产儿、黄疸、酸中毒及严重病弱的新生儿使用时需留意有无核黄疸症状。

(3)静脉注射时不能与卡那霉素、庆大霉素、万古霉素、头孢噻啶或阿莫西林混合;亦不可与全血、氨基酸溶液或含钙溶液混合。当溶液的 pH 低于 7.4 时,会发生沉淀。

【禁忌证】

对夫西地酸过敏者禁用。妊娠初始 3 个月内禁用。

【不良反应】

(1)静脉滴注可能导致血栓性静脉炎和静脉痉挛。

(2)一日用药 1.5~3g 时有可逆性转氨酶增高的报道。大剂量静脉给药时,个别患者用药后出现可逆性黄疸。若黄疸持续不退,需停止使用,血清胆红素会恢复正常。

【用法和用量】

口服:

(1)成人一日 1.5g,分 3 次服,重症加倍。

(2)儿童可用混悬剂,1 岁以下儿童,按体重一日 50mg/kg;1~5 岁,一次 250mg,5 岁以上按成人量。分次给予。

静脉滴注:

(1)成人一次 0.5g,一日 3 次。

(2)儿童及婴儿一日按体重 20mg/kg,分 3 次给药。

【制剂】

夫西地酸片:250mg。夫西地酸口服混悬液:50ml:2.5g。

注射用夫西地酸钠:①0.125g;②0.5g。

夫西地酸软膏:15g:0.3g。

三、利奈唑胺(Linezolid)

【适应证】

用于敏感菌引起的感染:

(1)耐万古霉素的屎肠球菌引起的感染,包括并发的菌血症。

(2)致病菌为金葡菌(甲氧西林敏感或耐甲氧西林的菌株)或肺炎链球菌(包括多重耐药菌株)引起的院内获得性肺炎。

(3)金葡菌(甲氧西林敏感或耐甲氧西林的菌株)、化脓链球菌或无乳链球菌引起的复杂性皮肤或皮肤软组织感染,包括未并发骨髓炎的糖尿病足部感染。

(4)金葡菌(仅为甲氧西林敏感的菌株)或化脓链球菌引起的非复杂性皮肤或皮肤软组织感染。

(5)由肺炎链球菌〔包括对多药耐药的菌株(MDRSP)〕由金葡菌(仅为甲氧西林敏感的菌株)所致的社区获得性肺炎及伴发的菌血症。

【注意事项】

(1)应一周进行全血细胞计数的检查,尤其是用药超过 2 周,或以前有过骨髓抑制病史,或合并使用能诱导发生骨髓抑制的其他药物,或患慢性感染既往或目前合并接受其他抗菌药物治疗的患者。

(2)可能发生假膜性结肠炎。

(3)可能发生乳酸性酸中毒。

(4)可能出现视力损害,应及时进行眼科检查。对于所有长期(大于等于 3 个月)使用的患者,应当进行视觉功能监测。多数视神经病变可于停药后缓解,但周围神经病变并非如此。故应进行用药与潜在风险评价,以判断是否继续用药。

(5)用药期间应避免食用大量酪胺含量高的食物和饮料;避免服用含盐酸伪麻黄碱或盐酸苯丙醇胺的药物,5-羟色胺再摄取抑制剂或其他抗抑郁药,可能呈现苯酮尿,因口服干混悬剂每 5ml 含有 20mg 苯丙氨酸。

(6)哺乳期妇女慎用。尚未在妊娠妇女中进行充分的、有对照的临床研究。只有潜在的益处超过对胎儿的潜在风险时,才建议妊娠妇女使用。

(7)不推荐利奈唑胺经验性用于儿童患者的中枢神经系统感染。

(8)肾功能不全患者慎用。

【禁忌证】

对利奈唑胺或其制剂中的成分(枸橼酸钠、枸橼酸、葡萄糖,利奈唑胺口服干混悬剂中含苯丙氨酸)过敏的患者禁用。

【不良反应】

(1)常见失眠、头晕、头痛、腹泻、恶心、呕吐、便秘、皮疹、瘙痒、发热、口腔念珠菌病、阴道念珠菌病、真菌感染。

(2)用药时间过长(超过28d)时的不良反应有骨髓抑制(包括贫血、白细胞减少、各类血细胞减少和血小板减少)、周围神经病和视神经病(有的进展至失明)、乳酸性酸中毒。

(3)与5-羟色胺类药(包括抗抑郁药,如选择性5-羟色胺再摄取抑制剂)合用时可能发生5-羟色胺综合征。

【用法和用量】

口服或静脉滴注:滴注时间30~120min。

(1)复杂性皮肤或皮肤软组织感染、社区获得性肺炎及伴发的菌血症、院内获得性肺炎:①成人或12岁以上儿童:每12h静脉滴注或口服600mg,疗程10~14d。②儿童(新生儿至11岁):按体重每8h静注或口服10mg/kg,疗程10~14d。

(2)万古霉素耐药的屎肠球菌感染及伴发的菌血症:①成人或12岁以上儿童:每12h静脉滴注或口服600mg,疗程14~28d。②儿童(新生儿至11岁):按体重每8h静脉滴注或口服10mg/kg,疗程14~28d。

(3)单纯性皮肤或皮肤软组织感染:①成人或12岁以上儿童:每12h口服400mg,青少年每12h口服600mg,疗程10~14d。②儿童:按体重,<5岁,每8h10mg/kg口服;5~11岁,每12h 10mg/kg口服。疗程10~14d。

(4)甲氧西林耐药金葡菌(MTSA)感染:①成人,一次600mg,每12h 1次。②儿童:按体重,新生儿,10mg/kg,每8h 1次,疗程7d。出生7d以内的早产(<34孕周)患儿,初始剂量10mg/kg,每12h 1次,当临床效果不佳时,应考虑按剂量为10mg/kg每8h给药。

从静脉给药转换成口服给药时无需调整剂量。

【制剂与规格】

利奈唑胺注射液:①300ml:0.6g;②100ml:0.2g。

利奈唑胺片:①200mg;②600mg。利奈唑胺口服混悬液:5ml:100mg。

(雷泽林　许　婷)

第十四节　抗结核药

一、异烟肼(Isoniazid)

【适应证】

与其他抗结核药联合,用于各种类型结核病及部分非结核分枝杆菌病。

【注意事项】

(1)精神病、癫痫、肝功能损害及严重肾功能损害者应慎用本品或剂量酌减。

(2)异烟肼与乙硫异烟胺、吡嗪酰胺、烟酸或其他化学结构有关药物存在交叉过敏。

(3)大剂量应用时,可使维生素 B_6 大量随尿排出,抑制脑内谷氨酸脱羧变成 γ-氨酪酸而导致惊厥,也可引起周围神经系统的多发性病变。因此成人一日同时口服维生素 B_6 50~100mg 有助于防止或减轻周围神经炎及(或)维生素 B_6 缺乏症状。如出现轻度手脚发麻、头晕,可服用维生素 B_1 或 B_6,若重度者或有呕血现象,应立即停药。

(4)肾功能减退但血肌酐值<6mg/100ml 者,异烟肼的用量勿需减少。如肾功能减退严重或患者系慢乙酰化者则需减量, 以异烟肼服用后 24h 的血药浓度不超过 1mg/L 为宜。在无尿患者,异烟肼的剂量可减为常用量的一半。

(5)肝功能减退者剂量应酌减。

(6)用药前、疗程中应定期检查肝功能,包括血清胆红素、AST、ALT,疗程中密切注意有无肝炎的前驱症状,一旦出现肝毒性的症状及体征时应即停药,必须待肝炎的症状、体征完全消失后方可重新用药,此时必须从小剂量开始,逐步增加剂量,如有任何肝毒性表现应即停药。

(7)如疗程中出现视神经炎症状,需立即进行眼部检查,并定期复查。

(8)慢乙酰化患者较易产生不良反应,故宜用较低剂量。

(9)异烟肼可透过胎盘屏障,导致胎儿血药浓度高于母体血药浓度。孕妇应避免应用,如确有指征应用时,必须充分权衡利弊。

(10)异烟肼在乳汁中浓度可达 12mg/L,与血药浓度相近;如哺乳期间充分权衡利弊后决定用药,则宜停止哺乳。

(11)新生儿肝脏乙酰化能力较差,以致消除半衰期延长,新生儿用药时应密切观察不良反应。

(12)50 岁以上患者用药引起肝炎的发生率较高, 治疗时更需密切注意肝功能的变化,必要时减少剂量或同时酌情使用保护肝功能的制剂。

【禁忌证】

对本品过敏的患者禁用。

【不良反应】

(1)常用剂量的不良反应发生率较低。剂量加大至 6mg/kg 时,不良反应发生率显著增加,主要为周围神经炎及肝脏毒性,加用维生素 B_6 虽可减少毒性反应,但也可影响疗效。

(2)肝脏:可引起轻度一过性肝损害如 AST 及 ALT 升高及黄疸等,发生率为 10%~20%。肝脏毒性与本品的代谢产物乙酰肼有关,快乙酰化者乙酰肼在肝脏积聚增多,故易引起肝损害。服药期间饮酒可使肝损害增加。毒性反应表现为食欲不佳、异常乏力或软弱、恶心或呕吐(肝毒性的前驱症状)及深色尿、眼或皮肤黄染(肝毒性)。

(3)神经系统:周围神经炎多见于慢乙酰化者,并与剂量有明显关系。较多患者表现为步态不稳、麻木针刺感、烧灼感或手脚疼痛。此种反应在铅中毒、动脉硬化、甲亢、糖尿病、酒精中毒、营养不良及孕妇等较易发生。其他毒性反应如兴奋、欣快感、失眠、丧失自

主力、中毒性脑病或中毒性精神病则均属少见,视神经炎及萎缩等严重毒性反应偶有报道

(4)变态反应:包括发热、多形性皮疹、淋巴结病、脉管炎等。一旦发生,应立即停药,如需再用,应从小剂量开始,逐渐增加剂量。

(5)血液系统:可有粒细胞减少、嗜酸性粒细胞增多、血小板减少、高铁血红蛋白血症等。

(6)其他:口干、维生素 B_6 缺乏症、高血糖症、代谢性酸中毒、内分泌功能障碍等偶有报道。

【用法用量】

口服:

(1)成人:①预防:一日 0.3g,顿服;②治疗:成人与其他抗结核药合用,按体重一日口服 5mg/kg,最高 0.3g;或一日 15mg/kg,最高 900mg,一周服用 2~3 次。

(2)儿童:①预防:一日按体重 10mg/kg,最高 0.3g,顿服。②治疗:按体重一日 10~20mg/kg,最高 0.3g,顿服。某些严重结核病(如结核性脑膜炎),一日按体重可高达 30mg/kg(最高 500mg),但要注意肝功能损害和周围神经炎的发生。

肌内注射、静脉注射或静脉滴注:极少肌内注射。一般在强化期或对于重症或不能口服用药的患者可用静脉滴注的方法,用 0.9%氯化钠注射液或 5%葡萄糖注射液稀释后使用。

(1)成人:①常用量:一日 0.3~0.4g;或 5~10mg/kg。②急性粟粒型肺结核或结核性脑膜炎患者,一日 10~15mg/kg,最高 0.9g。③间歇疗法时,一次 0.6~0.8g,一周应用 2~3 次。

(2)儿童:一日按体重 10~15mg/kg,最高 0.3g。

局部用药:

(1)雾化吸入:一次 0.1~0.2g,一日 2 次。

(2)局部注射(胸膜腔、腹腔或椎管内),一次 50~200mg。

【制剂与规格】

异烟肼片:①50mg;②100mg;③300mg。

异烟肼注射液:①2ml:50mg;②2ml:100mg。

二、利福平(Rifampicin)

【适应证】

(1)与其他抗结核药联合用于各种结核病的初治与复治(包括结核性脑膜炎)。

(2)与其他药物联合用于麻风、非结核分枝杆菌感染。

(3)与万古霉素(静脉)可联合用于甲氧西林耐药葡萄球菌所致的严重感染。利福平与红霉素联合方案用于军团菌属严重感染。

(4)无症状脑膜炎奈瑟菌带菌者,以消除鼻咽部脑膜炎奈瑟菌(但不适用于脑膜炎奈瑟菌感染)。

【注意事项】

(1)酒精中毒、肝功能损害者慎用。婴儿、3个月以上孕妇和哺乳期妇女慎用。

(2)可致肝功能不全,在原有肝病患者或本品与其他肝毒性药物同服时有伴发黄疸死亡病例的报道,因此原有肝病患者,仅在有明确指征情况下方可慎用。

(3)高胆红素血症:系肝细胞性和胆汁潴留的混合型,轻症患者用药中自行消退,重者需停药观察。血胆红素升高也可能是利福平与胆红素竞争排泄的结果。治疗初期2~3个月应严密监测肝功能变化。

(4)单用利福平治疗结核病或其他细菌性感染时病原菌可迅速产生耐药性,故必须与其他药物合用。治疗可能需持续6个月至2年,甚至数年。

(5)可能引起白细胞和血小板减少,并导致齿龈出血和感染、伤口愈合延迟等。用药期间应避免拔牙等手术,并注意口腔卫生、刷牙及剔牙。用药期间应定期检查周围血象。

(6)应于餐前1h或餐后2h服用,最好清晨空腹一次服用,因进食影响吸收。

(7)肝功能减退的患者常需减少剂量,一日剂量≤8mg/kg。老年患者肝功能有所减退,用药量应酌减。

(8)肾功能减退者不需减量。在肾小球滤过率减低或无尿患者中利福平的血药浓度无显著改变。

(9)服药后便尿、唾液、汗液、痰液、泪液等排泄物均可显橘红色。有发生间质性肾炎的可能。

(10)可透过胎盘屏障,妊娠初始3个月内妇女禁用,3个月以上妇女慎用。

(11)哺乳期妇女用药应充分权衡利弊后决定是否用药。

(12)5岁以下小儿慎用。

【禁忌证】

(1)对利福平或利福霉素类抗菌药过敏者禁用。

(2)肝功能严重不全、胆道阻塞者和3个月以内孕妇禁用。

【不良反应】

(1)多见消化道反应:厌食、恶心、呕吐、上腹部不适、腹泻等胃肠道反应,但均能耐受。

(2)肝毒性为主要不良反应:在疗程最初数周内,少数患者可出现AST及ALT升高、肝肿大和黄疸,大多为无症状的AST及ALT一过性升高,在疗程中可自行恢复,老年人、酗酒者、营养不良、原有肝病或其他因素造成肝功能异常者较易发生。

(3)变态反应:大剂量间歇疗法后偶可出现"流感样症候群",表现为畏寒、寒战、发热、不适、呼吸困难、头昏、嗜睡及肌肉疼痛等,发生频率与剂量大小及间歇时间有明显关系。偶可发生急性溶血或肾衰竭,目前认为其产生机制属过敏反应。

(4)其他:偶见白细胞减少、凝血酶原时间缩短、头痛、眩晕、视力障碍等。

【用法和剂量】

口服:

(1)成人:抗结核治疗,一日0.45~0.6g,空腹顿服,一日不超过1.2g;脑膜炎奈瑟菌带菌者,5mg/kg,每 12h 1 次,连续 2d。

(2)儿童:抗结核治疗,1 个月以上者一日按体重 10~20mg/kg,空腹顿服,一日量不超过 0.6g。脑膜炎奈瑟菌带菌者,1 个月以上者一日 10mg/kg,每 12h 1 次,连服 4 次。

(3)老年患者:按一日 10mg/kg,空腹顿服。

静脉滴注:以无菌操作法用 5%葡萄糖注射液或氯化钠注射液 500ml 稀释本品后静脉滴注,建议滴注时间超过 2~3h。

【制剂与规格】

利福平片:0.15g。利福平胶囊:①0.15g;②0.3g。

利福平注射液:5ml:0.3g。注射用利福平:①0.15g;②0.45g;③0.6g。

三、乙胺丁醇(Ethambutol)

【适应证】

(1)联合治疗结核杆菌所致的肺结核。

(2)结核性脑膜炎及非典型分枝杆菌感染的治疗。

【注意事项】

(1)痛风、视神经炎、肾功能减退慎用。

(2)治疗期间应检查:①眼部,视野、视力、红绿鉴别力等,在用药前、疗程中一日检查一次,尤其是疗程长,一日剂量超过 15mg/kg 的患者。②乙胺丁醇可使血清尿酸浓度增高,引起痛风发作。应定期测定。

(3)可与食物同服,一日剂量宜一次顿服。

(4)单用时可迅速产生耐药性,必须与其他抗结核药联合应用。

(5)剂量应根据患者体重计算。

(6)肾功能减退或老年患者应用时需减量。

(7)可透过胎盘屏障,胎儿血药浓度约为母亲血药浓度的 30%。孕妇应慎用。

(8)可在乳汁中分布,哺乳期妇女慎用。

【禁忌证】

对本品过敏者、已知视神经炎患者、乙醇中毒者、及年龄<13 岁者。

【不良反应】

(1)常见视力模糊、眼痛、红绿色盲或视力减退、视野缩小(视神经炎一日按体重剂量 25mg/kg 以上时易发生)。视力变化可为单侧或双侧。

(2)少见畏寒、关节肿痛(趾、踝、膝关节)、病变关节表面皮肤发热发紧感(急性痛风、高尿酸血症)。

(3)罕见皮疹、发热、关节痛等过敏反应;或麻木,针刺感、烧灼痛或手足软弱无力(周围神经炎)。

【用法用量】

口服。成人及 13 岁以上儿童:与其他抗结核药合用。①结核初治,按体重 15mg/kg,一日 1 次顿服;或一次 25~30mg/kg,最高 2.5g,一周 3 次;或 50mg/kg,最高 2.5g,一周 2 次。②结核复治,按体重 25mg/kg,一日 1 次顿服,连续 60d,继以按体重 15mg/kg,一日 1

次顿服。③非典型分枝杆菌感染,一日 15~25mg/kg,一次顿服。

【制剂】

盐酸乙胺丁醇片:0.25g。盐酸乙胺丁醇胶囊:0.25g。

四、吡嗪酰胺(Pyrazinamide)

【适应证】

联合用于治疗结核病。

【注意事项】

(1)交叉过敏,对乙硫异烟胺、异烟肼、烟酸或其他化学结构相似的药物过敏患者可能对吡嗪酰胺也过敏。

(2)对诊断的干扰:可与硝基氰化钠作用产生红棕色,影响尿酮测定结果;可使 AST 及 ALT、血尿酸浓度测定值增高。

(3)糖尿病、痛风或严重肝功能减退者慎用。

(4)使血尿酸增高,可引起急性痛风发作,须定时测定。

(5)孕妇结核病患者可先用异烟肼、利福平和乙胺丁醇治疗 9 个月,如对上述药物中任一种耐药而对吡嗪酰胺可能敏感者可考虑采用。

【禁忌证】

有过敏史者及儿童。

【不良反应】

常见肝损害、关节痛;偶见过敏反应。

【用法和用量】

口服。成人:与其他抗结核药联合。一日 15~30mg/kg 顿服,最高一日 2g;或一次 50~70mg/kg,一周 2~3 次;一日服用者最高一次 3g,一周服 2 次者最高一次 4g。亦可采用间歇给药法,一周用药 2 次,一次 50mg/kg。

【制剂与规格】

吡嗪酰胺片:①0.25g;②0.5g。吡嗪酰胺胶囊:0.25g。

五、链霉素(Streptomycin)

用于结核病。肌内注射:一次 0.75g,一日 1 次;如采用间歇疗法,即一周给药 2~3 次,一次 1g;老年患者肌内注射,0.5~0.75g,一日 1 次。

六、利福喷丁(Rifapentine)

【适应证】

(1)联合用于各种结核病的初治与复治,但不宜用于结核性脑膜炎。

(2)医务人员直接观察下的短程化疗。

(3)非结核性分枝杆菌感染。

(4)联合用于麻风治疗。

【注意事项】

(1)与其他利福霉素有交叉过敏性。

(2)酒精中毒、肝功能损害者慎用。

(3)服用后引起白细胞和血小板减少时,应避免进行拔牙等手术,并注意口腔卫生,剔牙需谨慎,直至血象恢复正常。

(4)应用过程中,应经常检查血象和肝功能的变化情况。

(5)如曾间歇服用利福平因产生循环抗体而发生变态反应,如血压下降或休克、急性溶血贫血、血小板减少或急性间质性肾小管肾炎者,均不宜再用。

(6)应在空腹时(餐前1h)用水送服;服利福平出现胃肠道刺激症状的患者可改服利福喷丁。

(7)单独用于治疗结核病可能迅速产生细菌耐药性,必须与其他抗结核药合用。

(8)患者服用后,大小便、唾液、痰液、泪液等可呈橙红色。

(9)哺乳期妇女用药经权衡利弊后决定用药,应暂停哺乳。

(10)老年患者肝功能有所减退,用药量应酌减。

(11)5岁以下小儿应用的安全性尚未确定。

【禁忌证】

对本品或利福霉素类抗菌药过敏者、肝功能严重不全、胆道阻塞者和孕妇。

【不良反应】

(1)少数病例可出现白细胞、血小板减少;AST及ALT升高;皮疹、头昏、失眠等。

(2)少见胃肠道反应。

(3)如果出现流感症候群、免疫性血小板降低,或过敏性休克样反应须及时停药。

【用法用量】

口服。成人抗结核,一次0.6g(体重<55kg者应酌减),一日1次,空腹时(餐前1h)用水送服;一周服药1~2次。需与其他抗结核药联合应用,肺结核初始患者其疗程一般为6~9个月。

【制剂与规格】

利福喷丁胶囊:①0.1g;②0.15g;③0.2g;④0.3g。

七、利福布汀(Rifabutin)

【适应证】

用于艾滋患者鸟分枝杆菌感染综合征,肺炎,慢性抗药性肺结核。

【注意事项】

(1)妊娠初始3个月内者应避免使用;妊娠3个月以上的患者有明确指征使用时,应充分权衡利弊后决定是否采用。

(2)肝功能不全、胆管梗阻、慢性酒精中毒患者应适当减量。

(3)用药期间,应定期复查肝功能、血常规。

(4)结核病患者应避免用大剂量间歇用药方案。中性粒细胞减少或血小板减少患者、肌炎或眼葡萄膜炎患者应慎用;定期进行血液学检查;定期观察是否出现肌炎或眼葡萄膜炎的相关症状或征兆。

【禁忌证】

对利福布汀或其他利福霉素类药过敏者、用药后出现过血小板减少性紫癜的患者。

【不良反应】

常见皮疹、胃肠道反应、嗜中性粒细胞减少症。

【用法用量】

口服：①鸟分枝杆菌感染，一次 0.3g 一日 1 次。如有恶心呕吐等胃肠道不适者可改为一次 0.15g，一日 2 次。进食同时服药可减轻胃肠道反应。②结核：一次0.15~0.3g，一日 1 次。③严重肾功能不全者(肌酐清除率<30ml/min)，剂量减半。

【制剂与规格】

利福布汀胶囊：0.15g。

八、对氨基水杨酸钠(Sodium Aminosalicylate)

【适应证】

联合治疗结核分枝杆菌所致的肺及肺外结核病。

【注意事项】

(1)交叉过敏反应：对其他水杨酸类包括水杨酸甲酯(冬青油)或其他含对氨基苯基团(如某些磺胺药和染料)过敏的患者本品亦可呈过敏。

(2)对诊断的干扰：使硫酸铜法测定尿糖出现假阳性；使尿液中尿胆原测定呈假阳性反应(氨基水杨酸类与 Ehrlich 试剂发生反应，产生橘红色混浊或黄色，某些根据上述原理做成的市售试验纸条的结果也可受影响)；使丙氨酸氨基转移酶(ALT)和门冬氨酸氨基转移酶(AST)的正常值增高。

(3)充血性心力衰竭、胃溃疡、葡萄糖-6-磷酸脱氢酶(G-6-PD)缺乏症、严重肝或肾功能损害患者慎用。

(4)孕妇和哺乳期妇女须权衡利弊后使用。

(5)儿童严格按用法用量服用。

【禁忌证】

对本品过敏者禁用。

【不良反应】

常见食欲不振、恶心、呕吐、腹痛、腹泻；过敏反应有瘙痒、皮疹、药物热、哮喘、嗜酸性粒细胞增多；少见胃溃疡及出血、血尿、蛋白尿、肝功损害及粒细胞减少。

【用法用量】

口服：

(1)成人一次 2~3g，一日 4 次。

(2)儿童按体重一日 0.2~0.3g/kg，分 3~4 次服。一日剂量不超过 12g。

静脉滴注：

(1)成人一日 4~12g，临用前加注射用水适量使溶解后再用 5% 葡萄糖注射液500ml

稀释,2~3h 滴完。

(2)儿童一日 0.2~0.3g/kg。

【制剂与规格】

对氨基水杨酸钠肠溶片:0.5g。对氨基水杨酸钠片:0.5g。

注射用对氨基水杨酸钠:①2g;②4g。

九、帕司烟肼(Pasiniazid)

【适应证】

(1)联合用于治疗各型肺结核、支气管内膜结核及肺外结核。

(2)与结核病相关手术的保护药。

(3)预防长期或大剂量皮质激素、免疫抑制治疗时的结核感染或复发。

【注意事项】

(1)至少应连续服用 3 个月,如无不良反应,中途不宜停药,经临床确诊痊愈后方可停药。

(2)孕妇、肝肾功能不良者和有精神病史、癫痫病史及脑外伤史者慎用。

(3)用药期间应定期进行肝功能检查。少数患者在用药的前两个月可出现一过性氨基转移酶升高。在保护肝功能治疗下继续用药,AST 及 ALT 可恢复正常。若继续升高,则应停药。

(4)如疗程中出现视神经炎症状,需立即进行眼部检查,并定期复查。

(5)同服维生素 B_6 可防治周围神经炎等神经系统的不良反应。

(6)抗酸药,尤其是氢氧化铝,可抑制本品吸收,不宜同服。

(7)本品可加强香豆素类抗凝血药、某些抗癫痫药、降压药、抗胆碱药、三环抗抑郁药的作用,合用时需注意。

(8)孕妇及哺乳期妇女用药慎用。

【禁忌证】

精神病、癫痫患者和严重肝功能障碍患者。

【不良反应】

偶见头晕、头痛、失眠、发热、皮疹、恶心、乏力、黄疸、周围神经炎、视神经炎及血细胞减少等不良反应发生。

【用法用量】

口服:治疗与其他抗结核药合用。

(1)成人一日按体重 10~20mg/kg,顿服。

(2)儿童视个别需要可增至一日按体重 20~40mg/kg,顿服。

(3)预防一日按体重 10~15mg/kg,顿服。

十、卷曲霉素(Capreomycin)

【适应证】

用于经一线抗结核药(如链霉素、异烟肼、利福平和乙胺丁醇)治疗失败者,或对上述药中的一种或数种产生毒性作用或细菌耐药时,可作为联合用药之一。

【注意事项】

(1)听力减退、重症肌无力、帕金森病、肾功能不全者慎用。

(2)用药期间应注意检查:①听力测定一周1~2次,最好作电测听检查,每月1次。②定期作前庭功能及肾功能测定,尤其是肾功能减退或第8对脑神经病变患者,一周1~2次,如尿素氮30mg/100ml以上需减量或停药。③肝功能测定,尤其与其他肝毒性抗结核药合用时。④血钾浓度测定:用药前、治疗中每月测定1次。

(3)对诊断的干扰:酚磺酞及磺溴酞钠排泄试验的结果降低;血液尿素氮及非蛋白氮的测定值可能增高。

(4)失水患者,由于血药浓度增高,可能增加毒性反应。

(5)卷曲霉素单用时细菌可迅速产生耐药,故只能与其他抗菌药联合用于结核病的治疗。卷曲霉素与卡那霉素有交叉耐药性,但与其他抗结核药无交叉耐药性。

(6)肾功能减退者按肌酐清除率调整剂量:≥110ml/min者,按正常人用量;100ml/min者,一日1次,12.7mg/kg;80ml/min者,一日1次,10.4mg/kg;60ml/min者,一日1次,8.2mg/kg;50ml/min者,一日7mg/kg,或每48h 14mg/kg;40ml/min者,一日5.9mg/kg,或每48h 11.7mg/kg;30ml/min者,一日4.7mg/kg,或每48h 9.5mg/kg;20ml/min者,一日3.6mg/kg,或每48h 7.2mg/kg;10ml/min者,一日2.4mg/kg,或每48h 4.9mg/kg;0ml/min者,一日1.3mg/kg,或每48h 2.6mg/kg或每72h 3.9mg/kg。

(7)用药2~3周后如病情好转,仍需继续用完整个疗程。

(8)注射时需作深部肌内注射,注射过浅可加重疼痛并发生无菌性脓肿。

(9)不推荐在儿童患者中使用。

(10)老年人肾功能呈生理性减退,需根据肾功能调整剂量。

【禁忌证】

对卷曲霉素过敏者、孕妇及哺乳期妇女禁用。

【不良反应】

(1)具显著肾毒性,表现为肌酐、尿素氮升高、肌酐清除率减低、蛋白尿、管型尿等,用药期间需监测肾功能和尿常规。

(2)对第8对脑神经有损害,一般在用药至2~4月时可出现前庭功能损害,而听觉损害则较少。

(3)有一定神经肌肉阻滞作用。

(4)皮疹、瘙痒、皮肤红肿等过敏反应。

(5)较多发生的反应有低血钾症、肾毒性,较少发生者为过敏反应、耳毒性、耳-前庭毒性、神经肌肉阻断作用、低血钙症。

【用法用量】

深部肌内注射:临用时,加0.9%氯化钠注射液使其溶解后使用。

成人一日1g,持续60~120d,而后一周2~3次,一次1g;现多主张一次0.75g,一日1次。

【制剂与规格】

注射用硫酸卷曲霉素:①0.5g(50 万 U);②0.75g(75 万 U)。

十一、丙硫异烟胺(Protionamide)

【适应证】

与其他抗结核药联合用于结核病经一线药(如链霉素、异烟肼、利福平和乙胺丁醇)治疗无效者。

【注意事项】

(1)交叉过敏,患者对异烟肼、吡嗪酰胺、烟酸或其他化学结构相近的药物过敏者可能对丙硫异烟胺过敏。

(2)糖尿病、严重肝功能减退患者慎用。

(3)治疗期间须进行:①用药前和疗程中每 2~4 周测定丙氨酸氨基转移酶、d-冬氨酸氨基转移酶,但上述试验值增高不一定预示发生临床肝炎,并可能在继续治疗过程中恢复;②眼部检查,如治疗过程中出现视力减退或其他视神经炎症状时应立即进行眼部检查,并定期复查。

(4)12 岁以下儿童不宜服用。

【禁忌证】

对丙硫异烟胺过敏者及孕妇禁用。

【不良反应】

(1)发生率较高者有:精神忧郁(中枢神经系统毒性)。

(2)发生率较少者有:步态不稳或麻木、针刺感、烧灼感、手足疼痛(周围神经炎)、精神错乱或其他精神改变(中枢神经系统毒性)、眼或皮肤黄染(黄疸、肝炎)。

(3)发生率极少者有:视力模糊或视力减退、合并或不合并眼痛(视神经炎)、月经失调或怕冷、性欲减退(男子)、皮肤干而粗糙、甲状腺功能减退、关节疼痛、僵直肿胀。

(4)如持续发生以下情况者应予注意:腹泻、唾液增多、流口水、食欲减退、口中金属味、恶心、口痛、胃痛、胃部不适、呕吐(胃肠道紊乱、中枢神经系统毒性)、眩晕(包括从卧位或坐位起身时)、嗜睡、软弱(中枢神经系统毒性)。

【用法用量】

口服:

(1)成人常用量一次 250mg,一日 2~3 次。

(2)小儿常用量一次按体重口服 4~5mg/kg,一日 3 次。

【制剂与规格】

丙硫异烟胺肠溶片:0.1g。

(谭恩丽　魏　萍)

第十五节 抗真菌药

一、两性霉素B(Amphotericin B)

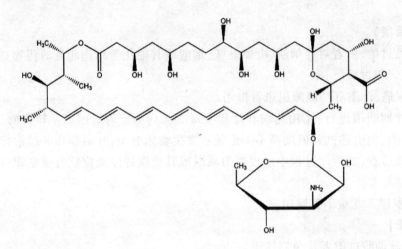

图 3-16 两性霉素 B 结构式

【适应证】

用于敏感真菌所致的深部真菌感染且病情呈进行性发展者,如败血症、心内膜炎、脑膜炎(隐球菌及其他真菌)、腹腔感染(包括与透析相关者)、肺部感染、尿路感染和眼内炎等。

【注意事项】

(1)本品毒性大,不良反应多见,但它又是治疗危重深部真菌感染的唯一有效药物,选用时必须权衡利弊后做出决定。总的来说,其含脂复合制剂因具有特有的药动学特性而其毒性有所降低。因此,其含脂复合制剂适用于不能耐受注射用两性霉素 B 引起的肾毒性,或出现严重毒性反应的患者。其中两性霉毒 B 胆固醇复合体(ABCD)尚适用于粒细胞缺乏患者发热疑为真菌感染的经验治疗。

(2)下列情况应慎用:①肾功能重度减退时,其半衰期仅轻度延长。肾功能轻、中度损害的患者如病情需要仍可选用;重度肾功能损害者则需延长给药间期或减量应用,应用其最小有效量。老年人减量慎用。当治疗累积剂量大于 4g 时,可引起不可逆性肾功能损害。②可致肝毒性,肝病患者避免应用本品。

(3)治疗期间定期严密随访血、尿常规,肝、肾功能,血钾、心电图等,如血尿素氮或血肌酐明显升高时,则需减量或暂停治疗,直至肾功能恢复。

(4)为减少不良反应,给药前可给非甾体抗炎药和抗组胺药,如吲哚美辛和异丙嗪等,同时给予琥珀酸氢化可的松 25~50mg 或地塞米松 2~5mg 一同静脉滴注。

(5)中断治疗 7d 以上者,需重新自小剂量(0.25mg/kg)开始逐渐增加至所需量。

(6)本品宜缓慢避光滴注,每剂滴注时间至少 6h。

(7)药液静脉滴注时应避免外漏,因其可致局部刺激。

(8)用于治疗患全身性真菌感染的孕妇,对胎儿无明显影响。但孕妇用药尚缺乏有良好对照的研究。孕妇如确有应用指征时方可慎用。

(9)哺乳期妇女应避免应用或于用药时暂时停止哺乳。

(10)儿童静脉及鞘内给药剂量以体重计算均同成人,应限用最小有效剂量。

【禁忌证】

对两性霉素 B 过敏及严重肝病患者禁用。

【不良反应】

(1)静滴过程中或静滴后发生寒颤、高热、严重头痛、食欲不振、恶心、呕吐,有时可出现血压下降、眩晕等。

(2)几乎所有患者在疗程中均可出现不同程度的肾功能损害,尿中可出现红细胞、白细胞、蛋白和管型、血尿素氮和肌酐增高,肌酐清除率降低,也可引起肾小管性酸中毒。

(3)低钾血症。

(4)血液系统毒性反应有正常红细胞性贫血,偶可有白细胞或血小板减少。

(5)肝毒性,较少见,可致肝细胞坏死,急性肝功能衰竭亦有发生。

(6)静脉滴注过快时可引起心室颤动或心脏骤停。电解质紊乱亦可导致心律失常。滴注时易发生血栓性静脉炎。

(7)鞘内注射可引起严重头痛、发热、呕吐、颈项强直、下肢疼痛及尿潴留等,严重者可发生下肢截瘫等。

(8)过敏性休克、皮疹等变态反应偶有发生。

【用法和用量】

1. 注射用两性霉素 B(AMB)

(1)静脉滴注

静脉滴注液的配制方法:先以灭菌注射用水 10ml 配制本品 50mg(或以 5ml 配制 25mg)然后用 5%葡萄糖注射液稀释(不可用 0.9%氯化钠注射液,因可产生沉淀),滴注液的药物浓度不超过 10mg/100ml,避光缓慢静滴,一次滴注时间需 6h 以上,稀释用葡萄糖注射液的 pH 值应在 4.2 以上。

开始时先试以 1~5mg 或按体重一次 0.02~0.1mg/kg 给药,以后根据患者耐受情况一日或隔日增加 5mg,当增至一次 0.6~0.7mg/kg 时即可暂停增加剂量,此为一般治疗量。成人最高一日不超过 1mg/kg,一日或间隔 1~2d 1 次,累积总量 1.5~3.0g,疗程 1~3 个月,也可长至 6 个月,视病情及疾病种类而定。对敏感真菌感染宜采用较小剂量,即成人一次 20~30mg,疗程同上。

(2)鞘内给药

首次 0.05~0.1mg,以后渐增至一次 0.5mg,最大量一次不超过 1mg,一周给药 2~3 次,总量 15mg 左右。鞘内给药时宜与小剂量地塞米松或琥珀酸氢化可的松同时给予,并需用脑脊液反复稀释药液,边稀释边缓慢注入以减少不良反应。鞘内注射的配制方法:先以灭菌注射用水 10ml 配制本品 50mg（或 5ml 配制 25mg），然后取 5mg/ml 浓度的药液1ml，加 5%葡萄糖注射液 19ml 稀释，使最终浓度成 250μg/ml。注射时取所需药液量以脑脊液5~30ml 反复稀释，并缓慢注入。鞘内注射液的药物浓度不可高于 25mg/100ml，pH值应在4.2 以上。

（3）局部用药

气溶吸入时成人一次 5~10mg，用灭菌注射用水溶解成 0.2%~0.3%溶液应用；超声雾化吸入时本品浓度为 0.01%~0.02%，一日吸入 2~3 次，一次吸入 5~10ml；持续膀胱冲洗时一日以两性霉素 B 5mg 加入 1000ml 灭菌注射用水中，按每小时注入 40ml 速度进行冲洗，共用 5~10d。

2. 两性霉素 B 脂质体（AMBL）静脉滴注

起始剂量 0.1mg/(kg·d)。用注射用水稀释溶解并振荡摇匀后加至 5%葡萄糖 500ml内静脉滴注。滴速不得超过 30 滴/min，观察有无不适，前 2h 每小时监测体温、脉搏、呼吸、血压各 1 次。如无不良反应，第二日开始增加一日 0.25~0.50mg/kg，剂量逐日递增至维持剂量：一日 1~3mg/kg。输液浓度已不大于 0.15mg/ml 为宜。中枢神经系统感染，最大剂量1mg/kg 给药前可考虑合并用地塞米松，以减少局部反应，但应注意皮质激素有引起感染扩散的可能。疗程视病种病情而定。

【制剂与规格】

注射用两性霉素 B：①5mg(5000U)；②25mg(2.5 万 U)；③50mg(5 万 U)。注射用两性霉素 B 脂质体（AMBL）：①2mg(2000U)；②10mg(1 万 U)；③50mg(5 万 U)；④100mg(10万U)。

二、氟康唑(Fluconazole)

【适应证】

（1）念珠菌病：口咽部和食管念珠菌感染；播散性念珠菌病，包括腹膜炎、肺炎、尿路感染等；念珠菌外阴阴道炎。骨髓移植患者接受细胞毒类药物或放射治疗时，预防念珠菌感染的发生。

（2）隐球菌病：治疗脑膜炎以外的新型隐球菌病或治疗隐球菌脑膜炎时，作为两性霉素 B 联合氟胞嘧啶初治后的维持治疗药物。

（3）球孢子菌病。

（4）接受化疗、放疗和免疫抑制治疗患者的预防治疗。

（5）可替代伊曲康唑用于芽生菌病和组织胞浆菌病的治疗。

【注意事项】

（1）与其他吡咯类药物可发生交叉过敏反应，因此对任何一种吡咯类药物过敏者都应禁用氟康唑。

（2）需定期监测肝、肾功能，用于肝肾功能减退者需减量应用。

（3）在免疫缺陷者中的长期预防用药，已导致念珠菌属等对氟康唑等吡咯类抗真菌药耐药性的增加，应避免无指征预防用药。

（4）治疗过程中可发生轻度一过性 AST 及 ALT 升高，偶可出现肝毒性症状。治疗前后均应定期检查肝功能,如出现持续异常或肝毒性临床症状时均需立即停用。

(5)与肝毒性药物合用、需服用氟康唑 2 周以上或接受多倍于常用剂量的本品时,可使肝毒性的发生率增高,需严密观察。

(6)疗程应视感染部位及个体治疗反应而定。一般治疗应持续至真菌感染的临床表现及实验室检查指标显示真菌感染消失为止。隐球菌脑膜炎或反复发作口咽部念珠菌病的艾滋病患者需用氟康唑长期维持治疗以防止复发。

(7)接受骨髓移植者,如严重粒细胞减少已先期发生,则应预防性使用,直至中性粒细胞计数上升至 $1.0×10^9$/L 以上后 7d。

(8)哺乳期妇女慎用或服用时暂停哺乳。

(9)对小儿的影响缺乏充足的研究资料,小儿不宜应用。

(10)老年患者须根据肌酐清除率调整剂量。

【禁忌证】

对氟康唑或其他吡咯类药有过敏史者和孕妇禁用。

【不良反应】

(1)常见恶心、呕吐、腹痛或腹泻等。

(2)过敏反应,可表现为皮疹,偶可发生严重的剥脱性皮炎(常伴随肝功能损害)、渗出性多形红斑。

(3)肝毒性,治疗过程中可发生轻度一过性 AST 及 ALT 升高,偶可出现肝毒性症状,尤其易发生于有严重基础疾病(如艾滋病和癌症)的患者。

(4)可见头晕、头痛。

(5)某些患者,尤其有严重基础疾病(如艾滋病和癌症)的患者,可能出现肾功能异常。

(6)偶可发生周围血象一过性中性粒细胞减少和血小板减少等血液学检查指标改变,尤其易发生于有严重基础疾病(如艾滋病和癌症)的患者。

【用法和用量】

口服或静脉滴注:静脉滴注时,最大速率为 200mg/h,且容量不超过 10ml/min。

(1)成人:①播散性念珠菌病, 首次剂量 0.4g,以后一次 0.2g,一日 1 次,持续 4 周,症状缓解后至少持续 2 周。②食道念珠菌病,首次剂量 0.2g,以后一次 0.1g,一日 1 次,持续至少 3 周,症状缓解后至少持续 2 周。根据治疗反应,也可加大剂量至一次 0.4g,一日 1 次。③口咽部念珠菌病,首次剂量 0.2g,以后一次 0.1g,一日 1 次,疗程至少 2 周。④念珠菌外阴阴道炎,单剂量 0.15g。⑤隐球菌脑膜炎,一次 0.4g,一日 1 次,直至病情明显好转,然后一次 0.2~0.4g,一日 1 次,用至脑脊液病毒培养转阴后至少 10~12 周。或一次 0.4g,一日 2 次,连续 2 日,然后一次 0.4g,一日 1 次,疗程同前述。

(2)肾功能不全者:若只需给药 1 次,不用调节剂量;需多次给药时,第一及第二日应给常规剂量,以此后按肌酐清除率来调节给药剂量:肌酐清除率(ml/min)>50%者,按常规剂量的 100%用药;11%~50%(未透析)者,按常规剂量的 50%用药;定期透析患者,一次透析后应用按常规剂量的 100%用药。

【制剂与规格】

氟康唑片:①50mg;②100mg;③150mg;④200mg。

氟康唑胶囊:①50mg;②100mg;③150mg。

氟康唑注射液:①50ml:100mg;②100ml:200mg。

三、伊曲康唑(Itraconazole)

【适应证】

(1)妇科:外阴及阴道念珠菌病。

(2)皮肤科/眼科:花斑癣、皮肤真菌病、真菌性角膜炎和口腔念珠菌病。

(3)皮肤癣菌和/或酵母菌引起的甲真菌病。

(4)系统性真菌感染:系统性曲霉病及念珠菌病、隐球菌病(包括隐球菌性脑膜炎)、组织胞浆菌病、孢子丝菌病、巴西副球孢子菌病、芽生菌病和其他各种少见的系统性或热带真菌病。

【注意事项】

(1)对持续用药超过1个月者,及治疗过程中如出现厌食、恶心、呕吐、疲劳、腹痛或尿色加深的患者,建议检查肝功能。如果出现异常,应停止用药。

(2)肝功能异常患者慎用(除非治疗的必要性超过肝损伤的危险性)。肝硬化患者,使用时应考虑调整剂量,并监测肝酶。

(3)当发生神经系统症状时应终止治疗。

(4)对肾功能不全患者,患者肌酐清除率<30ml/min时,不得使用静脉给药。

(5)对有充血性心力衰竭危险因素的患者,应谨慎用药,并严密监测。对患有充血性心力衰竭或有充血性心力衰竭病史的患者,应权衡利弊使用。严重的肺部疾病,如慢性阻塞性肺病;肾衰竭和其他水肿性疾病。

(6)钙通道阻滞剂具有负性肌力作用,合并使用时需加注意。

(7)如果发生可能与伊曲康唑注射液有关的神经病变时,应当停药。

(8)对其他唑类药物过敏的患者使用伊曲康唑注射液时应慎重。

(9)伊曲康唑注射液只能用随包装提供的50ml 0.9%氯化钠注射液稀释。

(10)孕妇禁用(除非用于系统性真菌病治疗,但仍应权衡利弊)。

(11)哺乳期妇女不宜使用。

(12)育龄妇女使用时应采取适当的避孕措施,直至停止依曲康唑治疗后的下一个月经周期。

(13)儿童的临床资料有限,不用于儿童患者,除非潜在利益优于可能出现的危害。

(14)用于老年人的临床资料有限,用于老年人时需权衡利弊。

【禁忌证】

(1)禁用于已知对伊曲康唑及辅料过敏的患者。

(2)注射液禁用于不能注射0.9%氯化钠注射液的患者。

(3)注射液禁用于肾功能损伤患者肌酐清除率<30ml/min者。

(4)禁止与特非那定、阿司咪唑、咪唑斯汀、西沙必利、多非利特、奎尼丁、匹莫齐特、口服咪达唑仑、经CYP3A4代谢的羟甲戊二酰辅酶A还原酶抑制剂如洛伐他汀或辛伐他汀等合用。

【不良反应】

(1)常见厌食、恶心、腹痛和便秘。较少见的副作用包括头痛、可逆性氨基转移酶升高、月经紊乱、头晕和过敏反应(如瘙痒、红斑、风团和血管性水肿)。有个例报告出现Stevens-Johnson综合征(重症多形型红斑)。

(2)已有潜在病理改变并同时接受多种药物治疗的大多数患者,长疗程治疗时可见低血钾症、水肿、肝炎和脱发等症状。

【用法和用量】

口服:用餐后立即给药。胶囊必须整吞。

局部感染:①念珠菌性阴道炎,一次200mg一日2次;疗程1d。或一次200mg,一日1次,疗程3d。②花斑癣,一次200mg,一日1次,疗程7d。③皮肤癣菌病,一次100mg,一日1次,疗程15d。高度角化区,如足底部癣、手掌部癣需延长治疗15d,一日100mg。④口腔念珠菌病,一次100mg,一日1次,疗程15d。一些免疫缺陷患者如白血病、艾滋病或器官移植患者,伊曲康唑的口服生物利用度可能会降低,因此剂量可加倍。⑤真菌性角膜炎,一次200mg,一日1次,疗程21d。⑥甲真菌病,一次200mg,一日1次,疗程3月。本品从皮肤和甲组织中清除比血浆慢,因此,对皮肤感染来说,停药后2~4周达到最理想的临床和真菌学疗效,对甲真菌病来说在停药后6~9个月达到最理想的临床和真菌学疗效。

【制剂与规格】

伊曲康唑片:①50mg;②100mg。

伊曲康唑胶囊:200mg。

四、伏立康唑(Voriconazole)

【适应证】

(1)侵袭性曲霉病。

(2)非中性粒细胞减少患者的念珠菌血症。

(3)对氟康唑耐药的念珠菌引起的严重侵袭性感染(包括克柔念珠菌)。

(4)由足放线病菌属和镰刀菌属引起的严重感染。

【注意事项】

(1)已知对其他唑类药物过敏者慎用。

(2)极少数使用者发生了尖端扭转性室性心动过速,伴有心律失常危险因素的患者需慎用。

(3)治疗前或治疗期间应监测血电解质,如有电解质紊乱应及时纠正。

(4)连续治疗超过28d者,需监测视觉功能,包括视敏度、视力范围以及色觉。

(5)伴有严重基础疾病(主要为恶性血液病)的患者可发生肝毒性反应。肝脏反应,包括肝炎和黄疸,可以发生在无其他确定危险因素的患者中。停药后即能好转。治疗前及治疗中需检查肝功能,以防发生更严重的肝脏损害。一旦发生应考虑停药。轻度到中度肝硬化者(Child-Pugh A和B)的负荷剂量不变,但维持剂量减半。严重肝功能不全的患者应用本品时必须权衡利弊,并密切监测药物的毒性反应。

(6)片剂应在餐后或餐前至少 1h 服用,其中含有乳糖成分,先天性的半乳糖不能耐受者、Lapp 乳糖酶缺乏或葡萄糖-半乳糖吸收障碍者不宜应用片剂。

(7)可能引起视觉改变,包括视力模糊和畏光,使用期间应避免从事有潜在危险性的工作,例如驾驶或操纵机器。

(8)在治疗中患者出现皮疹需严密观察,如皮损进一步加重则需停药。用药期间应避免强烈的、直接的阳光照射。

(9)用药期间必须监测肾功能(主要为血肌酐)。中度到严重肾功能减退(肌酐清除率<50ml/min)的患者应用注射液时,可能发生助溶剂 SBECD 蓄积。除非应用静脉制剂的利大于弊,否则应选用口服药。肾功能障碍者静脉给药时必须密切监测血肌酐水平,如有升高应考虑改为口服给药。

(10)伏立康唑可经血液透析清除,清除率为 121ml/min。4h 的血液透析仅能清除少许药物,无需调整剂量。

(11)在用药期间怀孕,应告知患者本品对胎儿的潜在危险。

(12)哺乳期妇女和儿童患者应慎用,如果使用一定要权衡利弊。

(13)禁止与 CYP3A4 底物如特非那定、阿司咪唑、西沙必利、匹莫齐特或奎尼丁合用,因为伏立康唑可使上述药物的血浓度增高,从而导致 Q-T 间期延长,并且偶见尖端扭转性室性心动过速。

【禁忌证】

已知对伏立康唑或任何一种赋形剂有过敏史者、孕妇。

【不良反应】

(1)常见视觉障碍、发热、皮疹、恶心、呕吐、腹泻、头痛、败血症、周围性水肿、腹痛以及呼吸功能紊乱、肝功能试验值增高。

(2)少见过敏反应、虚弱、背痛、注射部位疼痛、房性心律失常、房颤、完全性房室传导阻滞、二联率、心动过缓、束支传导阻滞、期外收缩、QT 间期延长、室上性心动过速、厌食、便秘、消化不良、腹胀、胃肠炎、齿龈炎、舌炎、肾上腺皮质功能不全、胃炎、甲状腺功能降低、粒细胞缺乏症、贫血、出血时间延长、发绀、血栓性血小板减少性紫癜、蛋白尿、尿素氮增高、肌酐磷酸激酶增高、高血钾、高镁血症、高钠血症、高尿酸血症、关节痛、肌痛、肌无力、激动、张力过高、感觉减退、失眠、眩晕、咳嗽增加、鼻出血、咽炎、声音改变、血管性水肿、接触性皮炎、光敏性皮肤反应、皮肤出汗、荨麻疹、耳聋、耳痛、眼痛、眼干、味觉异常、排尿困难、少尿、尿潴留。

【用法和用量】

1. 成人

(1)静脉滴注和口服的互换用法

无论是静脉滴注或口服给药,首次给药时第一日均应给予首次负荷剂量。以使其血药浓度在给药第一日即接近于稳态浓度。由于口服片剂的生物利用度很高(96%),所以在有临床指征时静脉滴注和口服两种给药途径可以互换。

口服:

负荷剂量(适用于第 1 个 24h):患者体重≥40kg,每 12h 给药 1 次,一次 400mg;患者体重<40kg，每12h给药1次，一次200mg。

维持剂量(开始用药24h以后)：患者体重≥40kg，一日给药2次，一次200mg；患者体重<40kg，一日给药2次，一次100mg。

静脉滴注：

负荷剂量(适用于第1个24h)：每12h给药1次，一次6mg/kg。

维持剂量(开始用药24h以后)：一日给药2次，一次4mg/kg。

静脉滴注前先溶解成10mg/ml，再稀释至不高于5mg/ml的浓度。

静脉滴注速度最快不超过每小时3mg/kg。禁止和其他静脉药物(包括血制品、电解质)在同一输液通路中同时滴注。使用全肠外营养时不需要停用，但需要分不同的静脉通路滴注。

(2)序贯疗法

静脉滴注和口服给药尚可以进行序贯治疗，此时口服给药无需给予负荷剂量，因为此前静脉滴注给药已经使伏立康唑血药浓度达稳态。

(3)疗程

视患者用药后的临床和微生物学反应而定。静脉用药的疗程不宜超过6个月。

(4)剂量调整

在治疗过程中，医生应当严密监测其潜在的不良反应，并根据患者具体情况及时调整药物方案。

静脉给药：如果患者不能耐受一日2次，一次4mg/kg静脉滴注，可减为一日2次，一次3mg/kg。与苯妥因或利福平布汀合用时，建议伏立康唑的静脉维持剂量增加为一日静脉滴注2次，一次5mg/kg。

口服给药：如果患者治疗反应欠佳，口服给药的维持剂量可以增加到一日2次，一次300mg；体重<40kg的患者剂量调整为一日2次，一次150mg。如果患者不能耐受上述较高的剂量，口服给药的维持剂量可以一次减50mg，逐渐减到一日2次，一次200mg(体重小于40kg的患者减到一日2次，一次100mg)。

2. 肾功能损害者用药

中度到严重肾功能减退(肌酐清除率<50ml/min)的患者应用注射剂时，可发生赋形剂磺丁倍他环糊精钠(SBECD)蓄积。此种患者宜选用口服给药，除非应用静脉制剂的利大于弊。伏立康唑可经血液透析清除，清除率为121ml/min。4h的血液透析仅能清除少量药物，无需调整剂量。静脉制剂的赋形剂磺丁倍他环糊精钠(SBECD)在血液透析中的清除率为55ml/min。

3. 急性肝损害者(谷丙转氨酶ALT/GOT和谷草转氨酶AST/GST增高)

无需调整剂量，但应继续监测肝功能以观察是否有进一步升高。建议轻度到中度肝硬化患者(Child-Pugh A和B)伏立康唑的负荷剂量不变，但维持剂量减半。

4. 儿童(2岁到12岁)

口服和静脉给药不用负荷剂量。静脉滴注，一日2次，一次7mg/kg。口服，一日2次，一次200mg。如果儿童患者不能耐受一日2次，一次7mg/kg静脉滴注，可减为一日2次，一次4mg/kg。这个剂量相当于成年人中一日2次，一次3mg/kg的暴露量。

【制剂与规格】

伏立康唑片:①50mg;②200mg。伏立康唑干混悬剂:40mg/ml。

注射用伏立康唑:200mg。

五、卡泊芬净(Caspofungin)

【适应证】

(1)对其他药物治疗无效或不能耐受的侵袭性曲霉菌病。

(2)念珠菌所致的食管炎、菌血症、腹腔内脓肿、腹膜炎及胸膜腔感染。

【注意事项】

(1)与环孢素同时使用,需权衡利弊。

(2)不推荐18岁以下的患者使用。

【禁忌证】

对本品中任何成分过敏者、哺乳期及妊娠妇女。

【不良反应】

(1)常见发热、头痛、腹痛、疼痛、恶心、腹泻、呕吐、AST、ALT升高、贫血、静脉炎/血栓性静脉炎。静脉输注并发症、皮肤皮疹、瘙痒等。

(2)实验室检查异常:低白蛋白、低钾、低镁血症、白细胞减少、嗜酸性粒细胞增多、血小板减少、中性白细胞减少、尿中红细胞增多、部分凝血激酶时间延长、血清总蛋白降低、尿蛋白增多、凝血酶原时间延长、低钠、尿中白细胞增多以及低钙。

【用法用量】

静脉滴注:

(1)成人,首日一次70mg负荷剂量,之后给予维持剂量一日50mg。疗效欠佳且对本品耐受较好的患者,可将维持剂量加至一日70mg。输注液须用大约1h经静脉缓慢输注。

(2)中度肝功能不全(Child-Pugh评分7~9)患者,将维持剂量减至一日35mg。尚无重度肝功能不全(Child-Pugh评分大于9)患者的临床用药经验。

(3)与具有代谢诱导作用的药物依非韦伦、奈韦拉平、利福平、地塞米松、苯妥英钠或卡马西平同时使用时,应给予一日70mg。

注射液的配制:

(1)不得使用任何含有葡萄糖的稀释液,因为卡泊芬净在含有葡萄糖的稀释液中不稳定。不得将卡泊芬净与任何其他药物混合或同时输注。

(2)溶解药瓶中的药物:在无菌条件下加入10.5ml的无菌注射用水,或含有对羟基苯甲酸甲酯和对羟基苯甲酸丙酯的无菌注射用水,或含有0.9%苯甲醇的无菌注射用水。溶解后瓶中药液的浓度将分别为7mg/ml(每瓶70mg装)或5mg/ml(每瓶50mg装)。轻轻混合,直到获得透明的溶液。保存于25℃或以下温度的此溶液,在24h之内可以使用。

(3)配制供患者输注的溶液:将上述溶解的药物用无菌注射用生理盐水或乳酸化的林格氏溶液250ml稀释,如医疗上需要一日剂量为50mg或35mg,可将输注液的容积减少到100ml。溶液浑浊或出现沉淀,不得使用。如输注液储存于25℃或以下温度的环境中,必须在 24h 内使用;如储存于 2℃~8℃的冰箱中,则必须在 48h 内使用。

【制剂与规格】

注射用醋酸卡伯芬净:①50mg;②70mg。

六、米卡芬净(Micafungin)

【适应证】

用于曲霉菌和念珠菌引起的真菌血症、呼吸道真菌病、胃肠道真菌病。

【注意事项】

(1)有药物过敏史的患者和肝功能不全患者慎用。

(2)可能出现肝功能异常或黄疸。应严密监测患者的肝功能。

(3)溶解本品时勿用力摇晃输液袋,因易起泡,且泡沫不易消失。

(4)本品在光线下可慢慢分解,给药时注意应避免阳光直射。如果从配制到输液结束需时超过 6h,应将输液袋遮光(不必将输液管遮光)。

(5)孕妇或可能妊娠的妇女以及哺乳期妇女女使用时需权衡利弊。

(6)儿童使用的安全性尚未确立。老年患者应慎重决定使用剂量。

【禁忌证】

禁用于对本品任何成分有过敏史者。

【不良反应】

(1)血液学异常:可能发生中性粒细胞减少症、血小板减少或溶血性贫血。

(2)可能发生休克、过敏样反应:必须密切观察患者,一旦发现应停止治疗。必要时必须采取适当措施。

(3)可能出现肝功能异常或黄疸。

(4)可能发生严重肾功能不全如急性肾衰。

【用法用量】

静脉滴注:成人一次 50~150mg,一日 1 次。严重或者难治性患者,可增加至一日 300mg。静脉滴注本品时,应将其溶于 0.9%氯化钠注射液、葡萄糖注射液或者补充液,剂量为 75mg 或以下时,滴注时间不少于 30min;剂量为 75mg 以上时滴注时间不少于1h。切勿使用注射用水溶解本品。

注意:由于将本品剂量增加至一日 300mg 用以治疗严重或难治性感染的安全性尚未完全确立,应密切观察患者的病情。体重为 50kg 或以下的患者,一日剂量不应超过 6mg/kg。

【制剂与规格】

注射用米卡芬净钠:50mg。

(白　雪　王雅琴)

第十六节 抗 病 毒 药

一、利巴韦林(Ribavirin)

【适应证】

用于呼吸道合胞病毒引起的病毒性肺炎与支气管炎，肝功能代偿期的慢性丙型肝炎患者。

【注意事项】

(1)长期或大剂量服用对肝功能、血象有不良反应。有严重贫血、肝功能异常者慎用。

(2)对诊断的干扰：口服后引起血胆红素增高者可高达 25%。大剂量可引起血红蛋白含量下降。

(3)哺乳期妇女在用药期间需暂停哺乳。

(4)不推荐老年人应用。

【禁忌证】

(1)对利巴韦林过敏者、孕妇。

(2)治疗前 6 个月内不稳定和未控制的心脏病、血红蛋白异常、重度虚弱患者、重度肝功能异常或失代偿期肝硬化、自身免疫病(包括自身免疫性肝炎)，不能控制的严重精神失常及儿童期严重精神病史者。

【不良反应】

常见贫血、乏力等，停药后即消失。少见疲倦、头痛、失眠、食欲减退、恶心、呕吐、轻度腹泻、便秘等，并可致红细胞、白细胞及血红蛋白下降。

【用法和用量】

口服：

成人：①体重<65kg 者，一次 400mg，一日 2 次；②体重 65~85kg 者，早 400mg，晚 600mg；③体重>85kg 者，一次 600mg，一日 2 次。

【制剂与规格】

利巴韦林片：①20mg；②50mg；③100mg。利巴韦林含片：①20mg；②100mg。

利巴韦林胶囊：①100mg；②150mg。利巴韦林口服液：5ml：0.15g。利巴韦林颗粒剂：①50mg；②100mg；③150mg。

利巴韦林滴眼液：①0.8ml：0.8mg；②8ml：8mg。

利巴韦林眼膏：①2g：0.8mg；②2.5g：12.5mg。

二、奥司他韦(Oseltamivir)

【适应证】

(1)成人以及 1 岁和 1 岁以上儿童的甲型和乙型流感治疗。

(2)成人以及 13 岁和 13 岁以上青少年的甲型和乙型流感的预防。

【注意事项】

(1)尚无证据显示对甲型流感和乙型流感以外的其他疾病有效。

(2)对 1 岁以下儿童治疗流感、对 13 岁以下儿童预防流感、在健康状况差或不稳定必须入院的患者、在免疫抑制的患者以及并有慢性心脏或/和呼吸道疾病的患者治疗流感的安全性和有效性尚不确定。

(3)奥司他韦不能取代流感疫苗;其使用不应影响每年接种流感疫苗;只有在可靠的流行病学资料显示社区出现了流感病毒感染后才考虑用于治疗和预防。

(4)对肌酐清除率在 10~30ml/min 的患者,用于治疗和预防的推荐剂量应做调整。不推荐用于肌酐清除率小于 10ml/min 的患者, 和严重肾衰竭需定期进行血液透析和持续腹膜透析的患者。

(5)妊娠和哺乳期妇女服只有在对哺乳母亲的预期利益大于对婴儿的潜在危险时才可服用。

(6)应对患者自我伤害和谵妄事件进行密切监测。

【禁忌证】

对奥司他韦及制剂中任何成分过敏者。

【不良反应】

极少见发红、皮疹、皮炎和大疱疹、肝炎和 AST 及 ALT 升高、胰腺炎、血管性水肿、喉部水肿、支气管痉挛、面部水肿、嗜酸粒细胞升高、白细胞下降和血尿。

【用法和用量】

口服:在流感症状开始的第一日或第二日开始治疗。

(1)成人和青少年(13 岁以上):一次 75mg,一日 2 次,共 5d。

(2)儿童(1 岁以上):①体重≤15kg,一次 30mg,一日 2 次,共 5d;②体重>15~23kg,一次 45mg,一日 2 次,共 5d;③体重>23~40kg,一次 60mg,一日 2 次,共 5d;④体重>40kg,一次 75mg,一日 2 次,共 5d。

(3)预防:在密切接触后 2d 内开始用药;或流感季节时预防流感;一次 75mg,一日 1 次,至少 7d。有数据表明连用药物 6 周安全有效。服药期间一直具有预防作用。

(4)肾功能不全患者剂量的调整:①治疗:对肌酐清除率为 10~30ml/min,一次 75mg,一日 1 次,共 5d。用于肌酐清除率小于 10ml/min 者和严重肾衰竭、需定期进行血液透析或持续腹膜透析的患者。无肾衰竭儿童的用药剂量资料。②预防:对肌酐清除率为 10~30ml/min 者,一次 75mg 隔日 1 次;或一日 30mg。不推荐用于终末期肾衰竭的患者,包括慢性定期血液透析、持续腹膜透析或肌酐清除率小于10ml/min 的患者。

【制剂与规格】

磷酸奥司他韦胶囊:75mg(以奥司他韦计)。

三、金刚烷胺(Amantadine)

【适应证】

(1)帕金森病、帕金森综合征、药物诱发的锥体外系疾患,一氧化碳中毒后帕金森综合征及老年人合并有脑动脉硬化的帕金森综合征。

(2)防治 A 型流感病毒所引起的呼吸道感染。

【注意事项】

(1)下列情况下应在严密监护下使用:有癫痫史、精神错乱、幻觉、充血性心力衰竭、肾功能不全、外周血管性水肿或直立性低血压的患者。

(2)治疗帕金森病时不应突然停药。

(3)用药期间不宜驾驶车辆,操纵机械和高空作业。

(4)每日最后一次服药时间应在下午 4 时前,以避免失眠。

(5)孕妇和老年患者应慎用。

【禁忌证】

对金刚烷胺过敏者、新生儿和 1 岁以下婴儿、哺乳期妇女。

【不良反应】

常见眩晕、失眠和神经质,恶心、呕吐、厌食、口干、便秘。少见白细胞减少、中性粒细胞减少。偶见抑郁、焦虑、幻觉、精神错乱、共济失调、头痛。罕见惊厥。

【用法和用量】

口服:

(1)成人:帕金森病、帕金森综合征,一次 100mg,一日 1~2 次,一日最大剂量为 400mg;抗病毒,成人一次 200mg,一日 1 次;或一次 100mg,每 12h 1 次。

(2)儿童:抗病毒,1~9 岁,按体重一次 1.5~3mg/kg,8h 1 次,或一次 2.2~4.4mg/kg,12h 1 次。9~12 岁,每 12h 口服 100mg。12 岁及 12 岁以上,用量同成人。

【制剂与规格】

盐酸金刚烷胺片:0.1g。盐酸金刚烷胺胶囊:0.1g。

四、阿昔洛韦(Aciclovir)

【适应证】

(1)单纯疱疹病毒感染:免疫缺陷者初发和复发性黏膜皮肤感染的治疗以及反复发作病例的预防;单纯疱疹性脑炎治疗。

(2)带状疱疹:治疗免疫缺陷者严重带状疱疹或免疫功能正常者弥散型带状疱疹。

(3)免疫缺陷者水痘。

(4)急性视网膜坏死。

【注意事项】

(1)对更昔洛韦过敏者也可能对阿昔洛韦过敏。

(2)宜缓慢静脉滴注,以避免本品可在肾小管内沉积,导致肾功能损害(据报告发生率可达 10%)。并应防止药液漏至血管外,以免引起疼痛及静脉炎。

(3)以下情况需考虑用药利弊:脱水患者,剂量应减少。严重肝功能不全者、对阿昔洛韦不能耐受者、精神异常或以往对细胞毒性药物出现精神反应者,应用时易产生精神症状,需慎用。

(4)严重免疫功能缺陷者长期或多次应用治疗后可能引起单纯疱疹病毒和带状疱

疹病毒对阿昔洛韦耐药。如单纯疱疹患者应用后皮损不见改善者应测试对阿昔洛韦的敏感性。

(5)随访检查:由于生殖器疱疹患者大多易患子宫颈癌,因此患者至少应一年检查一次,以早期发现。静脉用药可能引起肾毒性,用药前或用药期间应检查肾功能。

(6)静脉滴注后 2h,尿药浓度最高,此时应给患者充足的水,防止药物沉积于肾小管内。

(7)一次血液透析可使血药浓度降低 60%,故一次血液透析 6h 应重复初给一次剂量。

(8)肥胖患者的剂量应按标准体重计算。

(9)阿昔洛韦对单纯疱疹病毒的潜伏感染和复发无明显效果,不能根除病毒。

(10)本品呈碱性,与其他药物混合容易引起 pH 值改变,应尽量避免配伍使用。

(11)孕妇用药仍需权衡利弊。哺乳期妇女和儿童应慎用。

(12)新生儿不宜以含苯甲醇的稀释液配制滴注液,否则易引起致命性的综合征,包括酸中毒、中枢抑制、呼吸困难、肾衰竭、低血压、癫痫和颅内出血等。

(13)急性或慢性肾功能不全者不宜用本品静脉滴注,滴速过快时可引起肾衰竭,监测尿糖和肾功能,避免滴速过快。

【禁忌证】

对阿昔洛韦过敏者。

【不良反应】

(1)常见注射部位的炎症或静脉炎、皮肤瘙痒或荨麻疹、皮疹、发烧、轻度头痛、恶心、呕吐、腹泻、蛋白尿、血液尿素氮和血清肌酐值升高、肝功能异常如 AST、ALT、碱性磷酸酶、乳酸脱氢酶、总胆红素轻度升高等。

(2)少见急性肾功能不全、白细胞和红细胞计数下降、血红蛋白减少、胆固醇、甘油三酯升高、血尿、低血压、多汗、心悸、呼吸困难、胸闷等。

(3)罕见昏迷、意识模糊、幻觉、癫痫、下肢抽搐、舌及手足麻木感、震颤、全身倦怠感等中枢神经系统症状。

【用法和用量】

静脉滴注:一次滴注时间在 1h 以上。

(1)成人:①一日最高剂量按体重 30mg/kg,或按体表面积 1.5g/m²。②重症生殖器疱疹初治,按体重一次 5mg/kg,一日 3 次,每 8h 1 次,共 5d。③免疫缺陷者皮肤黏膜单纯疱疹或严重带状疱疹,按体重一次 5~10mg/kg,一日 3 次,每 8h 1 次,共 7~10d。④单纯疱疹性脑炎,按体重一次 10mg/kg,一日 3 次,每 8h 1 次,共 10d。⑤急性视网膜坏死,一次 5~10mg/kg,一日 3 次,每 8h 1 次,共 7~10d。以后一次口服 0.8g,一日 5 次,连续 6~14 周。

(2)小儿:①小儿最高剂量每 8h 按体表面积 500mg/m²。②重症生殖器疱疹初治,婴儿与 12 岁以下小儿,按体表面积一次 250mg/m²,一日 3 次,每 8h 1 次,共 5d。③免疫缺陷者皮肤黏膜单纯疱疹,婴儿与 12 岁以下小儿,按体表面积一次 250mg/m²,一日 3 次,每 8h 1 次,共 7d,12 岁以上按成人量。④单纯疱疹性脑炎,按体重一次 10mg/kg,一日 3 次,每 8h 1 次,共 10d。⑤免疫缺陷者合并水痘,按体重一次 10mg/kg,或按体表面积一次 500mg/m²,一日 3 次,每 8h 1 次,共 10d。

药液的配制:取本品 0.5g 加入 10ml 注射用水中(浓度成为 50g/L),充分摇匀成溶液后,再用 0.9%氯化钠注射液或 5%葡萄糖注射液稀释至至少 100ml,使最后药物浓度不超过 7g/L,否则易引起静脉炎。

口服:

(1)成人:①生殖器疱疹初治和免疫缺陷者皮肤黏膜单纯疱疹,一次 200mg,一日 5 次,10d 为 1 疗程;或一次 400mg,一日 3 次,5d 为 1 疗程;复发性感染,一次 200mg,一日 5 次,5d 为 1 疗程。复发性感染的慢性抑制疗法,一次 200mg,一日 3 次,6 个月为 1 疗程;必要时剂量可加至一日 5 次,6~12 个月为 1 疗程。②带状疱疹,一次 800mg,一日 5 次,7~10d 为 1 疗程。

(2)小儿:2 岁以上儿童按体重一次 20mg/kg,一日 4 次,共 5d。水痘,40kg 以上儿童和成人常用量为一次 800mg,一日 4 次,5d 为 1 疗程。

【制剂与规格】

阿昔洛韦片:①0.1g;②0.2g;③0.4g。阿昔洛韦咀嚼片:①0.4g;②0.8g。阿昔洛韦胶囊:①0.1g;②0.2g。

注射用阿昔洛韦:①0.25g;②0.5g。阿昔洛韦 0.9%氯化钠注射液:①100ml:阿昔洛韦 0.1g 与氯化钠 0.9g;②250ml:阿昔洛韦 0.25g 与氯化钠 2.25g。

阿昔洛韦滴眼液:8ml:8mg。阿昔洛韦眼膏:2g:60mg。

五、更昔洛韦(Ganciclovir)

【适应证】

(1)免疫缺陷患者(包括艾滋病患者)并发巨细胞病毒视网膜炎的诱导期和维持期治疗。

(2)接受器官移植的患者预防巨细胞病毒感染及用于巨细胞病毒血清试验阳性的艾滋病患者预防发生巨细胞病毒疾病。

【注意事项】

(1)对阿昔洛韦过敏者也可能对本品过敏。

(2)并不能治愈巨细胞病毒感染,用于艾滋病患者合并感染时往往需长期维持用药,防止复发。

(3)用静脉滴注给药,一次至少滴注 1h 以上,患者需给予充足水分,以免增加毒性。

(4)本品配制需充分溶解,浓度不能超过 10mg/ml。本品溶液呈强碱性(pH=11)。避免药液与皮肤或黏膜接触或吸入,如不慎溅及,应立即用肥皂和清水冲洗,眼睛应用清水冲洗,避免药液渗漏到血管外组织。

(5)本品可引起中性粒细胞减少、血小板减少,并易引起出血和感染,用药期间应注意口腔卫生。用药期间应经常检查血细胞数,初始治疗期间应每 2 日测定血细胞计数,以后为一周测定 1 次。对有血细胞减少病史的患者(包括因药物、化学品或射线所致者)或粒细胞计数低于 $1.0×10^9$/L 患者,应每天进行血细胞计数。如中性粒细胞计数在0.5×

10^9/L 以下,或血小板计数低于 $25×10^9$/L 时应暂时停药,直至中性粒细胞数增加至0.75× 10^9/L 以上方可重新给药。少数患者同时采用粒细胞-巨噬细胞集落刺激因子(GM-CSF)治疗粒细胞减低有效。

(6)用药期间应每 2 周进行血清肌酐或肌酐清除率的测定。肾功能减退者剂量应酌减,血液透析患者用量每 24h 不超过 1.25mg/kg,一次透析后血药浓度约可减低 50%,故宜在透析后给药。

(7)艾滋病合并巨细胞病毒视网膜炎患者,在治疗期间应每 6 周进行一次眼科检查。对正在接受齐多夫定治疗的上述患者,常不能耐受联合使用本品,合用时甚至可出现严重白细胞减少。

(8)器官移植患者用药期间可能出现肾功能损害,尤其是与环孢素或两性霉素 B 联合用药的患者。

(9)孕妇患者及 12 岁以下小儿患者用药应充分权衡利弊,哺乳期妇女用药期间应暂停哺乳。

(10)育龄妇女应用时应注意采取有效避孕措施,育龄男性应采用避孕工具至停药后至少 3 个月。

【禁忌证】
对本品或阿昔洛韦过敏者禁用。

【不良反应】
(1)常见的为骨髓抑制,用药后约 40% 的患者中性粒细胞数减低至 $1.0×10^9$/L 以下,约 20% 的患者血小板计数减低至 $50×10^9$/L 以下,此外可有贫血。

(2)可出现中枢神经系统症状,如精神异常、紧张、震颤等。偶有昏迷、抽搐等。

(3)可出现皮疹、瘙痒、药物热、头痛、头昏、呼吸困难、恶心、呕吐、腹痛、食欲减退、肝功能异常、消化道出血、心律失常、血压升高或降低、血尿、血尿素氮增加、脱发、血糖降低、水肿、周身不适、血肌酐增加、嗜酸性细胞增多症、注射局部疼痛、静脉炎等;有巨细胞病毒感染性视网膜炎的艾滋病患者可出现视网膜剥离。

【用法和用量】
口服:
(1)用于巨细胞病毒(CMV)视网膜炎的维持治疗,在诱导治疗后,维持量为一次 1g,一日 3 次,与食物同服。也可在非睡眠时一次服 0.5g,每 3h 1 次,一日 6 次,与食物同服。若CMV 视网膜炎有发展,则应重新进行诱导治疗。晚期 HIV 感染患者 CMV 病的预防:一次 1g,一日 3 次,与食物同服。器官移植受者 CMV 病的预防:预防剂量为一次1g,一日 3 次,与食物同服。用药疗程根据免疫抑制时间和程度确定。

(2)老年患者及肾功能减退者,则应根据肌酐清除率酌情调整用量。
静脉滴注,一次静滴 1h 以上。
(1)诱导期:
按体重一次 5mg/kg,每 12h 1 次,疗程 14~21d。一次最大剂量 6mg/kg。
肾功能减退者:按肌酐清除率调整剂量:①50~69ml/min 者,每 12h 静脉滴注2.5mg/kg。②25~49ml/min 者,每 24h 静脉滴注 2.5mg/kg。③10~24ml/min 者,每 24h 静脉滴注

1.25mg/kg。④<10ml/min 者,一周给药 3 次,一次 1.25mg/kg,于血液透析后给予。

(2)维持期:按体重一次 5mg/kg,一日 1 次。

肾功能减退者:按肌酐清除率调整剂量:①50~69ml/min 者,每 24h 静脉滴注 2.5mg/kg。②25~49ml/min 者,每 24h 静脉滴注 1.25mg/kg。③10~24ml/min 者,每 24h 静脉滴注 0.625mg/kg。④<10ml/min 者,一周给药 3 次,一次 0.625mg/kg,于血液透析后给予。

预防用药:

一次 5mg/kg,每 12h 1 次,连续 7~14d;继以 5mg/kg,一日 1 次,共 7d。

静脉滴注液配制方法:将使用剂量,用适量注射用水或 0.9%氯化钠注射液使之溶解,使浓度达 50mg/ml,再注入 0.9%氯化钠注射液、5%葡萄糖注射液、复方 0.9%氯化钠注射液或复方乳酸钠注射液 100ml 中,滴注液浓度不得大于 10mg/ml。

【制剂与规格】

更昔洛韦胶囊:0.25g。

注射用更昔洛韦:①50mg;②0.15g;③0.25g;④0.5g。更昔洛韦注射液:①10ml:0.5g;②5ml:0.25g。

更昔洛韦滴眼液:8mg:8mg。

更昔洛韦眼膏:2g:20mg。更昔洛韦眼用凝胶:5g:7.5mg。

（白　雪　路　勇）

第二章　呼吸系统常用药物

第一节　支气管舒张药

一、肾上腺素受体激动药

肾上腺素受体激动药(拟交感神经药)作为最主要的支气管扩张药,在支气管哮喘及慢性阻塞性肺疾病(COPD)等慢性气道疾病的治疗中得到了广泛的应用。选择性 β_2 受体激动药,如沙丁胺醇和特布他林对哮喘治疗是安全和有效的。选择性低的 β_2 受体激动药,如肾上腺素应尽可能避免应用。

肾上腺素具有激动 α 和 β 肾上腺素受体的特性,可用于过敏性反应紧急治疗。

(1)选择性 β_2 受体激动药

选择性 β_2 受体激动药可产生支气管扩张作用, 常按其作用时间进行分类, 短效 β_2 受体激动药用于迅速缓解症状,是目前按需使用的基本药物,长效 β_2 受体激动药常和吸入糖皮质激素联合应用治疗需要长期治疗的患者。

(2)短效 β_2 受体激动药

轻中度哮喘对吸入短效 β_2 受体激动药反应快速。如沙丁胺醇或特布他林。规则吸入短效 β_2 受体激动药的效果比按需用药差,不适于作长期、单一使用。

在运动前即刻吸入短效 β_2 受体激动药可减少运动诱发哮喘,但是,频繁发生的运动性哮喘可能反映总的控制不佳,需要对哮喘治疗重新评估。

(3)长效 β_2 受体激动药:福莫特罗和沙美特罗

长效 β_2 受体激动药,如福莫特罗和沙美特罗是吸入性长效 β_2 受体激动药,它们与吸入性糖皮质激素联合规则应用,可达到长程哮喘控制的作用,对夜间哮喘也有作用;沙美特罗因为起效比沙丁胺醇或特布他林慢,不应作为缓解哮喘急性发作使用。福莫特罗起效的速度和沙丁胺醇相似, 已注册可用于缓解短程症状和预防运动诱发支气管痉挛。

注意:长效 β_2 受体激动药多和标准剂量糖皮质激素联合应用;不能初始用于快速恶化的急性哮喘发作;要低剂量应用,在治疗无益时应停用。

吸入压力型定量手控气雾剂是轻中度哮喘有效和方便的用药方法。储雾器装置可改善药物的给药效率。按推荐的吸入剂量,沙丁胺醇、特布他林的作用时间为 3~5h,沙美特罗和福莫特罗为 12h。必须向患者说清 β_2 受体激动药 24h 内吸入的剂量、频次和最大喷数。要告知患者如给予的 β_2 受体激动药处方剂量达不到通常程度的症状缓解时应及时就医,因此,时常提示哮喘出现恶化,需要增加其他药物(如吸入性糖皮质激素)。

沙丁胺醇和特布他林的雾化器(或呼吸器)用来在医院或全科诊所中治疗严重急性哮喘症状。严重哮喘发作的患者雾化时最好给氧,因为 β_2 受体激动药可以增加动脉低氧血症。在慢性阻塞性肺疾病中应用雾化治疗时,雾化器给予的剂量显著高于气雾剂剂量。因而应警示患者不应超过处方剂量,否则有危险。要告知他们在对通常剂量的呼吸器溶液无反应时需要就医。

无氟里昂气雾剂:压力定量气雾剂中的氟里昂(CFC)抛射剂正在被氢氟烷烃(HFA)不含氟的抛射剂(HFA)所取代。使用无氟里昂气雾剂的患者需重新确认新气雾剂的有效性,并被告知其气雾液可能使感觉和味道不同。对新气雾剂使用感到困难时需和医生或药剂师商量。

口服:β_2 受体激动药口服制剂可用于不能采用吸入途径的患者,常常用于儿童和老年人;但是吸入性 β_2 受体激动药更有效、不良反应更少。长效口服制剂,包括班布特罗、丙卡特罗可用于夜间哮喘,但其作用有限,通常选用吸入型长效 β_2 受体激动药。

注射:危重型哮喘可静脉给予沙丁胺醇或特布他林。不推荐经皮下途径规则应用 β_2 受体激动药,因为无确定的肯定有益的证据,而且一旦应用后,撤药就很困难。对严重发作患者给予 β_2 受体激动药注射后,应让患者立刻去医院进行进一步诊治。β_2 受体激动药也可通过肌内注射。

儿童:即使对小于 18 个月的儿童,选择性 β_2 受体激动药也有效果。吸入途径对大多数儿童有效,5 岁以下儿童可用储雾器连接压力定量气雾剂。β_2 受体激动药也可口服给药,但最好是通过吸入方式;在适合的情况下也可应用长效 β_2 受体激动药(需参考哮喘诊疗指南)。在严重发作时用 β_2 受体激动药或异丙托溴铵雾化吸入也有效。

注意:在甲状腺功能亢进症、心血管疾病、心律失常、心电图 QT 间期延长和高血压者使用 β_2 受体激动药时要慎用。妊娠时如需要高剂量,应通过吸入途径给药,因为 β_2 受体激动药注射会影响子宫肌层,也可能影响心脏。糖尿病患者应用 β_2 受体激动药也要注意,需对血糖进行监测(有酮症酸中毒危险,特别是静脉给予 β_2 受体激动药)。

低钾血症:β_2 受体激动药治疗可引起严重的低钾血症。特别在危重型哮喘时,由于可能同时应用茶碱和其衍生物、糖皮质激素和利尿药治疗,以及低氧均可使低钾血症更明显。因此对危重型哮喘应监测血钾浓度。

不良反应:β_2 受体激动药的不良反应包括震颤尤其是手震颤、神经紧张、头痛、肌肉痉挛和心悸。其他不良反应包括心律失常、外周血管扩张和睡眠及行为紊乱。反常支气管痉挛、荨麻疹、血管性水肿、低血压和虚脱也有报道。高剂量 β_2 受体激动药可伴有低钾血症。

（一）特布他林（Terbutaline）

【适应证】

用于支气管哮喘、慢性支气管炎、肺气肿和其他伴有支气管痉挛的肺部疾病。

【注意事项】

(1)对其他肾上腺素受体激动药过敏者,对本品也可能过敏。

(2)本品对人或动物未见致畸作用,且可松弛子宫平滑肌,所以可抑制孕妇的子宫活动能力及分娩,应慎用。

(3)下列情况慎用:甲状腺功能亢进症、冠心病、高血压、糖尿病、哺乳期妇女。

(4)β_2受体激动药可能会引起低钾血症,当与黄嘌呤衍生物、糖皮质激素、利尿药合用及氧都可能增加低钾血症的发生,因此,在这种情况下需监测血清钾浓度。

(5)大剂量应用可使有癫痫病史的患者发生酮症酸中毒。

(6)长期应用可产生耐受性,疗效降低。

(7)不良反应的程度取决于剂量和给药途径,从小剂量逐渐加至治疗量常能减少不良反应。

【禁忌证】

对本品及其他肾上腺素受体激动药过敏者或处方中其他成分过敏者禁用。

【不良反应】

震颤、头痛、恶心、强直性痉挛、心动过速、心悸;胃肠道障碍、皮疹和荨麻疹;睡眠失调和行为失调,如易激动、多动、坐立不安等;低钾血症。

【用法和用量】

吸入:①气雾剂:一次 0.25~0.5mg(1~2 揿),一日 3~4 次,重病患者一次 1.5mg(6揿),24h 内的总量不应超过 6mg(24 喷)。②雾化液:成人及 20kg 以上儿童:一次 5mg,一日 3 次。20kg 以下的儿童:一次 2.5mg,一日 3 次,不应超过 4 次。

口服:①成人:开始 1~2 周,一次 1.25mg,一日 2~3 次;以后可加至一次 2.5mg,一日3 次。②儿童:按体重一次 0.065mg/kg(一次总量不应超过 1.25mg),一日 3 次。

静脉注射:一次 0.25mg,必要时 15~30min 1 次,但 4h 内用量不能超过 0.5mg。

【制剂与规格】

硫酸特布他林气雾剂:0.25mg/揿,200 揿/瓶,或 400 揿/瓶。

硫酸特布他林雾化液:2ml:5.0mg。

硫酸特布他林片:2.5mg。

硫酸特布他林注射液:1mg。

（二）沙丁胺醇（Salbutamol）

【适应证】

用于缓解支气管哮喘或喘息型支气管炎伴有支气管痉挛的病症。

【注意事项】

(1)肝、肾功能不全的患者需减量。

(2)下列情况慎用:高血压,冠状动脉供血不足,心血管功能不全,糖尿病,甲状腺功能亢进症等,孕妇及哺乳期妇女。

(3)本品仅有支气管扩张作用,作用持续时间约 4h,不能过量使用,哮喘症状持续不能缓解者要及时就医。

(4)本品可能引起严重低钾血症,进而可能使洋地黄化者可造成心律失常。

(5)本品久用易产生耐受性,使药效降低。此时患者对肾上腺素等扩张支气管作用的药物也同样产生耐受性,使支气管痉挛不易缓解,哮喘加重。

(6)少数患者同时接受雾化沙丁胺醇及异丙托溴胺治疗时可能发生闭角型青光眼,故合用时不要让药液或雾化液进入眼中。

【禁忌证】

对本品及其他肾上腺素受体激动药过敏者禁用。

【不良反应】

常见肌肉震颤;亦可见恶心、心率加快或心律失常;偶见头晕、头昏、头痛、目眩、口舌发干、烦躁、高血压、失眠、呕吐、面部潮红、低钾血症等。

【用法和用量】

吸入:气雾剂。①成人缓解症状,或运动及接触过敏原之前,一次 100~200μg;长期治疗,最大剂量一次 200μg,一日 4 次。②儿童缓解症状或运动及接触过敏原之前 10~15min 给药,一次 100~200μg;长期治疗,最大剂量一日 4 次,一次 200μg。

溶液:①成人一次 2.5mg,用氯化钠注射液将 1.5ml 或一次 5mg,用氯化钠注射液 1.5ml 稀释后,由驱动式喷雾器吸入。②12 岁以下儿童的最小起始剂量为一次 2.5mg,用氯化钠注射液 1.5~2ml 稀释后,由驱动式喷雾器吸入。主要用来缓解急性发作症状。

口服:成人,一次 2~4 片,一日 3 次。

静脉滴注:一次 0.4mg,用氯化钠注射液 100mg 稀释后,每分钟 3~20μg。

【制剂及规格】

硫酸沙丁胺醇吸入气雾剂:100μg/揿,200 揿/罐。

吸入用硫酸沙丁胺醇溶液:①100mg:20ml;②50mg:10ml。

硫酸沙丁胺醇片:2.4mg(相当于沙丁胺醇 2mg)。

硫酸沙丁胺醇注射液:2ml:0.4mg。

(三)班布特罗(Bambuterol)

【适应证】

用于支气管哮喘,慢性喘息性支气管炎,慢性阻塞性肺疾病和其他伴有支气管痉挛的肺部疾病。

【注意事项】

(1)肝硬化、严重肝功能不全患者应个体化给予一日剂量。

(2)严重肾功能不全患者本品起始剂量应减少。

(3)孕妇及哺乳期妇女慎用。

(4)甲状腺功能亢进症、糖尿病及心脏病患者慎用。

【禁忌证】

(1)对本品、特布他林及拟交感胺类药物过敏者禁用。

(2)肥厚性心肌病患者禁用。

【不良反应】

肌肉震颤、头痛、心悸、心动过速等;偶见强直性肌肉痉挛。

【用法和用量】

口服:

(1)成人:起始剂量为一次 10mg,一日 1 次,睡前服用。根据临床疗效,1~2 周后剂量可调整为一次 20mg,一日 1 次;肾功能不全患者(肾小球滤过率≤每分钟 50ml)起始剂量为一次 5mg,一日 1 次。

(2)儿童:2~5 岁,一次 5mg,一日 1 次;2~12 岁,一日最高剂量不超过 10mg。

【制剂与规格】

盐酸班布特罗片:①10mg;②20mg。

(四)丙卡特罗(Procaterol Hydrochloride)

【适应证】

适用于支气管哮喘、喘息性支气管炎、伴有支气管反应性增高的急性支气管炎、慢性阻塞性肺部疾病。

【注意事项】

(1)孕妇及哺乳期妇女 、婴幼儿、老年人慎用。

(2)有下列情况慎用:甲状腺功能亢进症、高血压、心脏病、糖尿病。

(3)有可能引起心律失常,服用时应予注意。

【禁忌证】

对本品及肾上腺受体激动药过敏者禁用。

【不良反应】

偶见口干、鼻塞、倦怠、恶心、胃部不适、肌颤、头痛、眩晕或耳鸣;亦见皮疹、心律失常、心悸、面部潮红等。

【用法和用量】

口服:

(1)成人,一次 50μg,一日 2 次,清晨及睡前服用;或一次 50μg,一日 1 次,睡前服用。

(2)6 岁以上儿童,一次 25μg,用法同成人。

(3)儿童可依据年龄、症状和体重用量酌情增减。

【制剂与规格】

盐酸丙卡特罗片:25μg。

(五)克仑特罗(Clenbuterol Hydrochloride)

【适应证】

用于支气管哮喘。

【注意事项】

心脏病患者和甲状腺功能亢进症患者慎用。

【禁忌证】

对本品过敏者禁用。

【不良反应】

少数患者服后感口干、心悸、手颤。

【用法和用量】

(1)口服:成人,一次 20~40μg,一日 3 次。儿童,一次 5~20μg,一日 3 次。

(2)吸入:一次 10~20μg,一日 3 次。

(3)直肠给药:一次 60μg,每晚睡前 1 次。

【制剂及规格】

盐酸克仑特罗片:①20μg;②40μg。

盐酸克仑特罗气雾剂:2mg。

盐酸克仑特罗栓剂:60μg。

(六)福莫特罗(Formoterol)

【适应证】

可逆性气道阻塞。

【注意事项】

(1)肝肾功能不全、严重肝硬化患者慎用。

(2)下列情况慎用:甲状腺功能亢进症、嗜铬细胞瘤、肥厚性梗阻型心肌病、严重高血压、颈内动脉–后交通动脉瘤,或其他严重的心血管病(如心肌缺血、心动过速或严重心衰)、孕妇及哺乳期妇女、运动员。

(3)可能造成低钾血症。哮喘急性发作时,应更加注意。联合用药也可能增加血钾降低的作用。因此在上述情况下,建议监测血钾浓度。

(4)本品能引起 QT 间期延长,因此伴有 QT 间期延长的患者及使用影响 QT 间期的药物治疗的患者应慎用。

(5)可影响血糖代谢,糖尿病患者用药初期应注意血糖的控制。

(6)本品可能引起气道痉挛。哮喘急性发作时的缺氧会增加此危险性。

【禁忌证】

对本品过敏者禁用。

【不良反应】

常见头痛、心悸、震颤;偶见烦躁不安、失眠、肌肉痉挛、心动过速;罕见皮疹、荨麻疹、房颤、室上性心动过速、期外收缩、支气管痉挛、低钾血症或高钾血症。个别病例有恶心、味觉异常、眩晕、心绞痛、心电图 QT 间期延长、过敏反应、血压波动和血中胰岛素、游离脂肪酸、血糖、尿酮体水平升高。

【用法和用量】

吸入:成人常用量为一次 4.5~9μg,一日 1~2 次,早晨和晚间用药;或一次 9~18μg,一日 1~2 次,一日最高剂量 36μg。哮喘夜间发作,可于晚间给药 1 次。

【制剂与规格】

富马酸福莫特罗干粉吸入剂:①每吸 4.5μg,60 吸/支;②每吸 9μg,60 吸/支。

(七)沙美特罗(Salmeterol)

【适应证】

用于支气管哮喘,包括夜间哮喘和运动引起的支气管痉挛的防治;与支气管扩张剂和吸入糖皮质激素合用,用于可逆性阻塞性气道疾病,包括哮喘。

【注意事项】

(1)下列情况慎用:肺结核、甲状腺功能亢进症、对拟交感胺类有异常反应、有低钾血症倾向、已患有心血管疾病、有糖尿病史、孕妇及哺乳期妇女。

(2)本品不适用于缓解急性哮喘发作。

(3)治疗可逆性阻塞性气道疾病应常规遵循阶梯方案,并应通过观察临床症状及测定肺功能来监测患者对治疗的反应。为避免哮喘急性加重的风险,不可突然中断使用本品治疗。

【禁忌证】

对本品过敏者,对牛奶过敏的患者禁用。

【不良反应】

可见震颤、心悸及头痛等。偶见心律失常、肌痛、肌肉痉挛、水肿、血管神经性水肿;罕见口咽部刺激。

【用法和用量】

(1)粉雾剂胶囊。粉雾吸入:成人一次 50μg,一日 2 次;儿童一次 1 吸(25 μg,一日 2 次。

(2)气雾剂。气雾吸入:剂量用法同粉雾吸入。

(3)沙美特罗替卡松粉吸入剂:①成人和 12 岁及 12 岁以上的青少年,根据病情选择三种规格中的任何一种,一次 1 吸,一日 2 次。②4 岁及 4 岁以上的儿童,50μg/100μg(沙美特罗/丙酸氟替卡松),一次 1 吸,一日 2 次。本品可逐渐减量至一日 1 次。

【制剂与规格】

沙美特罗粉雾剂胶囊:50μg。

沙美特罗气雾剂:每喷 25μg(600 喷、1200 喷、2000 喷)。

舒利达干粉吸入剂:每喷含沙美特罗 50μg,丙酸氟替卡松 100μg(600 喷);或沙美特罗 50μg,丙酸氟替卡松 250μg(60 喷)。

沙美特罗替卡松粉吸入剂:①沙美特罗 50μg/丙酸氟替卡松 100μg;②沙美特罗 50μg/丙酸氟替卡松 250μg;③沙美特罗 50μg/丙酸氟替卡松 500μg。

(八)异丙肾上腺素(Isoprenaline)

【适应证】

用于支气管哮喘。

【注意事项】

(1)对其他肾上腺能激动剂过敏者,对本品也可能过敏。

(2)妊娠期及哺乳期妇女应用时必须权衡利弊。

(3)下列情况慎用:心律失常并伴有心动过速,心血管疾病(包括心绞痛,冠状动脉供血不足),糖尿病,高血压,洋地黄中毒所致心动过速。

(3)遇有胸痛及心律失常应及早用药。

(4)舌下给药时不得嚼碎,否则不能速效。

(5)12h 内已雾化吸入药物 3~5 次而疗效不显著者应停药就医。

(6)与肾上腺素交替使用时,需待前者作用消失后才可用后者。

【禁忌证】

对本品过敏者;心绞痛、心肌梗死、甲状腺功能亢进症、嗜铬细胞瘤患者。

【不良反应】

常见口咽发干、心悸不安。少见头晕、目眩、面潮红、恶心、心率增速、震颤、多汗、乏力等。

【用法和用量】

(1)气雾吸入:成人一次 0.125~0.35mg,一日 2~4 次,喷吸间隔时间不得少于 2h。儿童(婴幼儿除外)一次 0.4mg,一日 2.4mg。

(2)舌下含服:成人一次 10~15mg,一日 3 次。儿童一次 2.5~10mg,一日 3 次。极量,舌下给药一次 20mg,一日 60mg。

(3)复方异丙托溴铵气雾剂:成人(包括老年人),一次 2 揿,一日 4 次。需要时可用至最大剂量,即 24h 内 12 揿。

(4)吸入用复方异丙托溴铵溶液:用于成人和 12 岁以上的青少年;急性发作期:一次 1~2 支;维持治疗期:一次 1 支,一日 3~4 次。

【制剂与规格】

盐酸异丙肾上腺素片:10mg。

盐酸异丙肾上腺素气雾剂:200 揿/瓶,0.175mg/揿。

复方异丙托溴铵气雾剂:10ml/瓶,每瓶 200 揿;每瓶含异丙托溴铵一水合物 4.2mg 和硫酸沙丁胺醇 24mg,每揿含异丙托溴铵一水合物 21μg 和硫酸沙丁胺醇 120μg。

吸入用复方异丙托溴铵溶液:2.5ml/支,内含异丙托溴铵一水合物 0.522mg,和硫酸沙丁胺醇 3mg。

(九)氯丙那林(Clorprenaline Hydrochloride)

【适应证】

用于支气管哮喘,具有喘息症状的支气管炎。

【注意事项】

下列情况慎用:心律失常、高血压、甲状腺功能亢进症、糖尿病以及前列腺增生而致排尿困难。

【禁忌证】

对本品过敏者禁用。

【不良反应】

可见头痛,心悸,恶心,胃部不适,手指颤动等。

【用法和用量】

口服:成人一次 5~10mg,一日 3 次。预防夜间哮喘发作,可在临睡前加服 0.5~10mg。

【制剂与规格】

盐酸氯丙那林片:5mg。

二、抗胆碱支气管舒张药

丙托溴铵对于慢性持续期哮喘,可短期缓解症状,但与短效 β_2 受体激动药相比,后者因起效更快而作为首选。对于威胁生命的哮喘,或标准治疗无效的急性哮喘,异丙托溴铵雾化溶液可用于其他标准治疗中。

轻度慢性阻塞性肺疾病患者,如未使用长效抗胆碱药,异丙托溴铵气雾剂可用于短期缓解症状。其最大效应发生于给药后 30~60min,作用持续 3~6h,一日给药 3 次通常能保持支气管舒张。

噻托溴铵,为长效抗胆碱支气管舒张药,能有效治疗慢性阻塞性肺疾病,该药不适用于缓解急性支气管痉挛。

注意:抗胆碱支气管舒张药慎用于前列腺增生、膀胱流出道梗阻患者,慎用于急性闭角青光眼易感者。

青光眼:有报道雾化吸入异丙托溴铵发生急性闭角青光眼,尤其与沙丁胺醇雾化溶液合用时(亦可能是其他 β_2 受体激动药)易发生;需注意保护防止雾化液和药粉接触患者的眼睛。

【不良反应】

常见口干;少见恶心和头痛;罕见便秘、心动过速、心悸、矛盾性支气管痉挛、尿潴留、视物模糊、闭角青光眼和过敏反应(包括皮疹、荨麻疹和血管性水肿)。

(一)异丙托溴铵(Ipratropine)

【适应证】

用于慢性阻塞性肺疾病相关的支气管痉挛的维持治疗,包括慢性支气管炎、肺气肿哮喘等。

【注意事项】

(1)使用本品后可能会立即发生过敏反应。

(2)下列情况慎用:闭角型青光眼倾向的患者,或有前列腺肥大或膀胱颈梗阻等症状患者,孕妇及哺乳期妇女。

(3)应避免使眼睛接触到本品,如果不慎本品在使用中污染到眼睛,引起眼睛疼痛或不适、视物模糊、结膜充血和角膜水肿并视物有光晕或有色成相等闭角性青光眼的征象,应首先使用缩瞳药并立即就医。

(3)患有囊性纤维化的患者可能会引起胃肠道蠕动的紊乱。

(4)有尿道梗阻的患者使用时尿潴留危险性增高。

【禁忌证】

(1)对阿托品及其衍生物过敏患者禁用。

(2)对本品过敏者禁用。

【不良反应】

常见头痛、恶心和口干;少见心动过速、心悸、眼部调节障碍、胃肠动力障碍和尿潴留等抗胆碱能不良反应;可能引起咳嗽、局部刺激;罕见吸入刺激产生的支气管痉挛,变态反应如皮疹、舌、唇和面部血管性水肿、荨麻疹、喉头水肿和过敏反应。

【用法和用量】

吸入:溶液。成人(包括老人)和 12 岁以上青少年:一次一个单剂量小瓶($500\mu g$),一日 3~4 次,急性发作的患者病情稳定前可重复给药。单剂量小瓶中每 1ml 雾化吸入液可用氯化钠注射液稀释至终体积 2~4ml。

气雾剂:成人及学龄儿童推荐剂量:一次 40~80μg,一日 3~4 次。

【制剂与规格】

吸入用异丙托溴铵溶液:①2ml:50μg;②2ml:250μg;③2ml:500μg;④20ml:500μg。

异丙托溴铵气雾剂:①20μg/揿,200 揿/支;②40μg/揿,200 揿/支。

(二)噻托溴铵(Tiotropium Bromide)

【适应证】

用于慢性阻塞性肺部疾病的维持治疗,包括慢性支气管炎和肺气肿、伴随性呼吸困难的维持治疗及急性发作的预防。

【注意事项】

(1)吸入噻托溴铵粉末后有可能立即发生过敏反应。

(2)下列情况慎用:窄角型青光眼、前列腺增生、膀胱颈梗阻、中重度肾功能不全、小于 18 岁的患者、孕妇及哺乳期妇女。

(3)如药粉误入眼内可能引起或加重窄角型青光眼症状,应立即停用并就医。

【禁忌证】

对噻托溴铵、阿托品或其衍生物过敏的患者。

【不良反应】

常见口干、便秘、念珠菌感染、鼻窦炎、咽炎;少见全身过敏反应、心动过速、房颤、心悸、排尿困难、尿潴留。有发生恶心、声音嘶哑、头晕、血管性水肿、皮疹、荨麻疹、皮肤瘙痒;因吸入刺激导致的支气管痉挛,还可能有视力模糊、青光眼。

【用法和用量】

吸入:一次 18μg,一日 1 次。

【制剂与规格】

噻托溴铵粉吸入剂(胶囊):18μg。

三、茶碱类支气管舒张药

茶碱是一种支气管舒张药,通常用于支气管哮喘和稳定期慢性阻塞性肺疾病(COPD)的治疗,对 COPD 急性加重的疗效不显著。茶碱的药理作用表现为:①松弛支气管平滑肌,也能松弛肠道、胆道等多种平滑肌。对支气管黏膜的充血、水肿有缓解作用。②增加心排血量,扩张入球和出球肾小动脉,增加肾小球滤过率和肾血流量,抑制肾小管重吸收钠离子和氯离子,具有利尿作用。③可改善 COPD 患者膈肌收缩力,减少呼吸肌疲劳。临床上茶碱虽然被列为支气管扩张药,但实际上其支气管扩张效应较弱,茶碱对于气流受限性疾病的治疗作用,可能主要是通过茶碱的非支气管扩张效应。

茶碱在肝脏内代谢,茶碱的血浆浓度变异较大,尤其是在吸烟人群、肝功能损伤以及心力衰竭的患者中。在心力衰竭、肝硬化、病毒感染、老年人和服用抑制茶碱代谢的药物时,茶碱的血浆浓度可增加。吸烟、慢性乙醇中毒和诱导肝代谢药物可降低茶碱血浆浓度。

由于茶碱的中毒剂量与其治疗剂量相当接近,茶碱的半衰期的差异很重要;尤其当引入或撤出与茶碱药物相互作用的药物时,需要特别小心。在大部分人群中,茶碱血浆浓度在 10~20mg/L,可获满意的支气管舒张效应。当然,茶碱血浆浓度在 10mg/L(或小于 10mg/L),可能也有治疗作用。茶碱浓度在 10~20mg/L 时,也可能发生不良反应。但如浓度高于 20mg/L, 则茶碱不良反应发生的频率和程度明显增加。近来的研究结果提示,5~10mg/L 的茶碱低血药浓度也可收到较好疗效,故茶碱用量有减少的趋势。

茶碱的注射剂型为氨茶碱,是茶碱和乙烯双胺(ethylenediamine)的复合物,其溶解度比茶碱高 20 倍。氨茶碱很少用于哮喘重度发作。必须非常缓慢的静脉注射(至少超过 20min);氨茶碱肌内注射刺激性大。测定茶碱血药浓度相当有益,尤其对于已经服用氨茶碱治疗的患者,当需要再注射氨茶碱治疗时,必需测定,因为氨茶碱严重的不良反应:惊厥和心律失常可以先于其他不良反应的发生。

(一)茶碱(Theophylline)

【适应证】

用于缓解成人和 3 岁以上儿童的支气管哮喘的发作。用于哮喘急性发作后的维持治疗。也用于缓解阻塞性肺疾病伴有的支气管痉挛的症状。

【注意事项】

(1)肝肾功能不全的患者,应酌情调整用药剂量或延长给药间隔。

(2)下列情况慎用:有消化性溃疡、任何原因引起的心力衰竭、持续高热、低氧血症、高血压、孕妇及哺乳妇女、新生儿、老年人。

(3)本品不适用于哮喘持续状态或急性支气管痉挛发作的患者。

(4)可致心律失常和使原有的心律失常恶化。

(5)应定期监测血清茶碱浓度,以保证最大的疗效而不发生血药浓度过高的危险。

(6)吸烟者茶碱的肝代谢加强,需增加用药剂量。

【禁忌证】

对茶碱不能耐受的患者禁用;未治愈的潜在癫痫患者;严重心功能不全患者及急性心肌梗死伴有血压降低者禁用。

【不良反应】

常见头痛、恶心、呕吐和失眠;少见消化不良、震颤和眩晕。血药浓度较高时可见发热、失水、惊厥等,严重者甚至呼吸心跳停止。

【用法和用量】

口服:

(1)片剂:成人一次 0.1~0.2g,一日 3 次。极量一次 0.3g,一日 1g。

(2)控释胶囊:成人一次 0.2g,一日 1~2 次,最大剂量一日 0.6g。

(3)缓释片:成人一次 0.2~0.4g,一日 1 次,晚间服。3 岁以上儿童可以按 0.1g 开始治疗,一日最大剂量不应超过 10mg/kg。

【制剂与规格】

茶碱片:0.1g。

茶碱缓释片:①0.1g;②0.4g。

茶碱缓释胶囊:①0.1g;②0.2g;③0.3mg;④0.5mg。

茶碱控释片:0.1g。

茶碱控释胶囊:①0.1g;②0.3mg。

(二)氨茶碱(Aminophylline)

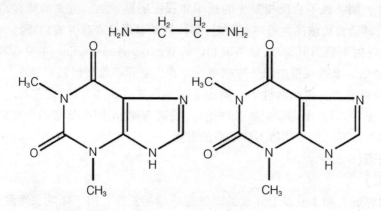

图 3-17 氨茶碱结构式

【适应证】

用于支气管哮喘、喘息性支气管炎、慢性阻塞性肺疾病,也可用于急性心功能不全和心源性哮喘。

【注意事项】

(1)肾功能或肝功能不全的患者,应酌情调整用药剂量或延长给药间隔。

(2)下列情况慎用:高血压、非活动性消化道溃疡病史患者、孕妇及哺乳期妇女、新生儿、老年人。

(3)茶碱制剂可致心律失常和(或)使原有的心律失常恶化;患者心率和(或)节律的任何改变均应进行监测和研究。

(4)应定期监测血清茶碱浓度,以保证最大的疗效而不发生血药浓度过高的危险。

【禁忌证】

对本品过敏的患者、活动性消化道溃疡和未经控制的惊厥性疾病。

【不良反应】

恶心、呕吐、易激动、失眠;心动过速、心律失常;发热、失水、惊厥甚至呼吸、心脏骤停致死。

【用法和用量】

(1)口服:成人,一次 0.1~0.2g,一日 3 次;极量:一次 0.5g,一日 1g。儿童,按体重一日 4~6mg/kg,分 2~3 次服。

(2)静脉注射:成人,一次 0.125~0.25g 本品,用 0.25g 25%葡萄糖注射液稀释后,缓慢静脉注射,注射时间不得短于 10min,极量一次 0.5g,一日 1g。儿童按体重一次 2~4mg/kg。

(3)静脉滴注:一次 0.25g~0.5g 本品,用葡萄糖注射液 250ml 稀释后缓慢滴注。

【制剂与规格】

氨茶碱片:①100mg;②200mg。

氨茶碱注射液:①2ml:250mg;②2ml:500mg。

(三)二羟丙茶碱(Diprophylline)

【适应证】

用于支气管哮喘、具有喘息症状的支气管炎、慢性阻塞性肺疾病等缓解喘息症状。也用于心源性肺水肿引起喘息。尤适用于不能耐受茶碱的哮喘病例。

【注意事项】

(1)孕妇、哺乳期妇女及新生儿慎用本品。

(2)大剂量可致中枢神经兴奋,预服镇静药可防止。

(3)哮喘急性严重发作的患者不首选本品。

(4)茶碱类药物可致心律失常和(或)使原有的心律失常恶化,患者心率和(或)心律的任何改变均应密切注意。

【禁忌证】

对本品过敏,活动性消化道溃疡和未经控制的惊厥性疾病。

【不良反应】

类似茶碱。剂量过大时可出现恶心、呕吐、易激动、失眠、心动过速、心律失常,可见发热、脱水、惊厥等症状,严重者甚至呼吸、心脏骤停。

【用法和用量】

(1)口服:成人,一次 0.1~0.2g,一日 3 次;极量一次 0.5g。

(2)静脉滴注:一次 0.25~0.75g,以 5%或 10%葡萄糖注射液 250~500ml 稀释后静脉滴注,滴注时间 1~2h。

(3)静脉注射:一次 0.5~0.75g,用 25%葡萄糖注射液 20~40ml 稀释后缓慢注射,注射时间 15~20min。

【制剂与规格】

二羟丙茶碱片:①100mg;②200ml。

二羟丙茶碱注射液:2ml:250mg。

(四)多索茶碱(Doxofylline)

【适应证】

用于支气管哮喘、具有喘息症状的支气管炎及其他支气管痉挛引起的呼吸困难。

【注意事项】

(1)下列情况慎用:严重心、肺功能异常者,甲状腺功能亢进症,及活动性胃、十二指肠溃疡等症,肾功能不全、肝功能不全、孕妇及哺乳期妇女。

(2)本品剂量要视个体病情变化选择最佳剂量和用药方法。必要时检测血药浓度。

(3)本品不得与其他黄嘌呤类药同时服用。

(4)服药期间不要饮用含咖啡因的饮料或食品。

【禁忌证】

凡对本品或黄嘌呤衍生物类药物过敏者、急性心肌梗死。

【不良反应】

少见心悸、窦性心动过速、上腹不适、食欲缺乏、恶心、呕吐、兴奋、失眠。如过量服用可出现严重心律失常、阵发性痉挛。

【用法和用量】

口服:成人,一次 0.2~0.4g,一日 2 次,餐前或餐后 3h 服用。

【制剂与规格】

多索茶碱片:①200mg;②300mg。

(白　雪　魏　萍)

第二节　黏液溶解药及祛痰药

一、黏液溶解药

黏液溶解药是一类能改变痰中黏性成分、降低痰的黏滞度使其易于咳出的药物。因作用机制不同,主要有四类:使痰液中酸性黏蛋白纤维断裂、从而降低黏稠度的药物,如溴己新、氨溴索;结构中含巯基的氨基酸,可使黏蛋白分子裂解,从而降低痰液的黏稠度,如乙酰半胱氨酸等;含有分解脱氧核糖核酸(DNA)的酶类,促使脓性痰中 DNA 分解,使脓痰黏度下降,如脱氧核糖核酸酶、糜蛋白酶等;表面活性剂,降低痰液的表面张力,使痰黏度降低。

黏液溶解药主要应用于咳嗽、咳痰,痰液黏稠不易咳出的支气管肺疾病,作为对症治疗,如慢性阻塞性肺疾病、慢性支气管炎、支气管扩张、肺脓肿等。有报告认为,对慢性阻塞性肺疾病,此类药物如乙酰半胱氨酸可能减少其急性加重频次。如应用黏液溶解剂 4 周治疗后无效,应停止使用该药。

由于黏液溶解药可破坏胃黏膜屏障,对有胃溃疡病病史的患者,使用此类药物宜谨慎。

(一)溴己新(Bromhexine)

【适应证】

用于急、慢性支气管炎,支气管扩张等有多量黏痰而不易咯出的患者。

【注意事项】

(1)胃炎、胃溃疡患者,过敏体质者慎用。

(2)肝功能不全者在医师指导下使用。

【禁忌证】

对本品过敏者。

【不良反应】

偶有恶心,胃部不适、可能使血清氨基转移酶暂时升高。

【用法和用量】

口服。成人,一次 8~16mg,一日 3 次。

肌内或静脉注射:一次 4mg,一日 8~12mg。静脉注射时,用葡萄糖注射液稀释后使用。

【制剂与规格】

盐酸溴己新片:8mg。

盐酸溴己新注射液:2ml:4ml;注射用盐酸溴己新:4mg。

(二)氨溴索(Ambroxol)

【适应证】

适用于痰液黏稠不易咳出者。

【注意事项】

(1)过敏体质者慎用。

(2)孕妇及哺乳期妇女慎用。

(3)应避免与中枢性镇咳药(如右美沙芬等)同时使用,以免稀化的痰液堵塞气道。

(4)本品为黏液调节剂,仅对咳嗽症状有一定作用,在使用时应注意咳嗽、咳痰的原因,如使用 7d 后未见好转,应及时就医。

【禁忌证】

对本品过敏者。妊娠初期 3 个月妇女。

【不良反应】

上腹部不适、食欲缺乏、胃痛、胃部灼热、消化不良、恶心、呕吐、腹泻、皮疹;罕见头痛、眩晕、血管性水肿。快速静脉注射可引起腰部疼痛和疲乏无力感。

【用法和用量】

口服:

(1)成人及 12 岁以上儿童:一次 30mg,一日 3 次,餐后口服。长期服用一次 30mg,一日 2 次。缓释胶囊一次 75mg,一日 1 次,餐后口服。

(2)12 岁以下儿童:①5~12 岁,一次 15mg,一日 3 次;②2~5 岁,一次 7.5mg,一日 3 次;③2 岁以下儿童,一次 7.5mg,一日 2 次。餐后口服。长期服用者,一日 2 次即可。缓释胶囊按体重一日 1.2~1.6mg/kg 计算。

雾化吸入:一次 15~30mg,一日 3 次。

肌内注射:将本品用 5%葡萄糖注射液或氯化钠注射液 10~20ml 稀释后缓慢注射。

皮下注射:一次 15mg,一日 2 次。

静脉注射:

(1)成人及 12 岁以上儿童,一次 15mg,一日 2~3 次,严重病例可以增至一次 30mg。每 15mg 用 5ml 无菌注射用水溶解,注射应缓慢。

(2)儿童:①6~12 岁,一次 15mg,一日 2~3 次。②2~6 岁,一次 7.5mg,一日 3 次。③2 岁以下,一次 7.5mg,一日 2 次。以上注射均应缓慢。④婴儿呼吸窘迫综合征(IRDS)

一次 7.5mg/kg,一日 4 次,应使用注射泵给药,静脉注射时间至少 5min。

静脉滴注:一次 15~30mg,一日 2 次,用氯化钠注射液或 5%葡萄糖注射液 100ml 稀释后 30min 内缓慢滴注。

【制剂与规格】

盐酸氨溴索片:30mg。

盐酸氨溴索溶液:①5ml:15mg;②5ml:30mg;③60ml:180mg。

盐酸氨溴索注射液:2ml:15mg。

注射用盐酸氨溴索:15mg。

盐酸氨溴索气雾剂:2ml:15mg。

(三)糜蛋白酶(Chymotrypsin)

【适应证】

用于上呼吸道浓痰的液化。

【注意事项】

(1)使用时须严密观察,如发生过敏反应,应立即停止使用,并用抗组胺类药治疗。

(2)本品不可静脉注射。

(3)本品溶解后不稳定,宜用时新鲜配制。

【禁忌证】

严重肝病、凝血功能不正常者以及正在应用抗生素患者。

【不良反应】

注射部位出现疼痛、肿胀和红斑。

【用法和用量】

用前将本品以氯化钠注射液适量溶解,配成 2~5mg/ml 的溶液,喷雾吸入。

【制剂与规格】

①1mg;②2mg。

(四)乙酰半胱氨酸(Acetylcysteine)

【适应证】

用于浓稠痰黏液过多的呼吸系统疾病:急性支气管炎、慢性支气管炎急性发作、支气管扩张症。

【注意事项】

(1)支气管哮喘患者在用本品治疗期间,如发生支气管痉挛应立即停药。

(2)有消化道溃疡病史者慎用。

(3)肝功能不全者本品血液浓度增高,应适当减量。

【禁忌证】

对本品过敏,孕妇、哺乳期妇女用药期间停止哺乳,支气管哮喘。

【不良反应】

偶发恶心、呕吐,极少见皮疹、支气管痉挛。

【用法和用量】

口服:成人,一次 0.2g,一日 2~3 次。儿童:一次 0.1g,一日 2~3 次。

静脉滴注:本品 8g 用 10%葡萄糖注射液 250ml 稀释后静脉滴注,一日 1 次,疗程45d。

喷雾吸入:以 0.9%氯化钠溶液配成 10%溶液喷雾吸入,一次 1~3ml,一日 2~3 次。

气管滴入:以 5%溶液经气管插管或直接滴入气管内,一次 1~2ml,一日 2~6 次。

气管注入:以 5%溶液用注射器自气管的甲状软骨环骨膜处注入气管腔内,一次 2ml,一日 2 次。

【制剂与规格】

乙酰半胱氨酸胶囊:200mg。

乙酰半胱氨酸颗粒:①100mg;②200mg。

乙酰半胱氨酸喷雾剂:①500mg;②1000mg。

乙酰半胱氨酸注射液:20ml:4g。

(五)桃金娘油(Myrtol)

【适应证】

(1)黏液溶解性祛痰药。

(2)适用于急、慢性鼻窦炎和支气管炎。

(3)用于支气管扩张、慢性阻塞性肺疾病、肺部真菌感染、肺结核、硅肺等。

(4)可在支气管造影术后使用,以利于造影剂的排出。

【注意事项】

(1)本品为肠溶胶囊,不可打开或嚼破后服用。

(2)本品宜在餐前 30min 用较多的凉开水送服。

(3)孕妇及哺乳期妇女慎用。

【不良反应】

罕见胃肠道不适、原有的肾结石和胆结石的移动。偶见过敏反应,如皮疹、面部红肿、呼吸困难和循环障碍。

【用法和用量】

口服:

(1)成人:服用成人装,①急性患者:一次 1 粒,一日 3~4 次。②慢性患者:一次1 粒,一日 2 次。

(2)4 岁至 10 岁儿童:服用儿童装,①急性患者:一次 1 粒,一日 3~4 次。②慢性患者:一次 1 粒,一日 2 次。

本品较宜在餐前 30min 用较多的凉开水送服。勿将胶囊掰开或咀嚼服用。

【制剂与规格】

标准桃金娘油胶囊:①成人装:每粒含 300mg;②儿童装:每粒含 120mg。

(六)羧甲司坦(Carbocisteine)

【适应证】

用于支气管炎、支气管哮喘等疾病引起的痰液黏稠、咳出困难。

【注意事项】

孕妇及哺乳期妇女、儿童慎用。消化道溃疡史患者慎用。本品仅对咳痰症状有一定作用。

【禁忌证】

对本品过敏;消化道溃疡活动期。

【不良反应】

恶心、胃部不适、腹泻、轻度头痛、皮疹。

【用法和用量】

口服:成人,一次 0.25~0.5g,一日 3 次。儿童:①2~4 岁:一次 0.1g,一日 3 次;②5~8 岁:一次 0.2g,一日 3 次;③8~12 岁,一次 0.25g,一日 3 次。

【制剂与规格】

羧甲司坦片:①250mg;②600mg。

羧甲司坦片(儿童用):100mg。

羧甲司坦颗粒:①200mg;②500mg。

羧甲司坦泡腾片:500mg。

羧甲司坦糖浆:2%(20mg/ml)。

(七)厄多司坦(erdosteine)

【适应证】

用于急性和慢性支气管炎痰液黏稠所致的呼吸道阻塞。

【注意事项】

(1)胃及十二指肠溃疡患者慎用。

(2)应避免与强力镇咳药同时应用。

【禁忌证】

对本品过敏,孕妇及哺乳期妇女,不足 15 岁的儿童,严重肝肾功能不全者禁用。

【不良反应】

偶见较轻微的头痛和胃肠道反应,如恶心、呕吐、上腹隐痛等症状。

【用法和用量】

口服:一次 300mg,一日 2 次。

【制剂与规格】

厄多司坦片:150mg。

(八)美司坦(Mecysteine)

【适应证】

用于慢性支气管炎、感冒等引起的痰液稠厚和咳痰困难。

【注意事项】

(1)过敏体质者慎用。

(2)孕妇及哺乳期妇女慎用。

(3)有消化道溃疡病史患者慎用。

【禁忌证】

对本品过敏者,消化道溃疡活动期。

【不良反应】

偶见轻度头晕、恶心、胃部不适。

【用法和用量】

口服:成人,一次 100mg,一日 3 次。

【制剂与规格】

盐酸美司坦片:100mg。

(九)脱氧核糖核酸酶(Dornase alfa)

【适应证】

用于有大量脓痰的呼吸系统感染如支气管扩张、肺脓肿溃疡等。

【注意事项】

(1)用于治疗支气管扩张、肺脓肿溃疡时,若胸膜腔有纤维蛋白膜块沉积或有黏性渗出物堵塞,可直接注射到腔内。

(2)用药后若发生咽部疼痛及一次喷雾后应立即漱口。

(3)本药在室温下或过度稀释后可迅速灭活,溶液须临用前配制。

【禁忌证】

禁用于对牛血清生物制剂过敏的患者、对汞化合物过敏的患者、急性化脓性蜂窝组织炎患者、有支气管胸腔瘘管的活动性肺结核患者。

【不良反应】

咽部疼痛、乏力、胃肠道反应、皮疹、发热等。

【用法和用量】

吸入:一次 5 万~10 万 U,临用前,一次剂量用 10%丙二醇或氯化钠注射液 2~3ml 溶解,一日 3~4 次,连用 4~6d。

腔内注射:一次 5 万 U。

肌内注射:一次 100 万 U,隔日 1 次。

【制剂与规格】

注射用脱氧核糖核酸酶:①10 万 U;②25 000U。

二、祛痰药

主要指通过刺激胃黏膜反射性地促使气道腺体分泌增加,使痰液稀释易于咳出的一类药物,包括氯化铵、吐根等。然而其确实的临床效果不易确证,通常以合剂形式应用,至少有安慰剂效果。

(一)氯化铵(Ammonium Chloride)

【适应证】

用于干燥及痰不易咳出者(多用于急性呼吸道炎症时痰黏稠不易咳出,常与其他止咳祛痰药配成复方制剂)。

【注意事项】

(1)用首 7d 未缓解者,立即就医。

(2)肝肾功能异常者、老年人、过敏体质者慎用。

(3)消化性溃疡患者、孕妇及哺乳期妇女在医生指导下使用。

【禁忌证】

对本品过敏,肝肾功能严重损害,尤其是肝昏迷、肾衰竭、尿毒症患者,代谢性酸中毒。

【不良反应】

可引起恶心、呕吐、胃痛等刺激症状。

【用法和用量】

口服。成人常用量:①祛痰,一次 0.3~0.4g,一日 3 次。②酸化尿液,一次 0.6~2g,一日 3 次。小儿常用量:按体重一日 40~60mg/kg,或按体表面积 1.5g/m²,分 4 次服。

【制剂与规格】

氯化铵片:0.3g。

(二)复方甘草片和复方甘草合剂(Compound Liquorice)

【适应证】

用于镇咳祛痰。

【注意事项】

(1)妊娠、哺乳期妇女慎用。

(2)胃炎及胃溃疡慎用

(3)本品服用不宜超过 7d。

【禁忌证】

对本品成分过敏者禁用。

【不良反应】

有轻微恶心、呕吐。

【用法和用量】

口服或含化:片剂一次 3~4 片,一日 3 次。合剂一次 5~10ml,一日 3 次。

【制剂与规格】

复方甘草片:每片含甘草流浸膏粉 112.5mg、阿片粉 4mg、樟脑 2mg、八角茴香油 2mg、苯甲酸钠 2mg。

复方甘草合剂:每 100ml 含甘草流浸膏 12ml、甘油 12ml、酒石酸锑钾 0.024g、浓氨溶液适量、复方樟脑酊 12ml、乙醇 3ml。

复方甘草氯化铵合剂:含 3%氯化铵的复方甘草合剂。

(白 雪 许 婷)

第三节 镇 咳 药

咳嗽是由多种原因所产生的一种临床症状,引起咳嗽的常见原因有:急性或慢性支气管炎、支气管哮喘、胃食管反流病、支气管哮喘、鼻炎等;某些药物,如血管紧张素转换酶抑制剂;此外,吸烟、环境污染甚至个人习惯也可出现咳嗽症状。因此,应针对不同原因处理方能有效缓解咳嗽症状。

咳嗽是一种保护性反射活动,咳嗽可将呼吸道内的黏液和异物排出,在排出后咳嗽症状多减轻或缓解;如痰液较多,单用镇咳药将使痰液滞留在气道,无益而有害(如慢性支气管炎、支气管扩张等)。因此,只有在无痰或少痰而咳嗽频繁、剧烈时应用镇咳药。

镇咳药,根据其作用机制,可分为中枢性镇咳药和外周性镇咳药。可待因作为镇咳药,作用强而迅速,此外,本品还具有镇痛作用,其不良反应包括便秘和一定依赖性。右美沙酚和福尔可定的镇咳作用较强,且不良反应较小。

含可待因或其他阿片类的镇咳制剂,一般不宜给儿童应用,1岁以下儿童更应完全不用。

当肺癌出现异常痛苦的咳嗽时,可应用吗啡、美沙酮等吗啡受体激动药;但在其他原因所致的咳嗽,因可引起痰液潴留、抑制呼吸以及成瘾性,则属禁忌。

一、可待因(Codeine)

【适应证】

镇咳,用于较剧的频繁干咳,如痰液量较多宜和用祛痰药。

【注意事项】

(1)本品可透过胎盘使婴儿成瘾,引起新生儿的戒断症状如:过度啼哭、打喷嚏、打呵欠、腹泻、呕吐等。分娩期应用本品可以起新生儿呼吸抑制,妊娠妇女慎用。

(2)自乳汁排除,哺乳期妇女慎用。

(3)下列情况应慎用:支气管哮喘、急腹症;在诊断未明确时,可能因掩盖真相造成误诊;胆结石,可引起胆管痉挛;原因不明的腹泻,可使肠道蠕动减弱、减轻腹泻症状而误诊;颅脑外伤或颅内病变,本品可引起瞳孔变小,模糊临床体征;前列腺肥大病因本品易引起尿潴留而加重病情。

(4)重复给药可产生耐药性,久用有成瘾性。

(5)本品为国家特殊管理的麻醉药品,长期应用可产生耐受性、成瘾性,也可引起便秘。

(6)务必严格遵守国家对麻醉药品的管理条例规定使用。

(7)磷酸可待因缓释片必须整片吞服,不可截开或嚼碎。

【禁忌证】

对本品过敏的患者禁用;多痰患者禁用;婴幼儿、未成熟新生儿禁用。

【不良反应】

常见幻想,呼吸微弱,缓慢或不规则,心率或快或慢;少见:惊厥,耳鸣,震颤或不能自控的肌肉运动,荨麻疹,瘙痒、皮疹或脸肿等过敏反应;长期应用产生依赖性,常用量引起依赖性的倾向较其他吗啡类为弱。典型症状为食欲减退、腹泻、牙痛、恶心呕吐、流涕、寒战、打喷嚏、打呵欠、睡眠障碍、胃痉挛、多汗、衰弱无力、心率增速、情绪激动或原因不明的发热。

【用法和用量】

口服：成人，一次 15~30mg，一日 2~3 次。极量一次 100mg，一日 250mg。

儿童按体重一日 1~1.5mg/kg，分 3 次服。

【制剂与规格】

磷酸可待因片：①15mg；②30mg。

磷酸可待因缓释片：①15mg；②30mg。

磷酸可待因糖浆：①10ml；②100ml。

二、福尔可定(Pholcodine)

【适应证】

用于剧烈干咳和中等度疼痛。

【注意事项】

(1)可致依赖性。

(2)新生儿和儿童易于耐受此药，不致引起便秘和消化紊乱。

【不良反应】

偶见恶心、嗜睡、具有吗啡类药品等副作用。

【用法和用量】

口服：

(1)成人一次 5~15mg，一日 3 次。极量一日 60mg。

(2)儿童：1~5 岁，一次 2~2.5mg，一日 3 次；5 岁以上，一次 2.5~5mg，一日 3 次。

【制剂与规格】

福尔可定片：①5mg；②10mg；③15mg。

三、喷托维林(Pentoxyverine)

【适应证】

镇咳。适用于急性支气管炎、慢性支气管炎等上呼吸道引起的无痰干咳。

【注意事项】

本药无祛痰作用，痰多的病人慎用

【禁忌证】

青光眼、心力衰竭、孕妇及哺乳期妇女、驾车及操作机器者。

【不良反应】

偶有便秘、轻度头痛、头晕、嗜睡、口干、恶心、腹泻、皮肤过敏等。

【用法和用量】

口服：

(1)成人，一次 25mg，一日 3~4 次。

(2)儿童，5 岁以上，一次 6.25~12.5mg，一日 2~3 次。

【制剂与规格】

枸橼酸喷托维林片：25mg。

四、阿桔片(Compound Platycodon Tablets)

【适应证】

有镇咳、祛痰作用。可用于急性支气管炎及慢性支气管炎等有痰的咳嗽。

【注意事项】

因本品有成瘾性,不应长期使用。应按麻醉药品管理。

【禁忌证】

严重肝功能不全、肺源性心脏病、支气管哮喘者、儿童、孕妇及哺乳期妇女。

【不良反应】

长期使用易成瘾。

【用法和用量】

口服:一次 1~2 片,一日 3 次。

【制剂与规格】

阿桔片:每片含阿片粉 30mg、桔梗粉 90mg、硫酸钾 180mg。

五、苯丙哌林(Benproperine)

【适应证】

主要用于刺激性干咳,如急、慢性支气管炎及各种原因引起的咳嗽。

【注意事项】

(1)孕妇慎用本品。

(2)高龄者因肝、肾功能多低下,药物剂量应以 10mg/d 开始。

(3)服用时需整粒吞服,切勿嚼碎,以免引起口腔麻木。

(4)本药无祛痰作用,如咳痰症状明显,不宜使用。

(5)服药者不可驾驶汽车及进行有危险性的机械操作。

【禁忌证】

对本品过敏者。

【不良反应】

偶见口干、胃部灼烧感、头晕、嗜睡、食欲缺乏、乏力和药疹等。

【用法和用量】

口服:一次 20~40mg,一日 3 次。

【制剂与规格】

磷酸苯丙哌林片:20mg。磷酸苯丙哌林胶囊:20mg。

六、二氧丙嗪(Dioxopromethazine)

【适应证】

用于急、慢性气管炎和各种疾病引起的咳嗽。

【注意事项】

(1)肝功能不全者慎用。

(2)癫痫病患者慎用。

(3)治疗量与中毒量接近,不得超过极量。

【禁忌证】

高空作业及驾驶车辆、操纵机器者。

【不良反应】

常见困倦、乏力、嗜睡。

【用法和用量】

口服:成人常用量:一次 5mg,一日 3 次;极量:一次 10mg,一日 30mg。

【制剂与规格】

盐酸二氧丙嗪片:5mg。

七、右美沙芬(Dextromethorphan)

【适应证】

用于干咳,适用于感冒、咽喉炎以及其他上呼吸道感染时的咳嗽。

【注意事项】

(1)过敏体质者慎用。

(2)肝、肾功能不全者慎用。

(3)孕妇慎用。

(4)哮喘、痰多者慎用。

(5)用药 7d,如症状未缓解,请停药就医。

【禁忌证】

有精神病史,妊娠 3 个月内及哺乳期妇女,对本品过敏者,驾驶及操作机器者,服用单胺氧化酶抑制剂停药不满 2 周的患者。

【不良反应】

头晕、头痛、嗜睡、易激动、嗳气、食欲减退、便秘、恶心、皮肤过敏,停药后上述反应可自行消失。过量可引起神志不清,支气管痉挛,呼吸抑制。

【用法和用量】

口服:成人一次 10~15mg,一日 3~4 次。

儿童:2 岁以下不宜用。2~6 岁,一次 2.5~5mg,一日 3~4 次。6~12 岁,一次 5~10mg,一日 3~4 次。

【制剂与规格】

氢溴酸右美沙芬片:①10mg;②15mg。

氢溴酸右美沙芬胶囊:15mg。

氢溴酸右美沙芬咀嚼片:①5mg;②15mg。

右美沙芬缓释混悬液:100ml:0.6g(以氢溴酸右美沙芬计)

(白　雪　谭恩丽)

第四节　色甘酸盐和白三烯受体拮抗药

一、色甘酸盐及相关治疗

色甘酸钠及奈多罗米钠的作用途径，并不完全清楚。这些药对哮喘有弱的抗炎作用，可能基于其抗变态反应作用。因其效果不确切，已不再作为成人轻度哮喘的治疗药物选择。如使用，一般可试用 4~6 周。剂量应根据患者反应及时调整，一般起初一日 3~4 次，随后可减量。

色甘酸钠对哮喘的预防作用不如吸入肾上腺皮质糖皮质激素。有证据表明奈多罗米钠对 5~12 岁儿童的哮喘预防有效，色甘酸钠对治疗哮喘急性发作没有应用价值。

色甘酸钠可预防运动诱发哮喘，但作用较弱，尚需进一步证实。

如吸入色甘酸钠干粉引起支气管痉挛，可提前数分吸入选择性 β_2 受体激动药，如：沙丁胺醇等。如果儿童不能耐受吸入干粉或气雾剂，可以改为吸入上述制剂的雾化溶液。

(一)色甘酸钠(Sodium Cromoglicate)
【适应证】
用于预防支气管哮喘发作，对轻度哮喘可能有治疗作用。
【注意事项】
(1)肝肾功能不全者慎用。
(2)孕妇及哺乳期妇女慎用。
(3)不要中途突然停药，以免引起哮喘复发。
(4)本品并非直接舒张支气管而属预防性作用，故应在哮喘易发季节前 1~3 周用药。
【禁忌证】
对本品过敏者禁用。
【不良反应】
鼻刺痛、烧灼感、喷嚏、头痛、嗅觉改变、一过性支气管痉挛，罕见鼻出血、皮疹等。
【用法和用量】
吸入：干粉吸入，一次 20mg，一日 4 次；症状减轻后，一日 40~60mg；维持量，一日 20mg。气雾吸入，一次 3.5~7mg，一日 3~4 次，一日最大剂量 32mg。
【制剂与规格】
吸入用色甘酸钠胶囊：20mg。
色甘酸钠气雾剂：①14g：700mg(每揿含色甘酸钠 3.5mg)；②19.97g：700mg(每揿含色甘酸钠 5mg)。

(二)奈多罗米钠(Nedocromil Sodium)

【适应证】

预防支气管哮喘。

【注意事项】

(1)本品仅用于预防性治疗,急性哮喘发作时使用无效。

(2)应规律用药,无论白昼,一次使用时最好间隔相等时间。不要自行决定增加用量、使用次数或停药。

(3)为了防止口干或者嘶哑,用后应漱口。

【禁忌证】

对本品过敏者禁用。

【不良反应】

咽喉干燥或刺激感、嘶哑、口腔异味、胃部不适、头痛、恶心、呕吐;罕见皮疹、咽喉疼痛、言语困难、咳嗽、喘鸣、呼吸困难或者胸痛等。

【用法和用量】

喷雾吸入。本药通过一种特殊的吸入装置吸入肺部。吸入之前摇晃药罐 1min。饮水以湿润咽喉,将吸入器的接口放在离口两个指头远的地方,并且把头向后仰。按压吸入器的同时慢慢地深呼吸 5s,屏住呼吸 10s,以保证药物渗入肺中。如果处方要求吸入两次,两次之间必须间隔至少 1min。

预防哮喘发作:一次 4mg,一日 2 次,必要时可增加到一日 4 次。

预防运动性哮喘:可于运动前吸入 2~4mg。

【制剂与规格】

奈多罗米钠气雾剂:①56 喷:112mg;②112 喷:224mg。

(三)酮替芬(Ketotifen)

【适应证】

用于过敏性支气管哮喘。

【注意事项】

(1)过敏体质慎用。

(2)孕妇及妊娠期妇女慎用。

【禁忌证】

对本品过敏、车辆驾驶员、机械操作者以及高空作业者工作时。

【不良反应】

常见嗜睡、倦怠、口干、恶心等胃肠道反应。偶见头痛、头晕、迟钝、体重增加。

【用法和用量】

口服:

(1)成人:一次 1mg,一日 2 次,极量一日 4mg。

(2)儿童:①4~6 岁,一次 0.4mg;②6~9 岁,一次 0.5mg;③9~14 岁,一次 0.6mg。以上均为一日 1~2 次。

【制剂与规格】

酮替芬 1mg 相当于富马酸酮替芬 1.38mg(以下含量均以酮替芬计)。

富马酸酮替芬片:①0.5mg;②1mg。

富马酸酮替芬胶囊:①0.5mg;②1mg。

富马酸酮替芬口服溶液:5ml:1mg。

富马酸酮替芬滴眼液:5ml:2.5mg。

富马酸酮替芬滴鼻液:10ml:15mg。

二、白三烯受体拮抗药

白三烯受体拮抗药孟鲁斯特和扎鲁斯特可阻断气道的半胱胺酸白三烯，单用或联合吸入肾上腺皮质糖皮质激素对哮喘有效。孟鲁斯特不比吸入常规剂量的肾上腺皮质糖皮质激素更有效,但两种药联合应用可提高疗效,减少吸入糖皮质激素的剂量。白三烯受体拮抗药对运动诱发哮喘及哮喘伴随鼻窦炎有效，但对已接受大剂量其他治疗药物的哮喘患者,其作用很有限。

有报告提出应用白三烯受体拮抗药患者可出现陈-施综合征,但其与白三烯受体拮抗药的因果关系尚不肯定,相当多已报告的病例发生的陈-施综合征是在减少口服肾上腺皮质糖皮质激素剂量时出现的。

应注意白三烯受体拮抗药引起的嗜酸性粒细胞增多,血管炎性皮疹,心肺系统异常或末梢神经异常。

(一) 孟鲁司特(Montelukast)

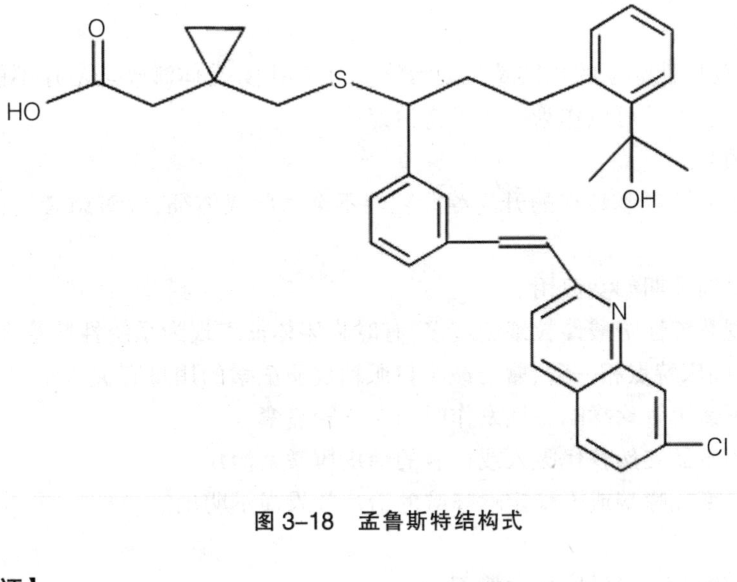

图 3-18　孟鲁斯特结构式

【适应证】

用于 15 岁及 15 岁以上成人哮喘的预防和长期治疗,包括预防白天和夜间的哮喘症状,治疗对阿司匹林敏感的哮喘患者以及预防运动诱发的支气管哮喘。也用于减轻季节性过敏性鼻炎引起的症状。

【注意事项】

(1)孕妇及哺乳期妇女慎用。

(2)口服本品不用于急性哮喘发作。

(3)在医师的指导下可逐渐减少合并使用的吸入糖皮质激素剂量,但不应突然停用糖皮质激素。

(4)在减少全身用糖皮质激素剂量时,偶见嗜酸性粒细胞增多症、血管性皮疹、肺部症状恶化、心脏并发症和神经病变。因此患者在减少全身糖皮质激素剂量时,应加以注意并作适当的临床监护。

【禁忌证】

对本品任何成分过敏者。

【不良反应】

不良反应较轻微,通常不需中止治疗。临床试验中,本药治疗组有≥1%的患者出现与用药有关的腹痛和头痛。

【用法和用量】

口服:

(1)成人及 15 岁以上儿童:一次 10mg,一日 1 次。

(2)6~14 岁儿童:一次 5mg,一日 1 次。

(3)2~5 岁儿童:一次 4mg,一日 1 次,睡前服用咀嚼片。

【制剂与规格】

孟鲁司特钠片:①4mg;②5mg;③10mg。孟鲁司特钠咀嚼片:5mg。

(二)扎鲁司特(Zafirlukast)

【适应证】

用于轻中度慢性哮喘的预防及长期治疗。对于用 β_2 受体激动药治疗不能完全控制病情的哮喘病人,本品可以作为一线维持治疗。

【注意事项】

(1)如发生血清氨基转移酶升高等肝功能不全症状或体征,应对患者进行相应的处理。

(2)孕妇及哺乳期妇女慎用。

(3)若出现系统性嗜酸性粒细胞增多,有时临床体征表现为系统性脉管炎,与Churg-Strauss综合征临床特点相一致,常与减少口服糖皮质激素的用量有关。

(4)本品不适用解除哮喘急性发作时的支气管痉挛。

(5)不宜用本品突然替代吸入或口服的糖皮质激素治疗。

(6)对于易变性哮喘或不稳定性哮喘的治疗效果尚不明确。

【禁忌证】

对本产品及其组分过敏、肝功能不全。

【不良反应】

头痛、胃肠道反应、皮疹、过敏反应(荨麻疹和血管性水肿)、轻微的肢体水肿(极少)、挫伤后出血障碍、粒细胞缺乏症、AST 及 ALT 升高、高胆红素血症。罕见肝功能衰竭。

【用法和用量】

口服：成人及 12 岁以上儿童：起始剂量一次 20mg，一日 2 次。维持剂量，一次 20mg，一日 2 次。根据临床反应，剂量可逐步增加至一次最大量 40mg，一日2次时疗效更佳。

【制剂与规格】

扎鲁司特片：①20mg；②40mg。

（白 雪 路 勇）

第五节 抗组胺药

所有抗组胺药在治疗鼻变态反应，特别是季节性过敏性鼻炎（花粉症）方面都具有潜在价值，此外在血管运动性鼻炎方面也可能会有一定的作用。这类药物能减少流涕和打喷嚏，但通常对鼻塞的疗效较差。抗组胺药可局部使用，如用于眼部、鼻腔和皮肤。

口服抗组胺药在治疗荨麻疹方面也有一定价值，可用于治疗荨麻疹性皮疹、瘙痒、昆虫叮咬及螫伤；另外还能用于药物过敏。在用肾上腺素治疗严重过敏反应和血管性水肿的急症时，可注射氯苯那敏或异丙嗪作为辅助治疗。此外抗组胺药（包括西替利嗪、赛克利嗪和异丙嗪）在治疗恶心和呕吐方面有用。

各种抗组胺药在作用持续时间以及嗜睡和抗毒蕈碱作用的发生率方面各不相同。很多老的抗组胺药的作用维持时间相对较短，但有些药物（如异丙嗪）作用时间可长达 24 个小时，大部分新型非镇静类抗组胺药都是长效的。

所有老的抗组胺药都有镇静作用，阿利马嗪和异丙嗪的镇静作用可能相对较强，而氯苯那敏和赛克利嗪则相对稍弱。这种镇静作用有时可用于治疗某些变态反应相关的瘙痒。几乎没有证据表明，任何一个老的"镇静类"抗组胺药优于同类的其他药物，而且患者对药物的反应也具有很大的个体差异。

与老的抗组胺药相比，非镇静类抗组胺药，如西替利嗪、地洛他定、非索非那定、氯雷他定和咪唑斯汀，由于仅有轻微程度的穿透血脑屏障的作用，因此很少引起镇静或影响认知功能。

注意事项及禁忌证：镇静类抗组胺药具有明显的抗毒蕈碱作用，因此应慎用于前列腺肥大、尿潴留、易患闭角型青光眼者以及幽门十二指肠梗阻的患者。抗组胺药在肝病患者中也应慎重使用，对于肾损伤患者，可能必须减少剂量。癫痫患者也需慎用。儿童和老年人更容易发生不良反应。很多抗组胺药应避免用于卟啉病患者，尽管有些药物（如氯苯那敏和西替利嗪）被认为是安全的。

不良反应：对于绝大多数老的抗组胺药而言，嗜睡是重要的不良反应。但也可能发生罕有的反常兴奋作用（尤其在大剂量用于儿童和老人时）。在经过数日治疗后，嗜睡程度有可能减轻。新型抗组胺药在这方面则很少出现嗜睡等问题。老的抗组胺药更常见的不良反应包括头痛、认知功能障碍和抗毒蕈碱作用,如尿潴留、口干、视力模糊,以及胃肠道功能紊乱等。

抗组胺药其他罕见的不良反应包括低血压、锥体外系反应、头晕、精神障碍、抑郁、睡眠障碍、震颤、惊厥、心悸、心律失常、过敏反应(包括支气管痉挛、血管性水肿、严重过敏反应、皮疹和光敏性反应)、血液异常、肝功能异常以及闭角型青光眼。

一、苯海拉明(Diphenhydramine)

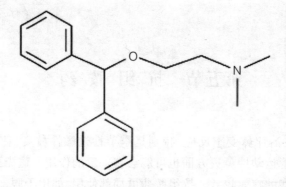

图 3-19　苯海拉明结构式

【适应证】

(1)急性重症过敏反应,可减轻输血或血浆所致的过敏反应。

(2)手术后药物引起的恶心呕吐。

(3)帕金森病和锥体外系症状。

(4)牙科局麻,当病人对常用的局麻药高度过敏时,1%苯海拉明液可作为牙科用局麻药。

(5)其他过敏反应病,不宜口服用药者。

【注意事项】

(1)对其他乙醇胺类高度过敏者,对本品也可能过敏。

(2)肾功能衰竭时,给药的间隔时间应延长。

(3)有下列情况慎用:幽门十二指肠梗阻、消化性溃疡所致幽门狭窄、膀胱颈狭窄、甲状腺功能亢进症、心血管病、高血压以及下呼吸道感染(包括哮喘)。

(4)本品的镇吐作用可给某些疾病的诊断造成困难。

【禁忌证】

对本品过敏或对其他乙醇胺类药物高度过敏者;妊娠及哺乳期妇女、新生儿、早产儿、重症肌无力者;驾驶车船、从事高空作业、机械作业者工作期间禁用。

【不良反应】

常见中枢神经抑制作用、共济失调、恶心、呕吐、食欲减退等;少见气急、胸闷、咳嗽、肌张力障碍等;有报道给药后可发生牙关紧闭并伴喉痉挛;偶可引起皮疹、粒细胞减少、贫血及心律失常。

【用法和用量】

口服：一般一次 25~50mg，一日 2~3 次，餐后服用。

深部肌内注射：一次 20mg，一日 1~2 次。

【制剂与规格】

盐酸苯海拉明片：①12.5mg；②25mg；③50mg。

盐酸苯海拉明糖浆：100ml：250mg。

盐酸苯海拉明注射液：1ml：20mg。

二、氯苯那敏（Chlorphenamine）

【适应证】

(1)皮肤过敏症如荨麻疹、湿疹、皮炎、药疹、皮肤瘙痒症、神经性皮炎、虫咬症、日光性皮炎。

(2)过敏性鼻炎。

(3)药物和食物过敏。

【注意事项】

(1)过敏体质者。

(2)有下列情况慎用：妊娠及哺乳期妇女、膀胱颈梗阻、幽门十二指肠梗阻、甲状腺功能亢进症、青光眼、消化性溃疡、高血压、前列腺肥大症。

(3)新生儿、早产儿不宜使用。

(4)老年人较敏感，应适当减量。

【禁忌证】

对本品过敏者，高空作业者、车辆驾驶人员、机械操作人员工作时间禁用。

【不良反应】

主要有嗜睡、口渴、多尿、咽喉痛、困倦、虚弱感、心悸、皮肤瘀斑、出血倾向。

【用法和用量】

口服：成人，一次 4mg，一日 1~3 次 。

肌内注射：一次 5~20mg，一日 1~2 次。

【制剂与规格】

马来酸氯苯那敏片：4mg。

氯苯那敏注射液：①1ml：10mg；②2ml：20mg。

三、赛庚啶（Cyproheptadine）

【适应证】

荨麻疹、丘疹性荨麻疹、湿疹、皮肤瘙痒等过敏性疾病。

【注意事项】

(1)以下情况慎用：过敏体质者、2 岁以下儿童、老年人。

(2)服药期间不得驾驶机、车、船，从事高空作业、机械作业及操作精密仪器。

(3)服用本品期间不得饮酒或含有酒精的饮料。

【禁忌证】

妊娠及哺乳期妇女,青光眼、尿潴留和幽门梗阻患者禁用,对本品过敏者。

【不良反应】

嗜睡、口干、乏力、头晕、恶心等。

【用法和用量】

口服:成人一次 2~4mg,一日 2~3 次。

【制剂与规格】

盐酸赛庚啶片:2mg。

四、异丙嗪(Promethazine)

【适应证】

(1)皮肤黏膜过敏:适用于长期的、季节性的过敏性鼻炎,血管运动性鼻炎,过敏性结膜炎,荨麻疹,血管神经性水肿,对血液或血浆制品的过敏反应,皮肤划痕症。

(2)晕动病:防治晕车、晕船、晕飞机。

(3)用于麻醉和手术前后的辅助治疗,包括镇静、催眠、镇痛、止吐。

(4)用于防治放射病性或药源性恶心、呕吐。

【注意事项】

(1)对吩噻嗪类药高度过敏者对本品也过敏。

(2)妊娠期妇女临产前 1~2 周应停药,以免诱发婴儿的黄疸和锥体外系症状。

(3)下列情况应慎用:肝功能不全和各类肝脏疾病患者,肾功能衰竭,急性哮喘,膀胱颈部梗阻,骨髓抑制,心血管疾病,昏迷,闭角型青光眼,高血压,胃溃疡,前列腺肥大症状明显者,幽门或十二指肠梗阻,呼吸系统疾病(尤其是儿童服用本品后痰液黏稠,影响排痰,并可抑制咳嗽反射),癫痫患者(注射给药时可增加抽搐的严重程度),黄疸,Reye 综合征(异丙嗪所致的锥体外系症状易与 Reye 综合征混淆),哺乳期妇女。

(4)小于 3 个月的婴儿体内药物代谢酶不足,不宜应用本品。还可能引起肾功能不全。新生儿或早产儿、患急性病或脱水的小儿及患急性感染的儿童,注射异丙嗪后易发生肌张力障碍。

(5)老年患者易发生头晕、呆滞、精神错乱、低血压,锥体外系症状,特别是震颤麻痹、不能静坐和持续性运动障碍,用量大或胃肠道外给药时更易发生。

(6)应用异丙嗪时,应特别注意有无肠梗阻,或药物的逾量、中毒等问题,因其症状体征可被异丙嗪的镇吐作用所掩盖。

【禁忌证】

禁用于新生儿、早产儿和婴儿、临产前 1~2 周妊娠期妇女。

【不良反应】

常见嗜睡,视力模糊或色盲(轻度)、眩晕、口鼻咽干燥、耳鸣、皮疹、胃痛或胃部不适感、反应迟钝(儿童多见)、低血压、恶心或呕吐,甚至出现黄疸。还可增加皮肤光敏性、噩梦、易兴奋、易激动、幻觉、中毒性谵妄,儿童易发生锥体外系反应。少见血压增高,白细胞减少、粒细胞减少症及再生障碍性贫血。

【用法和用量】

口服：

(1)成人：一次 12.5mg，一日 4 次，餐后及睡前服用，必要时睡前可增至 25mg。

(2)儿童：常用量按体重一次 0.125mg/kg 或按体表面积 3.75mg/m²，每 4~6h 1 次。

肌内注射：

(1)成人：①抗过敏。一次 25mg，必要时 2h 后重复；严重过敏时可肌注 25~50mg，最高量不得超过 100mg。在特殊紧急情况下，可用灭菌注射用水稀释至 0.25%，缓慢静脉注射。②止吐，12.5~25mg，必要时每 4h 重复 1 次。③镇静催眠，一次 25~50mg。

(2)小儿：①抗过敏，按体重一次 0.125mg/kg 或按体表面积 3.75mg/m²，每 4~6h 1 次。②止吐，按体重一次 0.25~0.5mg/kg 或按体表面积 7.5~15mg/m²，必要时每 4~6h 重复；或一次 12.5~25mg，必要时每 4~6h 重复。③镇静催眠，必要时按体重一次 0.5~1mg/kg 或一次 12.5~25mg。④抗眩晕，睡前可按需给予，按体重 0.25~0.5mg/kg 或按体表面积 7.5~15mg/m²；或一次 6.25~12.5mg，一日 3 次。

【制剂与规格】

异丙嗪片：①12.5mg；②25mg。

盐酸异丙嗪注射液：2ml∶50mg。

五、氮卓斯汀(Azelastine)

【适应证】

季节性过敏性鼻炎(花粉症)和常年性过敏性鼻炎。

【注意事项】

(1)用药后不宜进行驾驶车辆、操作机器和高空作业等精神集中的工作。

(2)勿同时服用其他抗组胺药。

(3)饮酒或服用其他神经中枢系统抑制药物时应避免服用本品。

【禁忌证】

对盐酸氮卓斯汀、依地酸高度敏感的患者，妊娠前 3 个月妇女，哺乳期妇女，6 岁以下儿童。

【不良反应】

嗜睡、头晕、口干、多梦、咳嗽、腹痛、恶心、乏力、鼻痛等。

【用法和用量】

口服：一次 2mg，一日 2 次，早餐前 1h 服用 1 次，临睡前服用 1 次，或遵医嘱。

喷鼻：1 喷/鼻孔，早晚各 1 次，一日 2 次(相当于每日 0.56mg 盐酸氮卓斯汀剂量)或遵医嘱。喷药时保持头部直立。在症状消失前应坚持使用，但连续使用不超过 6 个月。

【制剂与规格】

盐酸氮卓斯汀片：①0.5mg；②1mg。

氮卓斯汀喷鼻剂：10ml∶10mg。

六、氯马斯汀(Clemastine)

【适应证】

过敏性鼻炎、荨麻疹及其他过敏性皮肤病。

【注意事项】

(1)孕期及哺乳期妇女慎用。

(2)老年人易发生低血压、精神错乱、呆滞和头晕,应酌情减量。

(3)用药期间不宜驾驶车辆、高空作业,从事危险工种、操作精密机器。

【禁忌证】

下呼吸道感染(包括哮喘)患者禁用。新生儿、早产儿禁用。

【不良反应】

可见嗜睡、眩晕、食欲减退、恶心、呕吐、口干、低血压、心悸、心动过速、疲乏、神经质、不安、震颤、失眠、欣快感、视觉模糊、抽搐、尿频、排尿困难、月经提前、痰液黏稠、鼻塞、胸闷、血小板减少、粒细胞减少、溶血性贫血、瘙痒、荨麻疹、过敏性休克等。

【用法和用量】

口服:一次 1.34mg,一日 2 次。

【制剂与规格】

富马酸氯马斯汀片:1.34mg。

七、阿伐斯汀(Acrivastine)

【适应证】

过敏性鼻炎、花粉症、慢性自发性荨麻疹、皮肤划痕症、胆碱能性荨麻疹、特发性获得性寒冷性荨麻疹和瘙痒性湿疹。

【注意事项】

以下情况慎用:肝功能损害者慎用,妊娠和哺乳期妇女,老年患者慎用,从事驾车和操作机器等高警觉性工作的患者。

【禁忌证】

已知对阿伐斯汀和曲普利啶过敏,肾功能衰竭。

【不良反应】

瞌睡、皮疹、罕见过敏症状。

【用法和用量】

口服:成人和 12 岁以上儿童,一次 8mg,一日 3 次。

【制剂与规格】

阿伐斯汀胶囊:8mg。

八、左卡巴斯汀(Levocabastine)

【适应证】

过敏性鼻炎的症状治疗。

【注意事项】

(1)左卡巴斯汀由肾脏排泄,故肾脏损伤者使用时应特别注意。

(2)除非特别需要,妊娠期妇女不宜使用本品。

(3)12 岁以下儿童不宜用本品。

【禁忌证】

对本品所含成分过敏者。

【不良反应】

偶有使用本品后,出现暂时而轻微的局部刺痛感(鼻刺激和灼烧感);罕见过敏反应。

【用法和用量】

经鼻给药:气雾剂,每侧鼻孔一次 100μg(2 喷),一日 2 次。症状严重者可一日 3~4 次,应连续用药直至症状消除。患者用药前必须清洗鼻道,喷药时将药物吸入。第一次喷药前使气雾泵源充满,直至能较好地喷出药物,然后再开始时使用。

经眼给药:滴眼液,每侧一次 1 滴,一日 3~4 次,可持续用药,直至症状缓解。

【制剂与规格】

盐酸左卡巴斯汀气雾剂:10ml:5mg(以左卡巴斯汀计)。

盐酸左卡巴斯汀滴眼液:4ml:2mg(以左卡巴斯汀计)。

九、依巴斯汀(Ebastine)

【适应证】

荨麻疹、过敏性鼻炎、湿疹、皮炎、皮肤瘙痒症等。

【注意事项】

(1)以下情况慎用:肝功能异常者,妊娠期和可能怀孕的妇女。

(2)动物实验表明本品可以进入乳汁,本品服用期间应避免哺乳。

(3)老年患者通常生理机能减退,应注意减小剂量,一日 1 次,5mg 开始服药。

(4)驾驶或操纵机器期间慎用。

【禁忌证】

对本品及其辅料过敏者。

【不良反应】

有时困倦,偶见头痛、头昏、口干、胃部不适、嗜酸性粒细胞增多、GPT 与 ALP 升高。罕见皮疹、水肿、心动过速。

【用法和用量】

口服:成人一次 10mg,一日 1 次。

【制剂与规格】

依巴斯汀片:10mg。

十、咪唑斯汀(Mizolastine)

【适应证】

(1)12 岁以上儿童及成人所患的荨麻疹等皮肤过敏症状。

（2）季节性过敏性鼻炎（花粉症）及常年性过敏性鼻炎。

【注意事项】

（1）妊娠初 3 个月内及哺乳期妇女不建议使用。

（2）下列情况慎用：心脏病、心源性不适或心悸病史。

（3）老年患者可能对本品的镇静作用和对心脏复极化的潜在作用特别敏感。

（4）在个别病例中观察到，咪唑斯汀具有轻微的延长 QT 间期的可能性，该延长作用的程度适度，不伴随心律失常。

（5）对于高危患者特别是糖尿病、怀疑有电解质失衡和心律失常的患者，应当定时监测相关指标。

（6）禁与咪唑类抗真菌药（全身用药）或大环内酯类抗生素合用；以及已知可延长QT间期的药物如 I 类和Ⅲ类抗心律失常药合用。

【禁忌证】

对本品任何一种成分过敏者、严重的肝功能损害病人、严重的心脏病或有心律失常（心动过缓、心律不齐或心动过速）病史、晕厥病史、严重心动过缓者；以及明显或可疑QT间期延长或电解质失衡，特别是低钾血症患者。

【不良反应】

偶见思睡、乏力（通常为一过性）、食欲增加并伴有体重增加。罕见口干、腹泻（包括消化不良）或头痛。极罕见过敏反应、血管性水肿、全身性皮疹、荨麻疹、瘙痒、低血压、迷走神经异常（可引起惊厥）、焦虑、抑郁、白细胞计数减少、AST 及 ALT 升高、血糖或电解质水平的轻微变化。

【用法和用量】

口服：一次 10mg，一日 1 次。

【制剂与规格】

咪唑斯汀片：10mg。咪唑斯汀缓释片：10mg。

十一、阿司咪唑（Astemizole）

【适应证】

治疗常年性和季节性过敏鼻炎、过敏性结膜炎、慢性荨麻疹和其他过敏性反应症状。

【注意事项】

（1）因阿司咪唑广泛地经肝脏代谢，患有显著肝功能障碍的患者应尽量避免服用。

（2）有心电图 QT 间期延长倾向的患者服用阿司咪唑有可能导致 QT 间期延长和/或室性心律失常。因此，建议患有先天性 QT 综合征或同服可能延长 QT 间期的药物（包括抗心律失常药和特非那丁）及低钾血症的患者应尽量避免服用。

【禁忌证】

过敏者禁用。

【不良反应】

长期服用体重可能会增加。偶见血管性水肿、支气管痉挛、光敏感、瘙痒、皮疹及过敏症,个别报道有惊厥、良性感觉异常、肌痛、关节痛、水肿、AST 及 ALT 升高和肝炎。

【用法和用量】

口服:

(1)12 岁以上儿童及成人,一次 10mg,一日 1 次。

(2)6~12 岁儿童,一次 5mg。

(3)6 岁以下儿童;按体重一次 0.2mg/kg,成人和儿童都不应超过上述推荐剂量服用。

【制剂与规格】

阿司咪唑片:10mg。

十二、茶苯海明(Dimenhydrinate)

【适应证】

用于防治运动病(如晕车、晕船、晕机)所致的恶心、呕吐。

【注意事项】

(1)过敏体质者及老年人慎用。

(2)服用本品期间不得饮酒。

(3)不得与其他中枢神经抑制药(如镇静安眠药)及三环类抗抑郁药同服。

【禁忌证】

对本品成分及其他乙醇胺药物过敏者,驾驶车船、从事高难度、有危险性的机器操作者,孕妇、新生儿、早产儿禁用。

【不良反应】

表情呆滞、嗜睡、注意力不集中、头晕、恶心、呕吐;少见幻觉、幻想、夜间视力下降、皮疹、锥体外系症状。

【用法和用量】

口服:抗过敏,一次 50mg,一日 2~3 次。

(1)预防晕动病,一次 50mg,出发前 0.5~1h 口服。

(2)出现恶心、呕吐、眩晕等症状时含服,成人一次 20~40mg,一日 60~120mg,一日不超过 240mg;7~12 岁儿童一次 10mg,一日 3~6 次,一日不超过 120mg。

【制剂与规格】

茶苯海明片:①25mg;②50mg。茶苯海明含片:20mg。

十三、氯雷他定(Loratadine)

【适应证】

缓解过敏性鼻炎的鼻部或非鼻部症状,如喷嚏、流涕、鼻痒、眼痒及眼部烧灼感等。减轻慢性荨麻疹及其他过敏性皮肤病的症状及体征。

【注意事项】

(1)对肝功能不全者,消除半衰期有所延长,请在医生指导下使用,可按一次 10mg,隔日 1 次服用。

(2)以下情况慎用:肾功能不全者,妊娠及哺乳期妇女、儿童。

(3)本品对心脏功能无影响,但偶有心律失常报道,有心律失常病史者应慎用。

(4)抗组胺药能清除或减轻皮肤对所有变应原的阳性反应,因此在作皮试前约 48h 应停止使用氯雷他定。

【禁忌证】

具有过敏反应或特异体质的患者禁用。

【不良反应】

常见的不良反应有乏力、头痛、嗜睡、口干、胃肠道不适(包括恶心、胃炎)以及皮疹等;偶见健忘及晨起面部肢端水肿;罕见的不良反应有视力模糊、血压降低或升高、晕厥、癫痫发作、乳房肿大、脱发、过敏反应、肝功能异常、心动过速、心悸、运动机能亢进、黄疸、肝炎、肝坏死、多形性红斑等。

【用法和用量】

口服:

(1)成人及大于 12 岁的儿童,一次 10mg,一日 1 次。

(2)2~12 岁儿童:①体重>30kg,一次 10mg,一日 1 次;②体重≤30kg,一次 5mg,一日 1 次。

【制剂与规格】

氯雷他定片:①5mg;②10mg。

十四、地洛他定(Desloratadine)

【适应证】

常年性过敏性鼻炎,过敏性结膜炎,荨麻疹。

【注意事项】

(1)肝功不良、膀胱颈阻塞或尿潴留、尿道张力过强、前列腺肥大、青光眼患者慎用。

(2)妊娠期妇女、儿童慎用。

(3)服药期间避免驾驶和操作机器。

(4)作皮试前 48h 内不得使用本品,因其能消除或减轻皮肤阳性反应。

【禁忌证】

对本产品活性成分或赋型剂过敏者禁用。严重高血压、严重冠心病、甲状腺功能亢进症者、哺乳期妇女禁用。

【不良反应】

恶心、头晕、头痛、困倦、口干、乏力,偶见嗜睡、健忘及晨起面部肢端水肿。

【用法和用量】

口服:成人及 12 岁以上儿童,一次 5mg,一日 1 次。

【制剂与规格】

地洛他定片:5mg。

十五、曲普利啶(Triprolidine)

【适应证】

用于治疗各种过敏性疾患,包括过敏性鼻炎(慢性鼻炎、喷嚏、流涕等)荨麻疹、皮肤瘙痒、支气管哮喘及动植物引起的过敏。

【注意事项】

下列情况慎用:眼内压增高、闭角型青光眼、甲状腺功能亢进症、血管性疾病及高血压、支气管哮喘、前列腺增生、膀胱颈阻塞、消化性溃疡、12 岁以下儿童。

【禁忌证】

已知对本药有过敏反应的患者、急性哮喘发作期内的患者、早产婴儿及新生儿、哺乳期妇女均禁用。

【不良反应】

偶见恶心、轻度口干、倦乏等,减量或停药后可自行消失。

【用法和用量】

口服:

(1)成人:一次 2.5~5mg,一日 2 次。

(2)儿童:①7~12 岁儿童,一次 1.25mg,一日 2 次;②2~6 岁儿童一次 0.8mg,一日 2 次;③2 岁以下用量按体重 0.05mg/kg,一日 2 次;或遵医嘱。

【制剂与规格】

盐酸曲普利啶胶囊:2.5mg。曲普利啶片:2.5mg。

十六、去氯羟嗪(Decloxizine)

【适应证】

过敏性疾病如急、慢性荨麻疹。

【注意事项】

过敏体质者,妊娠及哺乳期妇女,老年人慎用。

【禁忌证】

对本品过敏者、新生儿、早产儿、驾驶车船、从事高空作业、机械作业者工作期间禁用。

【不良反应】

个别患者可有口干、嗜睡。

【用法和用量】

口服:成人,一次 25~50mg,一日 3 次。

【制剂与规格】

盐酸去氯羟嗪片:①25mg;②50mg。

十七、西替利嗪(Cetirizine)

【适应证】

(1)季节性或常年性过敏性鼻炎。

(2)由过敏引起的荨麻疹及皮肤瘙痒。

【注意事项】

(1)肾功能损害者用量应减半。

(2)司机、操作机器或高空作业人员慎用。

【禁忌证】

对本品过敏者,酒后,妊娠期及哺乳期妇女。

【不良反应】

不良反应轻微且多为一过性,有困倦、嗜睡、头痛、眩晕、激动、口干及胃肠道不适等;偶有 AST 及 ALT 轻度升高。

【用法和用量】

口服:

(1)成人或 12 岁以上儿童 一次 10mg,一日 1 次或遵医嘱。如出现不良反应,可改为早晚各 5mg。

(2)6~11 岁儿童,根据症状的严重程度不同,推荐起始剂量为 5mg 或 10mg,一日 1 次。

(3)2~5 岁儿童,推荐起始剂量为 2.5mg,一日 1 次;最大剂量可增至 5mg,一日 1 次,或 2.5mg 每 12h 1 次。

【制剂与规格】

盐酸西替利嗪片:10mg。

十八、左西替利嗪(Levocetirizine)

【适应证】

季节性过敏性鼻炎、常年性过敏性鼻炎、慢性特发性荨麻疹、过敏性结膜炎。

【注意事项】

(1)中重度肾功能损害患者应调整用法与用量。

(2)妊娠及哺乳期妇女、老年人、6 岁以下儿童慎用。

(3)合并服用乙醇或其他中枢神经系统抑制剂可能导致其警戒性降低和操作能力削弱,从事驾车和操作机器等高警觉性工作的患者慎用。

【禁忌证】

对本品任何成分过敏者或者对哌嗪类衍生物过敏者, 肾病晚期患者以及伴有特殊遗传性疾病(患有罕见的半乳糖不耐受症、原发性肠乳糖酶缺乏或葡萄糖–乳糖吸收不良)的患者。

【不良反应】

常见头痛、嗜睡、口干、疲倦、衰弱、腹痛。少见乏力。罕见过敏反应、呼吸困难、恶心、血管性水肿、瘙痒、荨麻疹、皮疹和体重增加。本品服药过量症状为嗜睡,且无特效的解毒剂。

【用法和用量】

口服:成人及 6 岁以上儿童,一次 5mg,一日 1 次。用少量水分散溶解后口服或直接吞服;空腹或餐中或餐后均可服用。中度肾功能损害者:每 2d 1 次,5mg;重度肾功能损害:每 3d 1 次,5mg。

【制剂与规格】

盐酸左西替利嗪分散片:5mg。

盐酸左西替利嗪口服溶液:10ml:5mg。

十九、特非那定(Terfenadine)

【适应证】

季节性过敏性鼻炎,常年性过敏性鼻炎,急、慢性荨麻疹等。

【注意事项】

心脏病、电解质异常(如低钙、低钾、低镁血症)及甲状腺功能减退症者慎用。妊娠及哺乳期妇女慎用。

【禁忌证】

明显肝功能损害者、器质性心脏病尤其是房室传导阻滞、先天性心电图 QT 间期延长综合征者、对本品过敏者。

【不良反应】

头痛、头晕、疲乏、腹部不适、恶心、呕吐、食欲增加、大便习惯改变、口干、鼻干、咽干、皮疹;罕见室性心律失常、尖端扭转性室速、心室颤动、心脏骤停、低血压、心房扑动、晕厥、眩晕、心电图 QT 间期延长等,多由于药物相互作用引起。

【用法和用量】

口服:成人及 12 岁以上儿童,一次 60mg,一日 2 次。6~12 岁儿童,一次 30mg,一日 2 次或遵医嘱。

【制剂与规格】

特非那定分散片:60mg。特非那定胶囊:①30mg;②60mg。

特非那定混悬剂:5ml:30mg。

二十、非索非那定(Fexofenadine)

【适应证】

(1)季节性过敏性鼻炎。适用于缓解成人和 6 岁及 6 岁以上的儿童的季节过敏性鼻炎相关的症状。如打喷嚏、流鼻涕,鼻、上颚、喉咙发痒,眼睛发痒、潮湿、发红。

(2)慢性特发性荨麻疹。适用于治疗成人和 6 岁及 6 岁以上年龄儿童的慢性特发性荨麻疹的皮肤症状,能够减轻瘙痒和风团的数量。

【注意事项】

(1)怀孕期间只有当潜在的利益远大于对胎儿的危害时才能使用非索非那定。

(2)药物可经过乳汁分泌,哺乳期妇女应慎用非索非那定。

(3)尚不能确定老年患者与年轻患者的反应是否有差异。但是由于该药物经肾脏排泄,肾脏功能损伤的患者药物毒性反应发生的危险性有可能增加。而老年患者很有可能有肾功能的下降,因此剂量的选择须谨慎,必要时需要进行肾功能监测。

【禁忌证】

对本品成分过敏者。

【不良反应】

(1)治疗季节性过敏性鼻炎时发生的不良反应:恶心、痛经、倦睡、消化不良、疲乏、头痛、背痛。6~11 岁儿童患者发生的不良反应有:头痛、意外损伤、咳嗽、发热、疼痛、中耳炎、上呼吸道感染。

(2)治疗慢性特发性荨麻疹时发生的不良反应:眩晕、嗜睡、背痛、鼻窦炎。

【用法和用量】

口服:

(1)成人、12 岁及 12 岁以上儿童:①季节性过敏性鼻炎,盐酸非索非那定的推荐剂量为 60mg,一日 2 次,或 180mg,一日 1 次。肾功能不全的患者推荐起始剂量为 60mg,一日 1 次。②慢性特发性荨麻疹,盐酸非索非那定的推荐剂量为 60mg,一日 2 次。肾功能不全的患者推荐起始剂量为 60mg,一日 1 次。

(2)6~11 岁儿童:①季节性过敏性鼻炎,盐酸非索非那定的推荐剂量为 30mg,一日 2 次,肾功能不全的儿童患者推荐起始剂量为 30mg,一日 1 次。②慢性特发性荨麻疹,盐酸非索非那定的推荐剂量为 30mg,一日 2 次,肾功能不全的儿童患者推荐起始剂量为 30mg,一日 1 次。

【制剂与规格】

盐酸非索非那定胶囊:60mg。

盐酸非索非那定片:①30mg;②60mg;③180mg。

二十一、盐酸羟嗪(Hydroxyzine)

【适应证】

(1)轻度焦虑、紧张、情绪激动以及更年期焦虑和不安等神经和精神症状,更适用于伴有胃溃疡的焦虑患者。

(2)过敏性皮肤病和晕动病。

【注意事项】

(1)本药和氨茶碱存在交叉过敏。

(2)下列情况者慎用:肺功能不全、哮喘、肝肾功能不全患者。

(3)用药前后及用药时应定期检查肝功能与白细胞计数。

(4)用药期间不宜驾驶车辆、操作机械或高空作业。

(5)服药期间勿饮酒。

【禁忌证】

对本药过敏患者;白细胞减少患者、癫痫患者、妊娠及哺乳期妇女、6 岁以下儿童。

【不良反应】

嗜睡、口干、颤抖、惊厥、无力、头痛、晕眩、低血压与心悸。偶见皮疹、骨髓抑制,可能诱发癫痫。长期使用可产生依赖性。

【用法和用量】

口服:一次 25~50mg,一日 2~3 次。肌内注射:一次 100~200mg。

【制剂与规格】

盐酸羟嗪片:25mg。

盐酸羟嗪注射液:2ml:200mg。

(魏　萍　许　婷)

第六节　呼吸兴奋药

呼吸兴奋剂主要通过刺激外周感受器和/或呼吸中枢起作用,以改善患者的通气量,用于治疗药物(如吗啡、全麻药等)引起的呼吸抑制和 COPD 患者的通气功能衰竭(II 型呼吸衰竭)。其在呼吸衰竭治疗中的作用已大多被无创通气或有创机械通气所取代。目前,仅在患者存在机械通气禁忌和患者因高 CO_2 血症出现意识障碍时短期应用,以达到刺激患者清醒、能够配合治疗和排出呼吸道分泌物的作用。呼吸兴奋剂多经静脉注射和静脉滴注给药,作用时间短。

在呼吸兴奋剂治疗呼吸衰竭时,需保证气道通畅,并给予恰当的氧疗。因呼吸兴奋剂可以兴奋骨骼肌增加机体的氧耗量,在气道阻塞、通气障碍、供氧不足条件下将加重低氧血症,使患者情况恶化。呼吸兴奋剂还有刺激其他非呼吸肌或造成患者神志异常等不良反应。应在密切观察下使用。

一、尼可刹米(Nikethamide)

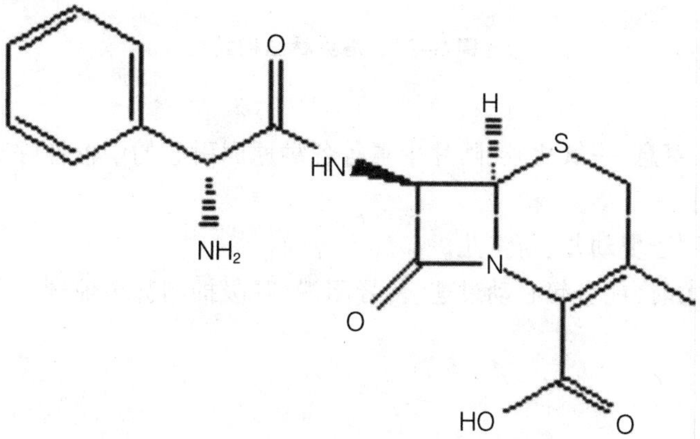

图 3-20　尼可刹米结构式

【适应证】

用于中枢性呼吸抑制及各种原因引起的呼吸抑制。

【注意事项】

(1)妊娠及哺乳期妇女慎用。

(2)作用时间短暂,一次静脉注射只能维持作用 5~10min,应视病情间隔给药。

【禁忌证】

抽搐、惊厥、重症哮喘、呼吸道机械性梗阻。

【不良反应】

常见瘙痒、烦躁不安、抽搐、恶心、呕吐等。大剂量时可出现血压升高、心悸、出汗、面部潮红、呕吐、震颤、心律失常、惊厥甚至昏迷。

【用法和用量】

皮下注射、肌内注射、静脉注射:

成人:常用量,一次 0.25~0.5g,必要时 1~2h 重复用药,极量一次 1.25g。

小儿:常用量,6 个月以下,一次 75mg;一岁,一次 0.125g;4~7 岁,一次 0.175g。

【制剂与规格】

尼可刹米注射液:①1.5ml:375mg;②2ml:500mg。

二、洛贝林(Lobeline)

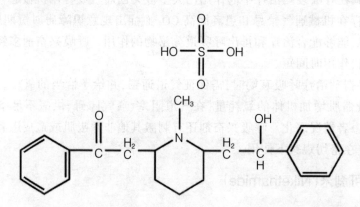

图 3-21 洛贝林结构式

【适应证】

用于新生儿窒息,一氧化碳、阿片中毒等各种原因引起的中枢性呼吸抑制。

【注意事项】

(1)本品可用于婴幼儿、新生儿。

(2)剂量较大时,能引起心动过速、传导阻滞、呼吸抑制甚至惊厥。

【禁忌证】

尚不明确。

【不良反应】

恶心、呕吐、呛咳、头痛、心悸等。

【用法和用量】

静脉注射：

(1)成人，一次 3mg；极量：一次 6mg，一日 20mg。

(2)小儿，一次 0.3~3mg，必要时每隔 30min 可重复使用；新生儿窒息可注入脐静脉 3mg。

皮下或肌内注射：

(1)成人，一次 10mg；极量：一次 20mg，一日 50mg。

(2)小儿，一次 1~3mg。

【制剂与规格】

盐酸洛贝林注射液：①1m：3mg；②1ml：10mg。

三、多沙普仑(Doxapram)

【适应证】

用于呼吸衰竭。

【注意事项】

(1)孕妇及哺乳期妇女慎用。

(2)12 岁以下儿童慎用。

(3)用药时常规测定血压和脉搏，以防止药物过量。剂量过大时可引起血压升高、心率加快、甚至出现心律失常。

(4)静脉注射漏到血管外或静脉滴注时间太长，均能导致血栓静脉炎或局部皮肤刺激。静脉滴注速度不宜太快，否则可引起溶血。

【禁忌证】

惊厥、癫痫、重度高血压、嗜铬细胞瘤、甲状腺功能亢进症、冠心病、颅高压、严重肺部疾患者。

【不良反应】

头痛、无力、恶心、呕吐、出汗、感觉奇热、腹泻及尿潴留。

【用法和用量】

静脉注射：按体重一次 0.5~1.0mg/kg，不超过 1.5mg/kg，如需重复给药，至少间隔 5min。每小时用量不宜超过 0.3g。

静脉滴注：按体重一次 0.5~1.0mg/kg，临用前加 5%葡萄糖注射液或氯化钠注射液稀释(浓度为 1mg/ml)后静脉滴注，直至获得疗效，一日总量不超过 3g。

【制剂与规格】

盐酸多沙普仑注射液：5ml：100mg。

(王雅琴 路 勇)

第三章　化疗药物

第一节　细胞毒类药

　　细胞毒类抗肿瘤药主要包括以下五类：作用于 DNA 化学结构的药物、影响核酸生物合成的药物、作用于核酸转录的药物、拓扑异构酶抑制药、干扰微管蛋白合成的药物以及其他细胞毒药物等。它包括传统分类中的细胞周期特异性和非特异性药物，因其共同特点是通过作用于细胞的 DNA、RNA 和蛋白质的合成、复制或转录过程导致细胞死亡而被归为细胞毒类药物。由于这类药物的作用靶部位为增殖活跃的细胞，因此对生长旺盛、自我更新迅速的正常组织和器官都可能产生明显的不良反应，如导致骨髓抑制和消化系统反应，妊娠或哺乳期妇女应该禁用所有细胞毒类药物。

一、作用于 DNA 化学结构的药物

　　主要包括：烷化剂、铂类化合物及蒽环类药物等。由于这类药物的作用靶为细胞 DNA，因此对多种生长活跃的正常组织和重要器官都将产生明显毒性，常见不良反应包括：骨髓抑制、消化道反应、心脏毒性、皮肤黏膜毒性、脱发、神经毒性、肺毒性以及肝肾功能损伤等。在临床应用过程中，应该权衡利弊、合理选择，必要时根据药物毒性情况酌情减低药物剂量甚至停药。

(一)烷化剂

　　烷化剂是最早问世的细胞毒药物，氮芥(HN_2)是最早应用的烷化剂，主要用于恶性淋巴瘤和慢性淋巴细胞白血病；也可用于恶性肿瘤特别是小细胞肺癌所致的上腔静脉综合征。环磷酰胺(CTX)抗瘤谱较广，对恶性淋巴瘤疗效显著；塞替哌(TSPA)局部刺激小，可选取多种给药方式。卡莫司汀(BCNU)脂溶性大，能透过血脑屏障进入脑组织，可用于原发性脑瘤、脑转移瘤、脑膜白血病等；烷化剂几乎具有细胞毒类药物所有典型的不良反应，骨髓抑制为该类药物最为常见的不良反应，为剂量限制性毒性。在药物特异性不良反应中，HN_2、CTX、BCNU 可出现中度恶心呕吐；CTX 可出现出血性膀胱炎，尤其在大剂量给药和既往接受盆腔放疗的患者易发生，可预防性给予美司钠；BCNU 所致骨髓毒性发生较迟。近年来研究显示，提高烷化剂类药物剂量强度，能明显增加疗效，但大剂量应用时应严密监测其毒副反应，尤其是非血液学毒性如出血性膀胱炎、心肌炎、肺

纤维化及中毒性肝炎。

1. 氮芥(Chlormethine)

【适应证】

用于霍奇金病,恶性淋巴瘤与肺癌,腔内注射用于控制癌性胸水。

【注意事项】

(1)本品剂量限制性毒性为骨髓抑制,故应密切观察血象变化,每周查血象1~2次。

(2)剂量按体重超过0.6mg/kg可导致中枢神经系统毒性、严重骨髓抑制及心脏毒性。必须在有经验的专科医生指导下用药。

(3)在用药期间,应定期检查肝肾功能,测定血清尿酸水平。

(4)长期应用氮芥,继发性肿瘤发生的危险性增加。

(5)本品可使血及尿酸水平增加,血浆胆碱酯酶浓度减少。

(6)有严重呕吐患者应该测定血浆氯化物、钠、钾、钙水平。

(7)静脉给药由近针端输液皮管中冲入;体腔内注射时0.9%用氯化钠注射液20~40ml稀释,在抽液后即时注入。

(8)很少用于腹腔内,因可能引起严重疼痛、肠梗阻。

【禁忌证】

对本品过敏者、妊娠及哺乳期妇女、骨髓抑制、感染、肿瘤细胞浸润骨髓、曾接受过化疗或放射治疗者。

【不良反应】

骨髓抑制可引起显著的白细胞及血小板减少,严重者能使全血细胞减少;白细胞下降最低值一般在注射后第7~15d,停药后2~4周多可恢复;恶心、呕吐,常出现于注射后3~6h后,可持续24h,使用本品前宜加用镇静止吐药;对局部组织的刺激作用较强,多次注射可引起血管硬变、疼痛及血栓性静脉炎,如药物外溢可致局部组织坏死;高浓度局部灌注,可导致严重的外周静脉炎、肌肉坏死及脱皮;月经不调、卵巢功能衰竭、睾丸萎缩、精子减少等;剂量按体重超过0.6mg/kg可导致中枢神经系统毒性,高剂量也可引起低钙血症及心脏损伤;少见头晕、乏力及脱发等,局部应用常产生迟发性皮肤过敏反应。霍奇金病患者应用含有氮芥的MOPP方案,在2~3年后急性非淋巴细胞性白血病及非霍奇金型淋巴瘤发病率明显增加。

【用法和用量】

静脉给药:一次5~10mg(0.1~0.2mg/kg),每周1~2次,一疗程总量30~60mg;因有蓄积毒性,故疗程间歇不宜少于2~4周。

腔内注射:一次10~20mg(0.2~0.4mg/kg),溶于20~40ml氯化钠注射液中,尽量抽去腔内积液后注入,注射后5min内应多次变换体位,以使药液在腔内分布均匀,每5~7d1次,4~5次为1疗程。

动脉给药:一次5~10mg(0.1~0.2mg/kg),以氯化钠注射液稀释,一日或隔日1次,总量可较静脉给药量稍高。创面冲洗:一次5~10mg稀释后冲洗手术创面。

【制剂与规格】

盐酸氮芥注射液:①1ml:5mg;②2ml:10mg。

2. 环磷酰胺（Cyclophosphamide）

【适应证】

用于恶性淋巴瘤、急性或慢性淋巴细胞白血病、多发性骨髓瘤、乳腺癌、睾丸肿瘤、卵巢癌、肺癌、头颈部鳞癌、鼻咽癌、神经母细胞癌、横纹肌肉瘤及骨肉瘤。

【注意事项】

(1)应用本品时应鼓励患者多饮水，大剂量应用时应水化、利尿，同时给予尿路保护剂美司钠。

(2)当大剂量用药时，除应密切观察骨髓功能外，尤其要注意非血液学毒性如心肌炎、中毒性肝炎及肺纤维化等。

(3)当肝肾功能损害、骨髓转移或既往曾接受多程化放疗时，环磷酰胺的剂量应减少至治疗量的 1/3~1/2。

(4)由于本品需在肝内活化，因此腔内给药无直接作用。

(5)环磷酰胺水溶液仅能稳定 2~3h，最好现配现用。

【禁忌证】

对本品过敏者、妊娠及哺乳期妇女、骨髓抑制、感染、肝肾功能损害者。

【不良反应】

常见白细胞减少，用药后 1~2 周最低值，2~3 周可恢复；食欲减退、恶心、呕吐，停药 1~3d 可恢复；大剂量使用，缺乏有效预防措施，可致出血性膀胱炎；表现少尿、血尿、蛋白尿，其代谢产物丙烯醛刺激膀胱所致；脱发、口腔炎、中毒性肝炎、皮肤色素沉着、肺纤维化、月经紊乱、无精或少精、不育症。

【用法和用量】

成人：单药静脉给药按体表面积一次 500~1000mg/m^2，加 0.9%氯化钠注射液 20~30ml，静脉给药，每周 1 次，连用 2 次，休息 1~2 周重复。联合用药 500~600mg/m^2。

儿童：静脉给药，一次 10~15mg/kg，加 0.9%氯化钠注射液 20ml 稀释后缓慢注射，每周 1 次，连用 2 次，休息 1~2 周重复。也可肌内注射。

【制剂与规格】

注射用环磷酰胺：①100mg；②200mg；③500mg。

3. 异环磷酰胺（Ifosfamide）

【适应证】

肺癌、卵巢癌、睾丸肿瘤、软组织肉瘤、乳腺癌、肾上腺癌、子宫内膜癌及恶性淋巴瘤。

【注意事项】

(1)下列情况慎用：低白蛋白血症、肝肾功能不全、骨髓抑制及育龄期妇女。

(2)本品的代谢物对尿路有刺激性，应用时应鼓励患者多饮水，大剂量应用时应水化、利尿，同时给予美司钠。

(3)在用药期间，应定期监测白细胞、血小板计数和肝肾功能。

(4)本品水溶液不稳定，须现配现用。

(5)糖尿病患者测血糖并调整糖尿病药物剂量。

(6)发热或白细胞减少的患者给予抗生素或抗真菌药治疗，加强口腔卫生。

【禁忌证】

对本品过敏者,肾功能不全及或输尿管阻塞、膀胱炎、妊娠及哺乳期妇女、骨髓抑制、细菌感染者。

【不良反应】

骨髓抑制:白细胞减少较血小板减少为常见,最低值在用药后 1~2 周,多在 2~3 周后恢复;对肝功有影响。胃肠道反应:食欲减退、恶心、呕吐,一般停药 1~3d 即可消失。泌尿道反应:可致出血性膀胱炎,表现为排尿困难、尿频和尿痛;可在给药后几小时或几周内出现,通常在停药后几日内消失。若给保护药美司钠,分次给药和适当水化,可减少此不良反应发生率。出现急性输尿管坏死少见。中枢神经系统毒性:与剂量有关,通常表现为焦虑不安、神情慌乱、幻觉和乏力等;少见晕厥、癫痫样发作甚至昏迷;可能会影响患者驾车和操作机器能力。少见的有一过性无症状肝肾功能异常;若高剂量用药可因肾毒性产生代谢性酸中毒。罕见心脏和肺毒性。其他反应包括脱发、恶心和呕吐等;注射部位可产生静脉炎;长期用药可产生免疫抑制、垂体功能低下、不育症和继发性肿瘤。

【用法和用量】

单药治疗:一日 1.2~2.4g/m²,静脉滴注 30~120min,连续 5d 为 1 疗程。

联合用药:一日 1.2~2.0g/m²,静脉滴注,连续 5d 为 1 疗程。每疗程间隔 3~4 周。

给异环磷酰胺的同时及其后第 4、8、12h 各静脉注射美司钠 1 次。一次剂量为本品的 20%,并需补充液体。

【制剂与规格】

注射用异环磷酰胺:①0.5g;②1.0g。

4. 苯丁酸氮芥(Chlorambucil)

【适应证】

慢性淋巴细胞白血病、恶性淋巴瘤、多发性骨髓瘤、巨球蛋白血症、卵巢癌。

【注意事项】

(1)下列情况慎用:痛风病史、泌尿系结石者。

(2)在用药期间,应定期检查白细胞计数及分类,血小板计数,定期作肾功能检查(尿素氮、肌酐清除率),定期检查肝功能(血清胆红质及 AST)和测定血清尿酸水平。

(3)与其他骨髓抑制药物同时应用可增加疗效,但剂量必须适当调整。

【禁忌证】

对本品过敏者,妊娠及哺乳期妇女,严重骨髓抑制,感染者。

【不良反应】

胃肠道反应较轻,较大剂量也可产生恶心、呕吐;长期服用本品可产生免疫抑制与骨髓抑制;少见的不良反应有肝毒性、皮炎;长期服用本品,在白血病病人中易产生继发性肿瘤;青春期病例长期应用可产生精子缺乏或持久不育;长期或高剂量应用可导致间质性肺炎。

【用法和用量】

成人:一日按体重 0.2mg/kg,每 3~4 周连服 10~14d(可一次或分次给药)。

儿童:一日按体重 0.1~0.2mg/kg。

【制剂与规格】

苯丁酸氮芥片：2mg。

苯丁酸氮芥纸型片：每格 2mg。

5. 六甲蜜胺（Altretamine）

【适应证】

卵巢癌、小细胞肺癌、恶性淋巴瘤、子宫内膜癌的联合化疗。

【注意事项】

(1)在用药期间,应定期查血象及肝功能。

(2)本品有刺激性,避免与皮肤和黏膜直接接触。

(3)大于 65 岁老年患者应减量。

【禁忌证】

对本品过敏者,妊娠及哺乳期妇女,严重骨髓抑制和神经毒性患者。

【不良反应】

严重恶心呕吐为剂量限制性毒性,骨髓抑制轻至中度,以白细胞降低为著,多发生于治疗一周后,3~4 周达最低点;中枢或周围神经毒出现于长期服用后,为剂量限制性毒性,停药 4~5 月可减轻或消失;偶有脱发、膀胱炎、皮疹、瘙痒、体重减轻等。

【用法和用量】

口服:按体重一日 10~16mg/kg,分 4 次服,21d 为 1 疗程或一日 6~8mg/kg,90d 为 1 疗程。联合方案中,推荐总量为 150~200mg/m²,连用 14d,耐受好。餐后 1~1.5h 或睡前服用能减少胃肠道反应。

【制剂与规格】

六甲蜜胺片:①50mg;②100mg。

六甲蜜胺胶囊:①50mg;②100mg。

(二)铂类化合物类

铂类属细胞周期非特异性药物,抗瘤谱非常广泛,常用的抗肿瘤铂类化合物为顺铂(DDP)、卡铂(CBP)和奥沙利铂(L-OHP)。顺铂是非小细胞肺癌、头颈部及食管癌、胃癌、卵巢癌、膀胱癌、恶性淋巴瘤、骨肉瘤及软组织肉瘤等实体瘤的首选药之一,卡铂抗瘤谱与顺铂类似,多用于非小细胞肺癌、头颈部及食管癌、卵巢癌等,而奥沙利铂是胃肠道癌常用药物,是结直肠癌的首选药物之一。常见不良反应包括消化道反应(恶心、呕吐、腹泻)、肾毒性、耳毒性、神经毒性、低镁血症等,也可出现骨髓抑制、过敏反应。由于分子结构上的差异,导致三种铂在药动学上存在不同,各自毒性亦有所区别,如顺铂显著不良反应为恶心、呕吐、肾毒性和耳毒性,骨髓抑制相对较轻;由卡铂引起的恶心和呕吐的严重程度比顺铂轻,在肾毒性、神经毒性和耳毒性方面的问题比顺铂少,但骨髓抑制比顺铂严重;奥沙利铂的神经毒性(包括感觉周围神经病)是剂量依赖性的,在累积量超过800mg/m² 时,在部分患者可导致永久性感觉异常和功能障碍。卡铂和奥沙利铂在糖溶液中稳定,使用中应采用 5%葡萄糖溶解输注;在使用顺铂时应注意避光以保证药物的稳定性,大剂量(30mg/m² 以上)应用时,需要加强水化和利尿,肾毒性是大剂量顺铂化疗最常见、最严重的并发症之一,用顺铂后可致血清尿素氮及肌酐升高,通常发生于给药后

10~15d,多为可逆性,个别严重者可致不可逆肾衰竭,目前尚无有效预防肾毒性的手段。顺铂进入循环后可直接与肾小管结合,破坏肾功能。化疗时严格按医嘱用药,用药后及时给予利尿剂,一日水摄入量维持在 3000~3500ml,使尿量维持在 2500ml 以上,水化过程中注意观察液体超负荷病症并及时处理,定期检测血清电解质、肾功能情况,同时观察 24h 尿量及尿颜色,鼓励患者多饮水,促进毒物排泄,以防尿酸结晶形成造成肾功能损害。必要时给予碳酸氢钠碱化尿液和别嘌醇,抑制尿酸形成,监测尿液的酸碱度,pH 值保持在 6.5~7.0 之间,准确记录 24h 尿量,密切观察尿量变化,及时向医生报告。当然最好的措施是预防,对可能出现问题的要防患于未然,肾功能不全者慎用;因卡铂的代谢受到肌酐清除能力的影响较大,同样的剂量在不同的患者体中清除的速率相差极大,用体表面积进行计算并不可靠,故卡铂的剂量可根据患者的身高、体重、性别、年龄、血清肌酐水平计算肌酐清除率,然后按照所需 AUC 水平计算;由于遇冷可加重奥沙利铂的神经毒性,甚至可能因喉痉挛导致严重后果,临床使用奥沙利铂时及其后一段时间内应避免受凉,如禁冷饮、接触凉物及避风等。

1. 顺铂(Cisplatin)

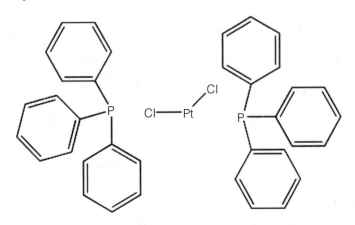

图 3-22 顺铂结构式

【适应证】

小细胞与非小细胞肺癌、睾丸癌、卵巢癌、宫颈癌、子宫内膜癌、前列腺癌、膀胱癌、黑色素瘤、肉瘤、头颈部肿瘤及各种鳞状上皮癌和恶性淋巴瘤。

【注意事项】

(1)下列情况慎用:既往有肾病史、造血系统功能不全、听神经功能障碍,用药前曾接受其他化疗或放射治疗及非顺铂引起的外周神经炎等。

(2)治疗前后,治疗期间和每一疗程之前,应作如下检查:肝、肾功能、全血计数、血钙以及听神经功能、神经系统功能等检查。此外,在治疗期间,每周应检查全血计数。通常需待器官功能恢复正常后,才能重复下一疗程。

(3)化疗期间与化疗后,男女病人均需严格避孕。治疗后若想怀孕,需事先进行遗传学咨询。

(4)顺铂可能影响注意力集中,驾驶和机械操作能力。

(5)本品应避免接触铝金属(如铝金属注射针器等)。

(6)在化疗期间与化疗后,病人必须饮用足够的水分。

【禁忌证】

对顺铂和其他铂化合物制剂过敏者、妊娠及哺乳期、骨髓机能减退、严重肾功能损害、失水过多、水痘、带状疱疹、痛风、高尿酸血症、近期感染及因顺铂而引起的外周神经病等患者。

【不良反应】

肾脏毒性:单次中、大剂量用药后,偶会出现轻微、可逆的肾功能障碍,可出现微量血尿。多次高剂量和短期内重复用药,会出现不可逆的肾功能障碍,严重时肾小管坏死,导致无尿和尿毒症者。消化系统:恶心、呕吐、食欲减低和腹泻等,反应常在给药后 1~6h 内发生,最长不超过 24~48h。偶见肝功能障碍、血清氨基转移酶增加,停药后可恢复。造血系统:白细胞和(或)血小板减少,一般与用药剂量有关,骨髓抑制一般在 3 周左右达高峰,4~6 周恢复。耳毒性:耳鸣和高频听力减低,多为可逆性,不须特殊处理。神经毒性:多见于总量超过 $300mg/m^2$ 的患者,周围神经损伤多见,表现为运动失调、肌痛、上下肢感觉异常等;少数病人可能出现大脑功能障碍,亦可出现癫痫,球后视神经炎等。过敏反应:心率加快、血压降低、呼吸困难、面部水肿、变态性发热反应等。其他:高尿酸血症:常出现腿肿胀和关节痛。血浆电解质紊乱:低镁血症、低钙血症、肌肉痉挛。心脏毒性:少见心律失常、心电图改变、心动过缓或过速、心功能不全等。免疫系统:会出现免疫抑制反应。牙龈变化:牙龈会有铂金属沉积。患者接受动脉或静脉注射的肢体可能出现局部肿胀。疼痛、红斑及皮肤溃疡、局部静脉炎等少见。也有可能出现脱发、精子、卵子形成障碍和男子乳房女性化等现象。继发性非淋巴细胞性白血病的出现与顺铂化疗使用有关。血管性病变,如脑缺血,冠状动脉缺血,外周血管障碍内似 Ravnaud 综合征等不良反应少见,但可能与顺铂使用有关。

【用法和用量】

顺铂仅能由静脉、动脉或腔内给药。通常采用静脉滴注方式给药。给药前 2~16h 和给药后至少 6h 之内,必须进行充分的水化治疗。

本品需用 0.9%氯化钠注射液或 5%葡萄糖溶液稀释后静脉滴注。剂量视化疗效果和个体反应而定。以下剂量供参考(适用于成年人及小孩):单次化疗(每 4 周 1 次),一次用量 50~120mg/m²;化疗每周 1 次,共 2 次,一次用量 50mg/m²;化疗一日 1 次,连用 5d,一次用量 15~20mg/m²。

疗效依临床疗效而定,每 3~4 周重复疗程。

本品可与其他抗癌药联合使用,单一使用亦可。

联合用药时,用量需随疗程作适当调整。

【制剂与规格】

注射用顺铂:①10mg;②20mg;③50mg。

顺铂注射液:6ml:30mg。

2. 卡铂(Carboplatin)

【适应证】

卵巢癌、小细胞肺癌、非小细胞肺癌、头颈部鳞癌、食管癌、精原细胞瘤、膀胱癌、间皮瘤等。

【注意事项】

(1)下列情况慎用:水痘、带状疱疹、感染、肾功能减退,老年患者。

(2)应用本品前应检查血象及肝肾功能,治疗期间至少每周检查1次白细胞与血小板。

(3)在用药期间,应随访检查:①听力;②神经功能;③血尿素氮,肌酐清除率与血清肌酐测定;④血细胞比容,血红蛋白测定,白细胞分类与血小板计数;⑤血清钙、镁、钾、钠含量的测定。

(4)静脉注射时应避免漏于血管外。

(5)本品溶解后,应在8h内用完。

(6)滴注及存放时应避免直接日晒。

【禁忌证】

有明显骨髓抑制和肝肾功能不全者;对顺铂或其他铂化合物化合物过敏者;对甘露醇过敏者;妊娠及哺乳期妇女。

【不良反应】

骨髓抑制为剂量限制毒性,白细胞与血小板在用药21d后达最低点,通常在用药后30d左右恢复;粒细胞的最低点发生于用药后21~28d,通常在35d左右恢复;白细胞与血小板减少与剂量相关,有蓄积作用。注射部位疼痛;过敏反应(皮疹或瘙痒,偶见喘咳),发生于用药后几分钟之内;指或趾麻木或麻刺感;高频率的听觉丧失首先发生,耳鸣偶见;视力模糊、黏膜炎或口腔炎;恶心、呕吐、便秘、腹泻、食欲减退、脱发及头晕,偶见变态反应和肝功能异常。

【用法和用量】

用5%葡萄糖注射液溶解本品,浓度为10mg/ml,再加入5%葡萄糖注射液250~500ml中静脉滴注。

成人:按体表面积一次200~400mg/m²,每3~4周给药1次;2~4次为1疗程。也可采用按体表面积一次50mg/m²,一日1次,连用5d,间隔4周重复。

【制剂与规格】

卡铂注射液:①10ml:100mg;②15ml:150mg。

注射用卡铂:①50mg;②100mg。

3. 奥沙利铂(Oxaliplatin)

【适应证】

与氟尿嘧啶和亚叶酸联合应用:一线治疗转移性结直肠癌;辅助治疗原发肿瘤已完全切除后的Ⅲ期结肠癌术后的辅助治疗。

【注意事项】

(1)奥沙利铂应在专门的肿瘤机构内应用,并在有经验的肿瘤医生的监督下使用。

(2)对中度肾功能不全病人应用尚缺乏足够的安全性研究的资料。因此,此类病人用药前应该权衡利弊。此种情况下,必须密切监测肾功能,并按照毒性大小调整剂量。

(3)对于有铂类化合物过敏史的病人,应严密监测过敏症状。一旦发生任何过敏反应,应立即停止给药,并给予积极的对症治疗,并禁止在这些患者中再用奥沙利铂。

(4)如有外渗发生,应立即停止滴注并采取局部处理措施以改善症状。

(5)应仔细监测奥沙利铂的神经系统毒性,特别是与其他有神经系统毒性的药物合用时。一次治疗前都要进行神经系统检查,以后定期复查。

(6)如果以 2h 内滴注完奥沙利铂的速度给药时,病人出现急性喉痉挛,下次滴注时,应将滴注时间延长至 6h。

(7)如果病人出现神经系统症状(感觉障碍、痉挛),那么依据症状持续的时间和严重程度推荐以下方法调整奥沙利铂的剂量。①如果症状持续 7d 以上而且较严重,应将奥沙利铂的剂量从 85mg/m² 减至 65mg/m²(晚期肿瘤化疗)或至 75mg/m²(辅助化疗)。②如果无功能损害的感觉异常一直持续到下一周期, 奥沙利铂的剂量从 85mg/m² 减至 65mg/m²(晚期肿瘤化疗)或至 75mg/m²(辅助化疗)。③如果出现功能不全的感觉异常一直持续到下一周期,应停止应用奥沙利铂。④如果在停止使用奥沙利铂后,这些症状有所改善,可考虑继续奥沙利铂治疗。

(8)应告知病人治疗停止后,周围感觉神经病变症状可能持续存在。辅助治疗停止后,局部、中度感觉异常或影响日常活动的感觉异常可能持续 3 年以上。

(9)胃肠道毒性,主要表现为恶心和呕吐,建议给予预防性和/或治疗性止吐用药。

(10)严重的腹泻和/或呕吐可能会引起脱水、麻痹性肠梗阻、肠闭塞、低血钾、代谢性酸中毒以及肾功能损伤,特别当奥沙利铂与氟尿嘧啶联合应用时,发生这些情况的可能性更大。

(11)如果出现血液学毒性(中性粒细胞<$1.5×10^9$/L 或血小板<$50×10^9$/L),下一周期的治疗应推迟,直到血液学指标恢复到正常的水平。在奥沙利铂初次治疗前或新一周期奥沙利铂治疗前要进行血象检查。

(12)应告知患者服用奥沙利铂和氟尿嘧啶后发生腹泻/呕吐、黏膜炎/口腔炎及中性粒细胞减少等情况的危险性,并与他们的医师有密切接触以保证一旦发生问题时能采取适当的措施处理之。

(13)如果发生黏膜炎/口腔炎,伴有或不伴有中性粒细胞减少,下次服药应推迟至黏膜炎/口腔炎恢复到至少 1 级,和/或中性粒细胞水平≥$1.5×10^9$/L。

(14)奥沙利铂与氟尿嘧啶(联合或不联合亚叶酸)合用时,应根据氟尿嘧啶相关的毒性对其剂量作相应的调整。

(15)当腹泻达到 4 级、中性粒细胞减少症达到 3~4 级(中性粒细胞<$1×10^9$/L)或血小板减少症达到 3~4 级(血小板<$50×10^9$/L)时,须将奥沙利铂临床应用剂量从 85mg/m² 降到 65mg/m²(晚期肿瘤化疗)或至 75mg/m²(辅助化疗),并且相应调整氟尿嘧啶应用的剂量。

(16)如果有无法解释的呼吸系统症状发生,如无痰性干咳、呼吸困难、肺泡啰音或可有放射影像学依据的肺浸润,应立即停止应用该药直到肺部检查确定已排除发生间质性肺炎的可能为止。

(17)如果不能确定肝功能检查结果的异常或门静脉高压症是由肝转移引起的,应考虑由奥沙利铂引起的极少见的肝血管异常的可能性。

【禁忌证】

对铂类衍生物有过敏者,第一疗程开始前有骨髓抑制,第一疗程开始前有周围感觉神经病变伴功能障碍,有严重肾功能不全者,妊娠及哺乳期妇女。

【不良反应】

贫血、粒细胞减少、血小板减少,有时可达 3 级或 4 级。当与氟尿嘧啶联合应用时,中性粒细胞减少症及血小板减少症等血液学毒性增加。恶心、呕吐、腹泻。这些症状有时很严重。当与氟尿嘧啶联合应用时,这些不良反应显著增加。建议给予预防性和/或治疗性的止吐用药。以末梢神经炎为特征的周围性感觉神经病变。有时可伴有口腔周围、上呼吸道和上消化道的痉挛及感觉障碍,喉痉挛,可自行恢复而无后遗症,这些症状常因感冒而激发或加重。感觉异常可在治疗休息期减轻,但在累积剂量大于 $800mg/m^2$(6 个周期)时,有可能导致永久性感觉异常和功能障碍。在治疗终止后数月之内,3/4 以上患者的神经毒性可减轻或消失。当出现可逆性的感觉异常时,并不需要调整下一次本品的给药剂量。给药剂量的调整应以所观察到的神经症状的持续时间和严重性为依据。当感觉异常在两个疗程中间持续存在,疼痛性感觉异常和/或功能障碍开始出现时,本品给药量应减少 25%(或 $100mg/m^2$),如果在调整剂量之后症状仍持续存在或加重,应停止治疗。在症状完全或部分消失之后,仍有可能全量或减量使用,应根据医师的判断做出决定。用药后不适发热、便秘和皮疹;轻度肝功能改变,对心肾功能无影响;脱发,耳毒性,本品渗漏在血管外可以引起局部疼痛和炎症;罕见过敏,出现皮肤红斑甚至过敏性休克。肺纤维化、间质性肺病。

【用法和用量】

限成人使用。辅助治疗时奥沙利铂的推荐剂量为 $85mg/m^2$,加入 5%葡萄糖溶液 250~500ml 中静脉滴注 2~6h,每 2 周重复,共 12 个周期(6 个月)。

治疗转移性结直肠癌 奥沙利铂的推荐剂量为 $85mg/m^2$ 静脉滴注,每 2 周重复 1 次。应按病人的耐受程度进行调整剂量。

奥沙利铂和氟尿嘧啶联合使用,必须在氟尿嘧啶前使用。

【制剂与规格】

注射用奥沙利铂:①50mg;②100mg。

(三)蒽环类及其他

抗肿瘤抗生素中以 DNA 为靶作用部位的药物主要包括丝裂霉素(MMC)和蒽环类抗生素如多柔比星(ADM)、表柔比星(EPI)、吡柔比星(THP)。这些药物对多种人体肿瘤具有广谱的抗肿瘤活性,临床使用广泛。MMC 原来主要用于胃肠道癌,也可用于癌性胸腹水的治疗,但近年来已较少用于消化道肿瘤。蒽环类抗生素抗瘤谱非常广,为恶性淋巴瘤、乳腺癌、胃癌、骨肉瘤及软组织肉瘤的首选药物之一。骨髓抑制是这类药物共同的剂量限制性毒性,MMC 的骨髓抑制较为持久。近年来由于集落刺激因子的应用,可部分克服骨髓毒性,含蒽环类药物的剂量密集方案被成功应用于非霍奇金淋巴瘤和乳腺癌的治疗。蒽环类药物大部分通过胆管排泄,蒽环类抗生素可导致氧自由基形成,这可能与其心脏毒性有关,表现为剂量累积性的心肌病,大多发生于多柔比星总量大于 400mg/m²、表柔比星大于 900mg/m² 的患者,一般认为,表柔比星和吡柔比星的心脏毒性低于多柔比星,因此蒽环类抗生素慎用于有心脏病、高血压、高龄的和接受过心脏介入的患者;另外这类药物局部刺激性强,药物外渗可导致组织坏死,故必须确定静脉通畅后才能给药;一旦外渗应立即停止注射,并采用积极的解救措施。

1. 多柔比星(Doxorubicin)

【适应证】

急性白血病(淋巴细胞性和粒细胞性)、恶性淋巴瘤、乳腺癌、肺癌(小细胞和非小细胞肺癌)、卵巢癌、骨及软组织肉瘤、肾母细胞瘤、神经母细胞瘤、膀胱癌、甲状腺癌、前列腺癌、头颈部鳞癌、睾丸癌、胃癌、肝癌等。

【注意事项】

(1)少数患者用药后可引起黄疸或其他肝功能损害,有肝功能不全者,用量应予酌减。

(2)本品的肾排尿虽较少,但在用药后 1~2d 内可出现红色尿,一般都在 2d 后消失。肾功能不全者用本品后要警惕高尿酸血症的出现;痛风患者,如应用多柔比星,别嘌醇用量要相应增加。

(3)下列情况慎用 2 岁以下幼儿,老年患者。

(4)在用药期间,应检查:①用药前后要测定心脏功能、监测心电图、超声心动图、血清酶学和其他心肌功能试验;②随访检查周围血象(每周至少 1 次)和肝功能试验;③应经常查看有无口腔溃疡、腹泻以及黄疸等情况,应劝病人多饮水以减少高尿酸血症的可能,必要时检查血尿酸或肾功能。

(5)过去曾用过足量柔红霉素、表柔比星及本品者不能再用。

(6)本品可用于浆膜腔内给药和膀胱灌注,但不能用于鞘内注射。

(7)在进行纵隔或胸腔放疗期间禁用本品,以往接受过纵隔放射治疗者,多柔比星的一次用量和总剂量亦应酌减。

(8)外渗后可引起局部组织坏死,需确定静脉通畅后才能给药。

【禁忌证】

曾用其他抗肿瘤药物或放射治疗已引起骨髓抑制的病人;心肺功能失代偿患者、严重心脏病患者;妊娠及哺乳期妇女;周围血象中白细胞低于 3.5×10⁹/L 或血小板低于50×10⁹/L 患者;明显感染或发热、恶液质、失水、电解质或酸碱平衡失调者;胃肠道梗阻、明显黄疸或肝功能损害患者;水痘或带状疱疹患者。

【不良反应】

骨髓抑制为主要不良反应。白细胞于用药后 10~14d 下降至最低点,大多在 3 周内逐渐恢复至正常水平,贫血和血小板减少一般不严重。可出现一过性心电图改变,表现为室上性心动过速、室性期前收缩及 ST-T 改变,一般不影响治疗,少数患者可出现延迟性进行性心肌病变,表现为急性充血性心力衰竭,与累计剂量密切相关,大多出现在总量>400mg/m² 的患者,这些情况偶尔可突然发生而常规心电图无异常迹象,多柔比星引起的心脏病变多出现在停药后 1~6 个月,心脏毒性可因联合应用其他药物加重。食欲减退、恶心、呕吐,也可有口腔黏膜红斑、溃疡及食道炎、胃炎。脱发发生率为 90% 以上,一般停药 1~2 个月可恢复生长。局部反应:如注射处药物外渗可引起组织溃疡和坏死。药物浓度过高引起静脉炎。少数患者有发热、出血性红斑、肝功能异常与蛋白尿、甲床部位出现色素沉着、指甲松离,在原先放射野可出现皮肤发红或色素沉着。个别患者出现荨麻疹、过敏反应、结膜炎、流泪。此外多柔比星可增加放疗和一些抗癌药毒性。白血病和恶性淋巴瘤患者应用本品时,特别是初次使用者,可因瘤细胞大量破坏引起高尿酸血症,而致关节痛或肾功能损害。

【用法和用量】

静脉冲入、静脉滴注或动脉注射。临用前加灭菌注射用水溶解,浓度为 2mg/ml。成人静脉冲入:①单药 50~60mg/m²,每 3~4 周 1 次或一日 20mg/m²,连用 3d,停用 2~3 周后重复。②联合用药为 40mg/m²,每 3 周 1 次或 25mg/m²,每周 1 次,连续 2 周,3 周重复。总剂量不宜超过 400mg/m²。分次用药心肌毒性、骨髓抑制、胃肠道反应(包括口腔溃疡)较每 3 周 1 次为轻。

【制剂与规格】

注射用多柔比星:①10mg;②50mg。

2. 表柔比星(Epirubicin)

【适应证】

恶性淋巴瘤、乳腺癌、肺癌、软组织肉瘤、食道癌、胃癌、肝癌、胰腺癌、黑色素瘤、结肠直肠癌、卵巢癌、多发性骨髓瘤、白血病。膀胱内给药有助于浅表性膀胱癌、原位癌的治疗和预防其经尿道切除术后的复发。

【注意事项】

(1)肝肾功能影响:肝功能不全者应减量,以免蓄积中毒;中度肾功能受损患者无需减少剂量,因为仅少量的药物经肾脏排出。使用本品因肿瘤细胞的迅速崩解而引起高尿酸血症。应检查血尿酸水平。另外,在用药 1~2d 内可出现尿液红染。

(2)心脏毒性:可导致心肌损伤,心力衰竭;对目前或既往接受纵隔、心包区合并放疗的患者,表柔比星心脏毒性的潜在危险可能增加;在确定表柔比星最大蓄积剂量时,与任何具有潜在心脏毒性药物联合用药时应慎重;在每个疗程前后都应进行心电图检查;当表柔比星总累积剂量超过 900mg/m² 时进展行 CHF 的发生率明显增高,并有引起原发性心肌症的风险,超过该累积剂量的使用需要非常小心。

(3)骨髓抑制:可引起白细胞及血小板减少,应定期进行血液学监测。

(4)给药说明:①静脉给药,用灭菌注射用水稀释,使其终浓度不超过 2mg/ml。②建议先注入 0.9% 氯化钠注射液检查输液管通畅性及注射针头确实在静脉之后,再经此通畅的输液管给药。以此减少药物外溢的危险,并确保给药后静脉用盐水冲洗。③表柔比星注射时溢出静脉会造成组织的严重损伤甚至坏死。小静脉注射或反复注射同一血管会造成静脉硬化。建议以中心静脉输注较好。④不可肌内注射和鞘内注射。

(5)继发性白血病:可伴或不伴白血病前期症状。下列情况下出现继发性白血病更为常见:当与作用机制为破坏 DNA 结构的抗癌药合用时;或患者既往多次使用细胞毒药物治疗;或蒽环类治疗剂量有所提升时。潜伏期一般为 1~3 年。

(6)对生殖系统的影响:本品能破坏精子染色体,接受本品治疗的男性患者应避孕。本品可能引起绝经前妇女闭经或绝经期提前。

【禁忌证】

因用化疗或放疗而造成明显骨髓抑制的患者;已用过大剂量蒽环类药物(如多柔比星或柔红霉素)的患者;近期或既往有心脏受损病史的患者;血尿患者膀胱内灌注;妊娠及哺乳期妇女。

【不良反应】

与多柔比星相似,但程度较低,尤其是心脏毒性和骨髓抑制毒性。其他不良反应有:脱发,男性有胡须生长受抑;黏膜炎,常见舌侧及舌下黏膜;胃肠功能紊乱,恶心、呕吐、腹泻;偶有发热、寒战、荨麻疹、色素沉着、关节疼痛。注射处如有药液外溢,可致红肿、局部疼痛、蜂窝组织炎或坏死。肝肾功能损害罕见,有慢性肝病或肝转移时可引起血清丙氨酸氨基转移酶升高甚或黄疸。

【用法和用量】

(1)常规剂量:表柔比星单独用药时,成人剂量为按体表面积一次 60~120mg/m²,当表柔比星用来辅助治疗腋下淋巴阳性的乳腺癌患者联合化疗时,推荐的起始剂量为 100~120mg/m² 静脉注射,每个疗程的总起始剂量可以一次单独给药或者连续 2~3d 分次给药。根据患者血象可间隔 21d 重复使用。

(2)优化剂量:高剂量可用于治疗肺癌和乳腺癌。单独用药时,成人推荐起始剂量为按体表面积一次最高可达 135mg/m²,在每疗程的第 1d 一次给药或在每疗程的第 1、2、3d 分次给药,3~4 周 1 次。联合化疗时,推荐起始剂量按体表面积最高可达 120mg/m²,在每疗程的第 1d 给药,3~4 周 1 次。静脉注射给药。根据患者血象可间隔 21d 重复使用。

(3)膀胱内给药:表柔比星应用导管灌注并应在膀胱内保持 1h 左右。在灌注期间,患者应时常变换体位,以保证膀胱黏膜能最大面积地接触药物。为了避免药物被尿液不适当的稀释,应告知患者灌注前 12h 不要饮用任何液体。医生应指导患者在治疗结束时排空尿液。浅表性膀胱癌,表柔比星 50mg 溶于 0.9%氯化钠注射液 25~50ml 中,每周 1 次,灌注 8 次。对于有局部毒性(化学性膀胱炎)的病例,可将一次剂量减少至 30mg,患者也可接受 50mg,每周 1 次共 4 次、然后每月 1 次共 11 次的同剂量药物膀胱灌注。医生可根据患者病情调整给药次数。

【制剂与规格】

注射用盐酸表柔比星:①10mg;②50mg。

3. 吡柔比星(Pirarubicin)

【适应证】

对恶性淋巴瘤和急性白血病有较好疗效,对乳腺癌、头颈部癌、胃癌、泌尿系统恶性肿瘤、卵巢癌、子宫内膜癌、子宫颈癌等有效。单用 THP 的有效率分别为 20%~70%。与多种化疗药物如 Ara-C、CTX、6-MP、MTX、5-FU、DDP 等联合应用抗癌作用增加。

【注意事项】

(1)下列情况慎用:合并感染、水痘等症状的患者。

(2)儿童及生长期的患者用药时注意对性腺影响。

(3)高龄者酌情减量。

(4)严格避免注射时渗漏至血管外,密切监测心脏、血象、肝肾功能及继发感染等情况。原则上每周期均要进行心电图检查。

(5)溶解本品只能用 5%葡萄糖注射液或注射用水,以免 pH 的原因影响效价或浑浊。

(6)溶解后药液,即时用完,室温下放置不得超过 6h。

【禁忌证】

对本品过敏者,严重器质性心脏病或心功能异常者,妊娠期、哺乳及育龄期妇女。

【不良反应】

骨髓抑制为剂量限制性毒性,主要为粒细胞减少,平均最低值在 14d,第 21d 恢复,贫血及血小板减少少见;心脏毒性低于 ADM,急性心脏毒性主要为可逆性心电图变化,如心律失常或非特异性 ST–T 异常,慢性心脏毒性呈剂量累积性;恶心、呕吐、食欲减退、口腔黏膜炎,有时出现腹泻;肝肾功能异常、脱发、皮肤色素沉着等,偶有皮疹;膀胱内注入可出现尿频、排尿痛、血尿等膀胱刺激症状,甚至膀胱萎缩。

【用法和用量】

将本品加入 5%葡萄糖注射液或注射用水 10ml 溶解。可静脉、动脉、膀胱内注射。

静脉注射:一般按体表面积一次 25~40mg/m²。

动脉给药:如头颈部癌按体表面积一次 7~20mg/m²,一日 1 次,共用 5~7d,亦可一次 14~25mg/m²,每周 1 次。

膀胱内给药:按体表面积一次 15~30mg/m²,稀释为 500~1000μg/ml 浓度,注入膀胱腔内保留 1~2h,每周 3 次为 1 疗程,可用 2~3 疗程。

【制剂与规格】

注射用盐酸吡柔比星:①10mg;②20mg。

4. 博来霉素(Bleomycin)

【适应证】

皮肤恶性肿瘤、头颈部肿瘤(颌癌、舌癌、唇癌、咽部癌、口腔癌等)、肺癌(尤其是原发和转移性鳞癌)、食道癌、恶性淋巴瘤(网状细胞肉瘤、淋巴肉瘤、何杰金氏瘤)、子宫颈癌、神经胶质瘤、甲状腺癌。

【注意事项】

(1)本药所致不良反应的个体差异显著,即使投用较少剂量,也可出现不良反应。应从小剂量开始使用。

(2)总用量应在 300mg(效价)以下。

(3)儿童及生育年龄患者,应考虑对性腺的影响。

(4)应用同类药物,原则是博来霉素与该药剂量总和,为总用药量。

(5)间质性肺炎、肺纤维化:捻发音是最初出现的体征。发现异常时应该立即停药,按特发性肺纤维化处置,给予肾上腺皮质激素及抗生素预防继发感染。

(6)肺功能基础较差者,间质性肺炎及肺纤维化出现频率较高,总剂量应在 150mg

以下。

(7)用药过程中出现发热、咳嗽、活动性呼吸困难等,应立即停药。进行胸部 X 线检查、血气分析(A-aDo$_2$)、动脉氧分压、一氧化碳扩散度等相关检查。随后 2 个月定期检查。

(8)A-aDo$_2$,PaO$_2$ 等每周检查 1 次,持续 2 周以上。出现下降时应立即停药。当 A-aDo$_2$,PaO$_2$ 比药前低 10 Torr 以上,结合临床表现,怀疑药物引起时,应立即停药,同时给予激素治疗。当 Dlco 比用药前低 15%,亦按以上处理。用药前如肺功能检查数值较低,应慎重。如检查值有降低趋势,应立即停药。

(9)长期使用博来霉素,不良反应有增加及延迟性发生倾向,应十分注意。

(10)避免药物接触眼睛。用手涂抹黏膜附近病变后,应立即洗手。

【禁忌证】

对本类药物有过敏史;严重肺部疾患,严重弥漫性肺纤维化;严重肾机能障碍;严重心脏疾病;胸部及其周围接受放射治疗者;妊娠及哺乳期妇女。

【不良反应】

间质性肺炎,肺纤维化;白细胞减少;食欲减退、恶心、呕吐、厌食、口内炎、腹泻;皮疹、荨麻疹、发热伴红皮症;罕见休克发生,特别是第一、二次用药量要少;注意病变因药物引起坏死出血;脱发、皮炎、色素沉着、发红、糜烂、皮肤增厚、指甲颜色改变;肝功异常;残尿感、尿频、尿痛。头痛、瞌睡;发热,不适,注射部位静脉壁肥厚,管腔狭窄、硬结、肿瘤部位疼。

【用法和用量】

(1)肌内、皮下注射:博来霉素 15~30mg(效价),溶于 5ml 0.9%氯化钠注射液后使用。如病变周边皮下注射,以不高于 1mg(效价)/ml 浓度为宜。肌内注射应避开神经,局部可引起硬结,应不断更换注射部位。

(2)动脉注射:博来霉素 5~15mg(效价)溶于 0.9%氯化钠注射液或葡萄糖液中,直接弹丸式动脉注射或连续灌注。

(3)静脉注射:博来霉素 15~30mg(效价)溶于 5~20ml 注射用水或 0.9%氯化钠注射液中,缓慢静脉注入。出现严重发热反应时,一次静脉给药剂量应减少到 5mg 以下。可增加给药次数,如 2 次/d。静脉注射可引起血管疼痛,应注意注射速度。尽可能缓慢给药。

注射频率:通常 2 次/周,根据病情可增加为每天 1 次或减少为 1 次/周。

总剂量:以肿瘤消失为治疗终止目标。总剂量 300mg 效价以下。

【制剂与规格】

注射用盐酸博来霉素:15mg(效价)。

二、影响核酸合成的药物

此类药属细胞周期特异性抗肿瘤药,其化学结构与体内某些代谢物相似,但不具备其功能,干扰核酸蛋白质的生物合成和利用,导致肿瘤细胞死亡。该类药物包括二氢叶酸还原酶抑制药:甲氨蝶呤、培美曲塞;胸腺核苷合成酶抑制药:氟尿嘧啶、卡培他滨;嘌呤核苷合成酶抑制药:巯嘌呤、硫鸟嘌呤;核苷酸还原酶抑制药:羟基脲;DNA 多聚酶抑制药:阿糖胞苷、吉西他滨。常用的药物包括甲氨蝶呤、嘌呤和嘧啶衍生物等。

(一)二氢叶酸还原酶抑制药

甲氨蝶呤不可逆性抑制二氢叶酸还原酶,之后胸腺嘧啶核苷合成酶也受到抑制,使细胞阻断在 S 期。还原型叶酸不足,导致嘌呤及胸腺嘧啶核苷酸合成的障碍,抑制DNA、RNA 及蛋白质合成。甲氨蝶呤用于治疗儿童急性淋巴细胞白血病、绒毛膜癌、非霍奇金淋巴瘤以及许多实体瘤。鞘内注射甲氨蝶呤用于治疗急性淋巴细胞白血病颅内受侵或缓解后预防 CNS 受侵以及脑膜转移癌。目前临床经常采用 HD-MTX-CFR(大剂量甲氨蝶呤,CF 解救),指一次使用比常规剂量大 100 倍(20mg/kg 以上或 1.0g/次)以上的甲氨蝶呤静脉滴注 4~6h,可用于骨肉瘤、高度恶性非霍奇金淋巴瘤的一线治疗。另一种二氢叶酸还原酶抑制药为多靶点抗叶酸代谢培美曲塞,可同时抑制胸苷酸合成酶、二氢叶酸还原酶、甘氨酸核糖核苷甲酰基转移酶(GARFT)等叶酸依赖性酶,通过干扰细胞复制过程中叶酸依赖性代谢过程而发挥作用。顺铂联合培美曲塞可用于恶性胸膜间皮瘤,单药培美曲塞用于晚期或转移性非小细胞肺癌的二线治疗。

1. 甲氨蝶呤(Methotrexate)

【适应证】

乳腺癌,妊娠性绒毛膜癌,恶性葡萄胎或葡萄胎,急性白血病,恶性淋巴瘤,非霍奇金淋巴瘤,蕈样肉芽肿,多发性骨髓瘤,卵巢癌,宫颈癌,睾丸癌,头颈部癌,支气管肺癌,软组织肉瘤,高剂量用于骨肉瘤,鞘内注射用于预防和治疗脑膜白血病以及恶性淋巴瘤的神经侵犯,银屑病。

【注意事项】

(1)长期应用存在导致继发性肿瘤的风险。

(2)影响生殖功能。

(3)全身极度衰竭、恶液质或并发感染及心、肺、肝、肾功能不全时禁用本品。

(4)白细胞低于 $3.5×10^9$/L 或血小板低于 $50×10^9$/L 时不宜使用。

(5)有肾病史或发现肾功能异常时,未准备好解救药亚叶酸钙(CF),未充分进行液体补充或碱化尿液时,禁用大剂量疗法。大剂量疗法须经住院并随时监测其血药浓度。

(6)滴注时间不宜超过 6h。

【禁忌证】

对本品高度过敏者,妊娠及哺乳期妇女,肾功能已受损害,营养不良,肝肾功能不全或伴有血液疾病者。

【不良反应】

口腔炎,口唇溃疡,咽喉炎,恶心,呕吐,食欲减退,厌食,腹痛,腹泻,黑便,消化道溃疡和出血,肠炎,急性肝萎缩和坏死,黄疸,AST 及 ALT 升高,碱性磷酸酶升高,γ-谷氨酰转肽酶升高,脂肪变性,门静脉纤维化,肾衰,氮质血症,膀胱炎,血尿,蛋白尿,尿少,尿毒症,咳嗽,气短,肺炎,肺纤维化,白细胞减少,血小板减少,贫血,血小板下降,丙种球蛋白减少,多部位出血,败血症,红斑,瘙痒,皮疹,光敏感,脱色,瘀斑,毛细血管扩张,痤疮,疖病,脱发,眩晕,头痛,视觉模糊,失语症,轻度偏瘫和惊厥,短期精液减少,月经不调,不育,流产,胎儿先天缺陷和严重肾病,并发感染,代谢改变,糖尿病加重,骨质疏松,组织细胞异常改变,鞘内注射后可出现惊厥,麻痹症,格林-巴利综合征,脑脊液压力增加。

【用法和用量】

急性白血病:①肌内或静脉注射,一次 10~30mg,一周 1~2 次;②儿童,一次 20~30mg/m²,一周 1 次,或视骨髓情况而定。

绒毛膜上皮癌或恶性葡萄胎:一次 10~20mg,可溶于 5%或 10%的葡萄糖注射液 500ml 中静脉滴注,一日 1 次,5~10 次为 1 疗程。总量 80~100mg。

脑膜白血病:鞘内注射,一次 6mg/m²,成人,一次 5~12mg,最大不多于 12mg,一日 1 次,5d 为 1 疗程。预防用药,一次 10~15mg,每隔 6~8 周 1 次。

实体瘤:静脉给药,一次 20mg/m²;亦可介入治疗。

【制剂与规格】

注射用甲氨蝶呤:①5mg;②0.1g;③1g。甲氨蝶呤注射液:①2ml:50mg;②20ml:0.5g;③10ml:1g。

(二)胸腺核苷合成酶抑制药

氟尿嘧啶是胸腺核苷合成酶抑制药的代表性药物,只特异性作用于 S 期。是消化道癌基本药物以及乳腺癌常用方案组成之一。氟尿嘧啶口服吸收不稳定,多采用静脉,动脉及腔内注射,大剂量用药能透过血脑屏障。黏膜炎是氟尿嘧啶的特征性消化道反应。持续静脉输注 5-Fu,将 DNA 合成障碍,而不加重药物的不良反应,目前临床上广泛应用氟尿嘧啶持续静脉输注。卡培他滨为选择性的氟尿嘧啶口服衍生物,通过胸腺嘧啶磷酸化酶(TP)激活,因肿瘤内 TP 酶活性较高。手足综合征是比较特殊的皮肤毒性,另外一种为高胆红素血症。

1. 氟尿嘧啶(Fluorouracil)

【适应证】

消化道肿瘤,绒毛膜上皮癌,乳腺癌,卵巢癌,肺癌,宫颈癌,膀胱癌及皮肤癌。

【注意事项】

(1)用药期间停止哺乳。

(2)除较小剂量作放射增敏剂外,不宜与放疗同用。

(3)有下列情况慎用:肝功能明显异常,白细胞计数低于 $3.5×10^9/L$、血小板低于 $50×10^9/L$ 者,感染,出血(包括皮下和胃肠道)或发热超过 38℃者,明显胃肠道梗阻者,脱水或/和酸碱、电解质平衡失调者。

(4)治疗前及疗程中定期检查周围血象。

(5)用药期间不宜饮酒或同用阿司匹林类药物。

(6)不能作鞘内注射。

【禁忌证】

对本品过敏者,伴水痘或带状疱疹者,衰弱患者,妊娠初期 3 个月内妇女。

【不良反应】

常见恶心,食欲减退,呕吐,白细胞减少,脱发,注药静脉上升性色素沉着;偶见口腔黏膜炎或溃疡,腹部不适或腹泻,心肌缺血,心绞痛和心电图的变化;罕见血小板减少;极少见咳嗽,气急,小脑共济失调;长期应用可致神经系统毒性;长期动脉插管可引起动脉栓塞或血栓形成,局部感染,脓肿形成或栓塞性静脉炎。

【用法和用量】

静脉注射:一日 10~20mg/kg,连续 5~10d,每疗程 5~7g(甚至 10g)。静脉滴注一日 300~500mg/m²,滴注时间不少于 6~8h,可用输液泵连续给药维持 24h,连续 3~5d。

腹腔内注射,一次 500~600mg/m²,一周 1 次,2~4 次为 1 疗程。

用于原发性或转移性肝癌,多采用动脉插管注药。

【制剂与规格】

氟尿嘧啶注射液:10ml:0.25g。

氟尿嘧啶软膏:①4g:0.02g;②4g:0.1g。

(三)嘌呤核苷合成酶抑制药

嘌呤核苷合成酶抑制药中,巯嘌呤用于急性白血病的维持治疗,巯鸟嘌呤口服给药,用于缓和急性髓性白血病。阿糖胞苷主要用于治疗急性髓性白血病。阿糖胞苷可导致重度骨髓抑制,需要密切监测血常规。

(四)DNA 多聚酶抑制药

DNA 多聚酶抑制药有氟达拉滨、克拉屈滨等。氟达拉滨用于治疗 B 细胞性慢性淋巴细胞白血病(CLL)患者,氟达拉滨可导致骨髓抑制,并可能累积。对于慢性白血病及低度恶性淋巴瘤,巨球蛋白血症,蕈样霉菌病,霍奇金病以外的其他实体癌无效。氟达拉滨+利妥昔单抗,氟达拉滨联合米托蒽醌及地塞米松+利妥昔单抗用于滤泡性淋巴瘤的一线治疗。克拉屈滨通过静脉输注或者皮下注射用于治疗毛细胞白血病,也可用于治疗慢淋,低度恶性淋巴瘤及皮肤淋巴瘤。

目前临床应用愈来愈多的药物吉西他滨,静脉注射后在细胞内经过核苷激酶的作用转化成具有活性的二磷酸(dFdCDP)及三磷酸(dFdCTP),dFdCDP 抑制核苷酸还原酶的活性,使合成 DNA 必需的三磷酸脱氧核苷产生抑制。

吉西他滨用于非小细胞肺癌、晚期膀胱癌,局部晚期或转移性胰腺癌。NCCN(2007中国版)推荐,吉西他滨联合紫杉醇用于治疗转移性乳腺腺癌。

吉西他滨(Gemcitabine)

【适应证】

局部晚期或已转移的非小细胞肺癌,局部晚期或已转移的胰腺癌。

【注意事项】

(1)骨髓功能受损的患者慎用,联合用药时注意骨髓毒性。证实有骨髓抑制时,应暂停化疗或者修改治疗方案。

(2)肝功能不全的患者慎用。已经出现肝脏转移或既往有肝炎、酗酒或肝硬化病史的患者应用本品可能会使潜在的肝功能不全恶化。

(3)肾功能不全时应定期进行实验室检查。

(4)若有微血管病性溶血性贫血的表现应立即停药。

(5)定期进行血液学、肝肾功能检查。

(6)用药期间禁止驾驶和操作机器。

(7)推荐氯化钠注射液为唯一溶剂,避免与其他药物混合配置,稀释后药物浓度不超过 40mg/ml。

【禁忌证】

对本品高度过敏者,联用放疗,严重肾功能不全的患者联用顺铂,妊娠及哺乳期妇女。

【不良反应】

贫血,白细胞降低,血小板减少,中性粒细胞减少,周围性血管炎,坏疽,AST 升高,ALT 升高,碱性磷酸酶升高,恶心,呕吐,腹泻,口腔黏膜炎,呼吸困难,肺水肿,间质性肺炎,成人呼吸窘迫综合征(ARDS);轻度蛋白尿,血尿,皮疹,瘙痒,脱皮,水泡,溃疡,支气管痉挛,低血压,心肌梗死,充血性心力衰竭,心律失常,水肿,脱发,流感样症状,发热,头痛,背痛,寒战,肌痛,乏力,厌食,咳嗽,鼻炎,不适,出汗,失眠,局部疼痛,嗜睡。

【用法和用量】

严格静脉途径给药。成人:

(1)非小细胞肺癌:①单药,一次 $1g/m^2$,滴注 30min,一周1次,连续 3 周休 1 周,每 4 周重复;②联合用药(联合顺铂):3 周疗法,一次 $1.25g/m^2$,滴注30min,第 1、8d 给药,休 1 周;4 周疗法,一次 $1g/m^2$,滴注 30min,第 1、8、15d 给药,休1周。

(2)晚期胰腺癌:一次 $1g/m^2$,滴注 30min,一周 1 次,连续 7 周休 1 周,以后一周 1 次,连续 3 周休 1 周。

【制剂与规格】

注射用盐酸吉西他滨:①0.2g;②1g。

三、作用于核酸转录的药物

作用于核酸转录的药物包括放线菌素 D、阿克拉霉素和普卡霉素,均是由微生物产生的具有抗肿瘤作用的化学物质。这 3 种药物均为细胞周期非特异性药物,对处于各个细胞周期时相的肿瘤细胞均有杀伤作用。这三种药物的适应证不同。

(一)阿柔比星A(Aclarubicin A)

【适应证】

急性白血病、恶性淋巴瘤、肺癌及卵巢癌。

【注意事项】

(1)下列情况慎用:肝、肾功能受损者、老年患者、水痘患者、儿童,用过多柔比星、柔红霉素的患者。

(2)在用药期间,应定期检查血象、肝、肾、心功能。

(3)用药期间出现合并严重感染、发烧或出血倾向、心衰或心电图异常、胃肠道出血的患者应考虑停药。药液溶解后及时用完,静脉注射静滴药物避免漏出血管外。

(4)为防止静脉炎,采用静滴方式较好。

【禁忌证】

过敏史患者,有心功能异常及心脏病史者禁用。妊娠及哺乳期妇女慎用或禁用。

【不良反应】

心电图变化、心动过速、心律失常、心力衰竭,和多柔比星大致相同;心肌毒性比多柔比星小 1/10,对心脏损伤较轻;食欲减退、恶心、呕吐、腹泻、肝功能损伤,偶见氨基转移酶升高,也可合并消化道出血、口腔炎等;红、白细胞和血小板减少,出血倾向,贫血发生。头痛、倦怠;肾功能损伤、膀胱炎、皮疹、色素沉着、脱发、乏力、发热等反应。

【用法和用量】

静脉滴注:用于急性白血病,一次 0.4mg/kg,一日 1 次,10~15d 为 1 疗程。恶性淋巴瘤实体瘤:一日 1 次,一次 0.4mg/kg,7d 为 1 疗程。也可采用一次 0.8~1mg/kg,一周 2 次。

【制剂与规格】

注射用盐酸阿柔比星:①10mg;②20mg。

(二)阿柔比星 B(Aclarubicin B)

【适应证】

见多柔比星。

【注意事项】

本品不可静脉注射。本品不可与碱性药物配伍。

【不良反应】

食欲减退,恶心、呕吐;白细胞减少;对肝肾有一定毒性,但停药后不久可恢复正常。

【用法和用量】

静脉滴注:成人一日 5~10mg,连续 7~10d 为 1 疗程,休息 5~7d 再给第 2 疗程。

腔内注射:一次 10mg,胸腹腔注入,一周 1 次,2~4 次为 1 疗程。

【制剂与规格】

注射用盐酸阿柔比星 B:6mg。

四、拓扑异构酶抑制药

拓扑异构酶抑制药包括两个部分:拓扑异构酶 I 抑制药和拓扑异构酶 II 抑制药。拓扑异构酶 I 抑制药的代表性药物有伊立替康、鲁比特康、羟喜树碱。拓扑异构酶 II 抑制药的代表性药物有依托泊苷、替尼泊苷。

研究表明,多种肿瘤细胞,特别是结肠癌、宫颈癌、卵巢癌等细胞内的 Topo I 含量大大高于正常组织,尤其在 S 期肿瘤细胞中活性大幅度提高。

伊立替康(Irinotecan)是一种水溶性的喜树碱类药物。在体内经肝酶 CYP 依赖性脂酶代谢成为有活性的 10-羟基衍生物 SN-38。除用于结直肠癌、非小细胞肺癌、小细胞肺癌、宫颈癌和卵巢癌等的治疗外,对其他肿瘤,如乳腺癌、恶性神经胶质瘤和胃癌也有一定效果。伊立替康的不良反应多数为轻度、一过性的,严重者可给予阿托品缓解,预防性给予阿托品可降低其发病率。

拓扑替康临床用于治疗乳腺、肺、卵巢癌。不良反应有白细胞减少、血小板减少、贫血、恶心、呕吐、腹泻、便秘、肠梗阻、腹痛、口腔炎、厌食、脱发、头痛、关节痛、肌肉痛、全身痛、感觉异常、肝功能异常,AST 及 ALT 升高。静脉注射时,若药液漏在血管外局部可产生局部刺激、红肿。妊娠及哺乳期妇女禁用。

依托泊苷主要用于治疗急性粒细胞白血病、小细胞未分化型肺癌、恶性淋巴瘤、睾丸恶性生殖细胞瘤。替尼泊苷主要用于神经母细胞瘤、绒癌和卵巢癌、急性白血病、恶性淋巴瘤、霍奇金病、小细胞肺癌、卵巢癌、睾丸癌、膀胱癌、网状细胞肉瘤、淋巴细胞肉瘤、儿童神经母细胞瘤等。

依托泊苷在静脉注射时,药液不可外漏,静滴时速度不得过快,至少 30min,否则易引起低血压。不能作胸腔、腹腔和鞘内注射。替尼泊苷苯巴比妥和苯妥英钠可增加替尼泊苷的清除,合并用药时可能应增加替尼泊苷的剂量。甲苯磺丁脲、水杨酸钠和磺胺甲噻二唑降低替尼泊苷的与蛋白结合率,导致游离药物增加,增加药物作用和毒性反应。

(一)依托泊苷(Etoposide)

【适应证】

小细胞肺癌,恶性淋巴瘤,恶性生殖细胞瘤,白血病,神经母细胞瘤,横纹肌肉瘤,卵巢癌,非小细胞肺癌,胃癌,食管癌。

【注意事项】

(1)哺乳期妇女慎用。

(2)定期检查周围血象和肝肾功能。

(3)不宜静脉注射,静脉滴注速度不得过快,至少 30min。

(4)不得作胸腔、腹腔和鞘内注射。

【禁忌证】

骨髓抑制,白细胞、血小板明显低下者,心、肝肾功能严重障碍者,妊娠期妇女;本品含苯甲醇,禁用于儿童肌内注射。

【不良反应】

骨髓抑制,白细胞及血小板减少,食欲减退,恶心,呕吐,口腔炎,脱发,低血压,喉痉挛。

【用法和用量】

静脉滴注:用氯化钠注射液稀释,浓度不超过 0.25mg/ml。①成人一日 60~100mg/m²,连续 3~5d,3~4 周为 1 疗程。②儿童一日 100~150mg/m²,连续 3~4d。

口服:一日 70~100mg/m²,连续 5d,或 30mg/m²,连续 10~14d,3~4 周为 1 疗程。

【制剂与规格】

依托泊苷胶囊:①25mg;②50mg;③100mg。

依托泊苷注射液:5ml:0.1g。

(二)替尼泊苷(Teniposide)

【适应证】

恶性淋巴瘤,霍奇金氏病,急性淋巴细胞性白血病,成人与儿童的高危病例,胶质母细胞瘤,空管膜瘤,星形细胞瘤,膀胱癌,神经母细胞瘤和儿童的其他实体瘤。

【注意事项】

(1)肝肾功能异常或肿瘤已侵犯骨髓者慎用。

(2)联合用药、老年及骨髓功能欠佳、多次化疗患者酌情降低剂量。

(3)定期检测白细胞和血小板计数。

(4)保证药液输入静脉。

(5)因有低血压的报道,在输注开始 30~60min 内监测主要生命体征。

【禁忌证】

对本品过敏者,严重白细胞、血小板减少者,妊娠及哺乳期妇女。

【不良反应】

白细胞减少,血小板减少,贫血,恶心,呕吐,口腔炎/黏膜炎,厌食,腹泻,腹痛,肝功能异常,寒战,发热,心动过速,支气管痉挛,呼吸困难,荨麻疹,脱发,低血压,神经病变,感染,肾功能不全,高血压,头痛,神经混乱,肌无力,致癌性,致突变性,生殖毒性。

【用法和用量】

静脉滴注:每疗程总剂量为 300mg/m²,在 3~5d 内给予,每 3 周或待骨髓功能恢复后可重复一个疗程。

【制剂与规格】

替尼泊苷注射液:5ml:50mg。

五、干扰有丝分裂的药物

主要作用于有丝分裂 M 期,干扰微管蛋白合成的药物包括三大类,即长春碱类、紫杉烷类和高三尖杉酯碱,它们的共同特点是均为植物提取物或其半合成衍生物,作用机制为影响微管蛋白装配、干扰有丝分裂中纺锤体的形成,使细胞生长停滞于分裂中期。

(一)长春碱类药物

长春碱类包括硫酸长春新碱(硫酸醛基长春碱,vincristine sulfate),硫酸长春碱(硫酸长春花碱,vinblastine sulfate),硫酸长春地辛(硫酸长春花碱酰胺,vindesine sulfate)和酒石酸长春瑞滨(vinorelbine tartrate),用于治疗多种肿瘤,包括白血病、淋巴瘤和一些实体瘤(例如乳腺癌和肺癌)。前两者抗癌活性与其剂量有很大关系,后二者为人工半合成长春碱衍生物。

长春碱类药物进入肝内较多,瘤组织可选择性浓集,并且浓集于神经细胞较血细胞多,神经毒性重,很少通过血脑屏障。因此其共同的不良反应为骨髓抑制、消化道反应、神经系统毒性、血栓性静脉炎,尤其以后两者为主要特点。神经系统毒性为长春碱类药物的剂量限制性毒性,主要表现为:四肢麻木,腱反射消失,腹痛和便秘,甚至麻痹性肠梗阻等。静脉反复注药可致血栓性静脉炎,注射时漏至血管外可造成局部坏死,应立即停止注射,以氯化钠注射液稀释局部,或以 1%普鲁卡因注射液局封,温湿敷或冷敷,发生皮肤破溃后按溃疡处理。

1. 长春新碱(Vincristine)

【适应证】

急性白血病,急性淋巴细胞白血病,慢性淋巴细胞白血病,恶性淋巴瘤,生殖细胞肿瘤,小细胞肺癌,尤文肉瘤,肾母细胞瘤,神经母细胞瘤,乳腺癌,消化道癌,黑色素瘤,多发性骨髓瘤。

【注意事项】

(1)应用本品应终止哺乳。

(2)2 岁以下儿童的周围神经的髓鞘形成尚不健全,应慎用。

(3)有痛风病史、肝功能损害、感染、白细胞减少、神经肌肉疾病、尿酸盐性肾结石病史、近期接受过放疗或化疗者慎用。

(4)定期检查周围血象、肝肾功能,注意观察心律、肠鸣音及腱反射等。

(5)本品可使血钾、血及尿的尿酸升高。

(6)一旦药液外漏应停止输液,并予相应处理。防止药液溅入眼内,一旦发生立即用大量氯化钠注射液冲洗,之后应用地塞米松眼膏保护。冲入静脉时应避免日光直接照射。

【禁忌证】

尚不明确。

【不良反应】

四肢麻木,腱反射迟钝或消失,外周神经炎,腹痛,便秘,麻痹性肠梗阻,运动神经、感觉神经、脑神经症状,骨髓抑制,消化道反应,生殖系统毒性,脱发,血压改变,血栓性静脉炎,局部刺激,局部组织坏死。

【用法和用量】

静脉注射或冲入:成人,一次 1~2mg(或 1.4mg/m²),一次量不超过 2mg,65 岁以上者,一次最大量 1mg。

儿童,一次 2mg/m² 或按体重一次 75μg/kg,一周 1 次。联合化疗,连续 2 周为 1 周期。

【制剂与规格】

注射用硫酸长春新碱:1mg。

2. 长春碱(Vinblastine)

【适应证】

霍奇金病,淋巴细胞瘤,组织细胞性淋巴瘤,晚期蕈样真菌病,晚期睾丸肿瘤,Kaposi肉瘤,组织细胞增生症,绒癌,乳腺癌,卵巢癌,单核细胞白血病。

【注意事项】

(1)哺乳期用药应终止哺乳。

(2)可使血及尿内尿酸升高而干扰诊断。

(3)骨髓抑制、痛风病史、肝功能损害、感染、肿瘤侵犯骨髓、尿酸盐性肾结石病史、经过放疗或化疗的患者慎用。

(4)用药期间应注意检查血常规、血胆红素、丙氨酸氨基转移酶、乳酸脱氢酶、血尿素氮、血尿酸、肌酐清除率。

【禁忌证】

白细胞减少者,细菌性感染者,妊娠期妇女。

【不良反应】

骨髓抑制,白细胞减少,恶心,呕吐,便秘,口疮,下泻,厌食,腹痛,直肠出血,喉炎,出血性直肠结肠炎,消化性溃疡出血,麻木,感觉异常,外周神经炎,深部肌腱反射消失,头痛,惊厥,全身不适,软弱,头晕,精神抑郁,肿瘤部位疼痛,皮肤起泡,脱发,血栓性静脉炎,局部组织坏死,致癌作用,抑制睾丸或卵巢功能。

【用法和用量】

静脉注射或滴注,严禁鞘内注射。

成人,一次 3.7~11.1mg/m²,不得超过 18.5mg/m²,一周 1 次,剂量逐渐递增。

儿童,一次 2.5~7.5mg/m²,不得超过 12.5mg/m²,一周 1 次,剂量逐渐递增。

【制剂与规格】

硫酸长春碱注射液:10ml:10mg。

3. 长春地辛(Vindensine)

【适应证】

非小细胞肺癌,小细胞肺癌,恶性淋巴瘤,乳腺癌,食管癌,恶性黑色素瘤。

【注意事项】

(1)严重白细胞及血小板低下者应停药。

(2)长春碱或鬼臼素类药物可能增加神经毒性,肝肾功能不全的患者慎用。

(3)避免漏出血管外和溅入眼内。

(4)药物溶解后应在 6h 内使用。

【禁忌证】

骨髓功能低下者,严重感染者,妊娠期妇女。

【不良反应】

白细胞降低,中性粒细胞降低,血小板降低,轻度食欲减低,恶心,呕吐,末梢神经炎,腹胀,便秘,致畸作用,静脉炎。

【用法和用量】

静脉滴注:单药一次 3mg/m²,一周 1 次,联合化疗时剂量酌减。连续用药 4~6 次完成疗程。氯化钠注射液溶解后缓慢静脉注射,亦可溶于 5%葡萄糖注射液 500~1000ml 中缓慢静脉滴注(6~12h)。

【制剂与规格】

注射用硫酸长春地辛:①1mg;②4mg。

4. 长春瑞滨(Vinorelbine)

【适应证】

非小细胞肺癌,乳腺癌。

【注意事项】

(1)治疗须在血液学监测下进行。粒细胞<0.2×10⁹/L 时应延迟至患者血象恢复正常再用药。

(2)肝功能不全时应减量。如无法检测肾功能,须谨慎用药。缺血性心脏病患者须慎用。

(3)外渗可引起严重局部刺激,应立即停止注药,渗出部位局部皮下注射 1ml 透明质酸(250IU/ml)和采用热敷措施,余药从另一静脉输入。

(4)治疗操作时谨防药物污染眼球而引起严重刺激甚至角膜溃疡,一旦发生应立即冲洗。

(5)进行肝脏放疗时忌用本品。

【禁忌证】

妊娠及哺乳期妇女,严重肝功能不全者。

【不良反应】

粒细胞减少,贫血,深腱反射消失,感觉异常,下肢无力,麻痹性肠梗阻,便秘,恶心,呕吐,呼吸困难,支气管痉挛,心肌缺血,脱发,下颌痛,局部皮肤红肿甚至坏死。

【用法和用量】

仅供静脉使用。单药,一周 25~30mg/m²。联合化疗,依据所用方案选择剂量与给药时间。本品须溶于氯化钠注射液,于 15~20min 输入,然后输入大量氯化钠注射液冲洗静脉。

【制剂与规格】

重酒石酸长春瑞滨注射液:①1ml:10mg;②5ml:50mg。

(二)干扰微管蛋白合成的药物

紫杉烷类药物是一类新型抗微管药物,可促进微管双聚体装配成微管并通过干扰去多聚化过程使微管稳定,从而抑制微管网正常动力学重组导致细胞分裂受阻。它是一类广谱抗肿瘤药,包括紫杉醇和多西他赛,其作用机制相似,但抗瘤谱并不完全一致,二者的不良反应亦不完全一致,如紫杉醇因其以特殊溶媒 Cremophor-EL 进行溶解而可能导致严重的超敏反应,需常规进行皮质类固醇、抗组胺药和组胺 H_2 受体拮抗剂的预处理,以防止严重的超敏反应。紫杉醇的外周神经毒性也更为常见,其具体机制尚未明了,可能与剂量累积有关,也可能与溶媒的神经毒性有关;紫杉醇另一重要不良反应为心脏毒性,更常见的只有心动过缓和无症状的低血压。多西他赛与其相比,神经毒性和心脏毒性都较轻,但其骨髓抑制较明显,为主要剂量限制性毒性,另外其可导致持续的液体潴留,也会发生超敏反应,因此建议口服地塞米松以减少液体潴留和超敏反应。

1. 紫杉醇(Paclitaxel)

【适应证】

卵巢癌,乳腺癌,非小细胞肺癌,头颈癌,食道癌,精原细胞瘤,复发非霍奇金氏淋巴瘤,AIDS 相关性卡氏肉瘤。

【注意事项】

(1)治疗前使用地塞米松、苯海拉明和 H_2 受体拮抗剂预防过敏。

(2)骨髓抑制是剂量限制性毒性反应。

(3)输注期间若出现传导异常,应密切观察,必要时给予治疗。

(4)肝功能不全的患者慎用。

(5)哺乳期妇女用药应停止哺乳。

(6)本品溶液不应接触聚氯乙烯塑料(PVC)装置、导管或器械。滴注时先经 0.22μm 孔膜滤过。

【禁忌证】

对本品或聚氧乙基代蓖麻油过敏者,中性粒细胞计数<1500/mm³ 的实体瘤患者,中性粒细胞计数<0.1×10⁹/L 的 AIDS 相关性卡氏肉瘤患者,妊娠期妇女。

【不良反应】

骨髓抑制,中性粒细胞减少,血小板减少,发热,贫血,呼吸困难,面部潮红,胸痛,心律异常,心动过缓,皮疹,低血压,高血压,寒战,背痛,心电图异常,心肌梗死,房颤,室上性心动过速,间质性肺炎,肺纤维化,肺栓塞,运动神经异常,感觉神经异常,自主神经异常,视神经异常,关节痛,肌痛,胆红素升高,碱性磷酸酶升高,AST升高,肌酐升高,肾功能异常,恶心,呕吐,腹泻,黏膜炎,注射部位反应,脱发,指甲改变,水肿。

【用法和用量】

预防用药:在治疗前12h及6h口服地塞米松20mg,治疗前30~60min肌内注射苯海拉明50mg,以及治疗前30~60min静脉注射西咪替丁300mg或雷尼替丁50mg。

静脉给药:滴注时间大于3h。①单药,一次135~200mg/m²,在G-CSF支持下剂量可达250mg/m²。②联合用药,一次135~175mg/m²,3~4周1次。

【制剂与规格】

紫杉醇注射液:①5ml:30mg;②25ml:0.15g;③16.7ml:0.1g。

2. 多西他赛(Docetaxel)

【适应证】

局部晚期或转移性乳腺癌,局部晚期或转移性非小细胞肺癌,即使是在以顺铂为主的化疗失败后。

【注意事项】

(1)须在有经验的医师指导下使用。因可能发生较严重的过敏反应,应具备相应的急救设施,注射期间密切监测主要功能指标。

(2)除非有禁忌,患者在接受本品治疗前需预防用药以减轻体液潴留的发生率和严重程度, 以及减轻过敏反应的严重程度,预防用药包括口服皮质类固醇, 如地塞米松16mg(8mg bid),在本品注射前一日开始服用,持续3d。

(3)注意本品在血液学、过敏反应、皮肤反应、体液潴留、肝功能损害、神经系统及其他方面的毒性。

(4)应遵循细胞毒类药物配置规程。

(5)用药期间如发生发热性中性粒细胞减少且持续一周以上低于500/mm³,出现严重或蓄积性皮肤反应或外周神经症状,应酌情减量。

(6)肝功能损伤的患者,对于血清胆红素超过正常值上限和/或ALT及AST超过正常上限3.5倍并伴有碱性磷酸酶超过正常值上限6倍的患者,除非有严格的使用指征,否则不应使用,也无减量使用建议。

【禁忌证】

对本品或赋形剂过敏者,基线中性粒细胞计数<015×10⁹/L者,妊娠及哺乳期妇女,肝功能严重损害者,当与其他药物联用时应遵循其他药物的禁忌。

【不良反应】

中性粒细胞减少,贫血,感染,发热性中性粒细胞减少,血小板减少,G3/4感染合并中性粒细胞计数<0.05×10⁹/L,出血,出血合并G3/4血小板减少,过敏反应,瘙痒,红斑,皮疹,胸闷,背痛,药物性发热或寒战,支气管痉挛,脱发,皮肤反应,指甲改变,外周水肿,胸膜腔积液,心包积液,腹水及体重增加,口腔炎,腹泻,恶心,呕吐,味觉错乱,便秘,腹痛,胃肠道出血,食道炎,感觉神经症状,运动神经事件,少见惊厥或暂时性意识丧失,心律失常,低血压,高血压,心衰,胆红素升高,碱性磷酸酶升高,AST升高,ALT升高,罕见肝

炎,厌食,视觉障碍,伴或不伴有结膜炎的流泪,肌痛,关节痛,呼吸困难,急性呼吸窘迫综合征,间质性肺炎,肺纤维化,色素沉着,皮肤发红或发干,静脉炎,罕见放射回忆现象。

【用法和用量】

仅用于静脉滴注。一次 $75mg/m^2$,滴注 1h,3 周 1 次。

【制剂与规格】

注射用多西他赛:①20mg;②80mg。

(魏 萍 许 婷)

第二节 靶向治疗

一、单克隆抗体药

(一)贝伐单抗(Bevacizumab)

【适应证】

与氟尿嘧啶/叶酸联合或与氟尿嘧啶/叶酸/伊立替康(IFL 方案)联合,用于一线治疗转移性结直肠癌,与某些化疗方案联合治疗晚期非小细胞肺癌。

【注意事项】

(1)一旦出现胃肠道穿孔应永久停用。

(2)有影响伤口愈合的潜在危险。

(3)治疗期间应监测血压,出现需要治疗的严重高血压时应暂停治疗,如果出现难以控制的高血压、高血压危象或高血压脑病时,应永久停用。

(4)治疗前及治疗中监测尿蛋白,出现 4 级蛋白尿(肾病综合征)时应停用。

(5)出现严重的动脉血栓事件应永久停用。

(6)不用于已有中枢神经转移的患者。

(7)曾有使用本品后出血的患者应永久停用。

(8)发生充血性心力衰竭的风险增加,用药时应予关注。

(9)妊娠期妇女应谨慎使用,哺乳期妇女应停止哺乳。

【禁忌证】

对活性物质或辅料成分过敏者,对中国仓鼠卵巢细胞产品或其他重组人类或人源抗体过敏者。

【不良反应】

胃肠道穿孔,出血,动脉血栓,衰弱,腹泻,恶心,疼痛,高血压,蛋白尿,伤口愈合减慢,可逆性后脑白质病综合征(RPLS),肿瘤相关出血,黏膜皮肤出血,血栓栓塞,充血性心力衰竭/心肌病,中性粒细胞减少,白细胞减少。

【用法和用量】

静脉滴注：一次 5mg/kg，每 14d 给药 1 次。用氯化钠注射液稀释，第一次滴注应在化疗后，时间应超过 90min。之后给药可在化疗前或化疗后，如耐受性好，滴注时间可缩短。

【制剂与规格】

贝伐单抗注射液：①4ml：100mg；②16ml：400mg。

二、酪氨酸激酶抑制药

本章节涉及的是口服的小分子受体酪氨酸激酶抑制药，包括吉非替尼、厄罗替尼、索拉非尼和舒尼替尼。吉非替尼和厄罗替尼是针对表皮生长因子受体(epithelial growth factor receptor，EGFR)的小分子受体酪氨酸激酶抑制药，它们的作用机理相似，均通过直接作用于 EGFR 的细胞内 ATP 结合位点而抑制其酪氨酸激酶活性，起到阻断信号传导和抑制肿瘤细胞增殖的作用，我国批准的吉非替尼、厄罗替尼适应证为经一个或两个化疗方案失败的局部晚期或转移性非小细胞肺癌。索拉非尼和舒尼替尼则是新颖的多激酶抑制药，同时作用于多个靶点，既有抗血管生成的作用又能直接抑制肿瘤细胞的增殖。索拉非尼还是目前唯一已上市的 RAF 激酶抑制药。除了共同的适应证即无法手术切除的晚期肾细胞癌外，索拉非尼还被批准用于治疗无法手术切除或转移的肝细胞癌，而舒尼替尼的另一个适应证是经伊马替尼治疗失败的或者不能耐受伊马替尼治疗的转移性胃肠质瘤(gastrointestinal stroma tumor，GIST)。

吉非替尼和厄罗替尼的不良反应以皮肤毒性和腹泻最为常见，一般程度较轻。皮肤及其附属物的不良反应包括皮疹、皮肤干燥和指甲异常。皮疹往往为痤疮样，皮疹的严重程度可以预示疗效。轻中度的皮疹无须特殊处理，可采取避免日晒、涂抹润肤露和含皮质类固醇的软膏，或口服抗过敏药如氯苯那敏、阿司咪唑和氯雷他定等，伴发感染时可局部涂抹抗生素软膏或口服抗生素处理。腹泻也是最常见的不良反应，中重度腹泻可予口服洛派丁胺，注意同时补充液体和电解质，严重患者短暂停药可迅速缓解症状。

吉非替尼和厄罗替尼治疗期间有发生间质性肺炎的可能。间质性肺炎的发生率很低但可致命，临床现为呼吸困难、咳嗽、低热和血氧饱和度的降低，影像学上往往有肺间质的毛玻璃样改变。治疗过程中应密切监测有无间质性肺病发生的可能性。当新出现难以解释的上述症状时，应进一步检查评价，一旦证实有间质性肺病时，应立即停用，并给予相应的治疗。吉非替尼和厄罗替尼均经肝脏代谢，可以引起无症状的肝氨基转移酶的升高，治疗中应加以监测。

吉非替尼和厄罗替尼的安全性和药动学在老年患者与年轻人无明显差异，因此应用于老年患者时不建议调整剂量。吉非替尼有治疗儿童脑神经胶质瘤的报告，厄罗替尼缺乏在儿童中的用药经验。

索拉非尼和舒尼替尼的不良反应类型较吉非替尼和厄罗替尼广泛，这与它们的多靶点作用机制有关。熟悉、重视和正确处理不良反应是保障患者安全和疗效的关键。

皮肤毒性和腹泻同样是索拉非尼和舒尼替尼常见的不良反应。索拉非尼和舒尼替尼皮疹的发生率较吉非替尼和厄罗替尼低，但另一个突出的皮肤反应表现为手足皮肤综合征。严重的手足综合征可引起明显的疼痛并影响患者的日常生活,因此,应重视手足综合征的防治,可采取的措施包括手足皮肤的保湿、减少承重、穿软底鞋、涂抹尿素霜和糖皮质激素类软膏,对严重的手足综合征,暂停药物治疗或减量可迅速缓解症状。

由于抗血管生成作用,索拉非尼和舒尼替尼均可引起高血压,并可能增加出血和心脑血管事件的风险,治疗前应谨慎评估患者发生这些不良反应的风险,治疗中应严密监测并积极预防。必须教育患者定期监测血压,如出现血压升高,首选 ACEI/ABR 类药,也可应用 β-受体阻滞剂。

舒尼替尼还可引起 Q-T 间期延长、有症状的心功能不全和甲状腺功能减低。索拉非尼对血液学的影响很小,但舒尼替尼可引起 3/4 度的中性粒细胞和血小板减少以及贫血。因此,舒尼替尼治疗过程中严密监测心功能、血常规和甲状腺功能是至关重要的。

尚无在妊娠妇女应用小分子激酶抑制药的资料。哺乳期妇女如应用这些药物时应停止母乳喂养。

(一)吉非替尼(Gefitinib)

【适应证】

既往接受过铂化合物和多西紫杉醇治疗或不适于化疗的晚期或转移性非小细胞肺癌。

【注意事项】

(1)接受本品治疗的患者,偶尔可发生急性间质性肺病,部分患者可因此死亡。伴有先天性肺纤维化、间质性肺炎、肺尘病、放射性肺炎、药物诱发性肺炎的患者出现这种情况时死亡率增加。若患者气短,咳嗽和发热等呼吸道症状加重,应中断治疗,及时查明原因。当证实有间质性肺病时,应停药并进行相应治疗。

(2)应告诫患者有眼部症状、严重或持续的腹泻、恶心、呕吐或厌食加重时应立即就医。

(3)定期检查肝功能,氨基转移酶轻中度升高者慎用,严重升高者停药。

(4)治疗期间可出现乏力症状,影响驾驶及操纵机器能力。

(5)不推荐用于儿童或青少年。

【禁忌证】

对本品或赋形剂有严重过敏反应者,妊娠及哺乳期妇女。

【不良反应】

腹泻,消化道反应,口腔黏膜炎,脱水,口腔溃疡,胰腺炎,脓疱性皮疹,指甲异常,多形红斑,血管性水肿,荨麻疹,皮肤干燥,瘙痒,痤疮,肝功能异常,氨基转移酶升高,乏力,脱发,体重下降,外周性水肿,结膜炎,眼睑炎,睫毛生长异常,弱视,角膜糜烂,角膜脱落,眼部缺血/出血,鼻出血,血尿,INR 升高,出血性膀胱炎,胰腺炎,呼吸困难,间质性肺病。

【用法和用量】

口服:一次 250mg,一日 1 次,空腹或与食物同服。

【制剂与规格】

吉非替尼片:0.25g。

(二)厄洛替尼(Erlotinib)

【适应证】

两个或两个以上化疗方案失败的局部晚期或转移的非小细胞肺癌。

【注意事项】

同服华法林或其他双香豆素类抗凝药的患者应定期监测凝血酶原时间或 INR。

【禁忌证】

妊娠及哺乳期妇女。

【不良反应】

可见皮疹,腹泻,腹痛,食欲下降,乏力,呼吸困难,咳嗽,恶心,呕吐,感染,口腔黏膜炎,荨麻疹,皮肤干燥,结膜炎,干燥性角结膜炎,肝功能异常,ALT、AST 和胆红素升高。

【用法和用量】

口服:一次 150mg,一日 1 次,进食前 1h 或进食后 2h 服用。

【制剂与规格】

盐酸厄洛替尼片:①25mg;②100mg;③150mg。

(张彦军 黄志宏)

第三节 其他药物及辅助用药

一、重组人血管内皮抑制素(Recombinant Human Endostatin)

【适应证】

联合 NP 化疗方案治疗初治或复治的 III/IV 期非小细胞肺癌。

【注意事项】

(1)过敏体质或对蛋白类生物制品有过敏史者慎用。

(2)有严重心脏病或病史者以及顽固性高血压者慎用,治疗中应定期进行心电监测,出现心脏不良反应者应进行心电监护。

(3)儿童、妊娠及哺乳期妇女应在医师观察下用药。

【禁忌证】

心、肾功能不全者慎用。

【不良反应】

轻度疲乏,胸闷,心慌,心肌缺血,窦性心动过速,轻度 ST-T 改变,房室传导阻滞,房性早搏,偶发室性早搏,腹泻,肝功能异常,氨基转移酶升高,黄疸,全身斑丘疹,瘙痒,发热,乏力。

【用法和用量】

静脉滴注:一次 7.5mg/m²(1.2×10^5U/m²),一日 1 次,用前加入 500ml 氯化钠注射液,

匀速滴注 3~4h,连续 14d,休息 7d,21d 为 1 周期。通常可治疗 2~4 个周期。

【制剂与规格】

重组人血管内皮抑制素注射液:3ml:15mg。

二、美司钠(Mesna)

【适应证】

预防氧氮磷环类(环磷酰胺、异环磷酰胺、trophasfamide)引起的泌尿道毒性,应用大剂量环磷酰胺(大于 10mg/kg)和 trophasfamide 时,曾做骨盆放射、曾用上述三种药物治疗而发生膀胱炎及有泌尿道损伤病史者。

【注意事项】

(1)自身免疫功能紊乱的患者使用本品发生过敏反应的病例较肿瘤患者为多,应预先评估后在医护人员的监督下使用。

(2)本品的保护作用只限于泌尿系统的损害。当使用本品治疗时可引起尿酮试验假阳性反应。

(3)妊娠及哺乳期妇女慎用。

【禁忌证】

对本品或其他含巯醇化合物过敏者。

【不良反应】

皮肤、黏膜过敏反应,低血压,心跳加快,短暂的肝氨基转移酶升高,发热,恶心,呕吐,痉挛性腹痛,腹泻,疼痛,肢体痛,血压降低,心动过速,皮肤反应,疲倦,虚弱,注射部位静脉刺激,抑郁。

【用法和用量】

静脉注射:常用剂量为异环磷酰胺和环磷酰胺的 20%,时间为 0 时段、4h 后及 8h 后的时段。

【制剂与规格】

美司钠注射液:①2ml:200mg;②4ml:400mg。

三、昂丹司琼(Ondansetron)

【适应证】

用于治疗和预防癌症患者接受细胞毒性药物化疗和放疗引起的恶心、呕吐。

【注意事项】

(1)本品注射剂不能与其他药物混于同一注射器中使用或同时输入。

(2)妊娠及哺乳期妇女慎用。

【禁忌证】

对本品过敏者、胃肠道梗阻者。

【不良反应】

常见头痛、头部和上腹部温热感;偶见便秘、暂时血清转氨酶增加;罕见过敏反应。

【用量和用法】

用于顺铂等高度催吐化疗药物的止吐;第 1d 于化疗前,15min 内缓慢静脉注射或静脉滴注 8mg,接着 24h 内,静脉滴注 1mg/h。第 2~6d,餐前 1h 口服本品,每 8h 服8mg。

用于催吐程度不太强烈的化疗药,如环磷酰胺、多柔比星、卡铂的止吐,化疗前,15min 内静脉输注本品 8mg,或是化疗前 1~2h,口服本品 8mg,接着每 8h 口服 8mg,连服5d。

用于放射治疗的止吐:放疗前 1~2h 口服 8mg,以后每 8h 服 8mg,疗程视放疗的疗程而定。4 岁以上儿童,化疗前 15min 内静脉输注 5mg/m²,接着每 8h 服 4mg,连用 5d。

【制剂与规格】

昂丹司琼片:①4mg;②8mg。

盐酸昂丹司琼注射液:①2ml:4mg;②4ml:8mg。

四、格拉司琼(Granisetron)

【适应证】

用于防治化疗和放疗引起的恶心与呕吐。

【注意事项】

(1)妊娠及哺乳期妇女慎用,哺乳期间妇女应用本品应停止哺乳。

(2)儿童用药的效果与安全性未确定。

(3)本品可减慢结肠蠕动,若有亚急性肠梗阻时应慎用。

(4)本品不应与其他药物混合使用。

【禁忌证】

小儿、对本品过敏者、胃肠道梗阻者。

【不良反应】

常见头痛、便秘、嗜睡、腹泻、AST 及 ALT 升高,有时可有血压暂时性变化,停药后即可消失。

【用量和用法】

静脉注射:推荐剂量一次 3mg,在化疗前 5min 注入,如症状出现,24h 内可增补3mg。本品 3mg 通常用 20~50ml 等渗氯化钠注射液或 5%葡萄糖注射液稀释,在 5~30min 内注完。每疗程可连续应用 5d。

【制剂与规格】

盐酸格拉司琼注射液:①1ml:1mg;②3ml:3mg。

五、托烷司琼(Tropisetron)

【适应证】

用于防治化疗和放疗引起的恶心与呕吐。

【注意事项】

哺乳期妇女不宜使用,心脏病患者、未控制的高血压患者、开车或操纵机器时慎用。

【禁忌证】

对本品过敏者及孕妇禁用。

【不良反应】

常见头痛、便秘、头晕、疲劳、肠胃功能紊乱(腹痛、腹泻)、过敏反应等。

【用法和用量】

静脉注射或静脉滴注:一日 5mg,疗程 6d。于化疗前将本品 5mg 溶于 100ml 氯化钠、复方氯化钠液或 5%葡萄糖注射液中静滴或缓慢静推。口服可于静脉给药的第 2d 至第 6d,一次 5mg,一日 1 次,于早餐前至少 1h 服用。

【制剂与规格】

盐酸托烷司琼胶囊:5mg。

盐酸托烷司琼注射液:5ml:5mg。

(黄志宏　张彦军)

主要参考文献

1. 陈灏珠,林果为.实用内科学.北京:人民卫生出版社,2009.

2. 葛俊波,徐永健.内科学.北京:人民卫生出版社,2013.

3. 钟南山,刘又宁.呼吸病学.北京:人民卫生出版社,2012.

4. Goldman L and Schafer AI. Cecil Medicine. New York: Elsevier Saunders,2011.

主要参考文献

1 梁海奇，李荣华，等. 工程力学[M]. 北京：清华大学出版社，2007.
2 王永廉，等. 理论力学[M]. 北京：机械工业出版社，2013.
3 哈尔滨工业大学理论力学教研室. 理论力学：Ⅰ，Ⅱ[M]. 北京：高等教育出版社，2009.
4 Sharma C S, Purohit K. Theory of Mechanisms And Machines[M]. New Delhi：Prentice-Hall of India，2011.